U0344514

一、伉俪情深，子孙满堂

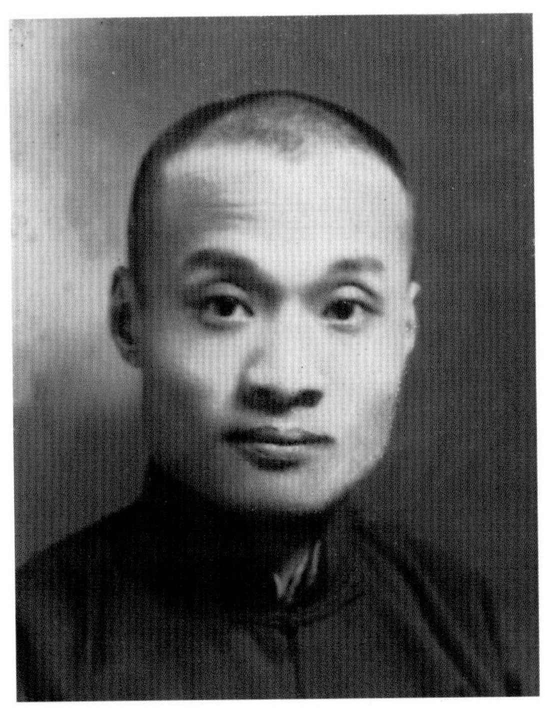

▲ 钱伯煊青年时期，20岁悬壶姑苏城

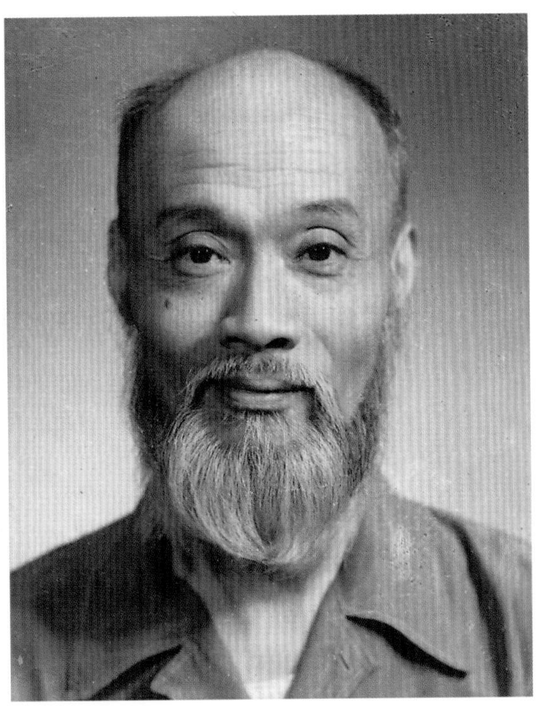

▲ 钱伯煊中年时期

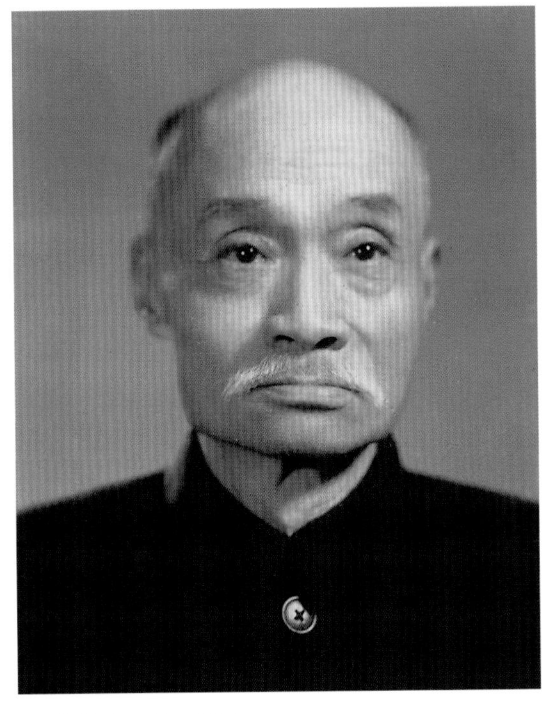

▲ 钱伯煊中老年时期

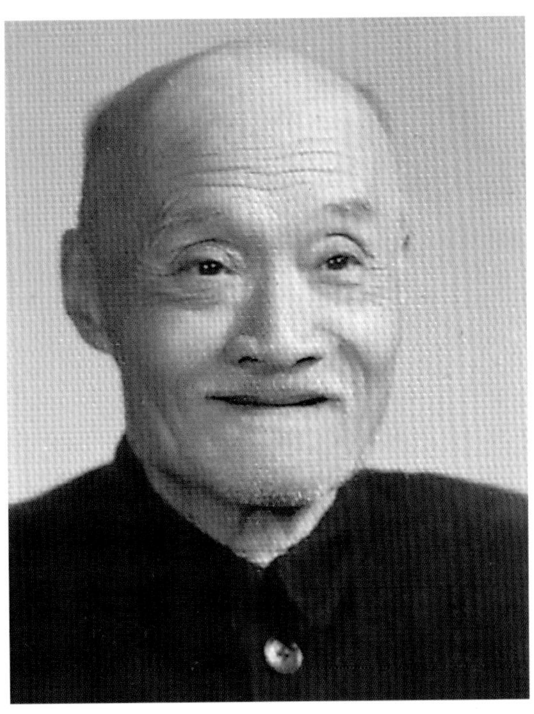

▲ 钱伯煊老年时期

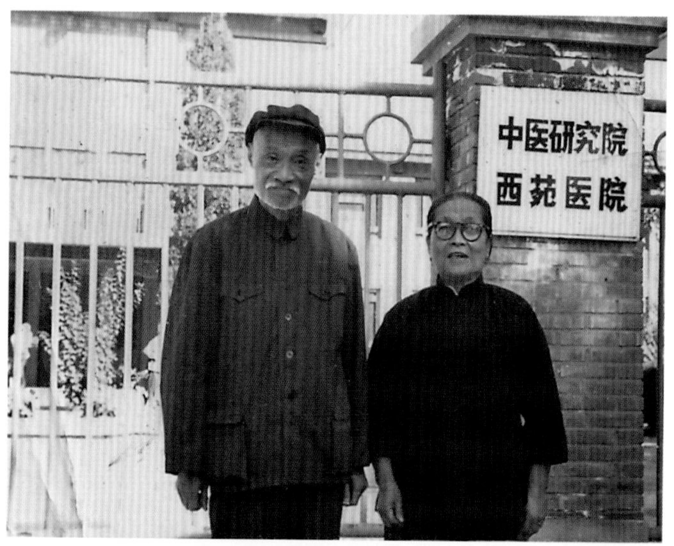

钱伯煊与夫人何涵兰在中国中医研究院西苑医院（今中国中医科学院西苑医院）

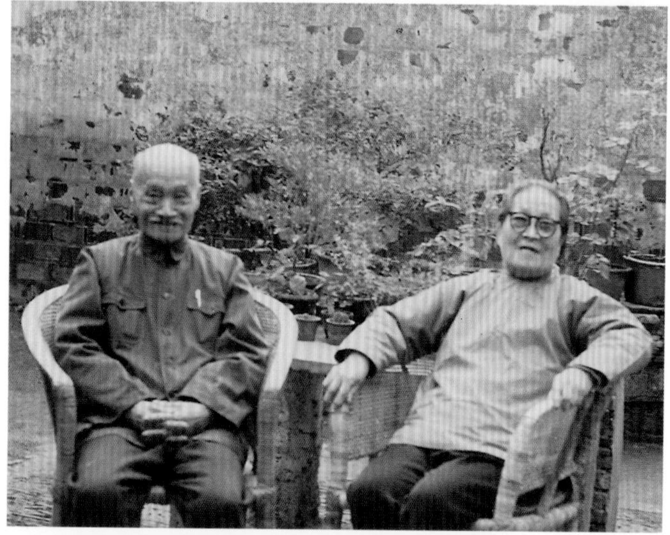

钱伯煊与夫人何涵兰在苏州钱宅家中庭院

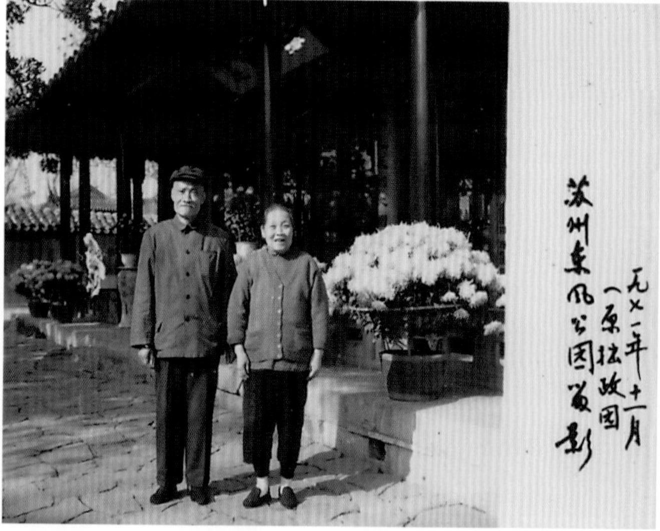

钱伯煊与夫人由北京回到故里苏州拙政园度假

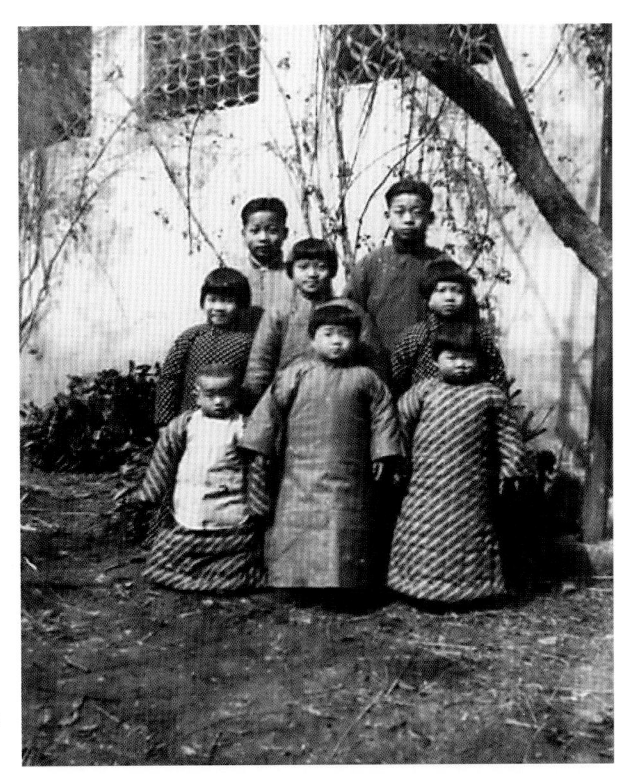

▶ 钱伯煊膝下有三男五女（长子、次子从事中医，五女均为护士）

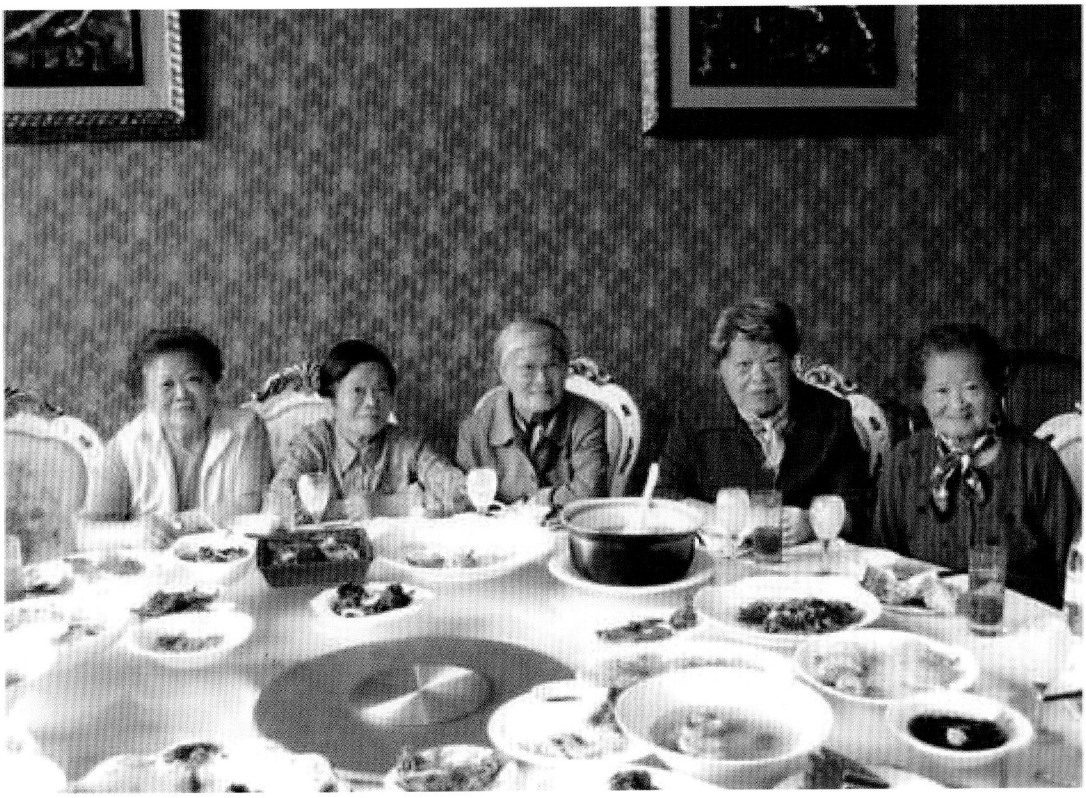

▲ 钱伯煊家的五朵金花，摄于20世纪90年代

二、精益求精，博采众长

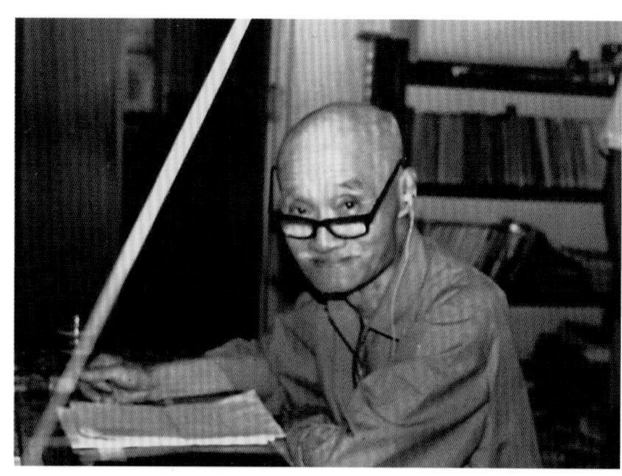

▲ 钱伯煊的自我学习

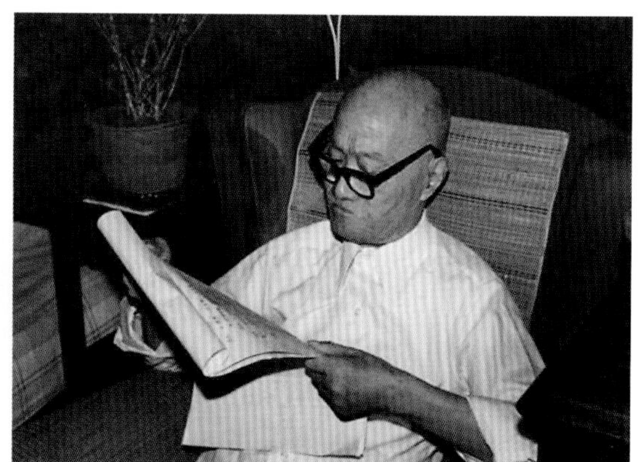

▲ 钱伯煊茶余饭后总是要阅读报纸了解国家大事

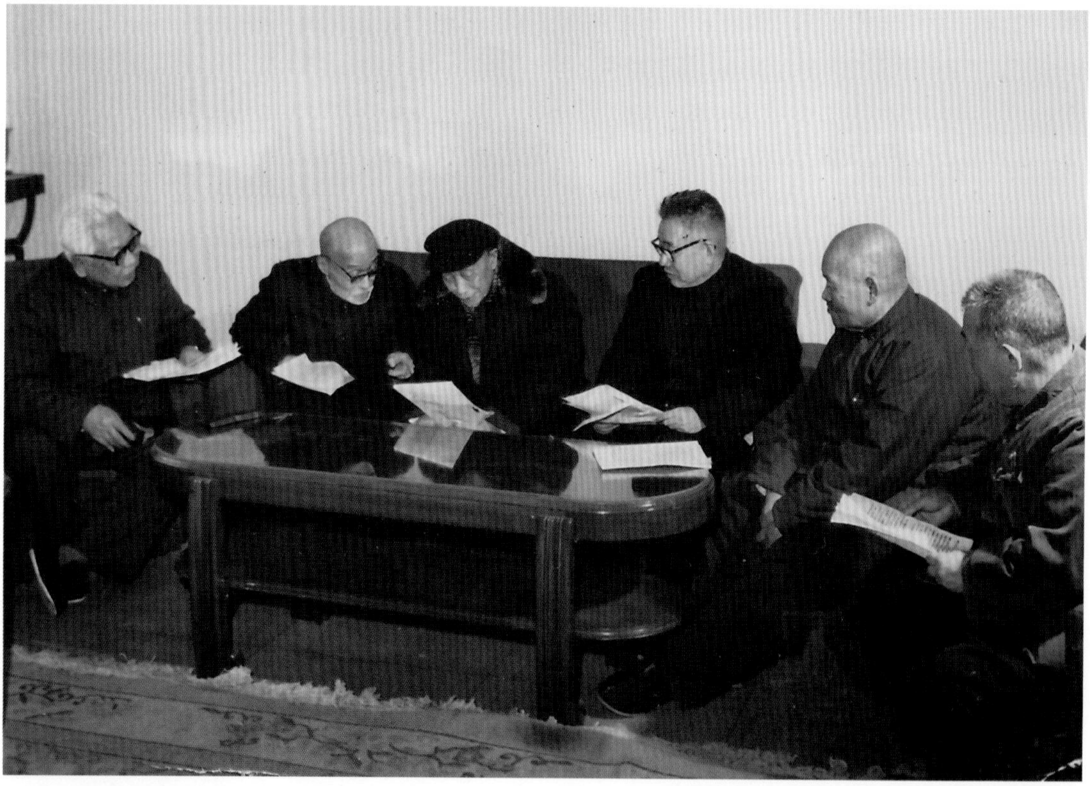

▲ 当时在京中医界八大名老中医

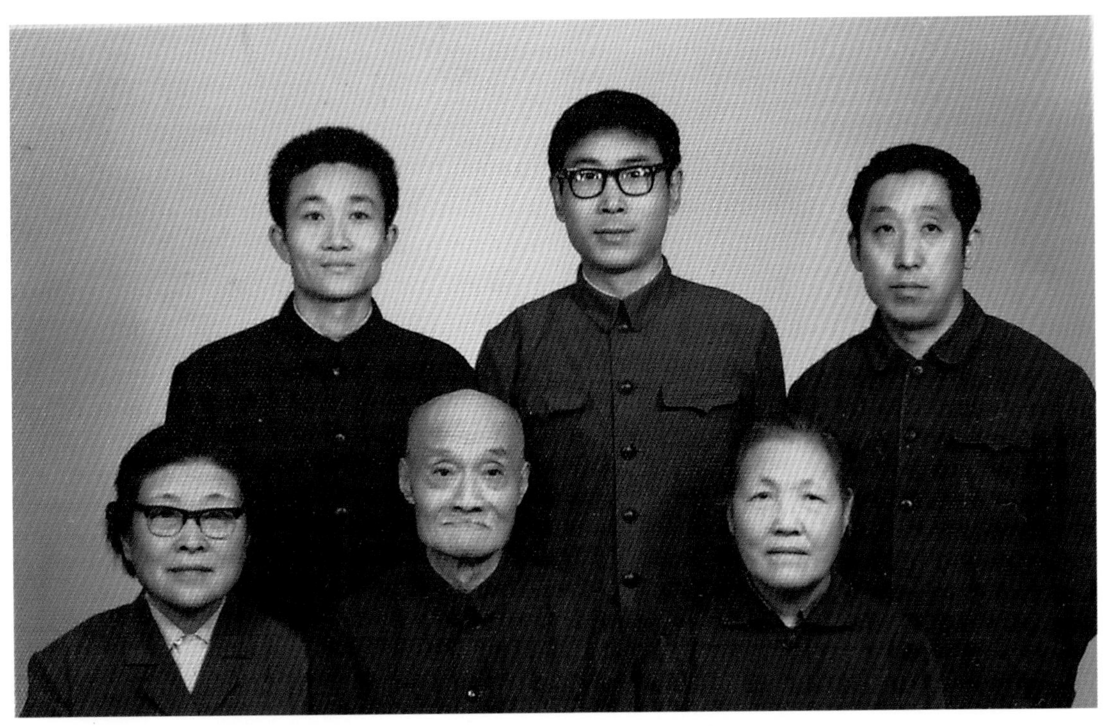

▲ 钱伯煊带教首批中国中医研究院（今中国中医科学院）硕士（后排左起周铭心、魏子孝、邢洪钧，前排左起赵树仪、钱伯煊、傅方珍）

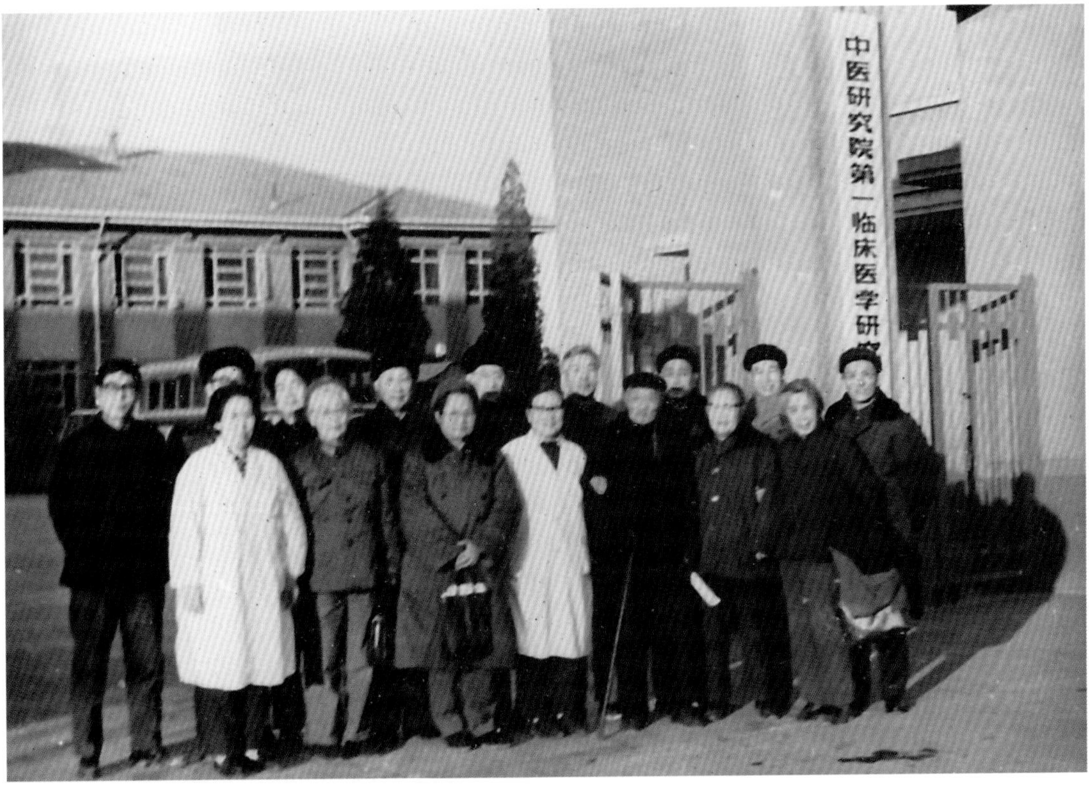

▲ 钱伯煊和中国中医研究院西苑医院（今中国中医科学院西苑医院）妇科的同事们

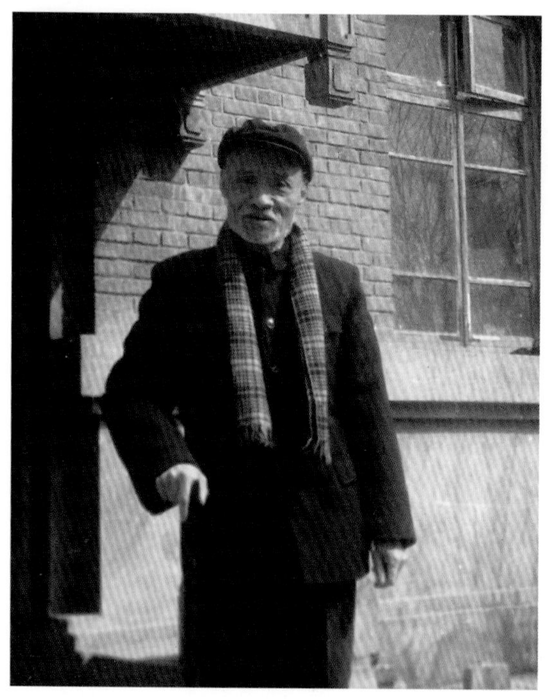

▲ 钱伯煊退休前在中国中医研究院西苑医院公寓前留影

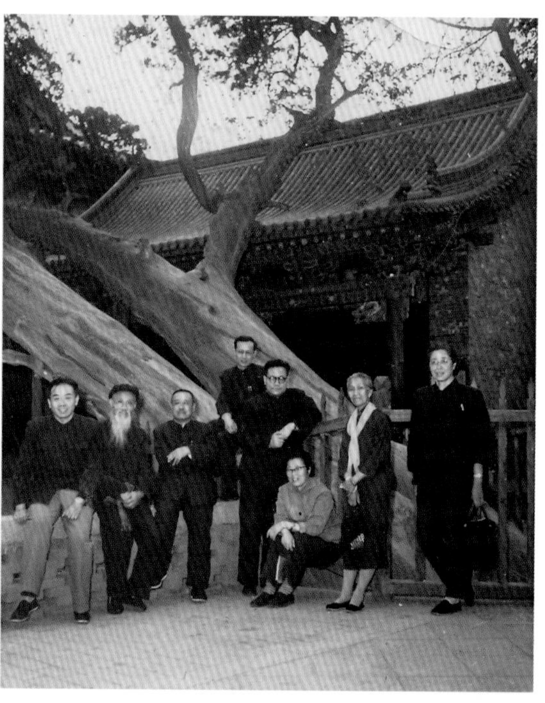

▲ 国家卫生部（今国家卫生健康委员会）组织中西医专家参观革命烈士刘胡兰家乡，钱伯煊和林巧稚教授同团活动，经常在一起讨论中西医结合对妇产科疾病的治疗方法

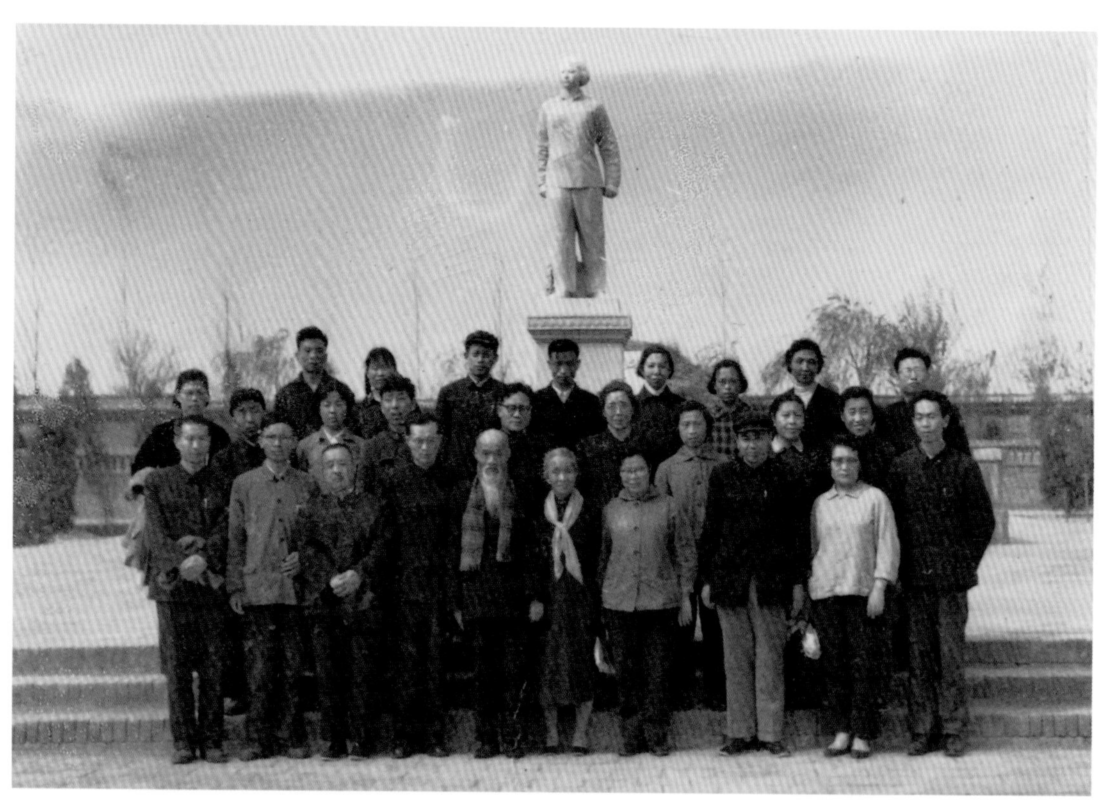

▲ 中西医专家参观革命烈士刘胡兰家乡合影（一）（前排左五为钱伯煊，左六为林巧稚）

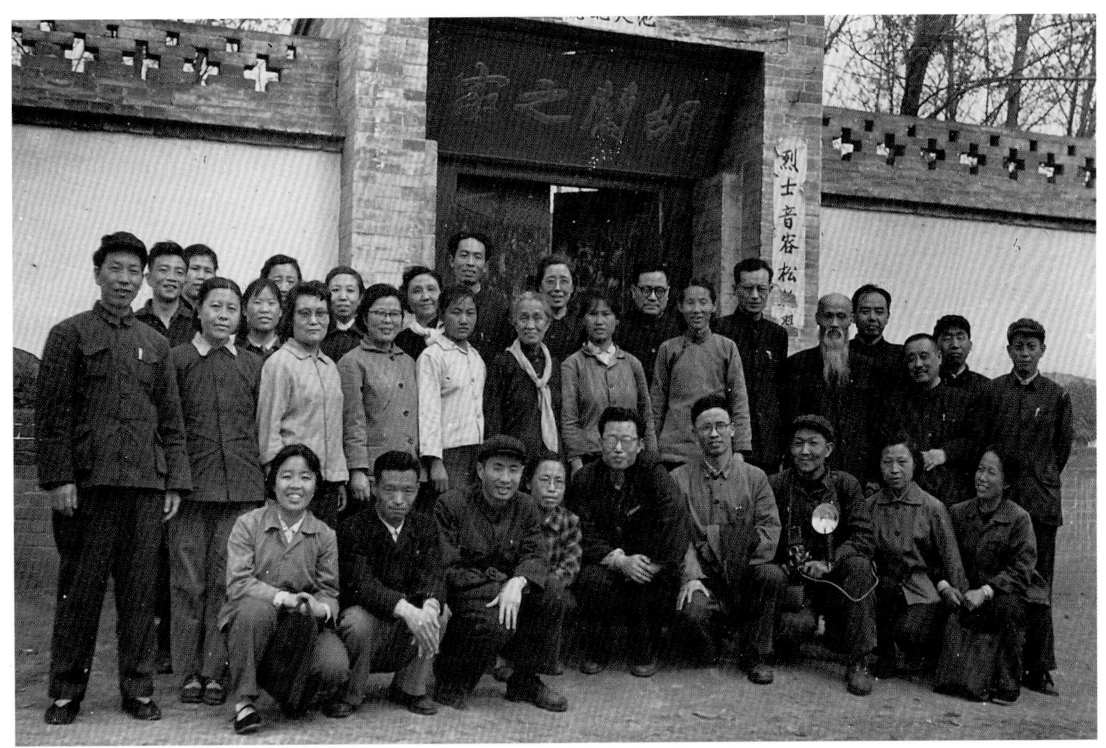

▲ 中西医专家参观革命烈士刘胡兰家乡合影（二）

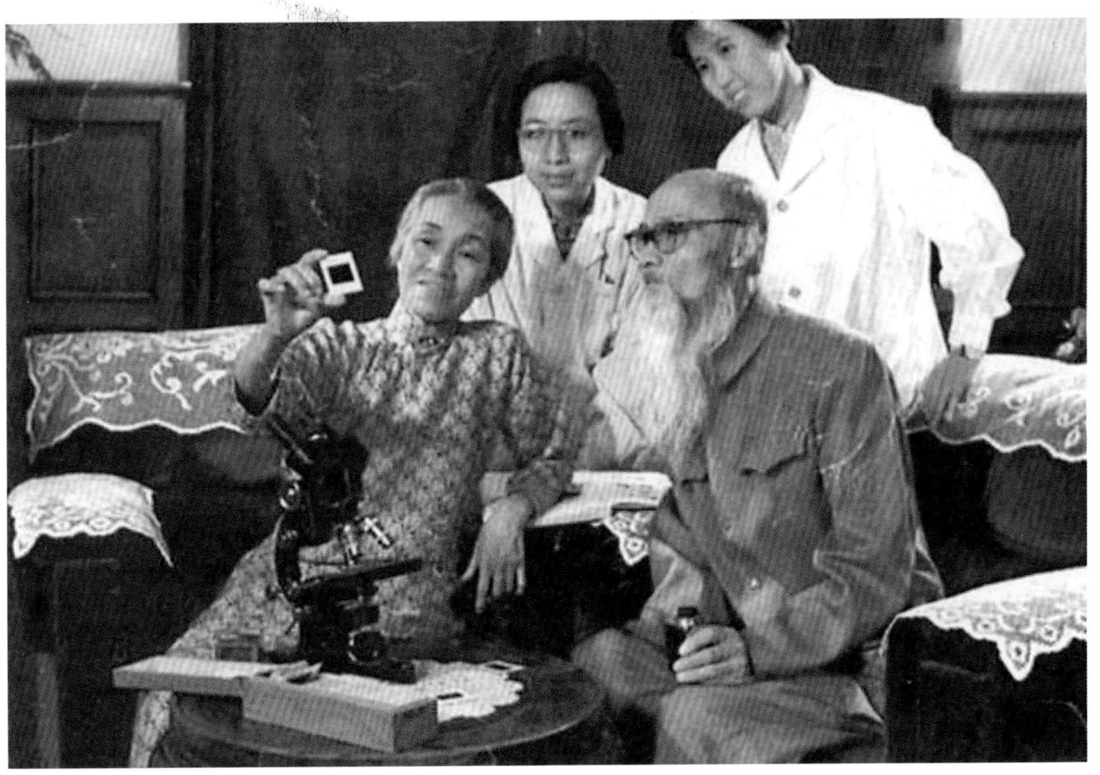

▲ 钱伯煊和西医妇产科专家林巧稚在开展国家卫生部第一次中西医结合治疗先兆子痫的课题研究

三、言传身教，桃李芬芳

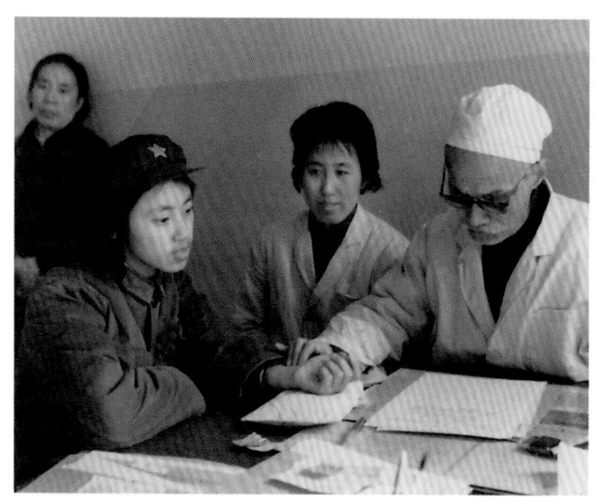
▲ 钱伯煊临床教学

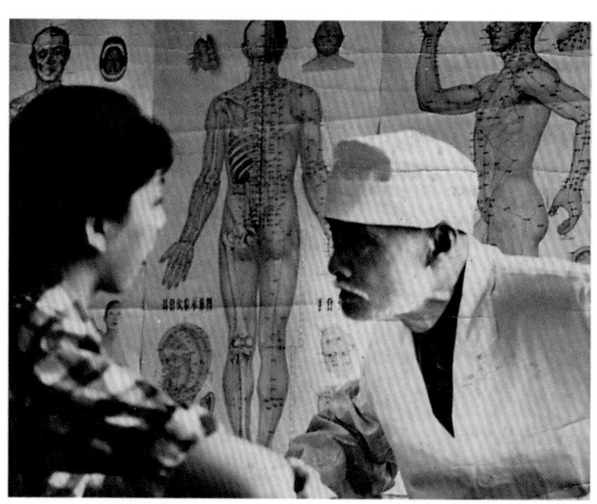
▲ 钱伯煊诊疗患者情形

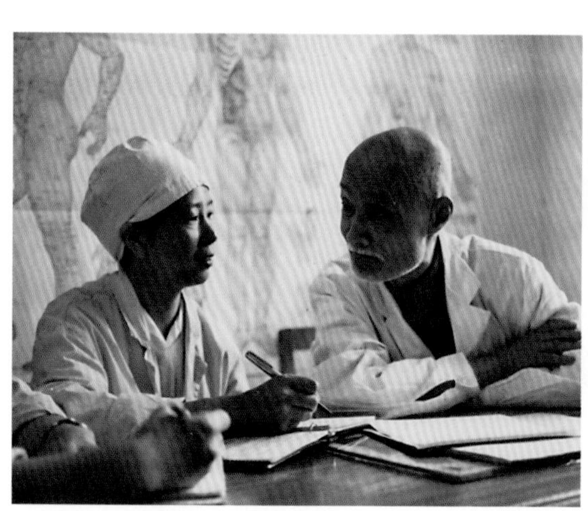
▲ 钱伯煊带教传承弟子林育樵

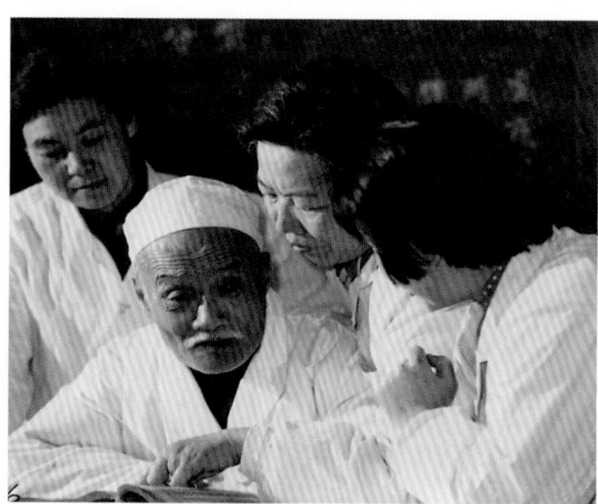
▲ 钱伯煊为科室医生们讲课

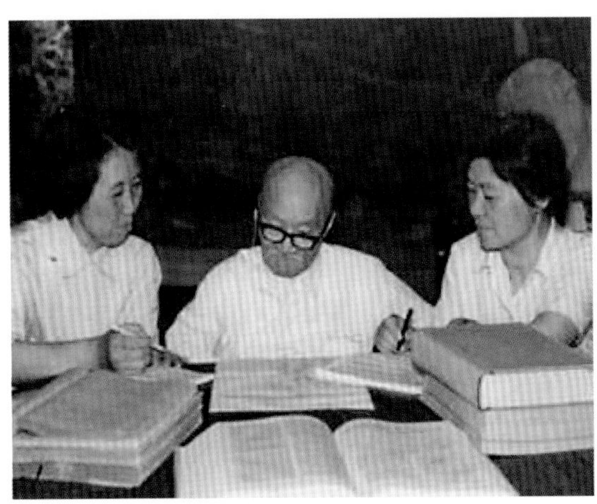

▲ 修改传承弟子学习笔记

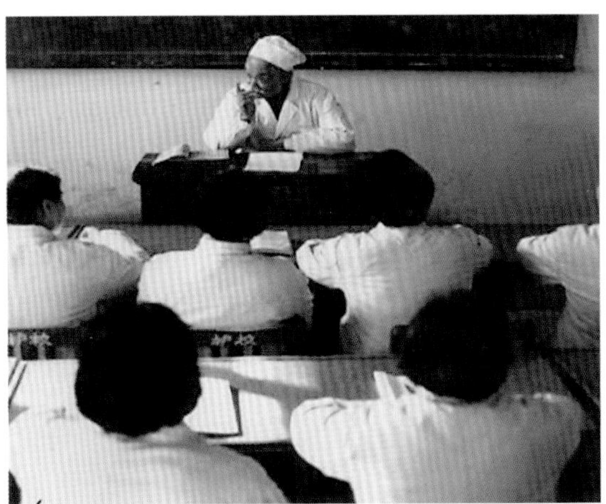

▲ 钱伯煊课堂授课

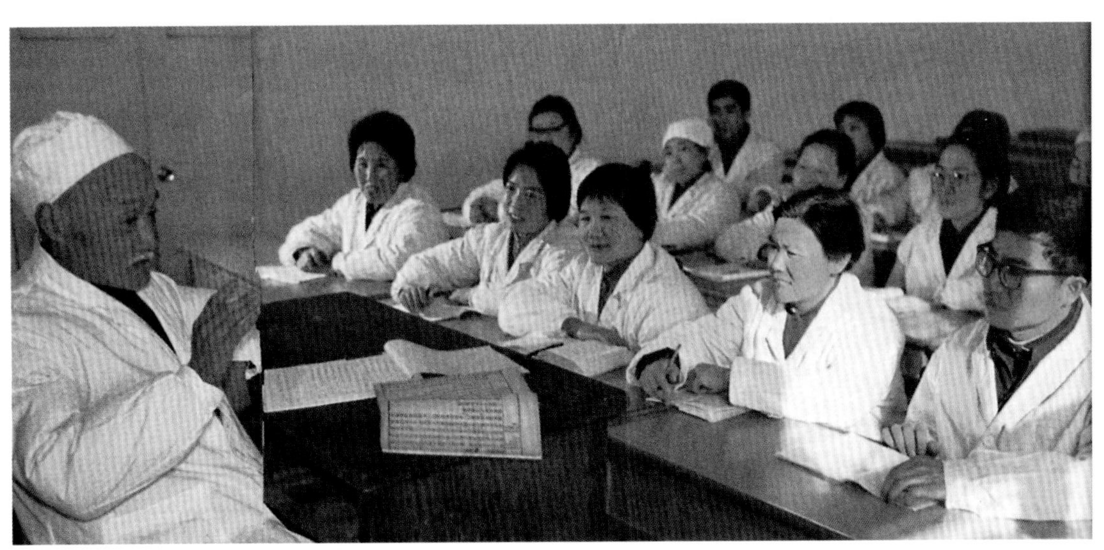

▲ 钱伯煊为科室青年医师课堂授课

四、落叶归根，安度晚年

钱伯煊故居
THE FORMER RESIDENCE OF QIAN BO XUAN
钱伯煊
(1896-1986)
中医妇科专家。新中国成立后，曾任中国中医研究院研究员、全国人大代表、全国政协委员。著有《钱伯煊妇科医案》、《妇科证治》等。老宅当年用作诊所，大厅为明代建筑。
苏州市文物局立

市文物保护单位
钱宅

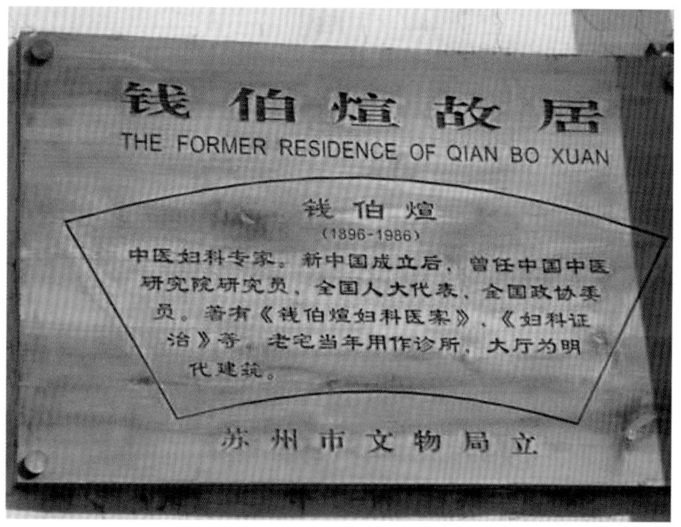

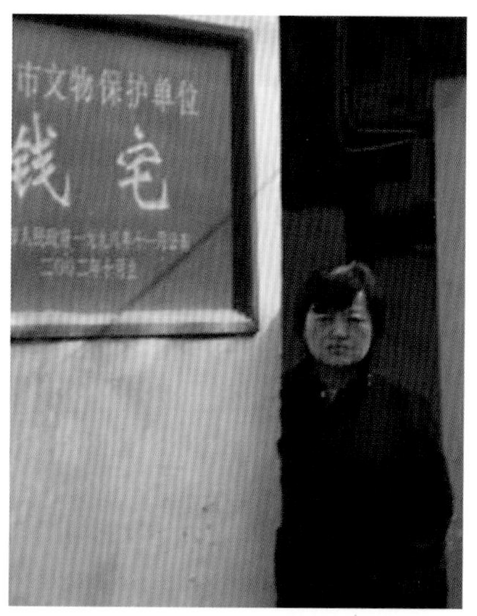

▲ 本书整理者谈勇（钱伯煊外孙女）在钱伯煊故居前留影

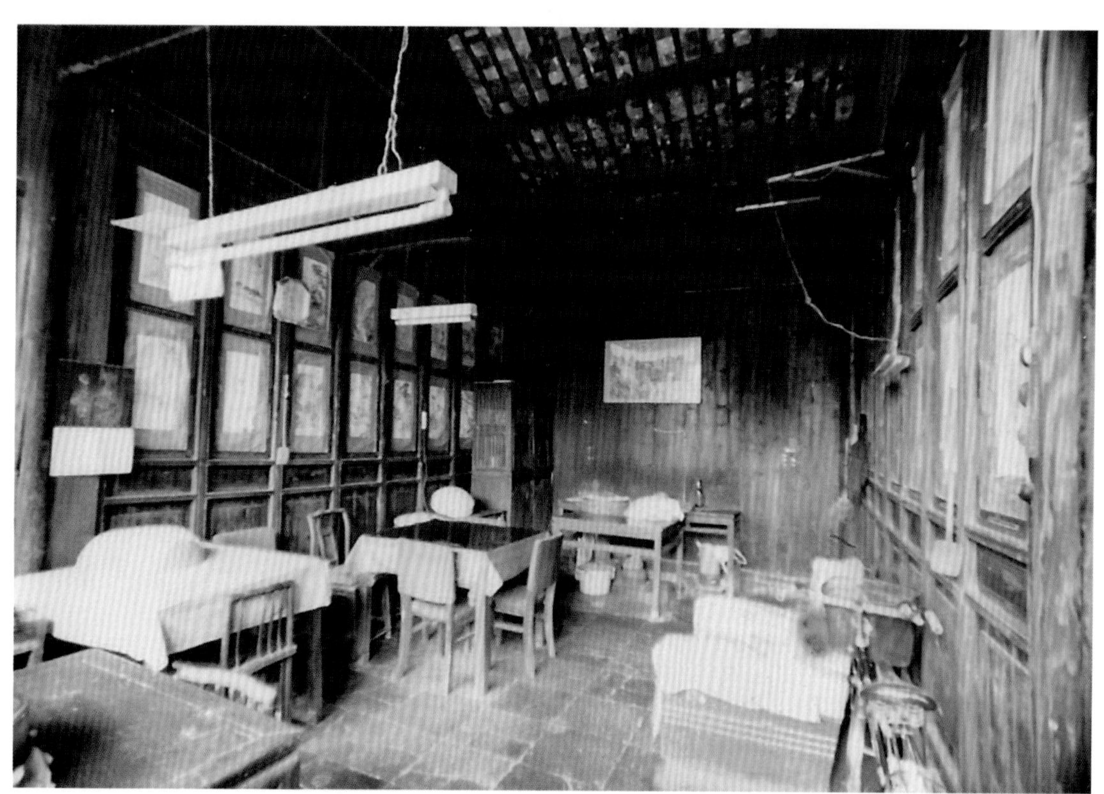

▲ 钱伯煊故居一隅（一）（客厅四周贴满古诗）

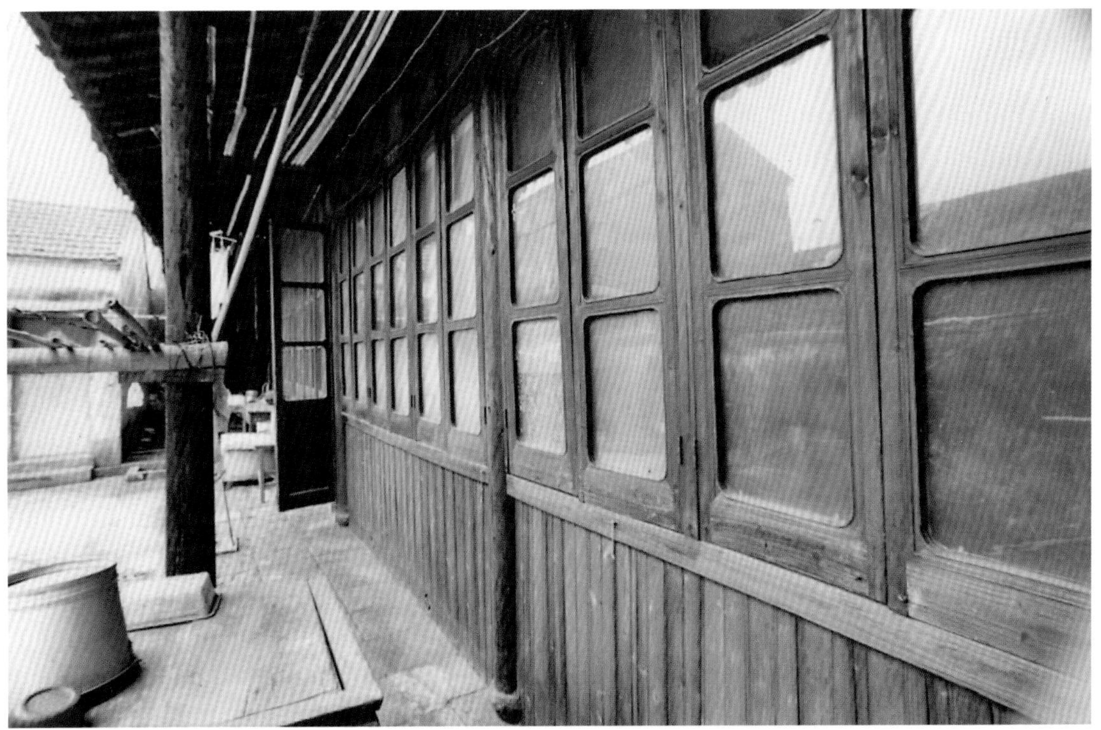

▲ 钱伯煊故居一隅（二）（木结构和青砖地承载了中医的积淀）

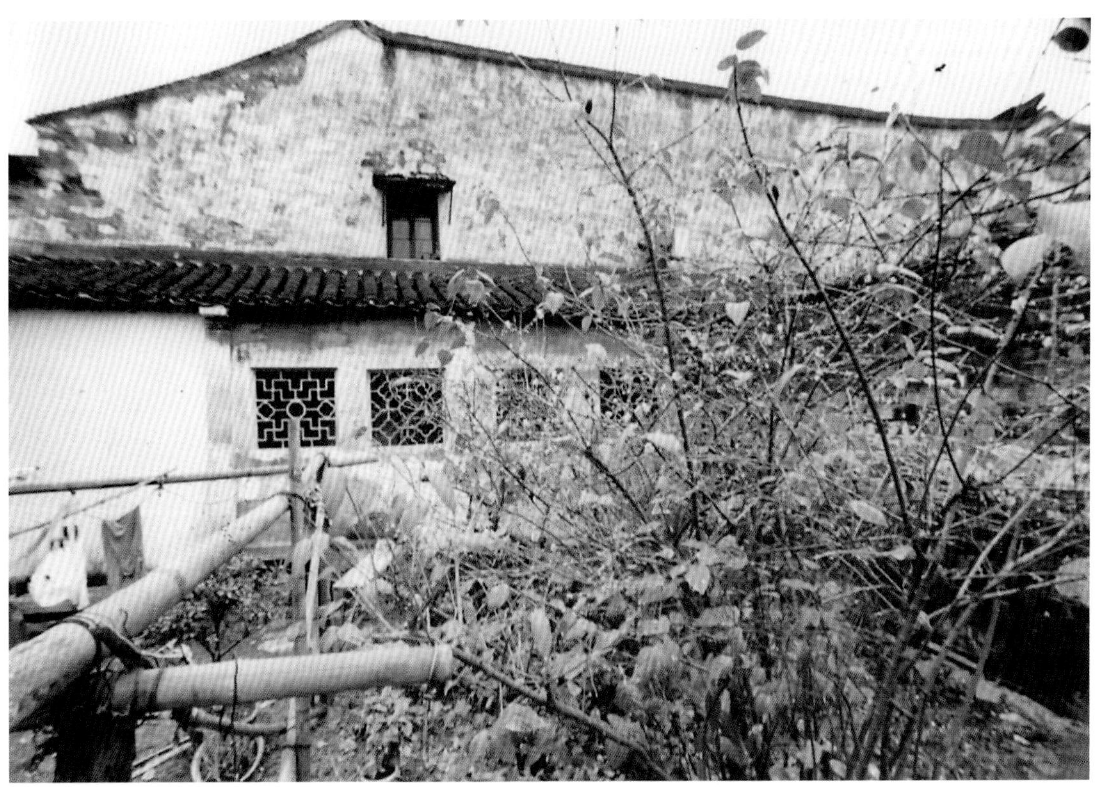

▲ 钱伯煊故居一隅（三）（高院墙与赛金花宅遥望）

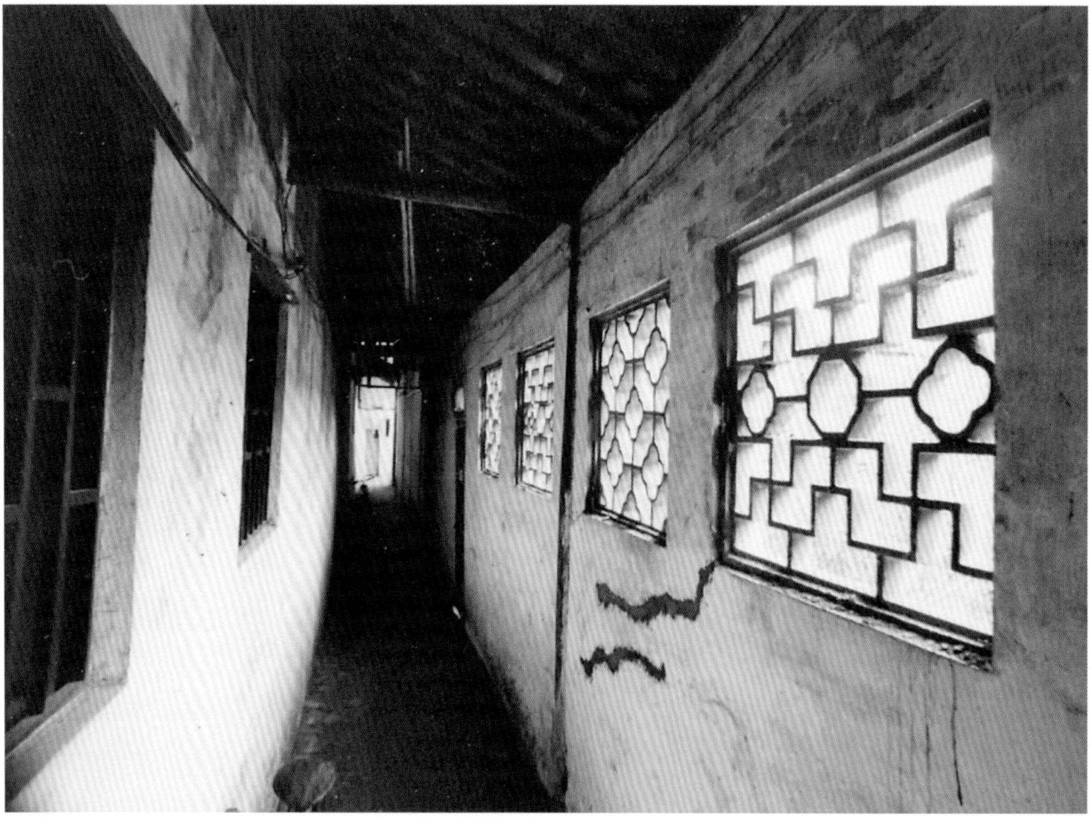

▲ 钱伯煊故居一隅（四）（深深的宅中弄堂蕴藏千载的故事）

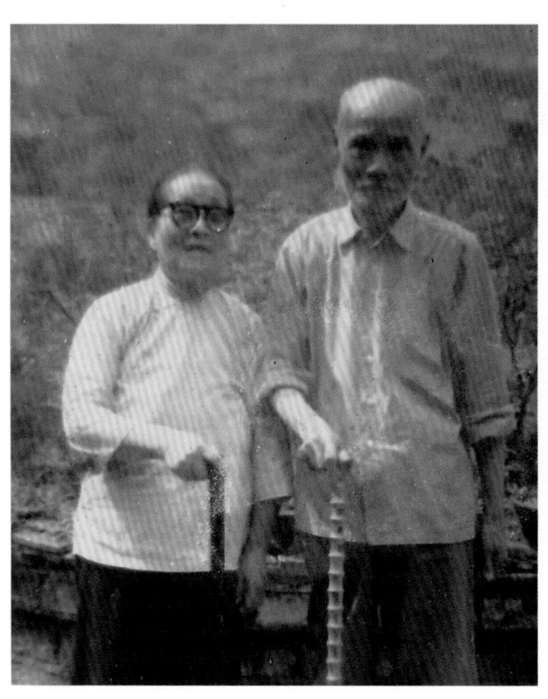

▲ 耄耋之年钱伯煊退休与夫人回到苏州钱宅

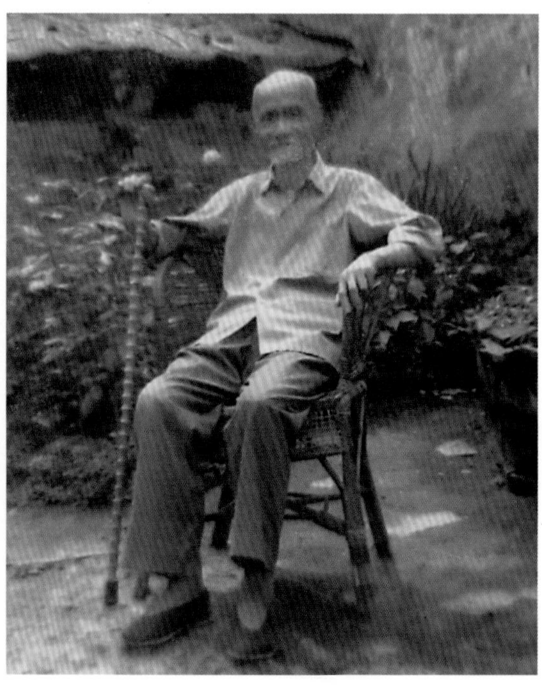

▲ 钱伯煊退休后在苏州家中留影

钱伯煊妇科临证集萃

谈　勇　王育良　整理

上海科学技术出版社

图书在版编目（CIP）数据

钱伯煊妇科临证集萃 / 谈勇，王育良整理. -- 上海：上海科学技术出版社，2021.1
ISBN 978-7-5478-4924-8

Ⅰ. ①钱… Ⅱ. ①谈… ②王… Ⅲ. ①中医妇科学－中医临床－经验－中国－现代 Ⅳ. ①R271.1

中国版本图书馆CIP数据核字(2020)第171590号

钱伯煊妇科临证集萃

谈 勇 王育良 整理

上海世纪出版(集团)有限公司
上 海 科 学 技 术 出 版 社 出版、发行
(上海钦州南路 71 号 邮政编码 200235 www.sstp.cn)
上海中华印刷有限公司印刷
开本 787×1092 1/16 印张 23.25
字数 460 千字
2021 年 1 月第 1 版 2021 年 1 月第 1 次印刷
ISBN 978-7-5478-4924-8/R·2090
定价：88.00 元

内容提要

钱伯煊，江苏苏州人，原中国中医研究院西苑医院（今中国中医科学院西苑医院）妇科主任医师、教授，我国著名中医妇科学家，亦是吴门医派钱氏妇科代表性医家。钱伯煊辨治妇科疾病、月经病重脏腑气血，妊娠病着眼顾护脾肾，产后病重在攻补兼施，不孕症强调调经种子，癥瘕积聚分清阶段与虚实，颇具临床效验。

本书稿分为上、下两篇及附篇。上篇对钱伯煊学术思想与临证经验进行简要介绍，并举数例验案以证。下篇收录了钱伯煊经典妇科著作三部，分别为《女科证治》《女科方萃》《钱伯煊妇科医案》。附篇收录了钱伯煊自己撰写以及后人、弟子撰写的论文数篇，全面反映了钱伯煊妇科的临证特色。

钱伯煊的学术风格朴素而简明，看上去很是平常，可是方证中却有玩味不尽的知识，尤其是他祖传的方药里，蕴含着钱氏家族四代人临床实践，其琥珀散、肉桂散等药味少功效专，能够直达病所，起到较好的临床疗效，所以他以轻方起沉疴被患者传为佳话。

本书可供中医临床工作者、中医科研人员、中医院校师生以及中医爱好者参考阅读。

我的外祖父钱伯煊轶事(代前言)

一、生平简介

外祖父钱伯煊，江苏苏州人，生于1896年，1986年8月仙逝，享年91岁，生前是中国中医科学院西苑医院妇科研究员、主任中医师。在他人生的历程中，为中医妇科事业贡献了毕生的精力。凭着儿时的记忆，仿佛他的谆谆教导仍在耳畔响起，“中医学博大精深，妇科学有取之不尽的源泉，一定要好好地发掘”！

作为自幼在中医世家长大的他，6岁起寄读于清末状元淇钧家塾中，10年寒窗，饱读经史。后随父钱益荪拜学中医外科，16岁师从清末御医曹沧洲之子，姑苏名医曹融甫先生，20岁又随父待诊学医，继承家学。他酷爱中医，平素认真研读《内经》《难经》《金匮要略》等中医经典著作，潜心揣摩，领会其意，努力掌握真谛。1955年奉调北京中国中医研究院，先于广安门医院妇科，后又转入西苑医院妇科工作。1965年，我记得他整日忙于诊务，除了院内的日常诊疗外，还经常受到北京协和医院妇科林巧稚主任的邀请去该院会诊。除此之外，他还参加卫生部组织的扶贫工作，曾经到革命烈士刘胡兰的家乡义诊，为广大农民的生殖健康做了许多工作。他作为中国中医研究院西苑医院(今中国中医科学院西苑医院)妇科主任、研究员，北京市政协委员，第三届全国人民代表大会代表，第五届全国政协委员，中国农工民主党中央常委，一边以渊博之学识与丰富的经验积极投身于医疗，一边从事科研、教学等工作。1980年他带教了“文革”后第一批中医妇科硕士研究生。在他从医60余年的生涯之中，对中医妇科事业发展充满信心，对临床工作兢兢业业，殚精竭虑，直至生命的终结。

他的一生主要著作有：《妇科常用中药》《妇科常用方剂》《脉诊浅说》《女科证治》《女科方萃》《钱伯煊妇科医案》等。还发表《崩漏的辨证与治疗》(《中医杂志》，1984年)、《妇科治验三则》(《新医药学杂志》，1977年)、《治崩漏》(《中华妇产科杂志》，1959年)等学术论文10余篇。虽然不是华章巨著，却也在点点撷菁，常常给人以启迪。

他的主要科研成果有：“妊娠中毒症的临床研究”，与北京协和医院、301医院等协作，进行妊娠高血压疾病的临床研究；“钱伯煊治疗痛经的经验”数据库软件，为临床诊疗所应用，曾荣获中国中医科学院二级科研成果奖。

二、热爱中医，努力不懈

外祖父自幼随父学习中医，有着深厚的中医学功底。20 岁时在苏州城悬壶行医，济民济世。他早年与苏州中医界人士组成攻守同盟捍卫中医，1948 年对国民政府蓄意取消中医，他毅然联合黄一峰、葛云彬、李畴人、奚凤霖、祝怀冰等名中医，共建“同舟社”，与扼杀中医之政客们相抗争。1953 年，他又与葛云彬、李畴人等积极筹办了苏州市中医医院，与当时诋毁中医的一些人作斗争。1956 年中央人民政府于北京创建中国中医研究院，当时他在姑苏城已是屈指可数的名医，但当接到卫生部调他去京工作的通知时，他毫不犹豫地放弃自己在南方城市舒适安逸的生活，携妻何涵兰作为第一批名中医抵京。虽说是首都，但北京当时城市建设还不是很健全。国家的命运，中医的未来，这些都令他担忧不已。面对这样的现实，他低调，他沉默，而他那发展中医事业的决心却一直未泯！那时他先居广安门医院，后又转入西苑医院，建立了该院妇科门诊、病房、实验室，承担着中医最高学府的医疗、教学、科研，为发展中医贡献着力量。

1977 年我经应试进入南京当时新医学院的医疗系，但到校报到时，却被告知医疗系学生里无我名字。当时简直晕了。我手持入学报到证哽咽地问着接待新生的老师：怎么会没我呢？好心的老师反复确认手里名单没有我，于是去学生处打听，才知道我被调到了中医系。当时我很不情愿，因为跟随从事西医的父母，看到他们抢救危重患者使之转危为安多么有成就感啊！当时我的梦想就是当这样的医生。怎么也没有想到我会学习中医。我急得手足无措，赶快联系家里。要知道那个年代通信多靠书信，信件往来少说要 1 周时间，我是没有那么多时间用来等待的。镇定下来后跑去新街口，拨通了当时费用昂贵的长途电话，才得知这是外祖父的意愿。他当时苦叹自己之后无人学习中医，无人专妇科，只要我能进医学院校，就必修中医，必研妇科，这是他早就想好了的事，所以他千里迢迢联系到时任省卫生厅厅长的师弟，将我调到中医系。后来他在书信中谆谆教导我：“中医是国宝，中医妇科后继无人，希望你努力学成，为我之心愿。”从此我加入中医妇科学行列，并将其作为我一生为之奋斗的事业。

三、治病救人，贵贱不分

外祖父钱伯煊身为医师，常以“医为仁术，求精为德”之箴言要求自己。凡来诊所求诊者他都热情接待，悉心诊治。曾有一人总徘徊于诊所前踌躇叹息良久。外祖父见后主动上前询问，知其妻身患不孕，无钱医治。居家不出，终日忧愁，日渐憔悴。旧时无后为大不孝，而诊疗之费用亦颇为昂贵。他欲求医相助，怎奈囊中羞涩，困窘至此，甚欲轻生。外祖父怜之，免其费，倾力诊治 3 月余，其妇顺利妊娠，其感念恩德，跪拜致谢。此类事情外祖父常为之，家人尽知之，却不为外人道。

外祖父至北京工作后，经常有领导人请他诊治。记得某领导夫人，更年期症状严重，精神濒临崩溃，总在晚 8 时被护卫班送来家中就诊。外祖父一日辛劳工作，已很疲惫，但想到领导为国事操心劳力，无暇顾及亲人家事，其家人罹病，自己为其分忧，全力为之治疗，亦是为国。于是他不顾工作的疲劳和繁琐的安保，细心为之拟方治疗，终使之康复。

还有位北京的小学教师，婚后前后流产 11 次。教育工作的繁忙，使她仅在周日才有时间看病。但屡孕屡堕，令她失落不已，不得不放弃了育儿的念头。在一次全国人民代表大会会议期间，她与外祖父相邻而坐，攀谈中得知外祖父身份，遂表达渴求医治的愿望。外祖父不辞辛劳，不知有多少个周日放弃休息为其治疗，最后这位教师终于如愿以偿足月娩下一儿。产后她带着宝宝致谢时说："十一个宝宝都堕胎未成，这个孩子是钱老赐予的福音啊！"后来这个孩子成长为国家栋梁之材。

人们对外祖父的评论就是如此：他待患者，贵贱不论，一视同仁。能为患者解除病痛，达成心愿，自己就获得无上的怡悦。

四、不守陈规，开拓创新

中医学有着悠久的文化历史，妇科学自宋代分科以来，与内、外、儿同为四大临床学科。经过近千年医疗实践，证实中医妇科学在临床中有着重要性和必需性。随着现代科学技术的发展，人们开始要求对中医的效用以科学的理念进行验证，对中医的理论以科学的思维进行解读。面对新事物新观念，是拒绝呢，还是接纳？

1980 年，外祖父接受了中国中医研究院领导的建议，组织专人小组，总结他行医数十载的经验，编制成数据库程序，将古老深邃的中医和现代先进的计算机技术接轨。每日上午他日常出诊，下午接受访谈、笔录、提问等编程前期准备工作，经常一工作就是几个小时。是时他已 80 多岁高龄，仍每日工作 10 余小时，从未言累。他总是笑呵呵地说，中医不能墨守成规，要勇于开拓创新，要用现代科技充实、美化，才会有大发展。也正因于此，他不厌其烦地解答编制计算机程序中出现的专业问题。为了更顺利地完成这一历史性任务，他让当时在西苑医院进修学习的我也随他一起。由于他听力衰退，又有方言障碍，我便成了他的"翻译"，将他的学术思想、治疗药方等与计算机工程师充分沟通。如此两年时间，大功告成。此后临床医师常利用痛经计算机程序诊治病患。这也拉开了中医现代化发展的帷幕。

五、联手西医名家，攻克疑难病症

外祖父虽为全国妇科名中医，可他对待同事、同行一向谦逊有礼。在妇产科界，妇女妊娠高血压病历来为疑难病症，当时该病是产妇死亡的四大原因之一。20

世纪50年代末，国家卫生部在北京开展中西医结合攻关研究。当时协和医院妇产科主任是著名的林巧稚教授，由她领衔该项科学研究，并在中国中医研究院寻找中医合作者。因为几次卫生部组织的活动，外祖父均与林主任在一个团队，他就主动联系，参与了该课题组。众人均感疑惑中医有何良方？外祖父其实心里早有思忖，他列出羚角钩藤汤等平肝息风方药用于病例观察，实践中发现患者发生妊娠高血压疾病时中药煎剂常难以服用，他后又用羚羊角粉以治疗先兆子痫、预防子痫的方案，收到较好的临床效果。他与协和医院、301医院等协作，进行妊娠高血压疾病的临床研究。1959年3月至1960年2月共治疗该类病症104例，有效率达79.89%，其中先兆子痫和子痫共13例，除1例无效外，其余均卓见成效。这些使协和医院的西医医师们都感到了中医学的博大精深。此后，每当他们在妇产科临床遇到解决不好的问题，就会来请教，求得中医良方益药，对中西医结合研治妇产科疾病迈出了不朽的步伐。

1980年国家教育部恢复研究生招生，外祖父招收了2名学西医的、1名学中医的作为研究生，开展对妇科疑难病症的临床和实验研究，发表具有学术价值的论文，在中医妇科学界颇具影响力。他撰写了《妇科常用中药》《妇科常用方剂》《脉诊浅说》《女科证治》《女科方萃》《钱伯煊妇科医案》等著作，其中《钱伯煊妇科医案》由人民卫生出版社译成英文版，畅销海外。

作为医师，他将医院、诊室、患者作为一方为人类做贡献的天地；作为老师，他将学生作为他为之施教的对象；作为家长，他将老少亲朋作为倍加呵护的对象；他的正直、善良给予我们极大的影响，让我们在平凡的生活之中体验着事业的高尚、学业的坎坷、追求的艰辛、人生的意念。他常说："医者求术，仁者求德。"我一直将此作为座右铭，要求自己，向外祖父那样，对医学事业兢兢业业，对患者和学生爱护倍加，在人生的进程中撑起信念的风帆，驶向理想的彼岸。

本书仅为他博大精深的学术思想中的片鳞半爪，外祖父出版的著作大多已年代久远，多位学子求而未得，我将外祖父的相关重要著作搜罗齐全并重新整理，篇首对外祖父的生平、学术思想、临证特色等进行简要介绍，篇末附以外祖父的妇科相关学术论文数篇。以冀外祖父的妇科学术思想与临证经验能够薪火相传，并飨广大读者。

南京中医药大学第一临床医学院　**谈勇**

2020年5月

目录

上篇　钱伯煊学术思想与临证经验概览

下篇　钱伯煊妇科著作选粹

上 篇

钱伯煊学术思想与临证经验概览

第一章　学术思想

钱伯煊辨治妇科疾病，重视脏腑肝、脾、肾分治，以气血调控女性肾—天癸—冲任—胞宫生殖轴。概因“女子以肝为先天”“肾为先天之本”“经水出诸肾”，又肝病易传脾，故治疗妇科疾病重视肝、脾、肾，是穷源返本之谋。结合具体妇科疾病，又可归纳为：

一、月经病调治重脏腑气血

治气之法，虚者责之脾肾，实者责之于肝。病在气者，当以治气为主，佐以理血；病在血者，当以治血为主，佐以理气。故钱伯煊对月经病的调治之法可具体分为“六法十要”，包括温经法、清经法、调经法（理气、调血）、通经法、益经法（养血柔肝、滋肾补肾、健脾补益）、摄经法（补气摄血、补血益宫）。

二、妊娠病着眼顾护脾肾

以胎元的正常与否为治疗原则，胎元正常者，宜治病与安胎并举，如因母病而致胎不安者，重在治病，病去则胎自安；若因胎不安而致母病者，重在安胎，胎安则病自愈。钱伯煊借此提出了“固胎五法”，即益气以固摄胎元、养血以固护胎元、疏肝清气火以安胎、戒伤肾之房帷以固胎、清伏火以益胎。

三、产后病意在攻补兼施

钱伯煊主张治疗产后癃闭需祛瘀与补益相得益彰，可分为气血两虚、肾阳虚、气滞血瘀、阴虚肝旺、湿热下注 5 个证型，其治皆可以琥珀沉香末为主方，加减治疗取得很好的效果。其论治子痫善用羚角琥珀散。

四、不孕症强调调经种子

调经是治疗不孕症的关键，月经量多或经行先期以气虚、血热者为多见，月经量少或经行后期以气滞、瘀积、寒凝者为多见，但三者往往互相影响，故兼见者较多，先后不定期以气血不足、冲任不调者较多。钱伯煊注重“种子六则”，即补肾生精为种子之根本、养血柔肝为种子之源泉、温经散寒为种子之基础、疏肝理气为种子之保证、化痰祛湿为种子之关键、行气化瘀为种子之辅佐。

五、癥瘕积聚分清阶段与虚实

钱伯煊对癥瘕积聚的治疗分“三型三步”，此病多由于气阴两虚，或阴虚血热，或气滞血瘀 3 种类型。治疗分为三个阶段进行，第一阶段控制月经，每次月经净后 3 周左右，控制月经为主，勿使其先期或量多；第二阶段行经期补养气血，行经期间如月经量多，下腹不痛，或隐隐微痛，宜补养气血；第三阶段经后消癥软坚，月经净后，主要是缩小软化子宫肌瘤。

女性以气血为本，因平素多有忧思多郁，或遇房劳产育，经期产后，感寒涉水，既能耗气伤血，折损正气，又易产生滞气瘀浊，阻于胞宫、脉络，致使冲任失调，固摄失宜，进而发病。故妇科疾病多为虚实夹杂的复杂之症。钱伯煊治疗妇科疾病往往立法醇正和缓，用药平淡轻灵，遣方用药上以轻量灵巧见长，能达到扶正不助邪、祛邪不伤正的目的，推崇明代医家陈自明，选方择药，意宗《妇人大全良方》，用药不宜过用辛温或滋腻之品，以免耗伤脾阴或困阻脾阳。

第二章　临证特色

一、辨证论治

（一）月经病的调治

月经病是以月经的周期、经期、经量、经色、经质等发生异常，或伴随月经周期，或于经断前后出现明显症状为特征的疾病，是妇科临床的多发病。主要病因是寒热湿邪侵袭、内伤七情、房劳多产、饮食不节、劳倦过度和体质因素。其病机是脏腑功能失常，血气不和，冲任二脉损伤以及肾—天癸—冲任—胞宫轴失调。此外经期前后，血海由满而溢，因泻溢而骤虚，冲任气血变化急骤，经常可以导致疾病的发生。临证对于月经病的辨证，强调月经的期、量、色、质的异常及伴随月经周期或经断前后出现的症状，同时结合全身证候，运用四诊八纲进行综合分析。对于月经病，应本着治本调经的原则，消除导致月经病的病因和病机，通过治疗使月经病恢复正常，因而钱伯煊经常教导要遵循《内经》"谨守病机""谨察阴阳所在而调之，以平为期"的宗旨，重在脏腑气血。临证治气，属于虚证者责之脾肾，实证者责之肝。因女子以肝为先天，重视疏肝，通调气机，以开郁行气为主，佐以养肝柔肝，使肝气得疏，肝血得养，血海蓄溢有常，用药轻清不宜过用辛香燥烈之品，以免劫津伤阴，耗损肝血。健脾益气或温肾健脾为主，肾气盛，脾气健运，生化有源，统摄有权，血海充盈，月经的期、量可正常。用药不宜过用辛温或滋腻之品，以免耗伤脾阴或困阻脾阳。而且，他认为调理气血当辨气病、血病。病在气者，当以治气为主，佐以理血；病在血者，当以治血为主，佐以理气。调理冲任，在于使冲任通盛，功能正常，自无经病之患。还当分清先病和后病的论治原则，如因经不调而后生他病者，当先调经，经调则他病自除；若因他病而致经不调者，当先治他病，病去则经自调。月经病亦有轻重缓急的情况，临证当本着"急则治其标，缓则治其本"的原则。如痛经剧烈，应以止痛为主；若经血暴下，当以止血为先。症状缓解后，则审证求因治其本，使经病得以彻底治疗。总之，月经病病变多种多样，病证虚实寒热错杂，临证治疗月经病应全面掌握其治疗原则、治法，顺应和掌握一些规律，灵活运用，才能获得调经最佳疗效。他经常运用的调经之法主要有温经、清经、调经、通经、益经、摄经六大方法。

1. 温经法　此方法适宜于寒邪客于冲任、胞络，影响血气运行，致瘀血形成或不通则痛，诱发月经后期、月经过少、闭经、痛经等病证，应以温经散寒法主之。方如大温经汤（《金匮要略》）、温经汤（《太平惠民和剂局方》）、艾附丸（《证治准绳》）、艾附暖宫丸（《寿世保元》）、吴茱萸汤（《证治准绳》）、桂香琥珀散（钱伯煊方）、香桂散（《医宗金鉴》）、桂枝桃仁汤（《妇人大全良方》）等，常选用肉桂、桂枝、吴茱萸、小茴香、乌药、补骨脂、细辛、艾叶诸药，其中均体现有温经散寒与化瘀止痛之品同用的治法。寒亦有内外、虚实之别，以阳虚而阴寒内盛者为多，故温经扶阳散寒法尤为常用。阳虚而寒者，又易导致脏腑生化功能下降，继发血气不足之证，即景岳所云“阳气不足则寒从中生而生化失期”之意，故温经扶阳散寒法中又常佐以补气、养血之品。

2. 清经法　此方法适用于血热导致的月经先期、月经量多、崩漏等妇产科疾病。清经方常以寒凉性药物围住，配以养血、滋阴、凉血、止血、燥湿、泻下等品，方如先期汤（《证治准绳》）、固经丸（《证治准绳》）、清心莲子饮（《女科证治约旨》）、三和汤（《沈氏尊生书》）、玉烛散（《医宗金鉴》）、犀角地黄汤（《千金要方》）等方，药如玄参、生地、知母、黄柏、地骨皮、牡丹皮、白薇、青蒿等，应用时注意分清病理上致热之因、病热之势。素体阳盛、外感热邪、过食辛辣、过服温热药物、肝郁化热等属实热范围，法当清热凉血，以先期汤、清经散、保阴煎诸方治之；阴虚血热者，主以养阴清热，常用玄参、生地、知母、黄柏、地骨皮、牡丹皮、白薇、青蒿等组方，如知柏地黄汤、玉女煎等。“热为火之渐，火为热之极，火甚成毒”，清热又当辨明热、火、毒之势，分别主以清热、泻火、解毒各法。因女性“不足于血”，清热不宜过用苦寒，尤其是热扰冲任，迫血妄行，所致异常出血病证，如经间期出血、崩漏、经行吐衄等，更应注意。若热灼营血，煎熬成瘀，又当酌配活血化瘀之品，如赤芍、桃仁、丹参、益母草、泽兰之属，使血热得以清除。

3. 调经法　“妇人之生，有余于气，不足于血”，月经“以血为基本”，出现失调时气血相对不平衡，形成了致病因素易于侵扰气血的病理特点。再者脏腑功能失调、经络失畅又常影响气血，故调经在治疗妇科疾病的常用方法就是调理气血大法。分为以下两部分。

（1）理气：根据气血的关系，气对血来说，占有主动的地位，因而气机的紊乱必然要导致血的不宁，气血失调，月经紊乱。钱伯煊常用理气方是：逍遥散（《太平惠民和剂局方》）、抑气异香四神散（《证治准绳》）、加味乌药散（《证治准绳》）、备金散（《沈氏尊生书》）、八物汤（《医垒元戎》）、香附丸（钱伯煊验方）、平肝开郁止血汤（《傅青主女科》）、荆芩四物汤（《济阴纲目》）等，具体药物有：

1）理气行滞：若肝失条达，气机郁滞，宜用理气行滞之法，常用的理气药如橘核、荔枝核、乌药、木香、香附、枳壳、陈皮、厚朴之类。

2）调气降逆：气逆者降之，因气逆而致月经病，多涉及肝、胃及冲脉，表现为肝气（阳）上亢、胃失和降、冲气上逆，“冲脉隶于阳明”“降胃气以平冲气”之经验，主以和胃降逆之品治之。

3）补气升提：气虚者宜补之。① 气虚不足诸证，以脾、肾两脏为主。② 中气不足甚而气虚下陷者，又当佐以升提之品。具体治法方药，参前补益肾气、健脾和胃法相关内容。

（2）调血：月经以血为物质基础，《景岳全书·妇人规》云：“妇人所重在血，血能构精，胎孕乃成。欲察其病，唯以经候见之；欲治其病，唯于阴分调之。”强调治疗月经病，需时时顾护阴血。常用：

1）补血养血：药如当归、熟地、何首乌、枸杞子、阿胶、白芍、黄精、鸡血藤之类，方如四物汤（《太平惠民和剂局方》）、当归补血汤（《卫生宝鉴》）、调肝汤（《傅青主女科》）、当归黄芪汤(《济阴纲目》)、滋血汤(《证治准绳》)等。

2)清热凉血：常用药如玄参、生地、知母、黄柏、地骨皮、牡丹皮、白薇、青蒿等组方，如知柏地黄汤。“热为火之渐，火为热之极，火甚成毒”，清热又当辨明热、火、毒之势，分别主以清热、泻火、解毒各法。若热灼营血，煎熬成瘀，又当酌配活血化瘀之品，如赤芍、桃仁、丹参、益母草、泽兰之属。

4. 通经法　通经方以破气、破血、散瘀、逐瘀药物为主体，常配养血、温经之品，主要具备活血止痛、逐瘀通经或祛瘀止血的功效，用治证属气滞血瘀的月经后期、过少、闭经、痛经及崩漏等月经失调病症。上述诸证的病理改变属于冲任瘀阻、子宫闭阻、胞脉胞络失畅。若冲任瘀阻，恶血不去，新血不得归经，治宜活血化瘀，常用桃仁、红花、当归、川芎、丹参、益母草、泽兰、蒲黄、五灵脂、三七，甚而三棱、莪术、水蛭等药，代表方如柏子仁丸(《妇人大全良方》)、泽兰汤(《证治准绳》和《妇人大全良方》各一方、桃红四物汤(《医宗金鉴》)、过期饮(《证治准绳》)、桃仁散(《证治准绳》)、当归散(《证治准绳》)、牛膝散(《证治准绳》)、血府逐瘀汤(《医林改错》)、少腹逐瘀汤(《医林改错》)、延胡索汤(《沈氏尊生书》)、琥珀散(《普济本事方》)、旋覆花汤(《金匮要略》)、红蓝花酒(《金匮要略》)等方。由于瘀血之生，与寒、热、气或外伤攸关，因而血瘀常以继发病因的方式出现，故活血化瘀之法，常据其原发病因而相应拟立，如因寒而凝应温经散寒、活血化瘀；因热灼浓黏不畅，则宜清热凉血、活血化瘀；气机不利血行迟滞者，理气行滞、活血化瘀；气虚又当补气化。

应用活血化瘀药物时，还应综合瘀血病变程度与机体素质情况筛选。一般而言，活血化瘀药常据其药物作用程度分为和血、活血、破血三类。和血类系指有养血活血作用的，如当归、赤芍、三七、鸡血藤；活血药类包括川芎、红花、蒲黄、五灵脂、益母草、泽兰、乳香、没药、王不留行、姜黄等具有活血、行血、通瘀作用之品；破血药指有破血消瘀攻坚作用的水蛭、虻虫、桃仁、血竭、三棱、莪术、䗪虫之类。体虚不足或长期服用活血、破血类药，需注意攻补兼施。若瘀阻冲任新血不得归经而导致月经过多、崩漏，宜佐用化瘀止血药以标本同治。

5. 益经法　益经方是以补气、养血、滋阴药物为主体，多配伍和血、调气之品，具有补益机体之虚，充盈冲任血海，益血调经之功，用于治疗冲任虚损，虚劳血枯的月经病。补益方法的运用经常是通过脏腑来实现的。他常用《太平惠民和剂局方》的五补丸来治疗，通过补诸虚，安五脏之法达到补虚的目的，具体的做法是：

(1) 养血柔肝法：该方法他经常用在营阴不足，肝血衰少，冲任失于濡养的病症。常用药物如地黄、白芍、桑椹、女贞子、枸杞子、玉竹、山茱萸、北沙参、制何首乌、当归等药。代表方有一贯煎、杞菊地黄丸。肝体阴而用阳，若肝阴不足，肝阳上亢者，应于育阴之中，加入潜阳之品，如龟甲、鳖甲、珍珠母、石决明、天麻、牡蛎之类，常用方如三甲复脉汤。阳化则风动，急当平肝息风，用羚角钩藤汤。

(2) 滋肾补肾法：钱伯煊认为五脏穷必及肾，在月经异常等疾病中凡是病久、疑难的病症，治疗当从肾考虑。大致补益之法分为：

1）补益肾气：肾气不足会影响天癸的成熟、泌至和冲任的充盈、通畅，呈现功能不足或减退的状态。其虚或因禀赋不足，或因肾阳不能蒸腾肾阴化生肾气而起，故补益肾气在调补肾阴阳之品中适当加入黄芪、人参、白术、炙甘草等以养先天。常用方如寿胎丸、肾气丸、归肾丸、加减苁蓉菟丝子丸、补肾固冲丸。若先天不足，天癸不能至期成熟、泌至，又常于补益肾气方药中，佐以健脾养血、益胃生津之品，先后天共养育之。

2）温补肾阳：肾阳不足，命门火衰，阴寒内盛，治宜温肾暖宫，补益命门之火，所谓"益火之源，以消阴翳"。常用药如附子、肉桂、巴戟天、肉苁蓉、淫羊藿、仙茅、补骨脂、菟丝子、鹿角霜、益智仁、蛇床子等。代表方如右归丸、右归饮、温胞饮等。注意其性味辛热者不可过用，因"妇人之生，有余于气，不足于血"，恐有燥烈伤阴之虑。又阴寒内盛，易凝滞冲任血气，故温肾常与活血之品，如当归、川芎、益母草、桃仁同用。

3）滋肾益阴（滋肾填精）：肾阴不足，治宜滋肾益阴。常用地黄、枸杞子、黄精、女贞子、墨旱莲、制何首乌、菟丝子、桑椹等。方如六味地黄丸、左归丸。若先天禀赋不足、肾精未实或多产房劳耗损肾精而为肾精不足之证者，又当滋肾填精。治此之时，常在滋肾益阴基础上，继以血肉有情之品养之，可酌选加紫河车、阿胶、鹿角胶、龟甲胶，共奏填精益髓之功。肾阴不足，阴不敛阳，可呈现阴虚阳亢之候，需佐以镇摄潜阳之品，如龟甲、龙骨、牡蛎、鳖甲、珍珠母、石决明之类。

（3）健脾补益法：凡脾虚气弱者皆宜本法主之。脾虚气弱可表现脾失健运或脾失统摄的不同病机，脾失健运又可导致气血生化之源不足或水湿内生的不同病理结果；具体运用又可以分为以下诸法。

1）健脾养血：脾虚运化失司，气血生化之源不足，常用人参、白术、茯苓、莲子肉、山药、黄芪等健脾益气，辅以熟地、当归、枸杞子、白芍、制何首乌，共奏气血双补之功。常用方如八珍汤（《太平惠民和剂局方》）、圣愈汤（《医宗金鉴》）、人参养荣汤（《太平惠民和剂局方》）等。

2）健脾除湿：脾虚气弱，津微不布，水湿内生，溢于肌肤或下注损伤任带，治当健脾益气与利水渗湿同施。常用药物：党参、茯苓、苍术、白术、陈皮、大腹皮、泽泻、薏苡仁、赤小豆、砂仁等。代表方如白术散（《全生指迷方》）、完带汤（《傅青主女科》）。

6. 摄经法　本方法系以补气、补肾、收涩、止血之品为主体，常配用清热凉血，或温经养血药物，具有益气统血、固阴止血、固摄滑脱等功效，用于治疗证属冲任失摄、气虚滑脱的崩中漏下。

（1）补气摄血：适用于脾虚气陷，统摄无权所致的月经过多、崩漏、经期延长等以阴道异常出血为主症诸疾。与此同时，首当健脾益气以治其本，配伍止血之品，如炮姜炭、艾叶、赤石脂、海螵蛸、茜草、血余炭、仙鹤草等以治其标。代表方如固本止崩汤（《傅青主女科》）、芎归胶艾汤（《金匮要略》）、黄土汤（《金匮要略》）、归脾汤（《济生方》）、生脉散（《景岳全书》）等。

（2）补血益宫：产伤失血过多或哺乳过长耗血，血虚而胞失所养，或发育不良或闭经日久，以致子宫萎缩，发生闭经诸疾，法当补血养胞。药用枸杞子、覆盆子、当归、熟地、白芍、阿胶等，方如加味固阴煎（《女科证治约旨》）。

（3）益阴摄血：营阴不足，虚热内生，常用清热固经汤（《简明中医妇科学》）等方。

对崩漏的治疗中以上六法均包括在其中。钱伯煊认为，对于崩漏的辨证，首当分清气虚与阳虚、血虚与阴虚、血热与郁热以及血瘀之不同，掌握崩漏各种证型的证候特点，区别应用。如用温经散寒法治疗阳虚型崩漏，症见面浮，舌质淡；切诊见脉浮软，右部更甚；症状有畏寒肢冷，大便溏泻，腰背酸痛，月经淋漓，量时多时少，血色稀淡等，此属肾阳虚而脾阳亦虚，故当温补阳气，用右归饮，以温阳滋肾。

如用清经法，可用于实热证如血热崩漏，症状有月经量多如崩，烦热，鼻衄齿血，渴喜冷饮，大便燥结，小便短赤，舌苔深黄，质绛有刺，切诊脉象洪数；治当凉血清热，从实热证论治。又如郁热崩漏，主要指肝经郁热，郁热的原因，大多由于平素多愁善怒，肝气不舒，郁而化热，症状有月经量少淋漓，色深红而凝块，头痛胸闷，腹部胀痛，胀甚于痛，胁肋胀痛，心烦恶热，口苦而渴，舌苔黄，质红有刺，弦数或细涩等，所谓气有余便是火，火郁于内，扰动血海，血海失守，故血内溢。治疗首先辨别肝气与肝火，孰重孰轻，如偏于气盛者，治当重于调气以开郁，气调则火亦平；如偏于火盛者，治当重于泄火以解郁，火降则气亦调，方用丹栀逍遥散，以疏肝清热。这些属于实热证；若属于虚热证之崩漏，症状有月经暴下量多，血色深红，头晕耳鸣，内热咽干，手足心灼热，腰部酸痛，小便夜频，面赤，发无光泽，舌苔花剥，舌有红刺，脉虚细或细软数。治以滋补肾阴为主，使经血得充，方用左归饮，以滋补肾阴，或用六味地黄汤合三甲煎，以补益肝肾。如兼有虚阳上亢，再加生龙骨以潜亢阳；如兼肝阴虚，可加枸杞子、菊花，以补肝阴；如相火盛，可加黄柏、知母，以泻相火；如津液不足，可加麦冬、五味子，以益气生津。但养血之药，性偏滋腻，如脾胃不健，中运失常，用药必须顾及，使中焦运行不致阻碍，才能达到补而不滞之目的。

通经法的运用是在血瘀性崩漏。血瘀的原因不一，有因负重劳伤，气与血并而为瘀；或经行感受风寒，血流不畅；或经行饮冷而凝阻；或经多固涩太早，均能血滞而为瘀。症状有月经淋漓不爽，血色紫黑有块，血块下后则下腹痛减，下腹作胀隐痛，舌边质紫，或尖有瘀点；脉象沉实；治法轻者以化瘀为主，重者以逐瘀为主，方用四物汤合失笑散，以养血化瘀。如经行感受风寒，血流不畅而致瘀，治法当祛风散寒以行瘀，用桂枝汤合芎归汤，养血祛邪；如经行饮冷，血凝而成瘀，治法以温中而化瘀，用良附丸和芎归汤，养血行气温中；如经行早涩，血滞为瘀，治法以祛瘀生新，用备金散。这是对一般瘀积的治法，但还必须考虑到瘀积的轻重和体质强弱，然后分别对待治疗。

益经法则可用于各类虚性崩漏，如气虚崩漏，症状见月经量多如冲、经血稀薄，全身症状有气短、畏寒、自汗、四肢肿胀、纳减、便溏、面白微浮，舌质淡，苔薄白腻，边有齿痕，细软脉等症，治法以补气健脾，用四君子汤为主以补益中气；如胃纳呆钝，加橘皮、半夏，以和胃气；如大便溏薄，腹中胀气，加木香、砂仁，以行气和中；如腹胀较甚，加香附；如有呕吐，加藿香；用香附取其疏理气滞，用藿香取其祛秽和中；如气虚甚，可加黄芪，以大补元气；如崩漏不止，正气将脱，急用独参汤，以补气固脱；若中气虚而下陷，方用补中益气汤。如崩漏属血虚证时，症见月经淋漓不断，血色淡红，头痛头晕，目眩目涩，面色苍白，头发干枯，舌质淡红有刺，脉细濡弦等症，治当养血滋肝。方用四物汤以养血。如虚甚，可用当归补血汤，以补气生血；如兼有虚寒用胶艾汤，以补血温经；如有热象，用芩连四物汤，以养血之中，佐以清热。

（二）妊娠病的调治

关于妊娠病，早在《金匮要略・妇人妊娠病脉证并治》中有所论述。妊娠病的病因病机应结合致病因素和妊娠期母体内环境的特殊改变两者来认识。内因和外因相互结合，影响脏腑、气血、冲任、胞宫、胞脉、胞络或胎元，则容易导致妊娠病的发生。妊娠病的诊断，自始至终要注意胎元已殒与未殒的鉴别，注意胎儿的发育情况以及母体的健康状况。妊娠病的治疗原则：以胎元的正常与否为前提。胎元正常者，宜治病与安胎并举，如因母病而致胎不安者，重在治病，病去则胎自安；若因胎不安而致母病者，重在安胎，胎安则病自愈。保胎之法，以补肾健脾、调理气血为主，补肾为固胎之本，健脾为益血之源，理气以通调气机，理血以养血为主或佐以清热，使脾肾健旺，气血和调，本固血充，则胎可安。

1. 益气以固摄胎元　气以固胎摄胎，《女科经纶・引女科集略》说："女之肾脉系于胎，是母之真气，子之所赖也，若肾气亏损，便不能固摄胎元。"妇女平素体弱，或新病初愈，气血未复，或屡次流产，胎元不固，往往发生堕胎或小产。他认为造成上述病证多由于先天之肾气与后天之脾气，脾肾两虚，冲任损伤，遂致胎元不固。临床上多见患者面色苍白，畏寒头晕，气短神倦，腰腿酸痛，舌苔薄白质淡，脉象细软。治疗当以补益脾肾，强壮冲任，固胎元之法。方选：十圣散加减。处方：党参 12 克，黄芪 12 克，白术 9 克，甘草 3 克，干地黄 12 克，白芍 9 克，川断 12 克，砂仁 3 克，炒山药 12 克，苎麻根 12 克；若口渴便秘，原方去党参、黄芪、砂仁，加制黄精 12 克、太子参 15 克、北沙参 12 克、麦冬 9 克、知母 9 克；若恶心欲吐，原方去黄芪、地黄、甘草，加橘皮 6 克、炒竹茹 9 克、炒扁豆 9 克；若腹痛，原方去黄芪、地黄，加紫苏梗 6 克、木香 6 克。

2. 养血以固护胎元　血以养胎固胎，《格致余论・胎自堕论》中云："血气虚损，不足荣养，其胎自堕。"妇女平素气血不足，怀孕之后，胎元缺乏母血营养，以致胎儿不长，或生长缓慢，则需用养胎之法，使胎儿逐渐长大，不致萎缩而堕。其病因大都是由于脾胃不健，无以生化气血，又因肾阴虚弱，以致冲脉不足，任脉失养，影响胎元生长。临床常见有面色萎黄，神倦纳少，腰酸腿痛，大便溏薄，舌苔薄腻，边有齿痕，脉象沉软微滑。治疗当以健脾补肾之法，方选用四君子汤合千金保孕丸，意在益气生血，濡养胎元。处方：党参 12 克，白芍 10 克，白术 9 克，茯苓 12 克，炒山药 12 克，橘皮 6 克，炙川断 12 克，熟地 6 克，砂仁 3 克，桑寄生 15 克。他指出由于母体阴血不足，故临床治疗当以补益脾肾、养阴固胎之法，使脾胃健则气血渐旺，肾阴足则任脉得滋，从而使胎元得以生长，不致萎缩而堕。

3. 疏肝清气火以安胎　妇女妊娠四五月后，往往由于暴怒伤肝，或房劳伤肾，或胎中伏火等原因，都能影响胎元，以致发生胎动不安，引起流产或早产，故用安胎之法时注意审因而治。若由于暴怒伤肝，阳气亢逆，扰动胎元，致胎动不宁。临床症见：面红易赤，头痛头晕，心烦易怒，胎动不安，舌苔黄而有刺，脉象弦滑。治法当以平肝、清热、安胎为主，方选芩连四物汤加减。处方：黄芩 6 克，黄连 3 克，生地 12 克，白芍 9 克，菊花 6 克，黑栀子 9 克，知母 9 克，苎麻根 12 克。钱伯煊指出怒气伤肝，气火偏胜，故以平肝泻火为主，养阴安胎为辅，使肝平火降，则胎可安宁。

4. 戒伤肾之房帏以固胎　多由于肾阴受损，胎系于肾，肾伤故胎动频作。临床常见有面色苍黄，头晕耳鸣，腰酸腿软，胎动频作，舌苔中剥，脉象细软微滑。治法当以滋阴、补肾、安胎，方选千金保孕丸合安胎饮加味。处方：山药 12 克，杜仲 9 克，川断 12 克，莲肉 12 克，苎麻根 12 克，糯米 9 克，生地、熟地各 9 克，桑寄生 15 克。钱伯煊指出，凡此证多系肾虚而成，故用补肾之法，因胎系于肾，肾强则胎有所养，而不致动荡不安。

5. 清伏火以益胎　此类患者多系肠胃积热，影响胞胎，遂致动荡不安。其临床多表现为面色微红，烦热口渴，便秘溲赤，胎动剧烈，舌苔深黄，质红有刺，脉象滑数。治法当以养阴、清热、安胎，方选安胎凉膈饮加减。处方：知母 9 克，麦冬 9 克，芦根 30 克，黑栀子 9 克，黄芩 6 克，马齿苋 12 克，苎麻根 12 克。钱伯煊指出此证多系胎中伏火，故临床以清热安胎为主，佐以养阴，因其伏火易于伤阴，务使热清则胎自安矣。

（三）产后病的调治

1. 产后癃闭　产后小便不通，在临床上是产后并发症，西医经常无策以对。中医学称之产后癃闭。根据病情钱伯煊将产后癃闭分为气血两虚、肾阳虚、气滞血瘀、阴虚肝旺、湿热下注 5 个证型。皆可以琥珀沉香末为主方，加减治疗取得很好的效果。若属气血两虚证，临床见到卫阳不固，自汗恶风，小便不通，少腹胀急，小便频数或失禁，少气懒言，四肢乏力等，钱伯煊常以琥珀、沉香末中等量，每日 3 次，每次 2～3 克，同时配合应用八珍汤益气养血加减治疗。若属肾阳虚证，见到腰膝酸软，四肢不温，恶露不尽，小便不通，少腹胀痛冰凉，甚则遗尿或小便频数不畅，脉沉迟，舌淡润等症，则以本方大剂量，每日 4 次，每次 3～5 克，配伍六味地黄汤加小茴香、怀牛膝等温补肾阳之剂治疗。若属气滞血瘀证，见到小腹坠胀，睡眠差，头昏脑涨，脘腹胀闷，小便不利，多次努责，方可排出，大便干结，脉弦，舌苔腻等，他多以琥珀沉香末的小剂量，每日 2 次，每次 0.5～2 克，配伍加味逍遥散方取效。若属阴虚肝旺型，见到患者产前血压较高，产后情绪烦躁，失眠多梦，小便不利，大便不通，头汗较多，腹胀拒按，手脚微搐，脉细弦紧数，苔黄腻者，他常以本方大剂量，每日 4 次，每次服 3～5 克，配伍养阴息风、平肝潜阳之镇肝息风汤、羚角钩藤汤等治疗。若属湿热下注证，见到小腹胀痛，小便不通，频数涩少，尿痛尿急，大便干结，舌质红绛，舌苔黄腻，脉弦数，他常以此方去掉肉桂之温热，仅以琥珀末、沉香末两味，装入胶囊，每日分 2～3 次服用，配合以养血清热、通利膀胱之导赤散、八正散加减治疗。

钱伯煊用琥珀沉香末方治疗妇女产后癃闭，运用得心应手，疗效极佳。根据不同证型，调配方剂之剂量，或三味药之比例，或服法，均可应用。

2. 子痫　子肿、子晕是现代医学谓之妊娠高血压疾病。中医认为，本病发生在子晕与子痫的阶段，主要机制是阴血不足、肝阳上亢或痰浊上扰。《经》曰：“诸风掉眩，皆属于肝。”有“无风不作眩”“无虚不作眩”“无痰不作眩”等理论，孕后精血下注养胎，阴分必亏，阴不潜阳，肝阳化火生风；或妊娠中期后，胎体渐大，影响气机升降，气郁犯脾，脾虚湿聚，化为痰浊，肝阳挟痰浊上扰清窍。阴虚肝旺、脾虚肝旺属子晕重症，尤应预防子痫的发生。若孕妇素体肝肾不足或脾胃虚弱，因孕重虚，肝失濡养，致肝阳上亢，或孕后七情内伤，忿怒伤肝，肝郁化火，火盛动风，或水不济火，心肝火盛，风助火威，风火相煽，或湿聚成痰，痰火交炽，蒙蔽清窍。妊娠晚期、临产时或产后，阴血聚下或阴血暴虚，阳失潜藏，五志化火，气血逆乱，筋脉失养，神不内守，而发筋脉痉挛、四肢抽搐、神志昏迷等症。如此多脏受累，因果相干，病情复杂，危及生命。

一般在先兆子痫期，即于妊娠八九月时期，孕妇头晕头痛、恶心、血压较高。主要由于母血供给胎儿，而肝藏血功能受到影响，肝阴血不足，肝阳上亢而导致内风暗动。故当平肝息风，清热宁心。钱伯煊常用自创羚角琥珀散 3 克，每日分 2 次冲服，配合汤剂天麻钩藤汤治疗。若心火较旺，见到舌苔黄腻，脉弦滑，头晕目眩，口渴心烦，即用羚角琥珀散 3 克，配合自创平肝散 6 克，每日 2 次冲服。若血压居高不下，也可将羚角琥珀散加量为每日 6 克，分 4 次冲服。若失眠心烦较显著，又有鼻衄等血热征象，常用此方加羚羊角粉 1.2 克冲服。往往可取得控制先兆子痫的明显疗效。

若子痫发作，每当妊娠晚期，或分娩期间，孕妇突然剧烈头痛，眩晕恶心，或突发昏迷，两目上吊，四肢抽搐，牙关紧闭，少时苏醒，但移时又复作，若不急治，有关母子性命。钱伯煊认为此时多因肝血充胎，藏血不足，肝阴血伤，肝阳上亢，阳旺生火，风火交炽，侵犯心神，故使心神失聪。宜清心降火，平肝息风。以羚角琥珀散 12 克，分 4 次一昼夜服下。若昏迷者，加羚羊角粉 3 克、至宝丹、安宫牛黄丸等研末送下；如小便不利、水肿者，配合琥珀末 3 克冲服，继以羚角钩藤饮、天麻钩藤饮、镇肝息风汤等汤剂调理，往往取得满意疗效。

若孕妇素有妊娠高血压、水肿等妊娠综合征，产前治疗不力，导致产程中，或婴儿娩出后，突然出现昏迷昏睡，四肢水肿，筋脉抽搐，脉弦滑数，口唇干燥，情况较为紧急，他常以羚角琥珀散 3 克，分两次用胃管鼻饲送下，并配合至宝丹、安宫牛黄丸等急速冲服。待患者苏醒后，可配合羚角钩藤汤及豁痰清心之汤药治疗。若见到因产时出血较多，常以本方配合滋阴养血清热之汤方取效。

目前，由于围生医学日趋完善，此类疾病已经大大减少，但随着二孩政策开放，高龄产妇仍有该类疾病风险，因此他擅长运用羚角琥珀散，无论先兆子痫、产前子痫、产后子痫均能取得良好疗效，对预防此病症也值得今天我们学习和借鉴。

（四）不孕症的调治

钱伯煊认为临床所见不孕症，除器质性病变以外，大都有月经不调史，经过治疗，月经周期调整后，不孕的妇女多有受孕的可能，因此，调理月经就成为治疗不孕症的关键。而月经不调大体上有先期、后期、先后不定期、量多、量少等几种情况。月经量多或经行先期以气虚、血热者为多见；月经量少或经行后期以气滞、瘀积、寒凝者为多见，但三者往往互相影响，故兼见者较多；先后不定期以气血不足，冲任不调者较多。由于以上各种因素都可以引起冲任失调，从而导致妇女生育功能障碍。钱伯煊不孕症的治疗归纳为六种方法。

1. 补肾生精为种子之本源　肾虚证其病因系肾脏精血虚少，胞宫失养，致不能摄精受孕。临床症状多表现为头晕耳鸣，腰背酸痛，小便频数，月经不调，舌苔薄白，脉象沉细而弱。治疗当以强肾补精之法，多选毓麟珠加减。处方：熟地 12 克，当归 9 克，白芍 9 克，菟丝子 9 克，杜仲 9 克，覆盆子 9 克，苁蓉 9 克，鹿角霜 9 克，五味子 6 克，甘草 6 克。钱伯煊指出此证在于肾虚，故治疗以补肾生精为本，使精充则肾强，肾强则冲任得养，月经得以正常，则易于受孕。

2. 养血柔肝为种子之基础　血虚证其病因多由于肝藏血少，冲任失养，遂致胞宫虚弱，源头不足，何以能成胎孕。临床表现为面色苍黄，头晕目眩，心悸少寐，凡经量少，舌质淡，脉象细软。治疗当以养血滋肝之法，方选《傅青主女科》养精种玉汤加味。处方：熟地 12 克，当归 9 克，山茱萸 6 克，阿胶 12 克，枸杞子 12 克，五味子 6 克。他指出此证在于血虚，故用滋养肝肾之法，使营血渐充，则肝有所养，冲任得滋，故自易怀孕。

3. 温经散寒为种子之条件　寒凝证其病因多由于行经期间，当风受寒，风寒客于胞宫，以致胞宫寒冷，不能摄胎成孕。临床多见下腹寒冷，有时作痛，腰部觉冷，月经衍期，舌苔薄白，脉象沉紧。治疗当以温经散寒之法，方选艾附暖宫丸加减。处方：艾叶 6 克，制香附 6 克，当归 9 克，熟地 12 克，赤芍 9 克，川芎 6 克，肉桂 3 克，吴茱萸 3 克，细辛 3 克。钱伯煊指出此证在于宫寒不孕，故以祛寒调经为主，使积寒渐解，月经能调，则胞宫温暖，自可受孕。

4. 疏肝理气为种子之保证　气滞证其病因多由于肝郁气滞，失其疏泄之常，气血失调，冲任不能相资，因而难以摄精受孕。临床症状为少腹胀痛，有时气坠，胸痞胁痛，月经不调，舌苔淡黄，脉象弦涩。治疗当以疏肝调气之法，方选逍遥散加减。处方：柴胡 6 克，当归 9 克，赤芍 9 克，茯苓 12 克，薄荷 3 克，制香附 9 克，川楝子 9 克，延胡索 9 克，牛膝 9 克。钱伯煊指出此证在于肝郁气滞，故以疏肝调气为主，使下焦气化通畅，则月经得以自调，然后才能怀孕。

5. 化痰祛湿为种子之关键　痰湿证其病因在于妇女形体肥胖，痰湿素重，阻塞胞宫，以致未能受精怀孕。临床表现为平时痰多，神倦嗜卧，带下绵绵，月经量少，舌苔白腻，脉象沉滑。治疗化痰祛湿之法，方选《景岳全书》的启宫丸加减。处方：制半夏 9 克，制南星 6 克，苍术 6 克，制香附 6 克，橘皮 6 克，神曲 9 克。钱伯煊指出此证在于痰湿阻滞，故用化痰祛湿之法，使痰湿化则胞宫无阻，乃可摄精受孕。

6. 行气化瘀为种子之辅佐　瘀积证其病因在于瘀阻胞宫，下焦气化不得通畅，致使难以摄精受孕。临床表现为下腹作痛拒按，月经量少，色紫黑有块，舌尖有瘀点，脉象沉迟。治疗方法为行气化瘀，代表方剂为琥珀散加减。处方：三棱 6 克，莪术 6 克，当归 9 克，赤芍 9 克，牡丹皮 9 克，台乌药 6 克，延胡索 6 克，香附 6 克，牛膝 9 克。钱伯煊指出此证在于瘀阻，故用行气通瘀之法，使积瘀得化，气道得通，月经正常，然后才能受孕。

（五）癥瘕积聚的调治

子宫肌瘤是较常见的良性肿瘤，本病包括在“癥积”范围之中。钱伯煊认为此病多由于气阴两虚，或阴虚血热，或气滞血瘀三种类型比较常见。治疗方法首先根据患者身体的强弱，病程的长短，病情的轻重，月经的多少，通过辨证，然后立法用药。他将治疗阶段与辨证相结合，亦具良效。特别现在，子宫肌瘤的发病年轻化，很多女性婚而未孕即生子宫肌瘤，过度服用西药会影响卵巢功能，寻求保守治疗较为棘手，根据几十年临床经验总结出在治疗子宫肌瘤过程中，视其病情，分为三个阶段进行治疗。

1. 第一阶段主要控制月经　在每次月经净后3周左右，控制月经为主，勿使其先期或量多，治疗方法，当以健脾补肾为主。其基本方为：党参12克，白术9克，茯苓12克，山药12克，熟地12克，白芍9克，生牡蛎15克，阿胶12克。若阴虚有热，加墨旱莲12克、女贞子12克；若偏于阳虚，加鹿角霜12克、菟丝子12克；若有赤白带下，加贯众15克、椿根皮15克；若腰痛剧烈，加狗脊12克、桑寄生15克；若有腹痛，偏于寒者，加艾叶3克、姜炭6克；而偏于热者，加川楝子9克、广木香6克。

2. 第二阶段补气养血　行经期间如月经量多，下腹不痛，或隐隐微痛，治疗方法当以补气养血为主，兼固冲任。基本方为：太子参12克，黄芪12克，熟地12克，白芍9克，艾炭3克，阿胶12克，玉竹12克。如出血量多，血色深红，兼有头晕耳鸣，目眩心悸，烦热自汗等，其治疗方法当以育阴潜阳为主，佐以清热凉血。其基本方为：大生地10克，北沙参12克，天冬6克，麦冬9克，生龙骨15克，生牡蛎15克，莲肉12克，地榆12克，侧柏叶12克。以上两种情况，都可以用三七末3克冲服，或三七根3克同煎。如有腹痛，可改用云南白药2～4克分两次冲服；若月经血量不多而淋漓不断，偏于热者，加槐花炭9克、丹皮炭9克。若偏于寒者，则加百草霜9克、伏龙肝15克；若身体较弱，并无偏寒偏热现象，改用血余炭9克、陈棕炭9克；若腹痛血色紫黑者，加蒲黄炭6克、五灵脂12克。

3. 第三阶段养阴软坚　在月经净后，主要是缩小软化子宫肌瘤，治疗方法当以养阴软坚为主。其基本方为：生牡蛎15克，生鳖甲15克，生龟甲15克，昆布12克，海藻12克，贯众12克，土贝母15克，夏枯草12克。若面浮肢肿，加党参12克、茯苓12克；若大便溏薄，原方去昆布、海藻，加白术9克、山药12克；若头晕目眩，加制何首乌12克、枸杞子12克；若心慌心悸，加麦冬9克、五味子6克；若心烦失眠，加酸枣仁12克、莲肉12克；若自汗盗汗，加生龙骨15克、浮小麦15克；若胸闷痰多，加旋覆花6克、橘皮6克；若胃纳欠佳，加扁豆9克、炒谷芽15克；若口渴思饮，加北沙参12克、川石斛12克；若消化不良，加木香6克、炙鸡内金9克；若下腹隐痛，加制香附6克、紫苏梗6克；若白带量多，加沙苑子9克、芡实12克；若腰痛腿酸，加炙川断12克、桑寄生15克；若四肢抽搐或麻木，加木瓜9克；若血虚肠燥，加柏子仁15克、瓜蒌仁12克；若肠热便秘，加天花粉12克、知母9克；若小便频数，加覆盆子9克、山药12克；若小便热少，加泽泻9克、车前子12克。

除此之外需结合患者的体质，辨证论治。若是气阴两虚证，临床多表现为面浮肢肿，头晕目眩，心慌气短，烦热自汗，腰腿酸软，月经先期量多，或淋漓不断，舌苔中剥边刺，脉象细弱。治疗当以补气养阴软坚之法，方选生脉散加味。处方：党参12克，麦冬9克，五味子6克，生地15克，白芍9克，生龙骨15克，生牡蛎15克，玉竹12克，昆布12克。钱伯煊指出，该证属虚，当以补气养阴为主，佐以软坚，旨在使子宫肌瘤软化缩小，则月经可以逐渐得以恢复正常。若是阴虚血热证，从其病因多系阴虚阳盛，血分积热，以致血热妄行。临床多表现为火升面赤，头痛头晕，目花耳鸣，心烦失眠，月经量多色深，舌苔薄黄，质红有刺，脉见细弦之象。治疗养阴清热软坚之法，方选三甲复脉汤加味。处方：生牡蛎30克，生鳖甲15克，生龟甲15克，生地15克，白芍9克，牡丹皮9克，麦冬9克，贯众12克，夏枯草6克。钱伯煊指出此证系阴虚血热，故用养阴清热软坚之法，使阴血渐复，血热得清，则血不致妄行，肌瘤亦能逐渐软化缩小。若是气滞血瘀证，多系情志怫逆，肝郁气滞，血行不能流畅，积而为瘀，瘀血内阻，新血不能归经。临床表现为胸闷胁痛，下腹胀痛，月经量少，色紫有块，甚至淋漓不断，舌边质紫，脉象沉弦。治疗当以行气活血化瘀之法，方选旋覆花汤合失笑散加减。处方：旋覆花6克(包)，青葱2寸，生蒲黄6克，五灵脂12克(包)，海螵蛸15克，制香附6克，益母草15克。钱伯煊指出此证多由于气滞血瘀，故以行气化瘀软坚之法，使气得通畅，则瘀血可化，肌瘤自然软化而缩小。以上三证，如出血量多，都可加用三七根3克，或三七末3克冲服，若兼有腹痛，可改用云南白药3克，分3次调服。

二、单方治疗

钱伯煊在妇科病治疗中，多喜用单味中药研为细粉，另行冲服，增加疗效。单味药研粉冲服，其因有四：① 芳香药物其气辛窜，直通经络孔窍，若入药久煮，则伤其通经通窍之性，故他在用某些芳香药物时常研末冲服。② 某些贵重药物如羚羊角、犀牛角、上等鹿茸、鹿胎、真麝香等，如入汤剂煎煮，恐需量大而造成浪费，故用小量研粉另冲，则量小而力专。③ 每味中药的有效成分都有一种特定的溶媒，如大戟、芫花、甘遂的有效成分易于被酸性物质分解，有的药物易被酒精溶解，有的是脂溶性、水溶性、酸溶性、碱溶性各不相同。他探索到妇科的许多常用药直接冲服更易被胃肠吸收，这对中药的临床运用方法是提供了很多有益的借鉴。④ 病情紧急，如果汤剂煎服，恐耗时延误病情。妇科有不少紧急情况，如痛经剧烈、崩漏失血较多、子痫抽搐、小便癃闭等症，如耗时稍久，便会危情立至，故他于妇科急症常用药研为粉末，常备不懈，临床常常有救急之妙用。

常用粉剂有：

1. 紫河车粉　9～30克，头胎男婴健康胎盘焙干研末。用于先天不足，气精两虚，冲任失调导致的崩漏、闭经、不孕等症。

2. 三七粉　9～18克，生三七研粉。用于瘀血阻络，肝气郁滞导致的月经不调，经行腹痛腹胀等症。

3. 琥珀沉香末　肉桂末0.9～1.8克，琥珀末1.5～3.0克，沉香末0.9～1.8克。具有温阳通经、助膀胱气化、利小便通淋治水之效果。用于治疗产后癃闭、妇人经行小便不利无热象者常有奇效。

4. 伽南香末　0.6～1.8克，选用沉香木近根部含油量足，质地重的部分研粉。具有温阳通经，助膀胱气化，补下元不足，利水通经的作用。唯药性较沉香粉缓和平稳，又可固精止遗泄。

5. 吴茱萸末　1.2～3克，以陈吴茱萸焙干研粉，具有温胃散寒、止痛理气、燥湿宽中之效。用于治疗肝气犯胃导致的胃脘胀痛，呕恶泛酸等疾。他常与肉桂末0.6克配合冲服，治疗妇人产后、半产漏下后，脾胃不和的胃胀胃痛等症。

6. 羚羊角粉　1.2克。具镇惊安神、清热解毒、清心凉肝之效。他常以其治疗子痫证。亦是他效方羚角琥珀散之主药(该药现已经禁用)。

7. 珍珠粉　1.2～1.5克。具有镇惊安神，清火解毒，养阴软坚，生肌排毒之效。钱伯煊常以之治疗妊娠综合征，妇女脏躁、失眠等症，具有显著效果。

8. 细辛粉　1.5～3克。具有辛温散寒，止痛通络之效。钱伯煊常以之治疗气滞血瘀，寒凝血涩所导致的月经不调、经行腹痛症。常以肉桂末3克，琥珀末6克配伍冲服。

9. 琥珀粉　1.5～3克。具有活血祛瘀、通淋利尿、镇惊安神之效。用于妇女瘀血阻滞导致的月经不调，其性甘平不凉，钱伯煊常用之与肉桂末、沉香末配合使用。他体会琥珀利尿之力不及车前子、猪苓之类，却兼入血分，故治血淋比车前子等好用。琥珀活血祛瘀之力不及三棱、莪术等品，却又具有定神安心之功力，对于出血较多或闭经既久对妇女造成很大心理压力有很好疗效。琥珀镇惊安神之功不及灵磁石、代赭石等，却兼入血分，用于妇科诸证比灵磁石等为优，且无重坠下滑之虞，对于妇人之疾可谓一举三善。

10. 沉香粉　0.9～1.8克。具有温脾暖肾、降气纳气之功。用于治疗肾虚咳喘，阳虚胃脘疼痛，皆有良效。钱伯煊常以之治疗冲任虚寒导致的月经不调，腹痛腹胀，小便不利等症。钱伯煊效方沉香琥珀粉即有此味。

总之，钱伯煊用药遣方平和见长，对药物过偏、耗散之品，用量严格掌握分寸；配方严谨，善于利用药物之间的相互作用，助其利而制其弊，选药精当。

血为女子之本，因为月经、妊娠、分娩、哺乳都以血为用，而易耗损阴血，故他认为，女性机体相对的往往是阴血不足，而气阳则偏于有余。《灵枢·五营五味》说："妇人之生，有余于气，不足于血，以其数脱血也。"对于阴血不足的情况，用药不能过偏，不能过用耗散之品，时刻顾护营阴，防止阴血丢失。当有气虚之时，他又益气培元，固守元气。妇女之病，虚实标本常兼而有之，不可偏废，导致病情贻误，不堪回首。所以临证用药遣方贵在潜心学习，不断实践，求得真知。

第三章　验案举隅

一、不孕症

楚某，35岁，已婚。

初诊(1979年1月13日)

1968年结婚后，11年未孕，末次月经1978年12月23日，来潮始多，后少，色紫红，下腹隐痛，月经常先期而至，宫颈中度糜烂，白带较多，大便稀，四肢不温。舌苔中黄腻、微剥，脉细软。治以健脾益肾，兼化下焦湿热。处方：

党参15克　白茯苓12克　白术10克　生甘草6克　炙甘草6克　山药12克　菟丝子12克　五味子6克　海螵蛸10克　贯众12克　黄柏炭6克　橘皮6克

12剂。

二诊(1979年1月31日)

末次月经1979年1月18日，7日净，量先多后少，色褐，大便不成形，白带时多时少，纳正常，四肢不温。舌苔白腻，脉细软。治法补气血，调冲任。处方：

党参15克　白术10克　茯苓12克　炙甘草6克　熟地12克　当归10克　白芍10克　川芎3克　桂枝6克　橘皮9克　鸡血藤12克　菟丝子12克

12剂。

三诊(1979年2月16日)

末次月经1979年2月15日，量不多，色红，下腹气坠，腰酸，腿软，纳少，大便稀，少寐。舌苔微黄，脉左细弦，右细软。治法健脾强肾。处方：

党参15克　白术10克　干姜6克　炙甘草6克　巴戟天6克　菟丝子12克　木香6克　白芍10克　丹参12克　川断12克　牛膝10克　桑寄生15克

12剂。

四诊(1979年3月4日)

末次月经1979年2月15日，量少，色正，6日净，经前下腹痛，腰痛，纳少，大便稀，每日1次。舌苔薄黄，脉左细微数，右细软。治法温补脾肾。处方：

党参15克　白术12克　姜炭6克　炙甘草6克　巴戟天6克　菟丝子12克　艾叶3克　香附6克　丹参12克　肉桂3克　狗脊12克　川断12克

12剂。

五诊(1979年3月22日)

末次月经1979年3月13日，量中等，色紫红，6日净，大便较前好，腰痛亦减轻，口不干。舌苔薄黄，脉沉细软。治法温补足三阴。处方：

党参20克　白术12克　干姜6克　炙甘草6克　山药12克　菟丝子12克　香附6克　艾叶3克　桂枝6克　白芍10克　狗脊12克　大枣6枚

12剂。

六诊(1979年4月9日)

末次月经1979年4月7日，量中等，色紫红，下腹气坠，大便偏稀，纳一般。舌苔薄白，脉左细，右细软。治法温补足三阴。处方：

党参20克　白术10克　姜炭6克　炙甘草6克　菟丝子12克　巴戟天6克　香附6克　艾叶3克　熟地12克　白芍10克　狗脊12克　木香6克

12剂。

七诊(1979年5月5日)

末次月经1979年5月4日，量中等，色紫红，下腹稍觉气坠，大便偏稀，下腹遇凉即痛。舌苔薄白中剥，脉左细右软。治法补气养血，佐以温经。处方：

党参20克　黄芪12克　白术10克　吴茱萸3克　肉桂3克　香附6克　艾叶3克　菟丝子12克　巴戟天6克　乌药6克　细辛3克　紫苏梗6克

12剂。

八诊(1979年5月21日)

末次月经1979年5月4日，6日净，夜寐多梦，纳较差，大便偏稀。舌苔薄白，脉细软。治法补气养血，佐以温经。处方：

党参20克　白术10克　炮姜6克　炙甘草6克　菟丝子12克　山药12克　橘皮6克　木香6克　紫苏梗6克　肉桂3克　艾叶3克　鸡血藤15克

12剂。

【按】患者结婚多年未孕，治疗不孕症多先从调经处着眼，初诊见症除经行先期外，还挟有湿热下注的证候，放在健脾益肾调经的基础上，兼化下焦湿热，以针对宫颈糜烂、带下较多、苔黄腻等症。二诊，舌苔稍化，带下已敛，于是以八珍专注于调经。钱伯煊抓住患者开始四肢不温的特点，已认定脾肾阳虚为本病主要病机，故在三诊时，见经事已调，脾弱肾虚症状已显，即随机立法以温脾强肾为主。四、五、六诊，加减出入未离原法。七诊，患者腰酸已减，诸虚寒证均有改善，而其时正值经期，下腹仍畏寒，稍觉气坠，遇寒即痛，因而，姑立温经之法，以黄芪、白术、紫苏梗升阳，以吴茱萸、肉桂、细辛等温通。八诊时仍用温脾强肾，逾月而妊娠。

二、闭经

张某，23岁，未婚。

初诊(1971年6月29日)

闭经半年，末次月经于去年12月份来潮，量少色褐，以前月经周期30～60日，8日净，量中等，有痛经，经前腰酸，曾服己烯雌酚、当归浸膏片、白凤丸、艾附暖宫丸等均无效，现感腰痛，少腹寒痛，白带量多气味腥，舌苔淡黄腻，中裂尖刺，脉细软尺弱。脉证参合，此属先天肾虚，又因劳倦伤脾，不能运化水谷而生精微，于是营血不足，无以下注于冲脉，冲为血海，血海空虚，以致经闭。治法以补肝益肾，理气调经。处方：

茯苓 12 克　山药 12 克　当归 12 克　川芎 6 克　赤芍 9 克　白芍 9 克　制香附 6 克　牛膝 9 克　焦三仙各 12 克　川断 12 克　桑寄生 12 克

8 剂。

二诊(1971 年 7 月 13 日)

停经半年，服上方 8 剂。月经于 1971 年 7 月 9 日来潮，今日未净，量多，色始黑后红，经前腹痛，舌苔淡黄，中裂尖刺，脉象细软。月经已行，仍从前法加减。处方：

茯苓 12 克　木香 6 克　山药 12 克　川断 12 克　桑寄生 12 克　艾叶 3 克　乌药 6 克　当归 9 克　制香附 6 克　郁金 6 克

8 剂。

三诊(1971 年 10 月 4 日)

1971 年 8 月份月经错后来潮，经期腹痛，1971 年 9 月份月经先期 10 日，于 1971 年 9 月 12 日来潮，6 日净，量少，1971 年 9 月 28 日月经又行，2 日净，色褐，腰酸，口渴思饮，舌苔黄腻，边尖红，脉象细软。自服补肝益肾，理气调经之剂，月经能自动来潮，但最近 2 次，经行先期，此乃病久阴虚血热，以致血热妄行。治以养阴清热。处方：

地黄 15 克　白芍 9 克　牡丹皮 9 克　女贞子 12 克　墨旱莲 12 克　白藤 9 克　川断 12 克　枸杞子 12 克　藕节 12 克　白茅根 30 克

6 剂。

四诊(1971 年 11 月 19 日)

服养阴清热之药 6 剂，月经周期已得正常，于 1971 年 10 月 29 日来潮，6 日净，量中色红，有小血块，下腹冷痛，有时腹胀，腰酸，大便晨泻，舌苦白腻微黄、中裂尖刺，脉左软，右细弦。病情虽有所好转，但脾肾两虚，下焦寒凝。治以健脾补肾，佐以温经。处方：

白术 9 克　茯苓 12 克　木香 6 克　赤芍 9 克　白芍 9 克　山药 12 克　五味子 6 克　川断 12 克　桑寄生 12 克　艾叶 6 克　制何首乌 12 克

8 剂。

另：八珍益母九 20 丸，每日早服 1 丸。艾附暖宫丸 20 丸，每日晚服 3 丸。

【按】钱氏治疗闭经主要以益心脾、补肝肾，调冲任之决。月经不来，乃“血病也”，而心、脾、肝、肾与血关系密切，《素问·阴阳别论篇》：“二阳之病发心脾，有不得隐曲，女子不月。”二阳指阳明大肠及胃也。胃为仓廪之官，主纳水谷，此病多由于心脾所发，忧思善虑，伤及心脾，心不生血，脾失健运，胃不受纳，故谓胃病发于心脾也。由于纳谷衰少，无以化生精微，灌注经脉，而血脉遂枯，月事不得以时下，因此可见心脾与经闭有很大的关系。但此症也有在于肝肾，因肝为藏血之脏，又主疏泄，若藏血不足，疏泄失常，遂致血虚气滞而致经闭。肾藏精，月经之源，全赖肾经以施化，若肾精乏，无以濡养肝脏，肝不藏血，无以下注于血海，血海空虚，遂致月经不至。因此肝肾与闭经，也有一定的影响。本案例由于脾肾两虚，营血不足，冲任失养，血海空虚，而致经闭，故先用补肝益肾、理气调经之法。后因转为月经先期，故用养阴清热为治，最后月经渐复正常，但因便稀腰痛，下腹寒痛，再用健脾补肾，佐以温经之法，治疗将及半年，得以痊愈。

三、崩漏

从某，25岁，未婚。

初诊（1976年2月23日）

末次月经1976年1月28日来潮，5日净，量色正常，净后3日，阴道淋沥出血，量少色褐，至今17日未止。诉是由于春节劳累失眠引起，余均正常。舌苔中剥尖刺，脉象细弦。证属劳伤心脾，冲任不固。治以补心脾，固冲任。处方：

党参16克　白术9克　茯苓12克　玉竹12克　阿胶珠12克　生白芍12克　麦冬9克　夜交藤12克　五倍子3克　侧柏炭12克

6剂。

二诊（1976年3月4日）

服药3剂后，阴道出血于1976年2月26日得止，后又出血1日，现无不适。舌苔薄腻、边尖刺，两边略有齿痕，脉象细弦。治以补心益肾。处方：

党参15克　白术9克　茯苓12克　玉竹12克　地黄15克　生白芍12克　阿胶珠12克　生牡蛎15克　麦冬9克　侧柏叶12克

6剂。

三诊（1976年4月5日）

阴道出血净后1周，月经于1976年3月4日又来潮，5日净，量中等，色正常，下腹隐痛。月经净后7日，阴道又淋沥出血，9日始净，现小便频数，余均正常。舌根黄腻、中剥边尖刺，脉象细弦。仍从前法。处方：

党参12克　茯苓12克　山药12克　制香附8克　黄芩6克　地黄12克　白芍8克　阿胶珠12克　麦冬9克　覆盆子9克

6剂。

四诊（1976年4月15日）

此次月经延期9日，于1976年4月13日来潮，今日行经第三日，量中等，于1976年4月5日感受外邪，至今未愈。舌苔薄白、边尖刺，脉细微浮。治当先祛风热，兼顾冲任。处方：

桑叶9克　薄荷3克　荆芥6克　生甘草6克　桔梗8克　杏仁12克　牡丹皮9克　橘皮6克　益母草12克

6剂。

【按】此例属于漏证，证属劳伤心脾，心主血，脾统血，心脾受伤，失其主宰统控之权，以致月经淋漓不止，故治法以补益心脾为主，兼固冲任。继后症状，有下腹隐痛、小溲频数，此系血不养肝，脉不敛气，则下腹隐痛，肾虚则封藏不固，于是小溲频数，故治以补心脾，益肝肾。最后因挟外邪，又值经行，故治法先祛风热，兼顾冲任，此后未来复诊。于1976年10月去信访问，回信云：月经于1976年4月13日来潮，5日净，之后月经正常。由此可见，此症原因主要在于心脾，其次在于肝肾，若能使心强脾健，肝柔肾固，四经功能恢复，则病亦能向愈。

参考文献

[1] 钱伯煊. 女科证治[M]. 北京：人民卫生出版社，2006.
[2] 钱伯煊. 钱伯煊妇科医案[M]. 北京：人民卫生出版社，2006.
[3] 吴熙，肖承悰，谈勇. 中医妇科名家心悟[M]. 北京：人民卫生出版社，2009.
[4] 钱伯煊. 女科证治[M]. 北京：人民卫生出版社，2012.

下　篇

钱伯煊妇科著作选粹

女科证治

钱伯煊　编

谈　勇　王育良　整理

凡例

(1) 本书着重介绍个人治疗妇产科一些疾病的临床经验和体会，故引述历代理论不多。

(2) 本书所用主要参考书籍有《内经》《金匮要略》《医宗金鉴》以及历代医家的有效方剂等。

(3) 所列药物剂量为临床一般所常用的剂量，如遇特殊情况，应当按病情轻重缓急需要，适当斟酌加减。

(4) 方剂的应用，大部分根据个人在实践中用之比较有效的方剂，加减出入。

(5) 对于某病，个人有所体会以及在临床实践中的一得之见，在“按语”项下介绍。

(6) 本书所用丸剂，均可改作汤剂。

目录

第一章 月经病

月经的来源主要由于心、脾、肝、肾四经。因心主血，脾统血，肝藏血，肾藏精，若四经功能协调，则月经按期而至，是为正常。相反，如心、脾、肝、肾受到损伤，就会发生月经病。此外在奇经八脉方面，冲、任二脉，也能影响月经，使之失常。历代文献中有关这方面的理论甚多，选述如下。

《素问·上古天真论篇》说："女子七岁，肾气盛，齿更发长。二七而天癸至，任脉通，太冲脉盛，月事以时下。"

唐代王冰说："冲为血海，诸经朝会，男子则运而行之，女子则停而止之，谓之血室。"

宋代齐仲甫说："妇人月水，本于四经，二者冲任，二者手太阳小肠，手少阴心，然冲为血海，任主胞胎，二者相资，故令有子，小肠经属腑，主表为阳，少阴经属脏，主里属阴，此二经在上为乳汁，在下为月水。"

明代薛己说："血者，水谷之精气也，和调五脏，洒陈六腑，在男子则化而为精，在妇人则上为乳汁，下为月水，故虽心主血，肝藏血，亦皆统摄于脾，补脾和胃，血自生矣。"

明代马莳说："冲任二脉，奇经八脉之二也。"

清代萧壎说："女子月经，本于血室，血室即血海，而其脉则属于冲、任、督三脉，心与小肠二经，为月水之源也。"

《医宗金鉴》说："女子阴类也，以血为主。其血上应太阴，下应海潮，月有盈亏，潮有朝夕，月经三旬一下与之相符，故又谓之月水、月信也。"

综上所述，可以看出，月经的来源主要在于心脾和冲任，但是在肝肾方面亦有重要的相互关系。因女子属阴，以血为本，故有女子以肝为先天之称，肝又为藏血之脏，若藏血充盈，则血海能满而下溢，肾藏精以施化，与任脉相系，肾强则任脉亦强，若肝、肾精血充沛，则冲、任二脉得滋，月经也能按期而至。因此月经的来源，虽则由于心、脾两经和冲、任二脉，但亦不能忽视肝、肾与冲、任的关系，所以治疗月经病，必须明了心、脾、肝、肾与冲、任几方面的相互作用和影响，以及主要发病的内在因素。

第一节 月经先期

月经先期是指月经每月超前来潮六七日以上者，甚至1个月两至，称为月经先期。其原因以脾虚，血热居多。

一、脾虚

【病因】由于思虑伤脾，脾主统血，脾虚气弱，失其统摄之司。

【症状】面浮色㿠，神倦气短，四肢肿胀，纳少便溏，经色淡红，舌苔薄白腻、边有齿痕，脉象沉软。

【治法】补气健脾，佐以运中。

【方剂】香砂六君子汤加味。

党参 15 克　白术 9 克　茯苓 12 克　甘草 6 克　橘皮 6 克　制半夏 9 克　木香 6 克　砂仁 3 克　山药 12 克

【方解】本方以党参、白术补气健脾，茯苓益脾渗湿，甘草和中，橘皮、木香调气运中，半夏和胃，砂仁行气调中，山药补脾益肾。

【按语】此证由于脾弱气虚，中运不健，故以健脾为主，和胃为辅，使脾胃得健，则气旺可以统摄，不致经行先期。

二、血热

【病因】由于肠胃积热，冲脉隶属于阳明，冲为血海，于是血海受热而妄行。

【症状】面发热疹，口渴唇燥，大便秘结，小便热少，经色深红量多，舌苔黄质绛有刺，脉象弦数。

【治法】清热凉血。

【方剂】玉女煎加减。

生石膏 30 克　鲜生地 30 克　知母 9 克　丹皮 9 克　瓜蒌 12 克　白茅根 30 克　灯心 3 克

【方解】本方以石膏清阳明火，生地清热凉血，知母、瓜蒌泻火润肠，丹皮、白茅根清血热，灯心清热利水。

【按语】此证由于血热，故以泻火凉血为主，使血热得清，则血海安宁而不致妄行。

第二节　月经后期

月经经常错后五六日以上来潮，称为月经后期。其原因以血虚、气郁两类居多。

一、血虚

【病因】由于吐血下血，损伤营血，血海不满，未能如期而至。

【症状】面色苍白，头晕目眩，心悸少寐，筋骨酸痛，经色淡红量少，舌质淡，脉象细濡。

【治法】补气养血。

【方剂】圣愈汤加减。

党参 15 克　黄芪 12 克　熟地 12 克　当归 9 克　白芍 9 克　柏子仁 12 克　丹参 10 克　牛膝 9 克

【方解】本方以党参、黄芪补气生血，熟地补血，当归养血和血，白芍养血滋肝，柏子仁补心脾、滋肝肾，丹参补心去瘀生新，牛膝补肝肾。

【按语】此证由于营血不足，故用补气生血之法，使气旺则血自内生，所谓气能生血，气血充足，则冲任得滋，月经自能按期而至。

二、气郁

【病因】情志不遂，肝脾郁结，气失调达，气滞则血亦滞，以致月经愆期。

【症状】精神抑郁，胸闷胁胀，下腹胀痛，胀甚于痛，经色褐而量少，舌苔薄黄，脉象沉弦。

【治法】疏肝解郁，养血调经。

【方剂】逍遥散加减。

柴胡 6 克　当归 9 克　白芍 9 克　茯苓 12 克　甘草 6 克　薄荷 3 克　制香附 6 克　郁金 6 克　川芎 3 克　延胡索 6 克

【方解】本方以柴胡解郁调经，当归、白芍养血，茯苓、甘草和中，薄荷清热解郁，香附、郁金调气解郁，川芎养血行气，延胡索行血中气滞，气中血滞。

【按语】此证由于肝郁气滞，故用疏肝解郁为主，养血调经为辅，凡属血中气滞，用入血分气药，效力较速，可以直达病所，如香附、郁金、川芎、延胡索等，都是入血分的气分药。

第三节　月经先后无定期

月经时先时后，前后差错 7 日以上称为月经先后无定期。其原因有气血紊乱、冲任损伤两类。

一、气血紊乱

【病因】由于恼怒伤肝，思虑伤脾，肝藏血，脾统血，肝脾受伤，于是藏统失司，遂致月经时先时后。

【症状】头晕目眩，下腹胀痛，心烦易怒，纳少便溏，经行时多时少，舌苔黄腻有刺，脉象细弦。

【治法】补肝脾，调气血。

【方剂】八珍汤合抑气散加减。

党参 12 克　白术 9 克　茯苓 12 克　甘草 6 克　地黄 12 克　当归 9 克　白芍 9 克　制香附 6 克　橘皮 6 克

【方解】本方以党参、白术、茯苓补脾，地黄、当归、白芍补肝，香附、橘皮调气，甘草和中。

【按语】此证由于肝脾受伤，以致气血紊乱，故治以补肝脾，调气血，使肝脾协调，则气血运行才能复常。

二、冲任损伤

【病因】由于多产或流产，以致冲任受伤，不能调节经血，血海未满而先溢，则月经先期，若血海无余而不下，则月经后期。

【症状】头晕耳鸣，腰背酸痛，带下绵绵，月经量多，舌苔中剥，脉象细软。

【治法】补肝肾，滋冲任。

【方剂】左归饮加减。

熟地 12 克　山茱萸 6 克　山药 12 克　枸杞子 9 克　菟丝子 9 克　龟甲胶 9 克　鹿角胶 9 克　当归 9 克　白芍 9 克

【方解】本方以熟地、山茱萸滋养肝肾，山药补脾肾，枸杞子补养肝肾，菟丝子温补三阴，龟甲胶入任补阴，鹿角胶入督补阳，当归养血和血，白芍养血敛肝。

【按语】此证由于肝肾两虚，冲任失滋，故治法以补肝肾、滋冲任，使肝肾强则冲任亦强，因肝肾与冲任关系密切之故。

【附注】上方如无龟甲胶可改用龟甲 15 克，如无鹿角胶可改用鹿角霜 9 克。

第四节　月经量多

月经量多是指月经来时超过正常的血量，但周期仍 1 个月 1 次。月经量多的原因，多见于气虚、血热两类。

一、气虚

【病因】由于过劳伤气，气虚不能摄血，于是月经量多。

【症状】面浮色皖，气短神倦，四肢肿胀，下腹气坠，经血色淡量多，舌苔薄白，脉象沉软。

【治法】补中益气。

【方剂】补中益气汤加减。

党参 15 克　黄芪 12 克　白术 9 克　柴胡 3 克　升麻 3 克　甘草 6 克　橘皮 6 克　赤石脂 15 克

【方解】本方以党参、黄芪补气，白术健脾，柴胡、升麻升提下陷之气，橘皮、甘草调气和中，赤石脂重涩固下。

【按语】此证由于中气虚弱，故用补中气、健脾胃、升清阳之法，使中气旺、脾胃健，则气不下陷，经血自能控制。

二、血热

【病因】由于肠胃积热，下注冲脉，血海受热，于是经行量多。

【治法】清热凉血。

【方剂】玉女煎加减。

生石膏 30 克　鲜生地 30 克　知母 9 克　丹皮 9 克　瓜蒌 15 克　白茅根 30 克　灯心 3 克　藕节 15 克

【方解】本方以生石膏泻火，生地凉血清热，瓜蒌、知母清肠胃蕴热，丹皮、白茅根清血中伏火，灯心清心利水，藕节清热止血。

【按语】此证由于血热，故以泻火凉血为主，使血海安宁，则经血不致妄行。

第五节　月经量少

月经量少是指月经周期正常，而经量减少，时间仅一二日即净，其原因多见于血虚、瘀阻两类。

一、血虚

【病因】由于营血不足，冲任失滋，血海空虚，故经血量少。

【症状】面色无华，肌肤干糙，头晕目眩，心悸少寐，经色淡红量少，舌苔淡黄、质淡，脉象细软。

【治法】补气养血，以滋冲任。

【方剂】滋血汤加减。

党参 12 克　黄芪 12 克　熟地 12 克　当归 9 克　白芍 9 克　川芎 3 克　鸡血藤 12 克　丹参 9 克

【方解】本方以党参、黄芪补气生血，熟地、白芍养血，当归养血和血，川芎养血行气，鸡血藤养血活血，丹参补心去瘀生新。

【按语】此证由于血虚，故以补气养血为主，使气血渐充，则冲任得滋，月经渐能得到正常。

二、瘀阻

【病因】由于行经感寒饮冷，经血停留，积而为瘀，瘀阻于内，而致经行不爽。

【症状】面色黄滞，下腹作痛拒按，经行尤甚，经色紫黑有块量少，舌边质紫，或尖有瘀点，脉象沉迟。

【治法】活血化瘀。

【方剂】牛膝散加减。

生牛膝 9 克　桂心 3 克　赤芍 9 克　桃仁 9 克　延胡索 6 克　当归 9 克　制香附 6 克　生蒲黄 6 克　五灵脂 12 克

【方解】本方以生牛膝破血行瘀，桂心通阳活血，赤芍泻肝散瘀，桃仁破血行瘀，延胡索行血中气滞，当归养血活血，香附调气，生蒲黄行血化瘀，五灵脂行血止痛。

【按语】此证由于瘀阻，故用活血化瘀为主，温经调气为辅，使血行瘀化，则经血自能逐渐通畅。

第六节　痛　经

妇女在行经期间，或经期前后，下腹作痛，或伴有恶心呕吐，甚至不能坚持工作，每在经前经后，或行经期间经常发生，病名痛经。其原因以虚寒、气滞、瘀阻、风寒比较常见。

一、虚寒

【病因】由于肾阳不足，冲任虚寒，下焦阳气失宣，以致下腹寒痛。

【症状】下腹寒痛，得热则减，喜暖喜按，畏寒肢冷，腰背酸痛，经色淡，舌苔薄白，脉象沉软。

【治法】温经通阳。

【方剂】温经汤加减。

吴茱萸 3 克　肉桂 3 克　当归 9 克　川芎 6 克　白芍 9 克　炙甘草 6 克　党参 12 克　熟地 12 克　生姜 6 克　川断 12 克

【方解】本方以吴茱萸疏肝祛寒，肉桂补阳温经，当归养血和血，川芎补血行气，白芍补肝敛阴，党参、甘草健脾和中，生姜通阳，熟地、川断补肝益肾。

【按语】此证属于虚寒，故用温经通阳之法，使阳气振作，则虚寒自解，腹痛得止。

二、气滞

【病因】由于忧思恼怒，肝脾郁结，气化失其升降运行之常，遂致经行腹痛。

【症状】面色黄滞，胸闷胁痛，下腹胀痛，胀甚于痛，经行不爽，舌苔黄腻，脉象弦涩。

【治法】疏肝解郁。

【方剂】逍遥散加减。

柴胡 6 克　当归 9 克　川芎 6 克　白术 9 克　茯苓 12 克　薄荷 6 克　制香附 6 克　青皮 6 克　乌药 6 克　川楝子 9 克

【方解】本方以柴胡疏肝解郁，当归养血和血，川芎解血郁，白术、茯苓健脾，薄荷宣散解郁，香附解气郁，青皮、乌药疏肝调气，川楝子泻湿热、利下焦。

【按语】此证由于气滞，故以调气解郁为主，使气机通畅，则痛势可解，所谓不通则痛，通则不痛。

三、瘀阻

【病因】由于经行或产后，恶血排泄未尽，瘀积于内，而致经行受阻。

【症状】下腹疼痛剧烈拒按，下之则痛减，经色紫黑有块，舌边质紫，脉象沉迟。

【**治法**】活血化瘀。

【**方剂**】琥珀散加减。

三棱6克　莪术6克　当归9克　赤芍9克　川芎6克　延胡索6克　乌药6克　官桂3克

【**方解**】本方以三棱、莪术行气破血,当归养血活血,川芎养血化瘀,赤芍泻肝散瘀,延胡索行血中气滞,乌药调气止痛,官桂温阳化瘀。

【**按语**】此证由于瘀阻,故以行血化瘀为主,佐以调气,使瘀化气通,则痛势得止。体实者宜之,如体虚弱者,原方去三棱、莪术,改用制香附6克,生蒲黄6克。

四、风寒

【**病因**】由于经前或行经期间,感受风寒,侵袭下焦,阳气失宣。

【**症状**】下腹寒痛,得热则缓,形寒畏风,头痛身痛,经色暗黑,舌苔白,脉象浮紧。

【**治法**】祛风散寒。

【**方剂**】吴茱萸汤加减。

吴茱萸3克　细辛3克　桂枝6克　生姜6克　荆芥6克　当归9克　川芎6克　赤芍9克　防风6克　甘草6克

【**方解**】本方以吴茱萸疏肝散寒,细辛、桂枝宣散风寒,生姜发表散寒,当归养血活血,川芎养血行气搜风,赤芍泻肝散瘀,荆芥、防风祛风,甘草和中。

【**按语**】此证由于感受风寒,故以祛风散寒之法,使风寒得解,气能通畅,则痛势可止。

【**附注**】以上四证,再可酌加桂香琥珀散(自订方)。

桂香琥珀散:

肉桂末1.8克　沉香末1.8克　琥珀末3克

三味调和,分两次服。

【**方解**】本方以肉桂补阳温经,沉香调气降逆,琥珀散瘀通塞。

【**按语**】此方为温经调气化瘀之法,药简而力专,如痛势较甚,可以汤药散剂并进,取效较速。

第七节　闭　经

发育正常的女子,一般在14岁左右,月经即应来潮。如超龄过久而月经未来,或曾来而中断,以及经行如常,忽然数月不至,并非怀孕,都称为闭经。发生闭经的原因,大都由于气血不足,肝肾两虚,气滞血瘀,痰浊内阻。

一、气血不足

【**病因**】由于思虑伤脾,不能生化气血,于是营血衰少,无以下注于冲脉,血海空虚,遂令月经闭止。

【症状】面浮肢肿，神倦畏寒，头晕心悸，纳少便溏，舌苔薄白，脉象细软。

【治法】补气养血。

【方剂】八珍汤加味。

党参 15 克　白术 9 克　茯苓 12 克　甘草 6 克　熟地 12 克　当归 9 克　白芍 9 克　川芎 6 克　丹参 9 克　鸡血藤 12 克

【方解】本方以党参、白术补气健脾，茯苓益脾，甘草和中，熟地、白芍养血，当归养血活血，川芎养血行气，丹参补血、祛瘀生新，鸡血藤养血行血。

【按语】此证由于气血不足，故以补气养血为主，使气血渐充，冲脉得滋，血海渐满，则月经自至。

二、肝肾两虚

【病因】由于用脑过度，精血渐耗，冲任失滋，于是月经不行。

【症状】头痛头晕，目眩耳鸣，腰痛足软，小便夜频，舌苔中剥，脉象细弱。

【治法】滋补肝肾。

【方剂】左归饮加减。

熟地 12 克　山茱萸 6 克　枸杞子 9 克　山药 12 克　牛膝 9 克　龟甲胶 12 克　桑寄生 15 克　覆盆子 9 克　当归 9 克　白芍 9 克

【方解】本方以熟地、山茱萸、枸杞子滋补肝肾，山药补脾肾，牛膝补肝肾、通下行，龟甲胶补阴滋肾，桑寄生补肝肾，覆盆子补肝肾、缩小便，当归养血和血，白芍补肝敛阴。

【按语】此证由于肝肾两虚，故用补养肝肾之法，使肝肾强则冲任亦强，冲任强则血海自满，而月经得通。

三、气滞血瘀

【病因】由于行经期间、突受刺激，以致气失通畅，瘀血内阻，于是月经不行。

【症状】胸闷胁胀，下腹胀痛拒按，舌边质紫，脉象沉弦。

【治法】调气化瘀。

【方剂】八物汤加减。

当归 9 克　赤芍 9 克　川芎 6 克　延胡索 6 克　川楝子 9 克　制香附 6 克　郁金 6 克　莪术 6 克　生牛膝 9 克　生蒲黄 6 克

【方解】本方以当归养血和血，赤芍泻肝散瘀，川芎补血行气祛瘀，延胡索行血中气滞，川楝子通行下焦气化，香附调气，郁金解郁破瘀，莪术行气化瘀，生牛膝破恶血、通下行，生蒲黄行血祛瘀。

【按语】此证由于气滞血瘀，故以行血调气化瘀之法，使气血通畅，瘀凝得化，则月经可以下行。

四、痰浊内阻

【病因】由于素体痰湿俱盛，脂膜壅塞，阻遏经脉流通，于是经行停滞。

【症状】形体肥胖，面色浮黄，胸闷脘胀，痰多易恶，倦怠嗜卧，带下绵绵，舌苔白腻，脉象沉滑。

【治法】化痰行滞。

【方剂】苍附导痰丸。

苍术 6 克　制香附 6 克　橘皮 6 克　茯苓 12 克　枳壳 6 克　制半夏 9 克　制南星 6 克　炙甘草 6 克　生姜 6 克

【方解】本方以苍术燥湿，香附调气，橘皮理气化痰，茯苓益心脾而除湿，枳壳破气，半夏、南星化痰燥湿，甘草和中，生姜通阳泄浊。

【按语】此证由于痰湿俱盛，故用化痰燥湿为主，使痰湿化解，则经脉流通。凡痰湿之体，需燥湿之药并用，则湿去痰无以生，月经得能自行。

第八节　崩　漏

崩漏包括血崩和经漏，这两种证候，原因相同，而症状不一。崩是突然下血如冲，漏是淋沥不断，但崩和漏，有时亦可以互相转化，如崩势稍缓，亦能转向为漏，若久漏不止，亦能转而为崩，崩的情况比漏较为严重。现分心脾两虚、阴虚阳亢、气虚、血热四型介绍。

一、心脾两虚

【病因】由于烦劳太甚，或思虑过度，以致心脾受伤，心主血，脾统血，心脾两虚，失其主宰统摄之司，导致气不摄血，血不归经。

【症状】面浮色白，头晕目花，心慌气短，四肢肿胀，经色淡红，舌质淡、边有齿痕，脉象细弱。

【治法】补心脾，固冲任。

【方剂】归脾汤加减。

党参 15 克　黄芪 12 克　白术 9 克　茯苓 12 克　甘草 6 克　枣仁 12 克　龙眼肉 12 克　莲肉 12 克　阿胶 12 克

【方解】本方以党参、黄芪补气，白术、茯苓健脾，甘草和中，枣仁、龙眼、莲肉益心脾，阿胶养血止血。

【按语】此证由于心脾两虚，故用补心脾、固冲任之法，使心脾强则主宰统摄可以复常，血亦可以归经。

【附注】如病情严重，党参改为人参 6 克。

二、阴虚阳亢

【病因】由于肝肾阴虚，阳失潜藏，于是阳动搏阴，阴络受伤，血从内溢。

【症状】火升面赤，头晕耳鸣，心烦自汗，咽干口燥，腰腿酸痛，经色深红，舌中光剥，脉象细数。

【治法】育阴潜阳。

【方剂】六味地黄汤加减（六味地黄汤原方：去山茱萸、泽泻，加龙骨、牡蛎、龟甲、墨旱莲、女贞、阿胶、麦冬）。

干地黄 15 克　茯苓 12 克　山药 12 克　丹皮 9 克　生龙骨 15 克　生牡蛎 15 克　生龟甲 15 克　女贞子 9 克　墨旱莲 9 克　阿胶 12 克　麦冬 9 克

【方解】本方以地黄养阴凉血，茯苓益心脾，山药补脾肾，丹皮清血热，龙骨、牡蛎育阴潜阳，龟甲养阴补肾，墨旱莲、女贞养阴清热，阿胶养血止血，麦冬滋阴。

【按语】此证由于阴虚阳亢，故以育阴潜阳为主，清热凉血为辅，使阴气渐复，阳得潜藏，血亦不致妄行。

三、气虚

【病因】由于过劳伤气，气从下陷，以致气虚不能摄血。

【症状】面色㿠浮，畏寒神倦，下腹胀坠，大便不实，经色稀淡，舌苔薄白，脉象沉软。

【治法】补气升阳。

【方剂】补中益气汤加减。

党参 15 克　黄芪 12 克　白术 9 克　升麻 3 克　柴胡 3 克　橘皮 6 克　甘草 6 克　姜炭 6 克　大枣 6 枚　赤石脂 15 克

【方解】本方以党参、黄芪补气，白术健脾，升麻、柴胡升阳，橘皮、甘草调气和中，姜炭温阳止血，大枣补益心脾，赤石脂重涩固下。

【按语】此证由于气虚下陷，故以补中气、升清阳之法，使中气振作，自无下陷之患，血亦可以归经。

【附注】如气虚甚，去党参用人参 6 克。

四、血热

【病因】由于营分积热，扰动血海，血海不宁，血乃下溢而不止。

【症状】面发热疹，口渴频饮，唇燥而裂，大便干结，经色紫红量多，舌苔深黄有刺，脉象洪数。

【治法】清热凉血。

【方剂】玉女煎加减。

生石膏 30 克　鲜生地 30 克　知母 9 克　麦冬 9 克　花粉 12 克　丹皮 9 克　金银

花12克　白茅根30克

【方解】本方以石膏泻火，生地清热凉血，知母、花粉清热润燥，麦冬养阴，丹皮清血中伏火，金银花、白茅根清血热。

【按语】此证由于血热妄行，故以泻火凉血为主，使火降热清，则血不致妄行，用麦冬养阴，因热盛则伤阴故也。

【附注】根据以上不同症状，可以酌加以下辅助止血药：如气血两虚，可加血余炭9克，陈棕炭9克；如气虚，可加升麻炭6克，乌梅炭6克；如阴虚，可加侧柏炭12克，瓦松9克；如阳虚，可加艾叶炭6克，姜炭6克；如血热，可加地榆炭12克，槐花炭9克；如血瘀，可加茜草炭6克，蒲黄炭6克；如气郁，可加藕节炭15克，莲房炭15克。

以上诸症，如出血过多，或淋沥不断，都可加三七末3克冲服，如兼有腹痛，改用云南白药3克，一日分3次服。

第九节　经行吐衄

经行吐血或鼻血，称之为经行吐衄，又名逆经。此症每在经前一二日或行经期间，或在行经后，出现吐血或鼻血等情况，每次有周期性的现象，但这种出血，并不是真的月经倒行，而是经血不从冲脉而下，反因肝火上逆，或血热伤络所致，往往此症发生之后，月经来时甚少，甚至停而不行。其原因有血热、肝火两类。

一、血热

【病因】由于平素喜啖辛辣等食物，以致肠胃积热，迫血妄行。

【症状】烦热口渴，唇红燥裂，大便秘结，舌质绛、苔黄有刺，脉象洪数。

【治法】凉血清热。

【方剂】竹叶石膏汤加减。

大竹叶9克　生石膏30克　生甘草6克　麦冬9克　丹皮9克　瓜蒌12克　知母9克　牛膝9克

【方解】本方以竹叶清热除烦，石膏泻火，生甘草清热和中，麦冬养阴，丹皮凉血中伏火，瓜蒌清热润燥，知母清热除烦，牛膝补肝肾、引药下行。

【按语】此证由于血热，故以凉血清热之法，使血从下行，则不致上逆而为患。

二、肝火

【病因】由于怒气伤肝，肝火冲动，阳络受伤，于是血从外溢。

【症状】火升面赤，头痛头晕，心烦易怒，口苦而渴，舌苔黄有刺，脉象弦数。

【治法】平肝泻火。

【方剂】黄连解毒汤加味。

黄连3克　黄芩6克　黄柏9克　黑栀子9克　龙胆草3克　菊花6克　生甘草6克　牛膝9克

【方解】本方以三黄(黄连、黄芩、黄柏)泻三焦实热,黑栀子苦寒泄热,龙胆草泻肝胆火,菊花清肝经风热,生甘草清热和中,牛膝引药下行。

【按语】此证由于肝火上亢,故以平肝泻火为主,但偏于苦寒,故加甘草以和中,使肝平火降,则血不致上逆。

第十节　经行泄泻

在行经期间,或在经前发生大便泄泻,经净渐止,每月皆然,称之为经行泄泻,其病原因,有脾虚、肾虚两类。

一、脾虚

【病因】由于脾弱积湿,中运不健,经行之际,脾气更虚,于是清浊升降之机受阻,以致泄泻。

【症状】面浮肢肿,倦怠无力,腹胀肠鸣,大便泄泻,舌苔白腻、边有齿痕,脉象沉濡。

【治法】健脾温中。

【方剂】理中汤加味。

党参12克　白术9克　炮姜6克　炙甘草6克　木香6克　砂仁3克　橘皮6克　麦芽15克

【方解】本方以党参、白术补气健脾,炮姜、炙甘草温中和中,木香、砂仁理气调中,橘皮调气,麦芽运中。

【按语】此证由于脾虚,中运不健,故以健脾温中为主,调气和中为辅,使脾气旺则中运健,中运健则泄泻得止。

【附注】如寒甚者,可加制附子6克。

二、肾虚

【病因】由于肾阳不足,命门火衰,每当行经之际,肾气更虚,阳气不振,而致泄泻。

【症状】畏寒肢冷,腰背酸痛,大便晨泄,小便昼频,舌苔薄白,脉象沉弱。

【治法】温补肾阳。

【方剂】四神丸加味。

肉豆蔻3克　补骨脂6克　五味子6克　吴茱萸3克　肉桂3克　菟丝子9克　覆盆子9克　山药12克

【方解】本方以肉豆蔻、补骨脂补火温肾,吴茱萸温经散寒,肉桂温肾壮火,五味子、覆盆子涩精固肾,菟丝温补脾肾,山药补脾益肾。

【按语】此证由于肾阳虚、命火衰，故以补火温肾之法，使阳气得振，则泄泻可止。

第十一节　经行发热

每在行经期间，出现发热症状，称之为经行发热。此症有二，一为热入血室，一为血虚发热，前者属实，后者属虚。

一、热入血室

【病因】由于平素起居不节，经行之际，血室空虚，外邪乘隙袭入，于是寒热往来，有似疟状。

【症状】先寒后热，头痛头晕，胸闷泛恶，筋骨酸痛，月经量少，色紫红有块，舌苔黄腻，脉象弦数。

【治法】表里两解，调和营卫。

【方剂】小柴胡汤加减。

柴胡 6 克　黄芩 6 克　当归 9 克　赤芍 9 克　制半夏 6 克　生姜 6 克　大枣 4 枚　丹参 9 克　橘皮 6 克　薄荷 3 克

【方解】本方以柴胡发表和里退热，黄芩泻火除湿，当归养血散寒，赤芍泻肝散瘀，半夏化痰和胃，姜、枣调和营卫，丹参养血去瘀，橘皮理气和中，薄荷宣散风热。

【按语】此证为热入血室，营卫不和，故治以解表达邪，调和营卫，使邪从表达，营卫得谐，则寒热得解，血室安和。

【附注】如寒甚于热，原方加桂枝 6 克。

二、血虚发热

【病因】由于平素血虚，经行之时，经血下注于冲脉，于是营血更虚，而致发热。

【症状】身热晚甚，头晕目眩，心悸少寐，经行量少，舌苔薄黄质淡，脉细软数。

【治法】养血清热。

【方剂】地骨皮饮加减。

地骨皮 9 克　丹皮 9 克　干地黄 12 克　当归 9 克　白芍 9 克　白薇 9 克　黑豆 12 克　远志 6 克

【方解】本方以地骨皮清虚热，丹皮凉血化瘀，地黄、白芍养血清热，当归养血活血，白薇凉血清热，黑豆补肾泄热，远志交济心肾。

【按语】此证为血虚发热，故治法以养血清热为主，使营血渐复，血热得清，则发热自愈。

【附注】如兼有自汗，可再加小麦 30 克，大枣 4 枚。

第二章　带 下 病

带下病有广义和狭义的区别。广义的带下，按带脉环绕人身腰部一匝，为一身之枢纽，在带脉以下的部位，称为带下，故古代把妇科病统称为带下病。狭义的带下，见于古代理论《素问・骨空论篇》"任脉为病……女子带下瘕聚"。现在所说的是指妇女在生理发育成熟期间，或在经期前后，往往从阴道流出一种稠黏的分泌物，是为正常现象，不作病论。若带下较多，且有症状出现，以致影响身体，是属病态，应当进行治疗。本病在临床上常见者有白带、赤白带、黄带，又有白崩，虽不多见，但危害甚大，今将以上四种的主要病因及其症状和治法、方药等简述于下。

第一节　白　带

白带的原因，有虚实两类：在虚证方面，有脾虚、肾虚，在实证方面，有湿热、痰湿。

一、脾虚

【病因】由于劳乏过度，损伤脾气，脾虚则生湿，湿从下注，而为白带。

【症状】面部微浮，神倦气短，四肢肿胀，大便溏薄，带下绵绵，舌苔薄腻、边有齿痕，脉象沉细。

【治法】补气健脾。

【方剂】参苓白术散。

党参 12 克　白术 9 克　茯苓 12 克　甘草 6 克　山药 12 克　薏苡仁 12 克　莲肉 12 克　扁豆 9 克　砂仁 3 克　桔梗 6 克　橘皮 6 克

【方解】本方以党参、白术补气健脾，茯苓、薏苡仁益脾渗湿，甘草和中，山药补益脾肾，莲肉益心脾而固肾，扁豆健脾和胃，砂仁调气运中，桔梗宣通气血，橘皮理气。

【按语】此证由于脾虚生湿，故以健脾为主，使脾气旺、中运健，则湿无以生，而带下之患可除。

二、肾虚

【病因】由于肾阴虚，任脉不固，以致带下淋沥。

【症状】面赤火升，头晕耳鸣，腰部酸痛，劳则带下尤甚，小便夜频，舌苔中剥，脉象细软。

【治法】滋阴补肾。

【方剂】六味地黄汤加减。

干地黄 12 克　山茱萸 6 克　山药 12 克　丹皮 9 克　生龙骨 15 克　生牡蛎 15 克　芡实 12 克　沙苑子 9 克　桑寄生 15 克

【方解】本方以地黄、山茱萸滋养肝肾，山药健脾补肾，丹皮清热，龙骨、牡蛎补阴固涩，芡实、沙苑子补肾涩精，桑寄生补肝固肾。

【按语】此证属于肾虚，故以养阴补肾为主，任脉总督诸阴，与肾有密切关系，因此补肾亦即强任，任脉强则带下自愈。

三、湿热

【病因】由于肝热脾湿，酝蓄下焦，以致带下淋沥。

【症状】面色黄滞，皮肤作痒，小便短赤，带下气秽，舌苔黄腻，脉象弦数。

【治法】清热化湿。

【方剂】三补丸加味。

黄连 3 克　黄芩 6 克　黄柏 9 克　知母 9 克　薏苡仁 12 克　萆薢 12 克　茯苓 12 克　椿根皮 12 克

【方解】本方以三黄（黄连、黄芩、黄柏）泻火燥湿，知母养阴清热，薏苡仁、茯苓益脾渗湿，萆薢祛湿，椿根皮清化湿热。

【按语】此证由于湿热下注，故以清热化湿为治，使肝热脾湿得以清化，则不致下注而为患。

四、痰湿

【病因】由于形体肥胖，积痰生湿，痰湿下注，于是带下绵绵。

【症状】神倦嗜睡，痰多泛恶，带下稠黏，舌苔白腻，脉象沉滑。

【治法】化痰祛湿。

【方剂】胃苓汤加减。

苍术 6 克　白术 6 克　厚朴 6 克　橘皮 6 克　甘草 6 克　茯苓 12 克　薏苡仁 12 克　制半夏 9 克　制南星 3 克

【方解】本方以苍术燥湿，白术健脾化湿，厚朴燥湿调中，橘皮理气化痰，甘草和中，茯苓、薏苡仁益脾渗湿，半夏、南星燥湿祛痰。

【按语】此证由于痰湿，故以燥湿为主，化痰为辅，痰由湿生，湿去则痰无以生，则带下之患可愈。

第二节　赤白带

赤白带是赤带、白带相并而下，如热甚于湿，则赤多于白，如湿甚于热，则白多于赤。

可分阴虚湿热、肝热脾湿两类，前者属虚，后者属实。

一、阴虚湿热

【病因】由于阴虚生内热，脾弱则生湿，湿热交蒸，下注任脉，以致带下赤白。

【症状】形瘦内热，头晕目干，腰部酸痛，舌中剥、苔薄黄腻，脉象细软微数。

【治法】养阴清热，健脾化湿。

【方剂】清带汤加减。

山药 12 克　生龙骨 15 克　生牡蛎 15 克　生地 12 克　白芍 9 克　女贞子 12 克　茯苓 12 克　贯众 12 克　鸡冠花 12 克

【方解】本方以山药健脾益肾，生龙骨、生牡蛎养阴固涩，生地、女贞子养阴清热，白芍养血补肝，茯苓益脾渗湿，贯众清热解毒，鸡冠花清热止带。

【按语】此证由于阴虚湿热，故以养阴清热、健脾化湿之法，使阴气来复，湿热渐化，则带下可愈。

二、肝热脾湿

【病因】由于肝旺脾弱，肝旺则生火，脾弱则积湿，湿热交蒸，下注于任脉，遂致赤白带下。

【症状】面色黄滞，头晕神倦，渴不思饮，便溏溲少，舌苔黄腻，脉象弦数。

【治法】清肝和脾。

【方剂】二黄三白汤加减。

黄连 3 克　黄柏 9 克　白术 9 克　白芍 9 克　椿根皮 12 克　侧柏叶 12 克　茯苓 12 克　薏苡仁 12 克

【方解】本方以黄连清肝泻火，黄柏清下焦湿热，白术健脾燥湿，白芍补肝敛阴，椿根皮清热化湿，侧柏叶清血分湿热，茯苓、薏苡仁益脾渗湿。

【按语】此证由于肝热脾湿，故以调肝脾、清湿热为法，使肝脾协调，则湿热自能化解，而带下自愈。

第三节　黄　带

黄带是指带下色黄，状如茶叶汁，稠黏气秽，可由脾胃湿热下注所致。

【病因】由于脾胃不健，湿热酝蒸，于是带下色黄。

【症状】带下色黄，如茶叶汁，面浮肢肿，神倦无力，胃纳减少，大便溏薄，舌苔薄腻，脉象沉濡。

【治法】健脾胃，化湿热。

【方剂】香砂六君子汤加味。

党参 12 克　白术 9 克　茯苓 12 克　甘草 6 克　橘皮 6 克　制半夏 9 克　木香 6 克　砂仁 3 克　薏苡仁 12 克　萆薢 12 克

【方解】本方以党参健脾补中，白术健脾燥湿，茯苓益脾渗湿，甘草和中，橘皮理气和胃，半夏化痰祛湿，木香调气，砂仁健胃，薏苡仁渗湿，萆薢清化湿热。

【按语】此证由于脾胃不健，湿热下注，故用健脾胃以治本，化湿热以治标，标本兼施，使脾胃健则湿热自化，自无黄带之患。

第四节　白　崩

白崩为白带之严重者，量多如冲，状如米泔，此证属虚。

【病因】由于思虑伤脾，劳碌伤肾，脾肾两伤，累及奇经，以致任脉不固，带下似崩。

【症状】面部水肿，气短神疲，腰背酸痛，腿足肿胀，舌苔质淡，脉象虚细。

【治法】补脾肾，固奇经。

【方剂】既济丹加减。

鹿角霜 12 克　煅龙骨 15 克　煅白石脂 15 克　益智仁 6 克　茯苓 12 克　山药 12 克　煅牡蛎 15 克　莲肉 12 克

【方解】本方以鹿角霜温补督脉，煅龙骨涩精固肾，煅白石脂重涩固下，益智仁温补脾肾，茯苓、莲肉补益心脾，山药补脾益肾，煅牡蛎补阴涩精。

【按语】此证由于脾肾两虚，任脉不固，故以补脾肾，固奇经之法。此证病情比较严重，非一般带下病可比，故以固涩为主，使脾肾渐强，任脉得固，则崩象自能缓解。

附：盆腔炎性后遗症

盆腔炎性后遗症在中医学中，属于带下病及癥瘕积聚范畴之内，临床方面以湿热下注，最为常见。

【病因】由于肝旺生热，脾弱积湿，肝脾不调，于是湿热下注，下焦气化失宣。

【症状】下腹隐痛，劳则痛势较甚，腰部酸痛，带下气秽，小便短赤，舌苔黄腻边白，脉弦微数。

【治法】疏肝和脾益肾，清化下焦湿热。

【方剂】逍遥散合三补丸加减。

柴胡 6 克　赤芍 9 克　白术 9 克　茯苓 12 克　生甘草 6 克　黄连 3 克　黄柏 9 克　川楝子 9 克　贯众 12 克　川断 12 克

【方解】本方以柴胡疏肝调气，赤芍泻肝散邪，白术健脾祛湿，茯苓渗湿利水，生甘草清热和中，黄连清肝火、除湿热，黄柏清下焦湿热，川楝子清湿热而调气，贯众清热解毒，川断补益肝肾。

【按语】此证由于肝热脾湿，湿热蕴蓄下焦，以致气化不利，故治以疏肝和脾，清化下焦湿热，使湿热渐清，气化通畅，则炎症自能解除。

附：子宫颈糜烂

子宫颈糜烂在中医学范畴内多属于带下症。

【病因】 由于湿热俱盛，蕴蓄下焦。

【症状】 子宫颈糜烂，有如溃疡、带下色黄气秽，甚者赤白带下、小溲短少、腰酸、下腹胀坠，外阴作胀，舌苔黄腻有刺，脉细弦数。

【治法】 清化湿热。

【方剂】 黄连解毒汤加味。

黄连 3 克　黄芩 6 克　黄柏 9 克　黑栀子 9 克　知母 9 克　萆薢 12 克　贯众 12 克　薏苡仁 12 克　生甘草 6 克　金银花 12 克　牛膝 9 克

【方解】 本方以三黄（黄连、黄芩、黄柏）泻火除湿，黑栀子清三焦火，知母清热，萆薢去湿，贯众泻热解毒，薏苡仁渗湿，生甘草清热解毒，金银花清热凉血，牛膝益肝肾，引导诸药下行。

【按语】 此证由于下焦湿热俱盛，故治法以泻火除湿为主，使湿热得清，则糜烂可愈。

第三章　胎前病

第一节　保　胎

保胎，是因妇女平素体弱，或新病初愈，气血未复，或屡次流产，妊娠之后，胎元不固，往往发生堕胎或小产。在3个月以前，未成形者，谓之堕胎。在4个月以后，已成形者，谓之小产。若屡妊屡堕，谓之滑胎，又称习惯性流产。

【病因】由于气血两虚，冲任损伤，遂致胎元不固。

【症状】面色㿠白，畏寒头晕，气短神倦，腰腿酸痛，舌苔薄白质淡，脉象细软。

【治法】补气血，强冲任，固胎元。

【方剂】十圣散加减。

党参12克　黄芪12克　白术9克　甘草3克　干地黄12克　白芍9克　川断12克　砂仁3克　山药12克　苎麻根12克

【方解】本方以党参健脾补中，黄芪补气，白术健脾，甘草和中，地黄养血滋阴，白芍补肝敛阴，川断补肝强肾，砂仁和胃调中，山药补脾益肾，苎麻根养阴固胎。

【按语】此证由于气血两虚，冲任不固，故治以补气养血，使气血旺，脾胃健，肝肾强，则胎元得固。

【附注】如口渴便秘，原方去党参、黄芪、砂仁，加北沙参12克、麦冬9克、知母9克。如恶心纳减，原方去黄芪、地黄、甘草，加橘皮6克、竹茹9克、扁豆9克；如腹痛，原方去黄芪、地黄，加紫苏梗6克、木香6克。

第二节　养　胎

由于妇女平素气血不足，怀孕之后，胎元缺乏母血营养，以致胎儿不长，或生长缓慢，则需用养胎之法，使胎儿逐渐长大，不致萎缩而堕。

【病因】由于脾胃不健，无以生化气血，又因肾阴素虚，以致任脉失养，影响胎元生长。

【症状】面色苍黄，神倦纳少，腰腿酸痛，大便溏薄，舌苔薄腻、边有齿痕，脉象沉软微滑。

【治法】健脾补肾。

【方剂】四君子汤合千金保孕丸加减。

党参12克　白术9克　茯苓12克　山药12克　橘皮6克　川断12克　杜仲9克　熟地12克　砂仁3克　桑寄生15克

【方解】本方以党参、白术补气健脾，茯苓益脾，山药补脾益肾，橘皮和胃，川断、杜仲补肝益肾，熟地滋阴，砂仁理气健胃，桑寄生坚肾固胎。

【按语】由于母体气血不足，故治法以补气健脾，养阴补肾，使脾胃健则气血渐旺，肾阴足则任脉得滋，如是则胎元得以壮大，不致萎缩而堕。

第三节　安　胎

妇女妊娠四五月后，往往由于暴怒伤肝，或房劳伤肾，或胎中伏火等原因，都能影响胎元，以致发生胎动不安，引起流产或早产，故用安胎之法，进行治疗。

一、暴怒伤肝

【病因】由于恼怒伤肝，阳气亢逆，扰动胎元，胎动不宁。

【症状】火升面赤，头痛头晕，心烦易怒，胎动不安，舌苔黄有刺，脉象弦滑。

【治法】平肝，清热，安胎。

【方剂】芩连四物汤加减。

黄芩 6 克　黄连 3 克　生地 12 克　白芍 9 克　菊花 6 克　黑栀子 9 克　知母 9 克　苎麻根 12 克

【方解】本方以黄芩、黄连平肝泻火，生地、白芍养血清热，菊花祛风平肝，黑栀子清三焦火，知母、苎麻根养阴清热安胎。

【按语】由于怒气伤肝，气火偏胜，故以平肝泻火为主，养阴安胎为辅，使肝平火降，则胎可安宁。

二、房劳伤肾

【病因】由于肾阴受伤，胎系于肾，肾伤故胎动频作。

【症状】面色苍黄，头晕耳鸣，腰酸腿软，胎动频作，舌苔中剥，脉象细软微滑。

【治法】滋阴，补肾，安胎。

【方剂】千金保孕丸合安胎饮加味。

山药 12 克　杜仲 9 克　川断 12 克　莲肉 12 克　苎麻根 12 克　糯米 9 克　生地、熟地各 9 克　桑寄生 15 克

【方解】本方以山药健脾益肾，杜仲、川断补肝强肾，莲肉清心益肾，苎麻根养阴安胎，糯米补益肺脾，生地养阴清热，熟地滋肾，桑寄生固肾安胎。

【按语】此证由于肾虚，故用补肾之法，因胎系于肾，肾强则胎有所养，不致动荡不安。

三、胎中伏火

【病因】由于肠胃积热，影响胞胎，遂致动荡不安。

【症状】面色微红，烦热口渴，便秘溲赤，胎动剧烈，舌苔深黄、质红有刺，脉象滑数。

【治法】养阴，清热，安胎。

【方剂】安胎凉膈饮加减。

知母 9 克　麦冬 9 克　芦根 30 克　黑栀子 9 克　黄芩 6 克　天花粉 12 克　苎麻根 12 克

【方解】本方以知母养阴泻火，除烦安胎，麦冬养阴，芦根清热，黑栀子清三焦火，黄芩清热安胎，天花粉泻火润燥，苎麻根养阴清热固胎。

【按语】此证由于胎中伏火，故以清热安胎为主，佐以养阴者，因伏火易于伤阴，使热清则胎亦自安。

第四节　妊娠恶阻

妊娠恶阻，是妇女在妊娠初期，常易发生呕吐现象，得饮食则泛恶呕吐尤甚，每见神疲怯寒，不欲饮食，喜啖酸味及瓜果，四肢倦怠无力。主要原因有：肝旺气逆，胃气不和，中虚胃寒等。

一、肝旺气逆

【病因】由于肝火亢盛，阳气上逆，以致浊阴不降，胃失安和。

【症状】呕吐频繁，饮食即泛，头晕头痛，胸闷胁痛，舌苔黄腻，脉象弦数。

【治法】平肝降逆。

【方剂】戊己丸加减。

黄连 3 克　白芍 9 克　旋覆花 6 克(包)　橘皮 6 克　竹茹 9 克

【方解】本方以黄连平肝泻火，白芍补肝敛阴，旋覆花下气平逆，橘皮理气和中，竹茹清热和胃。

【按语】此证由于肝旺气逆，故以平肝降逆为法，使肝火平，则逆气自降。

二、胃气不和

【病因】由于痰浊中阻，气化升降失常，胃部不得安和。

【症状】呕吐黄水，胃纳不思，宵来少寐，舌苔薄腻，脉象濡滑。

【治法】化痰和胃。

【方剂】半夏秫米汤加味。

制半夏 6 克　北秫米 12 克　橘皮 6 克　茯苓 12 克

【方解】本方以半夏化痰止呕，秫米益阴养胃，橘皮化痰和胃，茯苓益脾渗湿。

【按语】此证由于痰浊中阻，胃气不和，故用化痰和胃之法，使痰浊下降，胃气得和，则呕吐自止。

三、中虚胃寒

【病因】由于中气素虚,寒阻于胃,阳气失宣,浊阴不降。

【症状】气短畏寒,呕吐清水,舌苔薄白腻,脉象沉细。

【治法】补气温中。

【方剂】干姜人参半夏丸。

人参 6 克　干姜 6 克　制半夏 9 克

三味研细末,每次服 1.8 克,每日 2～3 次。

【方解】本方以干姜温中怯寒,人参补中益气,半夏化痰和胃。改丸为散,效力较速。

【按语】此证由于中虚胃寒,故用补气温中之法,使中气旺、寒气散,则呕吐得止。

【附注】凡治疗此证,用药宜精简而不滋腻,则进药不致作吐,庶可起到应有的作用。方中半夏一味,如曾经流产,或有习惯性流产者,应当慎用,或避免不用,可用生姜 6 克代之。

第五节　妊娠水肿

妊娠水肿,是妊娠四五个月之后,发生水肿,其主要原因是由于脾虚气滞,水湿停积所致,根据《医宗金鉴》的记述,分为子气、子肿、子满三类。谓若自膝至足肿,小便如常者,属湿气为病,名曰"子气";若头面遍体水肿,小便短少者,属水气为病,名曰"子肿";若遍体水肿,腹胀而满,小便不利者,属水湿为病,名曰"子满"。

一、子气

【病因】由于湿与气滞,气失运行之常,于是阳气不升,浊阴不化。

【症状】腿足浮肿,傍晚尤甚,胸闷胁胀,舌苔垢腻,脉象沉滑。

【治法】理气化湿。

【方剂】天仙藤散加减。

天仙藤 12 克　制香附 6 克　橘皮 6 克　甘草 3 克　生姜 6 克　紫苏梗 6 克　茯苓 15 克　白术 9 克

【方解】本方以天仙藤、香附调气行滞,橘皮理气,甘草和中,生姜温中通阳,紫苏梗顺气安胎,茯苓健脾渗湿,白术健脾燥湿。

【按语】此证由于湿与气阻,故以调气为主,使气机通畅,则运行可以正常,而湿亦可化。

二、子肿

【病因】由于脾阳不振,水气停聚,浸渍于肌肤四肢。

【症状】面目肢体水肿，纳少口淡，大便溏薄，小便短少，舌苔薄腻，脉象沉软。

【治法】健脾，温中，利水。

【方剂】白术散加味。

白术 9 克　茯苓皮 15 克　橘皮 6 克　大腹皮 9 克　生姜皮 3 克　干姜 3 克

【方解】本方以白术健脾燥湿，茯苓皮益脾利水，橘皮理气和中，大腹皮下气行水，姜皮温阳利水，干姜温中燥脾。

【按语】此证由于水气为病，故立法以行水为主，但所用方药，虽是行水，既不伤肾，又不碍胎，使水气下达，则水肿能消。

三、子满

【病因】由于阳气为水湿遏伏，中焦健运失司，未能运化水谷，致使水湿积聚，而成泛滥之势。

【症状】遍体水肿，胸闷气急，腹部胀满，小便不利，畏寒肢冷，舌苔白腻，脉象沉濡。

【治法】健脾温阳，行水渗湿。

【方剂】理中汤合五苓散加减。

党参 12 克　白术 9 克　干姜 6 克　桂枝 6 克　茯苓皮 15 克　猪苓 9 克　泽泻 9 克　大腹皮 9 克

【方解】本方以党参补气健脾，白术健脾燥湿，干姜温中通阳，桂枝温经通脉，茯苓皮益脾利水，猪苓利湿行水，泽泻入膀胱、利小便，大腹皮下气行水。

【按语】此证由于脾阳为水湿所阻，故以温阳化气利水之法，水湿属阴，凡属水湿为病，必借阳气以宣散，使阳气振作，则水湿可化。

【附注】以上三症，如兼有腰痛现象，均可酌加川断 12 克，山药 12 克。

附：羊水过多

羊水过多的孕妇，每在妊娠四五个月之间，易导致小产，其主要原因，由于孕妇脾虚积湿，水气停滞所致。

【病因】由于脾气虚弱，中运不健，遂致水湿停留。

【症状】面浮肢肿，腹部膨胀，小便短少，舌苔薄白腻，脉象沉软。

【治法】健脾化湿，佐以利水。

【方剂】四君子汤合白术散加减。

党参 12 克　白术 9 克　茯苓皮 15 克　橘皮 6 克　大腹皮 9 克　生姜皮 3 克　山药 12 克

【方解】本方以党参补气健脾，白术健脾化湿，茯苓皮、大腹皮调气行水，橘皮理气和中，生姜皮温脾行水，山药健脾补肾。

【按语】此证由于脾气虚弱，水湿停积，故以健脾为主，利湿为辅，使脾气旺、中运健，则水湿自化，羊水不致增多。

【附注】此证同时可以加服千金鲤鱼汤加减。

【附方】千金鲤鱼汤加减。

［主治］温中利水。

［方剂］鲤鱼（约重斤许）1条，白术9克，茯苓15克，生姜6克，青葱6克。

［方解］本方以鲤鱼通行水、利小便，白术、茯苓健脾化湿，生姜温中散寒，青葱通阳。

【按语】此方为温中利水之法，气得温则运，气化通畅则水湿无停留之患。

第六节　妊娠呃逆

呃忒一症，与嗳气相似，嗳气病在上中两焦，呃忒病在肝胃，但妊娠呃逆，极易引起流产。

【病因】由于肝气上逆，胃气不和，于是呃逆频频。

【症状】胸痞脘胀，呃逆时作，引起胎动不安，舌苔黄腻，脉象弦滑。

【治法】平肝降逆，理气和胃，佐以安胎。

【方剂】旋覆代赭汤加减。

旋覆花6克（包）　代赭石15克　沉香末1.2克（冲）　橘皮6克　竹茹9克　刀豆子9克　佛手6克　苎麻根12克

【方解】本方以旋覆花下气化痰，代赭石降气平逆，沉香调气降气，橘皮理气和中，竹茹清热理气，刀豆子下气止呃，佛手疏肝理气，苎麻根安胎。

【按语】此证由于肝气上逆，胃气不和，故治法以降逆下气为主，和胃安胎为辅，使气降逆平，则呃逆渐止，胎安而能巩固，不致引起流产。

第七节　妊娠尿血

妊娠尿血，与胎漏虽同样下血，但有本质上的区别，此症血从尿道而下，胎漏血从阴道而出。

【病因】由于热结膀胱，营分受伤，故血从下溢。

【症状】尿血时多时少，血色紫红，内热口渴，腰部酸痛，小便觉热，舌苔黄、质红有刺，脉软滑数。

【治法】养阴，清热，止血。

【方剂】阿胶汤加减。

阿胶12克　生地15克　白芍9克　黄芩6克　侧柏叶12克　女贞子12克　血余炭9克　桑寄生15克　三七末3克（冲）

【方解】本方以阿胶补阴止血，生地养血凉血清热，白芍养血敛肝，黄芩清热安胎，侧柏叶凉血清热，女贞子养阴清热，血余炭补阴化瘀，桑寄生补益肝肾，三七止血化瘀。

【按语】此证由于热结膀胱，营分受伤，于是血从下溢，故治法以养阴清热止血，使膀胱蕴热渐清，血不妄行，则尿血可止。

第八节　妊娠遗尿

妊娠遗尿，其原因有二，一因肾气虚弱，一因中气下陷，都能使小便自遗。

一、肾气虚弱

【病因】由于肾气素虚，肾主封藏，肾虚则封藏不固，于是小便自遗。

【症状】神疲畏寒，腰部酸痛，小便自遗，舌苔薄白，脉沉细软。

【治法】强肾固涩。

【方剂】左归饮加减。

熟地 12 克　山茱萸 6 克　菟丝子 9 克　山药 12 克　沙苑子 9 克　覆盆子 9 克　金樱子 9 克　莲肉 12 克　杜仲 9 克　桑寄生 15 克

【方解】本方以熟地、山茱萸滋阴强肾，菟丝子、山药补益脾肾，沙苑子、金樱子涩精补肾，覆盆子温补肝肾、涩缩小便，莲肉补心肾涩精，杜仲、桑寄生补肝强肾。

【按语】此证由于肾气虚弱，封藏不固，故治法以强肾固涩为主，使肾强精固，小便不致自遗，胎元亦能巩固。

二、中气下陷

【病因】由于过劳伤气，气虚下陷，遂致小便自遗。

【症状】面浮肢肿，下腹气坠，大便溏薄，小便不禁，舌苔薄腻，边有齿痕，脉象沉弱。

【治法】补中益气。

【方剂】补中益气汤加减。

党参 12 克　黄芪 12 克　白术 9 克　橘皮 6 克　升麻 3 克　柴胡 3 克　甘草 6 克　木香 6 克　山药 12 克　益智仁 6 克

【方解】本方以党参、黄芪补气，白术健脾，橘皮、甘草和中，升麻、柴胡升阳，木香理气，山药补脾肾，益智仁温补脾胃而缩小便。

【按语】此证由于过劳伤气，中气下陷，故治法以补中益气，使脾胃健、中气旺，则气不下陷，小便自能控制。

第九节　妊娠咳嗽

妊娠咳嗽，名曰子嗽。可分风寒和风热两型。

一、风寒

【病因】由于起居不节，外感风寒，邪入于肺，肺气失宣。

【症状】形寒畏风，咽痒咳嗽，鼻塞流涕，舌苔薄白，脉象浮紧。

【治法】祛风散寒。

【方剂】香苏饮加减。

紫苏叶 6 克　前胡 6 克　桔梗 6 克　炙甘草 6 克　橘皮 6 克　葱白 3 克　生姜 3 克　茯苓 12 克　枳壳 6 克　木香 6 克

【方解】本方以紫苏叶祛风散寒，前胡宣肺气、解风寒，桔梗宣肺散寒、载药上浮，炙甘草温中散寒，橘皮理气化痰，葱白、生姜解表散寒，茯苓益脾渗湿，枳壳宽胸化痰，木香理气。

【按语】此证由于风寒遏肺，肺气失宣，故治法以宣散风寒，使外邪由表而散，则肺气宣畅，咳嗽得止。

二、风热

【病因】风热外侵，肺失清肃。

【症状】咽痒咳嗽不畅，鼻塞流涕，音微哑，口渴，舌苔薄黄，脉象浮数。

【治法】祛风清热。

【方剂】银翘散加减。

金银花 9 克　连翘 9 克　薄荷 6 克　桔梗 6 克　生甘草 6 克　桑叶 9 克　枳壳 6 克　竹茹 9 克　牛蒡 9 克　芦根 15 克

【方解】本方以金银花、连翘轻宣祛风清热，薄荷、桔梗宣散风热，生甘草清热和中，桑叶凉血祛风，枳壳宽胸化痰，牛蒡祛风宣肺，竹茹、芦根清热。

【按语】此证由于风热外侵，肺失清肃，故治法以祛风清热，使风散热清，则肺得清肃，而咳嗽自除。

【附注】本病治疗与一般咳嗽相同，但因妊娠的关系，对有碍胎之药物，必须忌用，如杏仁、贝母等类，在临诊时，应当慎重，以免引起流产。

第十节　先兆子痫

此证为子痫之前期，主要表现有头晕目眩、火升烦热、血压较高等现象，此时即应积极进行治疗，俾可不致形成子痫发生。

【病因】阴血不足，虚阳易亢，怀孕之后，胎儿凭母血以充养，由于母体肝肾阴虚，遂致阳气更亢。

【症状】火升面赤，头痛头晕，目眩烦热，夜无安寐，舌苔薄黄质红，脉象濡数。

【**治法**】平肝益肾，息风清热。

【**方剂**】杞菊地黄丸加减。

枸杞子 12 克　菊花 6 克　干地黄 12 克　茯苓 12 克　山药 12 克　黄连 3 克　钩藤 9 克　白芍 9 克　黄芩 6 克

【**方解**】本方以枸杞子滋补肝肾，菊花平肝祛风清热，地黄养阴清热，茯苓补益心脾，山药补脾益肾，黄连平肝泻火，钩藤清心热、平肝风，白芍补肝敛阴，黄芩清热安胎。

【**按语**】此证由于肝肾阴虚，故以补肝肾为主，使肾阴渐充，则心肝之阳得降，不致发生子痫。

第十一节　子　痫

子痫一证，每在妊娠七八月后，或值分娩期间，往往发作，来势急骤而变化迅速，若不急治，母子均有生命之危，此证可分心肝风热、阴虚阳亢两类。

一、心肝风热

【**病因**】由于心肝血少，血为阴，阴虚则阳失潜藏，心阳亢则火势内炽，肝阳亢则风自内生，风火相煽，风逞火威，遂致陡发子痫。

【**症状**】头痛眩晕，烦躁不安，神志昏迷，四肢抽搐，须臾自平，少顷复作，舌苔深黄，质红有刺，脉象弦数。

【**治法**】平肝息风，清心降火。

【**方剂**】钩藤汤加减。

钩藤 12 克　桔梗 6 克　茯神 15 克　桑寄生 15 克　黄连 3 克　黄芩 6 克　菊花 6 克　僵蚕 9 克　干菖蒲 3 克　珍珠母 30 克

【**方解**】本方以钩藤清心热、平肝风，桔梗宣通气血，茯神宁心安神，桑寄生益肾舒筋，黄连镇肝泻火，黄芩泻中焦实火，菊花祛风清热，僵蚕祛风化痰，菖蒲开心孔、利九窍，珍珠母平肝清热。

【**按语**】此证由于心肝风热，故以泻火清心、平肝息风之法，使肝平则风自息，火降则心可宁。

二、阴虚阳亢

【**病因**】由于肾阴素虚，肝阳上逆，于是风自内生，风阳亢越，以致骤发子痫。

【**症状**】火升面赤，头痛头晕，目眩目花，神志昏迷，四肢抽搐，牙关紧闭，少顷自苏，醒后又作，舌苔深黄有刺，脉象细弦滑数。

【**治法**】育阴潜阳，镇肝息风。

【**方剂**】大定风珠加减。

牡蛎30克　鳖甲15克　龟甲15克　白芍9克　阿胶12克　干地黄15克　麦冬9克　五味子6克　鸡子黄1枚　黄连3克　玄参9克

【方解】本方以三甲(牡蛎、鳖甲、龟甲)育阴潜阳,白芍补肝敛阴,阿胶、地黄养血滋阴,麦冬、五味子养阴生津,鸡子黄定心镇惊,黄连镇肝泻火,玄参养阴清热。

【按语】此证由于阴虚阳亢,内风暗旋所致,故以滋补肾阴为主,使肾阴得滋,肝有所养,阳得潜藏,则风火交炽之势得以镇息。

【附注】以上两型,如有头痛剧烈,均可酌加羚羊角粉0.6～0.9克(另服);如喉间痰声辘辘,可酌加濂珠粉0.6～0.9克,鲜竹沥60克(二味调服);如昏迷严重,并可加服《局方》牛黄清心丸一丸(研末另服)。此证在临床常见者,多见于心肝风热之证,阴虚阳亢者较少,如遇病情危急,可以每日服两剂,其他散剂、丸剂,均可加倍用量,这样可以达到转危为安的目的。以上两证,就是西医谓之妊娠中毒症,但妊娠中毒症,在症状方面,再发现有水肿、蛋白尿等,其他症状相仿,轻者即先兆子痫,重者即子痫。治疗方法,可以采用以上两类治法和方药。如兼有水肿、小便短少,酌加健脾利水之药,可加白术9克、茯苓皮15克、泽泻9克。

【附方】《局方》牛黄清心丸。

[功能] 镇肝息风,清心开窍。

[主治] 神志昏迷,抽搐痉厥等症。

[方剂] 西牛黄、羚羊角、犀角、麝香、冰片、腰黄、黄芩、蒲黄,金箔为衣。

第十二节　子　悬

孕妇胸胁胀满,甚致气逆喘促,称为子悬。

【病因】由于情绪郁结,气失条达,胎气上逆所致。

【症状】胸闷胁胀,动则呼吸短促,甚至坐卧不安,舌苔薄腻,脉濡弦数。

【治法】疏肝解郁。

【方剂】香苏饮加减。

制香附6克　紫苏梗6克　橘皮6克　甘草6克　白芍9克　大腹皮9克　枳壳6克　旋覆花6克(包)

【方解】本方以香附疏肝解郁,紫苏梗顺气安胎,橘皮理气调中,甘草和中,白芍养血敛肝,大腹皮下气消胀,枳壳调气宽胸,旋覆花下气降逆。

【按语】此证由于情绪郁结,肝失疏泄,遂致胎气上逆,故治法以疏肝解郁,使肝郁渐解,则气逆得平。

第十三节　子　疟

妊娠患疟，谓之子疟。病在手少阳三焦，足阳明胃两经，故寒热有时一日一作，或间日一作，此症不宜早截，以免伏邪稽留，但又必须顾及胎元，因孕妇患疟，最易引起流产。

【病因】由于外感暑凉，内积痰湿，于是寒热交作。

【症状】先作寒战，继发高热，头痛胸闷，泛恶呕吐，筋骨酸痛，汗出渐解，舌苔黄腻，脉弦滑数。

【治法】祛伏邪，化痰湿，调营卫。

【方剂】小柴胡汤加减。

柴胡 6 克　黄芩 6 克　甘草 6 克　橘皮 6 克　枳壳 6 克　赤芍 9 克　知母 9 克　生姜 6 克　大枣 4 枚

【方解】本方以柴胡发表和里，黄芩泻热除湿，甘草和中，橘皮理气，枳壳调气宽胸，赤芍散邪，知母清热安胎，生姜、大枣调和营卫。

【按语】此证由于邪伏于里，中挟痰湿，营卫失调，故治法以祛伏邪、化痰湿、调营卫，使邪从表达，痰湿渐化，营卫得调，则寒热自解。

【附注】如寒甚于热，原方加桂枝 6 克；如兼有腰痛，原方加川断 12 克，桑寄生 12 克；如胎动不安，原方加苎麻根 12 克。

第十四节　子　烦

孕妇心惊胆怯，烦闷不安，称为子烦。可分二型，一为阴虚阳亢，一为痰热上扰，前者属虚，后者属实。

一、阴虚阳亢

【病因】由于心阳亢，肾阴虚，心肾不能相济，以致心烦意乱。

【症状】心烦惊恐，烘热自汗，宵来失眠，舌苔薄黄、质红有刺，脉细软数。

【治法】育阴潜阳。

【方剂】生脉散加减。

北沙参 12 克　麦冬 9 克　五味子 6 克　天冬 6 克　玄参 9 克　生龙齿 15 克　生牡蛎 15 克　竹茹 9 克　灯心 1.8 克

【方解】本方以北沙参养阴清热，麦冬清心除烦，五味子补肺益肾，天冬、玄参滋阴降火，生龙齿潜阳，生牡蛎养阴，竹茹清热除烦，灯心清心火。

【按语】此证由于心阳亢，肾阴虚，故治法以育阴潜阳，俾得阴平阳秘，则虚烦自除。

二、痰热上扰

【病因】由于平素肥胖多痰，怀孕之后，胎中伏火，挟痰上扰，遂致心烦不宁。

【症状】神烦不安，痰多作恶，夜寐不宁，舌苔黄腻质红、脉弦滑数。

【治法】化痰清热。

【方剂】小陷胸汤加减。

黄连 3 克　瓜蒌 15 克　橘皮 6 克　竹茹 9 克　枳壳 6 克　黄芩 6 克　远志 6 克　天竺黄 9 克

【方解】本方以黄连泻心降火，瓜蒌化痰清热，橘皮理气化痰，竹茹清热除烦，黄芩清火安胎，枳壳宽胸理气，远志通心肾、安神志，天竺黄泻热豁痰。

【按语】此证由于痰热上扰，故治法以清热化痰为主，使火降痰化，则烦躁得宁。

第十五节　子　痢

孕妇下痢，谓之子痢，其致病原因，都由于感受暑湿；或感受寒湿，挟积滞蕴蒸于肠胃之间，而后成痢，遂致气化不利，故有里急后重之势，此证有赤痢、白痢、赤白痢之分。

一、赤痢

【病因】由于暑湿挟滞交阻于肠胃，遂致气化不利，下痢色赤。

【症状】腹痛下痢色赤，里急后重，次数甚密，舌苔黄垢腻、质红有刺，脉象弦数。

【治法】清热化湿，调气疏滞。

【方剂】白头翁汤加味。

白头翁 12 克　秦皮 6 克　黄连 3 克　黄柏 6 克　木香 6 克　槟榔 6 克　扁豆 9 克　橘皮 6 克

【方解】本方以白头翁泻热凉血，秦皮清热除痢，黄连、黄柏泻火除湿，木香调气，槟榔化滞，扁豆益脾胃，化暑湿，橘皮理气和中。

【按语】此证由于暑湿挟滞阻于肠胃，故治法以清热化湿，理气疏滞，使湿热得清，积滞渐化，则下痢得以渐除。

二、白痢

【病因】由于感受寒湿，挟积滞蕴蒸于肠胃，气化失其宣畅，遂致下痢色白。

【症状】下痢色白，腹痛支急不畅，次数较频，畏寒泛恶，舌苔白腻，脉象沉紧。

【治法】祛寒燥湿，理气疏滞。

【方剂】藿香正气散加减。

藿香 9 克　紫苏梗 6 克　白芷 6 克　苍术 6 克　炙甘草 6 克　木香 6 克　橘皮 6 克　大腹皮 9 克　生姜 6 克

【方解】本方以藿香祛邪化湿，理气和中，紫苏梗顺气安胎，白芷、苍术燥湿，炙甘草温中和中，木香疏理三焦，橘皮理气和胃，大腹皮行气化滞，生姜散寒。

【按语】此证由于寒湿积滞交蒸肠胃，气失通畅，故治法以祛寒燥湿，理气化滞，使寒湿渐解，滞化气调，下痢得能自止。

三、赤白痢

【病因】由于湿热挟积滞蕴蒸于肠胃，遂致下痢赤白。

【症状】腹痛下痢，红白相间，里急后重，舌苔淡黄垢腻，脉象弦滑。

【治法】化湿热，疏积滞。

【方剂】香连丸加味。

木香 6 克　黄连 3 克　紫苏梗 6 克　制香附 6 克　枳壳 6 克　橘皮 6 克　黄芩 6 克　甘草 6 克

【方解】本方以木香疏理气化，黄连泻火除湿，紫苏梗顺气安胎，制香附调气，枳壳理气行滞，橘皮理气，黄芩清热祛湿，甘草和中。

【按语】此证由于湿热积滞交阻，故治法以清湿热，化积滞，使湿热化，积滞清，气化通畅，则下痢得止。

第十六节　胞　阻

妊娠腹痛，名曰胞阻，胞阻原因不一，痛的部位也不同，在临诊时必须根据各种原因和症状，详细辨别，作出正确的诊断，然后立法用药。胞阻的致病因素，每多由于感寒、积滞、气郁三类。

一、感寒

【病因】寒阻胞宫，阴气内盛，阳气被遏，下焦气化失宣。

【症状】下腹冷痛，畏寒神倦，四肢不温，舌苔白腻，脉象沉紧。

【治法】温经散寒。

【方剂】桂枝汤加减。

桂枝 6 克　炙甘草 6 克　生姜 6 克　大枣 4 枚　紫苏梗 6 克　葱白 6 克

【方解】本方以桂枝温经散寒，甘草温中和中，生姜、大枣调和营卫，紫苏梗理气散寒，葱白通阳祛寒。

【按语】此证由于感寒，故用温经散寒之法，使阳气宣通，则阴寒之邪可解。

二、积滞

【病因】由于饮食不节，食滞停积于肠胃之间，于是气化运行失常。

【症状】脘腹作痛拒按，大便溏结不调，舌苔垢厚，脉象沉迟。

【治法】疏化积滞。

【方剂】香砂枳术丸加减。

木香6克　砂仁3克　枳壳6克　白术9克　橘皮6克　大腹皮6克　炙鸡内金9克

【方解】本方以木香调气运中，砂仁调中行滞，枳壳疏滞消积，白术健脾安胎，橘皮理气和中，大腹皮行气化滞，炙鸡内金化积助运。

【按语】此证由于积滞，故用疏运化滞之法，虽以化滞，但孕妇不宜采用攻剂，只能缓和导滞，以免伤及胎元。

【附注】枳实入中下两焦血分，枳壳入上中两焦气分，对孕妇有积滞，使用枳壳较宜。

三、气郁

【病因】由于情志抑郁，肝失疏泄之司，气机升降失常。

【症状】胸闷胁痛，满腹胀痛，胀甚于痛，舌苔淡黄腻，脉象沉弦。

【治法】疏肝解郁。

【方剂】绀珠正气天香散加减。

制香附6克　紫苏梗6克　乌药6克　橘皮6克　木香6克　砂仁3克

【方解】本方以香附疏肝解郁，紫苏梗顺气安胎，乌药调气止痛，橘皮理气和中，木香疏理三焦，砂仁行气调中。

【按语】此证由于肝郁气滞，故以调气解郁为主，气能宣畅，则郁结可解。

第十七节　激经和胎漏

激经是妇女怀孕后，月经仍按月来潮，但量不多，此乃胎小血盛有余，至四五个月后，胎儿渐大，经血自止，又有壮实之妇女，孕后按月下血点滴，且无腰痛胎动异常现象，亦属血之有余，并不影响身体健康，故均不需治疗。

孕妇阴道不时下血或点滴而下，淋沥不止的，名曰胎漏。如无腹痛或兼有腹痛，盖胎元已伤，极易引起流产，可分血热和气虚两型。

一、血热

【病因】由于胎中伏火，伤及营分，于是迫血下行。

【症状】面赤内热，口干唇燥，便秘溲少，血色深红，舌苔黄质红，脉象滑数。

【**治法**】养血清热。

【**方剂**】阿胶汤加减。

阿胶 12 克　生地 15 克　白芍 9 克　黑栀子 9 克　黄芩 6 克　侧柏叶 12 克　金银花炭 9 克

【**方解**】本方以阿胶养血滋阴，生地、白芍养阴清热，黑栀子清三焦之火，黄芩清热安胎，侧柏叶、金银花炭凉血止血。

【**按语**】此证由于血热，故用养血清热之法，养血者，使肝有所藏，清热者，使血不妄行，则血下可以渐止。

二、气虚

【**病因**】由于中气虚弱，气不摄血，于是血不归经。

【**症状**】面浮肢肿，腹部胀坠，大便不实，舌苔薄白，脉象细软。

【**治法**】补中益气。

【**方剂**】补中益气汤加减。

党参 12 克　黄芪 12 克　白术 9 克　橘皮 6 克　升麻 3 克　柴胡 3 克　甘草 3 克　山药 12 克

【**方解**】本方以党参、黄芪补中益气，白术健脾安胎，橘皮调气，升麻、柴胡升提下陷之气，甘草和中，山药补脾益肾。

【**按语**】此证由于气虚，故用补中益气之法，使脾能统摄，则血亦可以归经。

【**附注**】以上两证，如兼有腹痛，均可酌加艾叶 3 克，紫苏梗 6 克，木香 6 克。

第四章 临产病

第一节 难 产

难产原因不一，如因胎位不正，胎儿过大，或手足先下的横产、逆产，则需用手术进行治疗。若因气血两虚，或因气滞瘀阻，而致难产，可用中药治疗。

一、气血两虚

【病因】由于素体虚弱，产时努力伤气，气虚无力送胎达下。

【症状】面色㿠白，精神疲惫，自汗淋沥，语言气短，舌苔薄白质淡，脉沉虚弱。

【治法】大补元气，佐以养血开窍。

【方剂】独参汤合开骨散兔脑丸。

人参 9 克(另煎浓汤)　当归 15 克　川芎 6 克　龟甲 30 克　血余 9 克(另煎汤)　兔脑丸一丸(研细)

将上药调服，如过 4 小时仍难分娩，再将以上汤药丸剂，续服 1 剂。

兔脑丸方：

兔脑 1 个　麝香 3 克　母丁香 3 克　制乳香 7.5 克

【方解】本方以人参大补元气，当归养血活血，川芎补血行气化瘀，龟甲补阴滋肾，血余补阴祛瘀，兔脑、麝香开窍，母丁香温肾阳，制乳香活血调气。

【按语】此证由于平素体弱，产时努力伤气，于是气血两虚，故治法以大补元气为主，佐以养血开窍，使气旺而能生血，气血来复，则胎儿自能下达。

二、气滞瘀阻

【病因】由于气滞瘀阻，以致胎儿难以顺利而下。

【症状】腹痛剧烈，腰痛颇甚，舌苔垢腻，脉象濡涩。

【治法】调气行瘀，兼益气血。

【方剂】妇科回生丹。

大黄　苏木　黑豆　人参　当归　川芎　延胡索　香附　苍术　蒲黄　茯苓　桃仁　牛膝　甘草　益母草　地榆　羌活　橘红　白芍　木瓜　青皮　木香　马鞭草　乳香　没药　白术　乌药　良姜　熟地　三棱　秋葵子　山茱萸　五灵脂　红花

【方解】本方是古代成方之一，能治难产，以破血调气为主，兼益气血，方中以大黄泻火导下，苏木行血祛瘀，黑豆补肾镇心，人参补气，当归养血活血，川芎补血行气化瘀，延胡索、香附行血中气滞，苍术燥湿，蒲黄行血，茯苓渗湿利水，桃仁破血润燥，牛膝补肝肾，通下行，甘草和中，益母草祛瘀生新，地榆入下焦、除血热，羌活祛风燥湿，橘红化湿理气，白芍养血敛肝，木瓜调肝脾、舒筋络，青皮疏肝破气，木香疏利三焦，马鞭草破血通经，乳香活血通经，没药散瘀止痛，白术健脾化湿，乌药调气止痛，良姜暖胃散寒，熟地温补肝肾，三棱破血行瘀，秋葵子利窍滑胎，山茱萸补益肝肾，五灵脂行血化瘀，红花活血化瘀。

【按语】 此证由于气滞瘀阻，而致难产，故治法以调气化瘀为主，兼益气血，使气能调达，瘀阻得化，则胎儿自能下达。

【附注】 凡治疗难产，在此千钧一发之际，必须明辨虚实，根据虚则补之、实则攻之的原则，才能达到转危为安之目的。

第二节　胎死不下

胎儿死在母腹中，时久不能娩出，谓之胎死不下。

【病因】 由于孕妇气血素虚，寒凝瘀阻，遂致胎气阻滞，胎儿窒息，死于胞中。

【症状】 腹部冰冷，甚至胀痛拒按，口出秽气，舌苔白腻，脉象沉软。

【治法】 温补气血，祛寒行瘀。

【方剂】 生化汤加味。

当归 9 克　川芎 6 克　炮姜 3 克　桃仁 9 克　炙甘草 6 克　人参 3 克　肉桂 3 克　红花 3 克　香附 6 克　生牛膝 9 克

【方解】 本方以当归养血活血，川芎补血调气行瘀，炮姜回阳，桃仁、红花活血化瘀，炙甘草温中，人参补气，肉桂温阳下胎，香附调气，生牛膝破恶血、通下行。

【按语】 此证由于平素气血俱虚，寒瘀凝滞，遂致胎死不下，故治法以温补气血，疏散寒瘀，使阳气得振，寒瘀得解，则气能通畅，死胎可下。

第三节　胎衣不下

胎儿分娩以后，胎盘应随之而下，但未能娩出，谓之胎衣不下原因有二：一为气虚血滞，一为寒凝瘀阻。

一、气虚血滞

【病因】 由于平素气血两虚，产时又用力过度，遂致气虚血滞，胞衣不下。

【症状】 产后胎盘不下，精神疲乏，面色㿠白，头晕心悸，下腹作胀，瘀露甚少，舌质淡，脉象虚弱。

【治法】 温补气血，佐以活血化瘀。

【方剂】 加参生化汤加减。

人参 6 克　当归 12 克　川芎 6 克　炙甘草 6 克　炮姜 3 克　生蒲黄 6 克　益母草 12 克　牛膝 9 克

【方解】本方以人参大补元气，当归养血活血，川芎补血行气化瘀，炙甘草温中和中，炮姜温阳，生蒲黄行血化瘀，益母草祛瘀生新，牛膝补肝肾、通下行。

【按语】此证由于气血两虚，兼挟瘀阻，故治法以温补气血，佐以活血化瘀，使气血来复，瘀阻得化，胎衣自下。

二、寒凝瘀阻

【病因】产时感受外寒，气血为寒所凝，气化运行不利，遂致胎盘稽留。

【症状】产后胞衣不下，腹部胀坠，畏寒喜暖，瘀露不爽，舌苔薄白，脉象沉紧。

【治法】养血怯寒，调气行瘀。

【方剂】黑神散加减。

当归 12 克　川芎 6 克　赤芍 9 克　桂心 6 克　炮姜 6 克　炙甘草 6 克　酒淋黑豆 12 克　生蒲黄 6 克　紫苏叶 6 克　生牛膝 9 克

【方解】本方以当归养血活血，川芎补血调气化瘀，赤芍泻肝散瘀，桂心温阳活血，炮姜温经散寒，炙甘草温中和中，黑豆补肾，用酒淋取其引导温通经脉，生蒲黄行血化瘀，紫苏叶发表散寒，生牛膝破恶血，通下行。

【按语】此证由于寒凝瘀阻，故治法以养血散寒，调气行瘀，使寒解瘀行，则气能通畅，胎盘可以顺流而下。

第五章　产 后 病

第一节　产后血晕

产后血晕，是产妇分娩后，突然头晕目花，胸闷呕吐，甚至不省人事，名曰血晕，此症有虚实之分，今分述于下。

一、虚证血晕

【病因】 由于初产血去伤阴，阴不潜阳，于是虚阳上越。

【症状】 面色苍白，头晕目眩，精神恍惚，烦躁自汗，甚至神志不清，舌质淡、唇白，脉象细软微数。

【治法】 钩藤汤加减。

钩藤 12 克　桔梗 6 克　人参 6 克　茯神 12 克　桑寄生 15 克　熟地 12 克　生龙齿 15 克　生牡蛎 15 克　枸杞子 9 克

【方解】 本方以钩藤平肝风、清心热，桔梗宣通气血，人参大补元气，茯神宁心安神，桑寄生补益肝肾，熟地养血滋阴，生龙齿、生牡蛎育阴潜阳，枸杞子滋肝益肾。

【按语】 此证由于血夺阴损，虚阳上越，故用育阴潜阳、养血息风之法。用人参扶正，使气旺而能生血，使阴血来复，则肝经风阳得以平息。

二、实证血晕

【病因】 由于瘀血不下，反致上逆。

【症状】 面色灰暗，头痛头晕，胸闷泛恶，腹痛拒按，甚至昏迷，舌边质紫，脉象濡弦。

【治法】 养血逐瘀。

【方剂】 芎归汤合失笑散加味。

当归 12 克　川芎 6 克　生蒲黄 6 克　五灵脂 12 克　桃仁 9 克　益母草 15 克　生牛膝 9 克

【方解】 本方以当归、川芎养血化瘀，生蒲黄、五灵脂行血逐瘀，桃仁破血去瘀，益母草祛瘀生新，生牛膝破恶血、通下行。

【按语】 此证由于瘀血内阻，故用养血化瘀之法，使瘀血下行，不致上逆而为患。

【附注】 此证如病情危急，可用醋炭法，用炭烧红，将醋洒于炭上，置于产妇身旁熏之，使神志得以清醒。

第二节　产后发痉

妇女分娩后，突然发生牙关紧闭，项背强直，四肢抽搐，谓之产后发痉。

【病因】由于产后失血过多，血虚则肝失所养，于是肝风内动。

【症状】牙关拘紧，项背强直，四肢抽搐，舌质淡少津，脉象细软弦数。

【治法】滋阴柔肝，息风镇痉。

【方剂】大定风珠加减。

生白芍 12 克　阿胶 12 克　生牡蛎 30 克　生鳖甲 15 克　生龟甲 15 克　干地黄 15 克　麦冬 9 克　五味子 6 克　鸡子黄 1 枚（后下）　木瓜 9 克

【方解】本方以生白芍、阿胶养血柔肝，三甲（牡蛎、鳖甲、龟甲）育阴潜阳，地黄养血，麦冬、五味子养阴生津，鸡子黄宁心镇惊，木瓜和脾舒筋。

【按语】此证由于肝阴虚而肝风内动，故以养血滋阴为主，使肝有所藏，筋有所养，则内风可息。

第三节　产后血崩

妇女分娩后，发生大量下血，谓之产后血崩，其主要原因，由于气虚血脱，或阴虚阳搏，都能发生此症。

一、气虚血脱

【病因】由于产妇平素气血两虚，临产努力伤气，遂致气虚不能摄血，于是血随气脱。

【症状】面色㿠白，呼吸短促，自汗淋沥，四肢不温，下血量多若冲，舌苔干白，脉象虚微。

【治法】扶本固脱。

【方剂】参附汤加味。

人参 9 克　熟附子 9 克　生炙黄芪各 12 克　鹿角胶 15 克

【方解】本方以人参大补元气，熟附子补火回阳，黄芪生用固表，炙用补中，鹿角胶滋补肾阳。

【按语】此证由于正气告竭，病情危急，每易骤然虚脱，故用扶正固本之法，以冀元气来复，真阳得固，始能转危为安。

二、阴虚阳搏

【病因】由于产后下血过多，阴气重伤，阴不敛阳，阳盛搏阴，于是阴络伤而血内溢。

【症状】火升面赤，心烦心慌，神躁乏寐，自汗淋沥，头晕目眩，口渴频饮，两足不温，阴道下血甚多，舌苔中剥质绛，脉象促数。

【治法】育阴潜阳。

【方剂】生脉散加味。

人参 6 克　麦冬 9 克　五味子 6 克　生牡蛎 30 克　生龙齿 15 克　生龙骨 15 克　生龟甲 30 克　阿胶 12 克

【方解】本方以人参补元气，生阴血，麦冬养阴，五味子益气生津，生牡蛎养阴敛汗，生龙齿、生龙骨固涩止脱，生龟甲滋阴补肾，阿胶养血止血。

【按语】此证由于阴虚阳搏，故用育阴潜阳之法，使阴平阳秘，则血能归经，崩冲得止。

第四节　产后发热

产后发热，原因较多，在虚证方面，多由于血虚、劳伤，在实证方面，常由于感寒、邪毒等，在治疗上，如遇实证，因产后体质已弱，不宜过表过下，应当慎重，才不致犯虚虚实实之戒。

一、血虚

【病因】由于产后血去阴损，阴虚则热自内生。

【症状】身热暮甚，头晕目眩，自汗心悸，舌苔薄黄质淡，脉象细数。

【治法】养血清热。

【方剂】白薇散加减。

白薇 9 克　当归 12 克　甘草 6 克　干地黄 12 克　白芍 9 克　黑豆 12 克　生牡蛎 15 克

【方解】本方以白薇凉血泄热，当归养血和血，甘草和中，地黄养血清热，白芍养血敛阴，黑豆补肾除热，生牡蛎养阴清热。

【按语】此证由于血虚发热，故以养血清热为主，使阴血渐复，则热亦可以得清。

二、劳伤

【病因】由于产后劳乏过度，气血受损，营卫不和，而致发热。

【症状】面色苍白，形寒发热，头痛头晕，气短自汗，四肢酸软，舌苔薄白质淡，脉象沉细软数。

【治法】温补气血，调和营卫。

【方剂】十全大补汤加减。

人参 6 克　黄芪 12 克　白术 9 克　茯苓 12 克　甘草 6 克　熟地 12 克　当归 9 克　白芍 9 克　川芎 3 克　桂枝 6 克

【方解】本方以人参、黄芪补气，白术、茯苓健脾，甘草和中，熟地、白芍养血滋阴，当归、川芎养血和血，桂枝调和营卫。

【按语】此证由于劳伤气血，故用温补气血之法，使气血得充，营卫和谐，则热可渐解。

三、感寒

【病因】由于产后起居不节，寒邪侵袭，以致营卫失调。

【症状】发热恶寒，头痛头晕，筋络酸痛，舌苔薄白，脉象浮数。

【治法】解表达邪，调和营卫。

【方剂】桂枝汤加味。

桂枝 6 克　赤芍 9 克　炙甘草 6 克　生姜 6 克　大枣 4 枚　荆芥 6 克　酒淋黑豆 12 克

【方解】本方以桂枝、赤芍解表达邪，炙甘草和中，生姜、大枣调和营卫，荆芥发表祛风，黑豆补肾，用酒淋者，可以引导通行经络而散邪。

【按语】此证由于感寒，故用解表达邪之法，使邪从表达，热亦自解。

四、邪毒

【病因】由于分娩时，失血及产道损伤，或产后垫纸不洁等感染后，以致邪毒侵入。

【症状】壮热头痛，形寒有汗，胸痞作恶，少腹作痛，恶露腥臭，口渴思饮，舌苔黄腻质红，脉象濡弦而数。

【治法】清热解毒，调和营卫。

【方剂】小柴胡汤加减。

柴胡 6 克　黄芩 6 克　生甘草 6 克　清半夏 9 克　生姜 6 克　大枣 4 枚　丹皮 9 克　金银花 9 克　川楝子 9 克

【方解】本方以柴胡发表和里退热，黄芩泻火除湿，生甘草清热解毒，清半夏和中止呕，生姜、大枣调和营卫，丹皮、金银花清热凉血，川楝子清湿热、利下焦。

【按语】此证由于邪毒，故用清化湿热而解毒，调和营卫以祛邪。

【附注】如热毒盛者，原方去柴胡、半夏、姜、枣，加生地 15 克，大青叶 15 克，蒲公英 15 克，败酱草 15 克，以清营而解毒。如腹痛恶露少，上方加赤芍 9 克，桃仁 9 克，益母草 15 克，以行瘀。

第五节　产后恶露不下

妇女分娩后，恶露停留于胞宫之内，不能畅通排出，称为恶露不下，其原因是寒凝瘀结，或气滞瘀阻。

一、寒凝瘀结

【病因】由于临产当风受寒，以致恶血为寒所凝，恶露未能下达。

【症状】下腹寒痛拒按，畏寒肢冷，舌苔薄白边紫，脉象沉紧。

【治法】散寒行瘀。

【方剂】生化汤加味。

当归 12 克　川芎 6 克　桃仁 9 克　炮姜 6 克　炙甘草 6 克　桂枝 6 克　生蒲黄 6 克

【方解】本方以当归养血散寒，川芎养血行气祛瘀，桃仁活血化瘀，炮姜温阳散寒，炙甘草和中，桂枝温经散寒，生蒲黄行血通瘀。

【按语】此证由于寒凝瘀结，故用散寒行瘀为主，使寒气解散，阳气宣通，则停滞之瘀可下。

二、气滞瘀阻

【病因】由于产后情绪怫郁，气血壅滞，阻碍恶血下行。

【症状】胸膈痞闷，下腹胀痛，舌苔薄腻、尖有瘀点，脉象沉弦。

【治法】调气化瘀。

【方剂】绀珠正气天香散合芎归汤。

香附 6 克　干姜 6 克　乌药 6 克　紫苏梗 6 克　橘皮 6 克　当归 9 克　川芎 6 克

【方解】本方以香附调气解郁，干姜温经化滞，乌药行气止痛，紫苏梗理气和中，橘皮理气调中，当归养血和血，川芎补血行气祛瘀。

【按语】此证由于气滞瘀阻，故用调气化瘀之法，使气化宣畅，则瘀阻自通。

第六节　产后恶露不断

妇女分娩后，瘀下淋沥，经久不止，其病因由于气血两虚，或瘀血停留。

一、气血两虚

【病因】由于产后气血两伤，冲任受损，未能控制经血。

【症状】面浮肢肿，神疲气短，头晕目眩，心悸少寐，瘀露时多时少，淋沥不断，舌苔薄白质淡，脉象细软。

【治法】补气养血，固摄冲任。

【方剂】归脾汤加减。

人参 6 克　黄芪 12 克　白术 9 克　当归身 9 克　枣仁 12 克　龙眼肉 12 克　艾叶 6 克　阿胶 12 克　三七根 3 克

【方解】本方以人参、黄芪大补元气，白术健脾，归身养血，枣仁补肝宁心，龙眼肉补心益脾，艾叶温经止血，阿胶养血止血，三七根化瘀止血。

【按语】 此证由于气血两虚，故以补益心脾为主，盖心主血，脾统血，使心有所主，脾有所统，则血可渐止。

二、瘀血停留

【病因】 由于产后恶露不畅，瘀积于内，旧血不去，以致新血不能归经。

【症状】 下腹滞痛拒按，恶露淋沥不多，色黑有块，舌边质紫，脉象沉迟。

【治法】 养血调气，活血化瘀。

【方剂】 芎归汤合失笑散加味（《医宗金鉴》《太平惠民和剂局方》）。

当归 12 克　川芎 6 克　生蒲黄 6 克　五灵脂 12 克　桃仁 9 克　延胡索 9 克　益母草 15 克　香附 6 克

【方解】 本方以当归养血和血，川芎养血行气化瘀，生蒲黄行血祛瘀，五灵脂行血止痛，桃仁活血化瘀，延胡索行血中气滞，益母草祛瘀生新，香附理气。

【按语】 此证由于瘀血停留，故用养血调气、活血化瘀之法，以芎归汤养血活血为主，以失笑散行血化瘀为辅，再加桃仁、延胡索，益母草、香附，加强其调气活血化瘀之力，使瘀血去而新血得以归经。

第七节　产后大便难

产后饮食如常，而大便干结，甚至数日不行，解时又甚费力，称为产后大便难。

【病因】 由于产后耗血伤津，津液不足，津少则肠道失润，传导不利，以致大便难行。

【症状】 大便燥结，有时腹胀，口渴思饮，舌苔薄黄，脉象细软。

【治法】 养血润肠。

【方剂】 五仁丸加减。

柏子仁 12 克　郁李仁 12 克　桃仁 9 克　杏仁 9 克　当归 9 克　肉苁蓉 9 克　胡桃肉 12 克

【方解】 本方以柏子仁、当归养血润肠，郁李仁、桃仁破血通肠，杏仁化痰润燥，肉苁蓉温肾滑肠，胡桃肉滋肾润肠。

【按语】 此证由于血虚肠燥，故以养血润肠为主，使肠道滋润，则大便自能通行。

第八节　产后癃闭

产后突然小便不通，下腹胀滞，谓之产后癃闭。

【病因】 由于寒凝瘀阻，膀胱气化失宜，以致小便不通。

【症状】 小便不通，下腹胀坠，甚至急痛，舌苔薄白，脉象沉软。

【治法】温经散寒，调气化瘀。

【方剂】桂香琥珀散(自订方)。

肉桂 3 克　沉香 3 克　琥珀 6 克

三味为末，分 3 次调服。

【方解】本方以肉桂温经散寒，沉香调气温肾，琥珀利水化瘀。

【按语】此证由于寒凝瘀阻，膀胱气化不利，故用温经散寒、调气化瘀之法，此方三味，均属主药，盖取其药简而力专，使下焦寒散瘀化，则小便自能爽然通利。

第九节　产后关节痛

产后关节痛，是妇科的一种常见病，此症必须引起重视，及时进行治疗，否则易于迁延，影响身体健康和生产劳动。

【病因】由于产妇分娩后，气血两亏，经隧空虚，风湿乘虚侵袭，遂致发生关节酸痛。

【症状】筋骨酸痛，怯寒畏风，舌苔薄白，脉象浮软。

【治法】补气血，祛风湿。

【方剂】独活寄生汤加减。

独活 6 克　桑寄生 15 克　秦艽 9 克　防风 6 克　当归 9 克　桂枝 6 克　熟地 12 克　白芍 9 克　川芎 6 克　细辛 3 克　黄芪 12 克

【方解】本方以独活、秦艽、防风宣祛风湿，桑寄生补筋骨，散风湿，当归养血和血，桂枝温经通脉，熟地、白芍养血，川芎补血搜风，细辛宣散风寒，黄芪补气生血。

【按语】此证由于产后气血两虚，风湿乘隙袭络，故用补气血、祛风湿之法，按中医理论，治风先治血，血行风自灭，故采用养血之药，再加黄芪补气生血，佐以宣祛风湿为治。

第十节　产后自汗

产后自汗，其原因有二：① 产后气虚卫疏，腠理不密。② 脾虚多湿，湿家多汗。

一、气虚卫疏

【病因】由于产后肺气虚弱，肺主一身之气，又主皮毛，气虚则腠理不密，卫表不固。

【症状】自汗淋沥，畏风气短，舌苔质淡，脉象细软。

【治法】补气固卫。

【方剂】玉屏风散合生脉散加味。

生黄芪 15 克　白术 9 克　防风 6 克　党参 12 克　麦冬 9 克　五味子 6 克　生龙骨 15 克　生牡蛎 15 克

【方解】本方以党参、生黄芪补气固卫，白术健脾，防风祛风，麦冬养阴，五味子益气，龙骨、生牡蛎固涩止汗。

【按语】此证由于气虚卫疏，故以补气养阴为主，使气阴来复，则腠理致密，卫气得固，则自汗可止。

二、脾虚多湿

【病因】由于脾弱积湿，湿盛则阳气不振，以致卫气不固。

【症状】面浮畏寒，自汗溱溱，神倦无力，四肢不温，舌苔白腻，脉象沉濡。

【治法】健脾补气，温阳化湿。

【方剂】四君子汤合桂枝汤加减。

党参 12 克　白术 9 克　茯苓 12 克　炙甘草 6 克　桂枝 6 克　大枣 4 枚　浮小麦 15 克

【方解】本方以党参健脾补中，白术健脾燥湿，茯苓益脾渗湿，炙甘草温中和中，桂枝温经通阳，大枣补中益气，浮小麦补心止汗。

【按语】此证由于脾弱积湿，阳气不振，故以健脾温阳为主，使脾气旺、积湿化、阳气得振则自汗可止。

第十一节　产后乳汁不行

妇女产后缺乏乳汁，或量甚少，谓之乳汁不行，其原因是产后气虚血少，或因血虚气滞所致。

一、气虚血少

【病因】由于产妇平素体弱，产后气血更虚，以致血无以生而为乳汁。

【症状】乳汁稀少，面色㿠白，畏寒肢肿，头晕目眩，心慌气短，舌质淡白，脉象细软。

【治法】补气养血通乳。

【方剂】黄芪四物汤加味。

黄芪 12 克　熟地 12 克　当归 9 克　白芍 9 克　川芎 3 克　白术 9 克　茯苓 12 克　甘草 6 克　赤小豆 15 克

【方解】本方以黄芪补气，四物（地、芍、归、芎）养血，白术、茯苓健脾，甘草和中，赤小豆通乳。

【按语】此症由于产后气血两虚，不能生化乳汁，故以补气养血为主，使气血充足，盖气旺而能生血，血充而能化乳。

二、血虚气滞

【病因】由于产后肝血不足，肝气有余，遂致血虚气滞，未能生化乳汁。

【症状】乳少难下，面色苍黄，头晕目涩，心悸少寐，胸胁作胀，舌苔薄白，脉象软涩。

【治法】养血调气通乳。

【方剂】通乳四物汤加减。

熟地12克　当归9克　川芎3克　木通3克　王不留行3克　制香附6克　橘皮6克

【方解】本方以熟地补血，当归养血和血，川芎补血行气，木通利水通乳，王不留行行血下乳，制香附疏肝调气，橘皮理气和胃。

【按语】此症由于血虚气滞，故用养血调气为治，使血能自生，气能无滞，则血随气行，自能取汁变化而为乳汁。

第十二节　产后乳汁自流

产后乳汁不经过婴儿吮吸，而自然流出，甚至终日滴点不断，谓之乳汁自流。

【病因】产后正气大伤，气虚不能摄纳，遂致乳汁自流。

【症状】面浮色白，神倦气短，四肢不温，胃纳减少，大便溏薄，舌苔薄腻质淡，脉象细弱。

【治法】大补元气，佐以健脾和胃。

【方剂】香砂六君子汤加减。

人参6克　白术9克　茯苓12克　炙甘草6克　橘皮6克　制半夏6克　砂仁3克　扁豆9克　山药12克　菟丝子9克

【方解】本方以人参大补元气，白术补气健脾，茯苓补益心脾，炙甘草温中和中，橘皮理气和胃，制半夏和中健胃，砂仁醒脾和胃，扁豆补脾健胃，山药补益脾肾，菟丝子温补肝脾肾。

【按语】此症由于气虚不能摄纳，以致乳汁自流，故治法以补气为主，佐以健脾和胃，使脾胃得健，中气渐振，则乳汁不致自流。

第六章 妇科杂病

第一节 不孕症

妇女结婚多年,配偶健康而未曾怀孕,或已生育过一次,而又数年不再妊娠,均称为不孕。不孕的原因,主要由于肾虚、血虚、寒凝、气滞、痰阻、瘀积等,基于上述原因,往往都能使月经不调,而致难以受孕。今将以上六种类型的病因、症状、治法、方剂,分述于下。

一、肾虚

【病因】由于肾脏精血虚少,胞宫失养,致使不能摄精受孕。

【症状】头晕耳鸣,腰背酸痛,小便频数,月经不调,舌苔薄白,脉象沉细而弱。

【治法】强肾补精。

【方剂】毓麟珠加减。

熟地 12 克　当归 9 克　白芍 9 克　菟丝子 9 克　杜仲 9 克　覆盆子 9 克　肉苁蓉 9 克　鹿角霜 9 克　五味子 6 克　甘草 6 克

【方解】本方以熟地、菟丝强阴益精,当归、白芍养血,杜仲补益肝肾,覆盆子温肾固精,肉苁蓉温补精血,鹿角霜温阳生精,五味子补涩精气,甘草和中。

【按语】此证由于肾虚,故以补肾生精为主,使精充则肾强,肾强则冲任得养,月经得以正常,则易于受孕。

二、血虚

【病因】由于肝藏血少,冲任失养,遂致胞宫虚弱,未能摄精受孕。

【症状】面色苍黄,头晕目眩,心悸少寐,月经量少,舌质淡,脉象细软。

【治法】养血滋肝。

【方剂】养精种玉汤加味。

熟地 12 克　当归 9 克　白芍 9 克　山茱萸 6 克　阿胶 12 克　枸杞子 12 克　五味子 6 克

【方解】本方以熟地、山茱萸温补肝肾,当归、白芍养血滋肝,阿胶养血,枸杞子滋肝益肾,五味子补涩精气。

【按语】此证由于血虚,故用滋养肝肾之法,使营血渐充,则肝有所养,冲任得滋,而自易怀孕。

三、寒凝

【病因】由于行经期间，当风受寒，风寒客于胞宫，以致宫寒不孕。

【症状】下腹寒冷，有时作痛，腰部觉冷，月经愆期，舌苔薄白，脉象沉紧。

【治法】温经散寒。

【方剂】艾附暖宫丸加减。

艾叶 6 克　制香附 6 克　当归 9 克　熟地 12 克　赤芍 9 克　川芎 6 克　肉桂 3 克　吴茱萸 3 克　细辛 3 克

【方解】本方以艾叶温经散寒，制香附调气，四物（当归、熟地、赤芍、川芎）养血调经，肉桂温阳暖肾，吴茱萸、细辛温散风寒。

【按语】此证由于宫寒不孕，故以祛寒调经为主，使积寒渐解，月经能调，则胞宫温暖，自能受孕。

四、气滞

【病因】由于肝郁气滞，失其疏泄之常，气血失调，冲任不能相资，因而难以摄精受孕。

【症状】少腹胀痛，有时气坠，胸痞胁痛，月经不调，舌苔淡黄，脉象弦涩。

【治法】疏肝调气。

【方剂】逍遥散加减。

柴胡 6 克　当归 9 克　赤芍 9 克　茯苓 12 克　薄荷 3 克　制香附 9 克　川楝子 9 克　小茴香 3 克　延胡索 9 克　牛膝 9 克

【方解】本方以柴胡疏肝解郁、宣畅气血，当归养血和血，赤芍泻肝散瘀，茯苓健脾渗湿，薄荷宣散解郁，制香附理气调经，川楝子通利下焦，小茴香温通调气，延胡索行血中气滞，牛膝补肝肾、引药下行。

【按语】此证由于肝郁气滞，故以疏肝调气为主，使下焦气化通畅，则月经得以自调，然后才能怀孕。

五、痰阻

【病因】由于妇女形体肥胖，痰湿素重，阻塞胞宫，以致未能受精怀孕。

【症状】平时痰多，神倦嗜卧，带下绵绵，月经量少，舌苔白腻，脉象沉滑。

【治法】化痰祛湿。

【方剂】启宫丸加减。

制半夏 9 克　制南星 6 克　苍术 6 克　制香附 6 克　茯苓 12 克　橘皮 6 克　神曲 9 克

【方解】本方以制半夏、制南星祛痰燥湿，苍术健脾燥湿，制香附调气化滞，茯苓健脾渗湿，橘皮理气化痰，神曲行气化滞。

【按语】此证由于痰湿阻滞，故用化痰祛湿之法，使痰湿化则胞宫无阻，乃能摄精受孕。

六、瘀积

【病因】由于瘀阻胞宫，下焦气化不可通畅，于是难以摄精受孕。

【症状】下腹作痛拒按，月经量少，色紫黑有块，舌尖有瘀点，脉象沉迟。

【治法】行气化瘀。

【方剂】琥珀散加减。

三棱 6 克　莪术 6 克　当归 9 克　赤芍 9 克　丹皮 9 克　乌药 6 克　延胡索 6 克　香附 6 克　牛膝 9 克

【方解】本方以三棱、莪术行气破血，当归养血和血，赤芍泻肝散瘀，丹皮凉血化瘀，乌药调气止痛，延胡索、香附调气，牛膝补肝肾、通下行。

【按语】此证由于瘀阻，故用行气通瘀之法，使积瘀化、气道通，月经正常，然后才能受孕。

【附注】如患盆腔结核，体质较实者，可以酌用此方。再如输卵管不通，也可采用此方。

第二节　脏　躁

妇女情志忧郁，平时喜怒无常，悲伤易哭，呵欠频作，名曰脏躁。

【病因】由于忧思劳伤，营阴耗损，遂致阴不潜阳，阳气偏胜。

【症状】面容忧愁，心烦失眠，悲伤易哭，呵欠频繁，舌质红有刺，脉象细数。

【治法】养心脾、益肝肾。

【方剂】甘麦大枣汤加味。

生甘草、炙甘草各 6 克　淮小麦 15 克　大枣 6 枚　远志 6 克　茯神 15 克　合欢皮 12 克　麦冬 9 克　白芍 9 克　干地黄 12 克

【方解】本方以生炙甘草益脾胃、清心火，淮小麦补心除烦，大枣、茯神益心脾而安神，远志解郁而通心肾，合欢皮安五脏、和心脾，麦冬养阴，白芍敛肝，地黄补益肝肾。

【按语】此病由于心脾血少，肝肾阴虚，故以补心脾为主，益肝肾为辅，使心脾安和，则肝肾协调，诸恙得平。

附：经绝期证候群（今称“更年期综合征”）

此证在中医学上无此名称，但在现代医学中比较多见。妇女在绝经前后，一般年龄在 45～52 岁，妇女将届经断之时，由于肾气渐衰、冲任两脉功能减退，《内经》所谓“任脉虚，太冲脉衰，天癸竭”，表现为月经紊乱，经行或先或后，以迄月经终止，并见精神委顿、烦躁

易怒、头晕耳鸣、惊悸失眠、烘热自汗，甚至悲伤欲哭等症，谓经绝期证候群。

本病主要原因，在于肾虚。盖肾为先天之本，真阴真阳之所在，肾虚则阴阳失调，必然影响其他脏腑。少数妇女，由于素体较弱，或兼有精神因素或其他原因的影响，一时不能适应此种生理变化时，因而出现某些脏腑功能失调，阴阳不得相对平衡的一系列证候，如阴虚阳亢，血虚肝旺，肝脾不和，心肾不交等证。

一、阴虚阳亢

【病因】由于肾阴素虚，心肝阳亢。

【症状】头晕烘热，目眩耳鸣，心悸自汗，夜来乏寐，腰酸足软，月经错乱，舌苔中剥、边尖有刺，脉象细软。

【治法】育阴潜阳。

【方剂】杞菊地黄丸加减。

枸杞子 9 克　菊花 6 克　干地黄 12 克　山药 12 克　茯神 15 克　丹皮 9 克　生龙骨 15 克　生牡蛎 15 克　桑寄生 15 克

【方解】本方以枸杞子、桑寄生补益肝肾，菊花祛风平肝，地黄养阴清热，山药补益脾肾，茯神宁心安神，丹皮凉血清热，生龙骨涩精敛汗，生牡蛎育阴潜阳。

【按语】此证由于阴虚阳亢，故以补阴为主，使阴气渐复，虚阳得以潜藏，《内经》所谓“阴平阳秘，精神乃治”。

二、血虚肝旺

【病因】由于肝藏血少，阳气偏胜。

【症状】头痛头晕，心烦易怒，气逆胸闷，两胁抽痛，腹部作胀，月经不调而量少，舌苔薄黄有刺，脉象细弦。

【治法】养血敛肝。

【方剂】一贯煎加减。

干地黄 15 克　当归身 9 克　麦冬 9 克　枸杞子 9 克　川楝子 9 克　生白芍 12 克　女贞子 9 克　佛手 6 克

【方解】本方以地黄养血清热，归身补血，麦冬滋阴，枸杞子、女贞子滋养肝肾，生白芍补血敛肝，川楝子、佛手疏肝调气。

【按语】此证由于血虚，故以养血滋阴为主，使肝阴得滋，则阳气自能下降，不致亢逆而为患。

三、肝脾不和

【病因】由于郁怒伤肝，思虑伤脾，遂致肝脾不和。

【症状】面浮肢肿，胸闷腹胀，胃呆便溏，月经时先时后，舌苔淡黄、边尖有刺，脉象细弦。

【治法】调和肝脾。

【方剂】逍遥散加减。

柴胡 6 克　白芍 9 克　白术 9 克　茯苓 12 克　炙甘草 6 克　橘皮 6 克　制香附 6 克　木香 6 克　砂仁 3 克

【方解】本方以柴胡疏肝解郁，白芍养血敛肝，白术健脾燥湿，茯苓益脾渗湿，炙甘草和中，橘皮调气和胃，制香附理气解郁，木香疏肝和脾，砂仁运中健胃。

【按语】此证由于肝脾不和，故用疏肝健脾之法，使肝脾协调，则诸恙得以渐除。

四、心肾不交

【病因】由于肾阴下虚，心火上炎，于是心肾不能交济。

【症状】心烦意乱，精神恍惚，头晕耳鸣，烘热自汗，夜乏安寐，腰酸足软，月经愆期，舌苔光剥，质红尖刺，脉象细软微数。

【治法】交补心肾。

【方剂】生脉散加减。

太子参 12 克　麦冬 9 克　五味子 6 克　磁石 30 克　制何首乌 12 克　莲肉 12 克　干地黄 15 克　柏子仁 12 克　远志 6 克

【方解】本方以太子参补气，麦冬养阴益气，五味子益气生津，磁石重镇益肾，制何首乌滋养肝肾，莲肉交补心肾，地黄补心肾、除烦热，柏子仁补心脾、益肝肾，远志宣散郁、通心肾。

【按语】此证由于心肾不交，故以宁心补肾为主，使肾阴得滋，则心火可降。

第三节　阴　挺

阴挺与子宫脱垂症状很相似，此病经产妇女及年老者较为常见，病因由于努力过度，气从下陷所致。

一、气虚

【病因】由于努力伤气，气从下陷，以致子宫不能收摄而下坠。

【症状】面浮肢肿，气短神倦，自觉小腹胀滞下迫，舌质淡，脉象沉软。

【治法】补气升阳。

【方剂】补中益气汤加减。

党参 12 克　黄芪 12 克　白术 9 克　升麻 3 克　柴胡 3 克　甘草 6 克　橘皮 6 克　木香 6 克

【方解】本方以党参、黄芪补中益气，白术健脾，升麻、柴胡升阳，甘草和中，橘皮调气和中，木香理气。

【按语】此病由于中气下陷，故用补中气、健脾胃、升清阳之法，使中气旺则清阳得升，气不下陷而能升举。

二、肾虚

【病因】由于产育频繁，损伤肾气，冲任二脉不固，未能收摄胞系，以致子宫下垂。

【症状】头晕耳鸣，腰酸腿软，下腹气坠，小溲频数，舌苔中剥，脉象细弱。

【治法】益气补肾。

【方剂】大补元煎加减。

党参 12 克　黄芪 12 克　熟地 12 克　山药 12 克　杜仲 9 克　当归 9 克　枸杞子 9 克　炙甘草 6 克　沙苑子 9 克

【方解】本方以党参、黄芪补气，熟地养阴滋肾，山药益脾肾，杜仲、沙苑子补益肝肾，当归养血和血，枸杞子温补肝肾，炙甘草和中。

【按语】此病由于肾虚，故以益气补肾之法，使肾强则冲任得固，气旺则自能升举。

第四节　阴　痒

阴痒，是妇女阴道内或外阴部瘙痒，甚至奇痒难忍，痛苦异常。

【病因】由于肝经郁热，脾经积湿，湿热交蒸，注于下焦。

【症状】阴道内或外阴部瘙痒，坐卧不安，不时流出黄水，带下量多气秽，舌苔黄腻，脉象弦数。

【治法】清热祛湿。

【方剂】龙胆泻肝汤加减。

龙胆草 6 克　黄芩 6 克　栀子 9 克　泽泻 9 克　车前子 12 克　生甘草 6 克　茯苓 12 克　薏苡仁 12 克　贯众 12 克

【方解】本方以龙胆草泻肝胆火，除下焦湿热，黄芩、栀子清三焦实火，泽泻、车前子清热利湿，生甘草清热和中，茯苓健脾渗湿，薏苡仁益脾化湿，贯众清热解毒。

【按语】此病由于肝热脾湿，湿热下注，故用泻肝火、清湿热之法，使肝火得降，湿热得清，自无阴痒之患。

【附注】湿热重者，采用上方，湿热轻者，采用下方。

【方剂】三妙丸加味。

苍术 6 克　黄柏 9 克　牛膝 9 克　薏苡仁 12 克　蛇床子 6 克　白鲜皮 9 克

【方解】本方以苍术燥湿，黄柏泻火，牛膝引药下行，薏苡仁健脾渗湿，蛇床子燥湿杀虫，白鲜皮除湿清热。

【按语】此病也由于湿热下注，故以清化湿热为主，使下焦湿热渐化，则阴痒自能渐止。

除上述汤药外,同时可以外用下方熏洗。

蛇床子 15 克　枯矾 15 克　雄黄 15 克

【方解】本方以蛇床子燥湿杀虫,枯矾收涩燥湿、解毒杀虫,雄黄解毒杀虫。

此三味均系燥湿杀虫为主,煎汤熏洗,内外兼施,效果较速。

【附注】如有滴虫而患此症,亦可采用上方。

第五节　阴　吹

妇女阴道中有气排出,簌簌有声,与矢气相似,谓之阴吹,其原因为胃气下泄,不循其原有道路而另走旁窍。

【病因】由于热结肠胃,津液不足,肠胃燥结,胃气下泄,不从后阴而下,反从前阴而出。

【症状】大便燥结,口渴思饮,阴道有气排泄,声如矢气,舌苔糙黄,脉象细数。

【治法】滋阴清热,理气润肠。

【方剂】玉女煎加减。

生石膏 15 克　生地 15 克　麦冬 9 克　知母 9 克　瓜蒌仁 15 克　柏子仁 12 克　鲜石斛 12 克　橘皮 6 克　川楝子 9 克

【方解】本方以生石膏清肠胃实火,生地滋阴清热,麦冬滋阴,知母泻火补水,瓜蒌仁清热润肠,柏子仁养血润肠,鲜石斛滋阴生津,橘皮理气和中,川楝子调下焦气化而清湿热。

【按语】此病由于肠胃积热,津液缺乏,于是胃气下泄。古代以"猪膏发煎"治之,但因此方配煎不易,故改用上方,上方治法,主要以滋阴清热,理气润肠,使热清而津液来复,则肠胃得以滋润,气不致从阴道而出。

第六节　乳　痈

乳痈,是产妇在哺乳期间,突然乳房结块,肿硬作痛,此时急宜疏肝调气,通利经络之法治之,不使化脓成痈,如若发生化脓,必须经外科治疗。

【病因】由于肝郁气滞,乳汁堵塞于肝胃之络,遂致乳房结块作肿。

【症状】乳房结块胀痛,乳汁难通,形寒发热,舌苔黄腻,脉象弦数。

【治法】疏肝清热,通络行乳。

【方剂】丹栀逍遥散加减。

丹皮 9 克　黑栀子 9 克　柴胡 6 克　赤芍 9 克　生甘草 6 克　旋覆花 6 克(包)　制香附 6 克　土贝母 12 克　丝瓜络 6 克　路路通 9 克

【方解】本方以丹皮凉血清热，黑栀子清三焦郁火，柴胡疏肝调气，赤芍泻肝散瘀，生甘草清热解毒，旋覆花理气软坚，制香附疏肝解郁，土贝母散结消肿，丝瓜络清热通络，路路通通络通气。

【按语】此病由于肝郁气滞，络道失宣，乳汁堵塞不通，故治法以疏肝清热，通络行乳，盖郁能生火，故必须佐以清热，使气能通畅，郁热得清，乳汁通利，则不致化脓成痈。

【附注】除服汤药外，再可外用敷方，以生鹿角用水磨汁敷患处，使其结块渐化，内外并治，效果较好。

第七节　癥瘕积聚

癥瘕积聚，男女皆有之，癥与瘕，按其病变性质来说是不同的，癥是坚硬成块，固定不移，痛有定处，病属血分；瘕是痞胀无形，时聚时散，痛无定处，病属气分。至于积聚之病，与癥瘕同病异名，癥与积是有形可征，坚硬不移，瘕与聚是聚散无常，推之可移。癥积以下焦病变及妇科病症为多，瘕聚以中下两焦较多。要而言之，癥积之为病，多由于瘀积气滞逐渐形成，瘕聚之为病，多由于肝气郁结遂致发生。治疗方法，癥积以化瘀为主，体实者方用琥珀散，体虚者方用桂枝茯苓丸；瘕聚以行气为主，偏于寒者方用加味乌药汤，偏于热者方用丹栀逍遥散，附方于下。

一、琥珀散

三棱 6 克　莪术 6 克　赤芍 9 克　当归 9 克　刘寄奴 6 克　丹皮 9 克　熟地 12 克　官桂 3 克　乌药 6 克　延胡索 6 克

【方解】本方以三棱、莪术破血行气，赤芍泻肝散瘀，当归养血活血，刘寄奴破血消癥，丹皮凉血去瘀，熟地养血，官桂温阳活血，乌药、延胡索利气。此方通多补少，专入血分而化癥积，体实者相宜。

二、桂枝茯苓丸

桂枝 6 克　茯苓 15 克　丹皮 9 克　桃仁 9 克　赤芍 9 克

【方解】本方以桂枝温经通脉，茯苓利水去湿，丹皮凉血化瘀，桃仁破血行瘀，赤芍泻肝散瘀。此方以化瘀为主，但药力较缓，对体弱而患癥积者，可以采用之。

三、加味乌药汤

乌药 6 克　砂仁 3 克　木香 6 克　延胡索 6 克　制香附 6 克　炙甘草 6 克

【方解】本方以乌药疏通怫逆之气，砂仁行气调中，木香利三焦气化，延胡索行血中气滞、气中血滞，制香附调气解郁，炙甘草协调诸药。全方以调气解郁为主，故能治瘕聚之患。

四、丹栀逍遥散

柴胡 6 克　当归 9 克　赤芍 9 克　白术 6 克　茯苓 12 克　甘草 6 克　薄荷 3 克　煨姜 3 克　丹皮 9 克　栀子 9 克

【方解】本方以柴胡疏肝解郁，当归养血和血，赤芍泻肝散瘀，白术健脾燥湿，茯苓益脾渗湿，甘草和中，薄荷宣散解郁，煨姜和中，丹皮凉血化瘀，栀子清三焦，解火郁。全方以调和肝脾，佐以清热化瘀，肝郁易于化火，故佐以清热，使肝经疏泄正常，则气化可以通畅。

附：子宫肌瘤

子宫肌瘤是较常见的良性肿瘤。本病可以包括在“癥积”范围。

本病患者，年龄在40岁以上者较多，其主要原因，常由于气血凝聚，或痰气郁结而逐渐形成，根据中医理论，冲为血海，任主胞胎，冲任两脉与子宫有着密切的关系，因此子宫有病，一定要影响冲任两脉，冲任两脉的作用，与月经有着直接的关系，如果冲任损伤，必然导致月经的紊乱，所以患子宫肌瘤的患者，往往发生以下几种情况：月经先期量多；月经量少而淋沥不断；月经量多如冲。此病气阴两虚，或阴虚血热，或气滞血瘀三种类型比较常见，治疗方法首先根据患者身体的强弱，病程的长短，病情的轻重，月经的多少，通过辨证，然后立法用药。

（一）气阴两虚

【病因】由于长期月经量多，以致气阴渐伤，气虚则不能摄血，阴虚则浮阳上越。

【症状】面浮肢肿，头晕目眩，心慌气短，烦热自汗，腰腿酸软，月经先期量多，或淋沥不断，舌苔中剥边刺，脉象细弱。

【治法】补气养阴软坚。

【方剂】生脉散加味。

党参12克　麦冬9克　五味子6克　生地15克　白芍9克　生龙骨15克　生牡蛎15克　玉竹12克　昆布12克

【方解】本方以党参补气健脾，麦冬、五味子养阴生津，生地养血凉血，白芍养血敛肝，生龙骨固涩，生牡蛎养阴软坚，玉竹补气养阴，昆布软坚。

【按语】此病治法，根据中医辨证属虚，故以补气养阴为主，佐以软坚，使子宫肌瘤软化缩小，则月经可以逐渐恢复正常。

（二）阴虚血热

【病因】由于阴虚阳盛，血分积热，以致血热妄行。

【症状】火升面赤，头痛头晕，目花耳鸣，心烦失眠，月经量多色深，舌苔薄黄，质红有刺，脉象细弦。

【治法】养阴清热软坚。

【方剂】三甲煎加味。

生牡蛎30克　生鳖甲15克　生龟甲15克　生地15克　白芍9克　丹皮9克　麦冬9克　贯众12克　夏枯草6克

【方解】本方以生牡蛎、生鳖甲、生龟甲养阴潜阳软坚，生地养阴清热，白芍养血敛肝，丹皮清血中伏火，麦冬滋阴，贯众清热解毒软坚，夏枯草清热散结。

【按语】此病由于阴虚血热，故用养阴清热软坚之法，使阴血渐复，血热得清，则血不致妄行，肌瘤亦能逐渐软化缩小。

（三）气滞血瘀

【病因】由于情志怫逆，肝郁气滞，血行不能流畅，积而为瘀，瘀血内阻，新血不能归经。

【症状】胸闷胁痛，下腹胀痛，月经量少，色紫有块，甚至淋沥不断，舌边质紫，脉象沉弦。

【治法】旋覆花汤合失笑散加减。

旋覆花 6 克(包)　青葱 2 寸　生蒲黄 6 克　五灵脂 12 克　海螵蛸 15 克　制香附 6 克　益母草 15 克

【方解】本方以旋覆花下气化痰软坚，青葱宣通经络气滞，生蒲黄、五灵脂行血化瘀，海螵蛸宣通血脉，又能软坚，制香附调气解郁，益母草祛瘀生新。

【按语】此病由于气滞血瘀，故以调气化瘀软坚之法，使气能通畅，则瘀亦可化，肌瘤得以软化而缩小。

【附注】以上三证，如出血量多，都可加三七根 3 克，或三七末 3 克(冲服)，如兼腹痛，改用云南白药 3 克，分 3 次调服。

除上述三种类型的辨证施治外，根据临床实践，在治疗过程中，还需根据不同的情况，分为三个阶段进行治疗，这样才能达到较好的效果。

1. 第一阶段　在每次月经净后 3 周左右，主要控制月经，勿使其先期或量多，治疗方法，以健脾补肾为主。处方：

党参 12 克　白术 9 克　茯苓 12 克　山药 12 克　熟地 12 克　白芍 9 克　生牡蛎 15 克　阿胶 12 克

如阴虚有热：加墨旱莲 12 克，女贞子 12 克。

如偏于阳虚：加鹿角霜 12 克，菟丝子 12 克。

如有赤白带下：加贯众 15 克，椿根皮 15 克。

如腰痛剧烈：加狗脊 12 克，桑寄生 15 克。

如有腹痛、偏于寒者：加艾叶 3 克，姜炭 6 克。偏于热者：加川楝子 9 克，木香 6 克。

2. 第二阶段　在行经期间，如月经量多，下腹不痛，或隐隐微痛，治疗方法，以补气养血为主，兼固冲任。处方：

太子参 12 克　黄芪 12 克　熟地 12 克　白芍 9 克　艾炭 3 克　阿胶 12 克　玉竹 12 克

如出血量多，血色深红，兼有头晕耳鸣、目眩心悸、烦热自汗等症，治疗方法以育阴潜阳为主，佐以清热凉血。处方：

大生地 15 克　北沙参 12 克　天冬 6 克　麦冬 9 克　生龙骨 15 克　生牡蛎 15 克　莲肉 12 克　地榆 12 克　侧柏叶 12 克

以上两种情况，都可加三七末3克(冲服)，或三七根3克同煎，如有腹痛，改用云南白药2.4克分两次冲服。

如血量不多而淋沥不断，偏于热者，再加槐花炭9克，丹皮炭9克。偏于寒者，则加百草霜9克，伏龙肝15克。如身体较弱，并无偏热偏寒现象，改用血余炭9克，陈棕灰9克。如腹痛血色紫黑者，再加蒲黄炭6克，五灵脂12克。

3. 第三阶段　在月经净后，主要缩小软化子宫肌瘤，治疗方法，以养阴软坚为主。处方：

生牡蛎15克　生鳖甲15克　生龟甲15克　昆布12克　海藻12克　贯众12克　土贝母15克　夏枯草6克

如面浮肢肿：加党参12克，茯苓12克。

如大便溏薄：原方去昆布、海藻，加白术9克，山药12克。

如头晕目眩：加制何首乌12克，枸杞子12克。

如心慌心悸：加麦冬9克，五味子6克。

如心烦失眠：加枣仁12克，莲肉12克。

如自汗盗汗：加生龙骨15克，浮小麦15克。

如胸闷痰多：加旋覆花6克，橘皮6克。

如胃纳欠佳：加扁豆9克，炒谷芽15克。

如口渴思饮：加北沙参12克，川石斛12克。

如消化不良：加木香6克，炙鸡内金9克。

如下腹隐痛：加制香附6克，紫苏梗6克。

如白带量多：加沙苑子9克，芡实12克。

如腰痛腿酸：加川断12克，桑寄生15克。

如四肢抽筋或麻木：加木瓜9克。

如血虚肠燥：加柏子仁15克，瓜蒌仁12克。

如肠热便秘：加天花粉12克，知母9克。

如小便频数：加覆盆子9克，山药12克。

如小便热少：加泽泻9克，车前子12克。

要而言之，如病情复杂，症状较多，必须重点先行治疗，根据中医理论，所谓急则治标，缓则治本，通过辨证分析，既要照顾全面，又需精简用药为原则。

女科方萃

钱伯煊　著　　魏子孝　编
钱厚安　参校　谈　勇　王育良　整理

出版说明

钱伯煊老大夫年过八旬，从事中医临床工作凡60余年，经验丰富，尤长于妇科。钱伯煊潜心方药研究数十年，善用古方而不拘泥于古方，方药运用以轻灵、稳健，屡收显效而著称。

本书选编古今妇科常用方剂200余首，均经钱伯煊临床实践，不但深有体会，且常赋古方以新义、新用。编著本书之目的，在于以妇科常用方剂为线索，介绍钱伯煊遣方用药的宝贵经验，本书之方目亦可为妇科临床索方之参考。因此，本书内容详于临床应用，而略于原方考据，以期读者在临床工作中，对每方的化裁、变通，及开拓新的应用范围有所裨益。

本书系由钱伯煊研究员及其学生魏子孝合编，由钱伯煊之次子钱厚安参校。

编者

凡例

一、本书共分月经病、带下病、不孕症、妊娠诸病、产后诸病、妇科杂病六编。

二、为有利于读者查阅、应用，使各编分目条理明晰，采取了两种编目方法。前三编病症局限、法详于病，故以法分目；后三编病种繁杂，且每编治法规律性不强，故以病分目。

三、每编先述该类病用方概说，后按目列方。

四、每方前标序号，后明出处，以别于同名方剂。重复出现者，仅后注序号。凡“应用参考”或“附注”中所引之方，其组成、效用明确者，皆按“附方”列目。

五、每方下设功效、主治、方药、方药解及应用参考各项，或备附注。其中方药解与应用参考是本书阐述重点。

六、各方剂及其加减之药物剂量，是据编者临床经验而订，仅供参考。

七、书后附有市售妇科常用中成药，皆以《北京市中成药规范》为准。

目录

第一章　月经病类

妇科之所以独立为科，唯妇女在生殖生理上不同于男子，有经、孕、产、乳的特点，而正常月经不仅是妇女具有孕、产能力的重要标志之一，也是妇女全身脏腑、经络、气血等功能活动正常的反映。是故寇宗奭曰："凡看妇人病，入门先问经期。"可见月经病的治疗在妇科占有相当大的比重。

本类方剂应用范围，包括月经在周期或经量上的失常（含崩漏、闭经），及与月经相关的病症。

《经》曰："二七而天癸至，任脉通，太冲脉盛，月事以时下，故有子。"冲、任通盛是月经正常的重要先决条件，只有在正经气血充盈后，奇经得其有余气血之灌注，方能有奇经的通盛而言，故调治月经病，多立意在于调治经脉。根据"妇人先病而后致经不调者，当先治其病；先经不调而后致病者，当先调其经"的原则，本类方有用于治标者，也有用于治本者。下面以温经、清经、调经、通经、益经、摄经六方面介绍。

第一节　温　经

温经方以温热性药物为主体，多配伍和血、行气之品，主要具备散寒、通脉、暖宫、止痛等功效，可用治证属胞脉虚寒，或胞脉寒凝的痛经、月经后期、月经涩少、闭经等月经病。

本节载方8首，附方2首。下一方蒲黄黑散未收入本节，其应用可参阅该条。

1. 大温经汤（《金匮要略》）

【功　效】温经散寒，化瘀养血。

【主　治】妇人曾经半产，瘀血在少腹不去，其症唇口干燥，以及冲任虚损，月经不调，或来多不已，或过期不行，或崩中去血过多，下腹冷痛，久不受孕等症。

【方　药】人参6克，吴茱萸3克，麦冬9克，制半夏6克，生姜6克，阿胶12克，白芍9克，甘草6克，当归9克，川芎6克，丹皮9克，桂枝6克。

水煎服。

【方药解】此方以人参补元气、麦冬滋胃液，生姜和胃气、半夏降逆气，胃气既顺，则水谷之精微易于溶化；阳生阴长，则血液可充。更以阿胶补血之不足，白芍、甘草酸甘相合以助之，当归、川芎养血而又行血分之滞；丹皮化瘀而又泻血中之伏火。桂枝调和营卫，吴茱萸暖胃温肝。全方之意，主重阳明，一寒一热，一滋一燥，不使偶偏，故能统治带下三十六病。血少能通，经多能止，子宫虚寒不孕者能孕，调经种子诸方，皆莫能脱此范围也。

【附　注】带下三十六病：《金匮要略·脏腑经络先后病脉证》有妇人三十六病之说，《千金方》以十二瘕、九痛、七害、五伤、三因当之。泛指诸妇科病。

【应用参考】温经汤载于《金匮要略·妇人杂病脉证并治》，为有别于《太平惠民和剂局方》之温经汤，妇科临床常称本方为“大温经汤”。

古人将本方誉为妇科调经之祖方。因其配伍严谨，虽有温经、活血、益气、养阴之功，却无燥、耗、壅、腻之弊，方中用药照顾到了妇女各方面的生理特点，所以本方之适应范围是很广泛的，凡寒凝瘀阻兼气血耗伤之闭经、痛经、不孕、月经不调诸病，皆可以加减应用。

由于原方虽药物组成比较复杂，但配伍得当，性情平和，故可以连续投用，尤适用于病程较长的患者。对于瘀血未去、正气已伤，或寒凝胞脉，津血亦亏，这样虚实夹杂、寒热交错的复杂证候，医者有时感到很棘手，而本方用之最宜。一者，因为方中大部分药物，如人参、桂枝、芍药、生姜、甘草、半夏、麦冬、吴茱萸等，虽在本方中温、清、补、消各有专功，但对于后天阳明，却是协力同心，温补胃气，滋养胃阴，以鼓舞气血生长，用之不失其治本之途；二者，因方中药物温、清、补、消，面面俱到，可缓和一些矛盾，而突出其主要矛盾，有利于进一步的诊治。对于以上情况，当用原方，可不做加减，切勿急于求功。

在病情的主要矛盾突出以后，或者本来即以寒凝瘀阻为主，而虚实夹杂者，亦可运用本方，但此时宜做相应的加减，以期效显。为了不失原方配伍之妙，加减时要注意，药味变换，不要距离太远。以下略举几例，便于说明。

闭经：闭经日久，并无行经先兆，短时间不会来潮者，原方去阿胶、麦冬，加鸡血藤 12 克、丹参 12 克。闭经，已见乳胀、腰酸、小腹不适等行经先兆，原方去阿胶、麦冬、半夏，加鸡血藤 12 克、丹参 12 克、川牛膝 10 克、香附 6 克。

痛经：平时可用原方。经前、经期以原方去桂枝、半夏、麦冬、阿胶，加肉桂 3 克、香附 6 克、延胡索 6 克、鸡血藤 12 克。

月经先期、量多：经期于原方去吴茱萸、生姜、麦冬，加艾炭 3 克、炮姜炭 3 克、炒蒲黄 6 克，以经色转红、无血块、小腹无不适感为度，此是瘀去之象，进而方可养血益气以善其后。

以上几例，仅加减思路之示意，其余适应证可类推。加减原是以辨证为其基础的，针对复杂、多变的临床见症，只有掌握住方中每味药物的性能、相互配伍的用意，加减化裁才能得心应手。必须注意的是，若不见寒、瘀之象，虚实夹杂之证，则无须，或不可用温经汤。

2. 温经汤(《太平惠民和剂局方》)

【功　效】温经化瘀，和血行气。

【主　治】妇人血海虚寒，经水不调。

【方　药】川芎 6 克，当归 9 克，白芍 9 克，莪术 3 克，人参 3 克，牛膝 9 克，桂心 3 克，丹皮 9 克，炙甘草 3 克。

清水二碗煎至一碗，温服。

【方药解】方中川芎、当归，皆为血中气药，二药合用养血和血，化瘀行气，伍补肝敛阴之白芍、凉血散瘀之丹皮，以助其功；人参大补元气，健脾宁心，炙甘草益气和中，本方以其二味扶助正气，以资气血化生之源；桂心辛甘大热，温阳散寒，善通血脉，温补以助养血，温通以助经行。莪术入肝治气中之血，行气破血，通经逐瘀，尤善疗妇女血气结积；牛膝宜用生者(川牛膝佳)，取其破血消癥，引血下行，全方为温经化瘀，和养行气之法所采用，适用于月经不调因寒瘀气滞而致者。

【应用参考】本方是由《金匮要略》温经汤化裁而来，两张方剂都是为温经化瘀、养血调经而设，但在功用上各有偏重。二方从用药上比较，其主要区别在于本方增用了牛膝、莪术，而去掉了阿胶、麦冬。原方用胶、冬二药不仅意在养血增液，更主要的是以其阴柔之性，缓和方中温通之性，勿使燥伤阴血，因此这一增一减，也就使本方在刚柔相济、平和稳妥方面稍逊于《金匮要略》大温经汤，而在行气活血方面却力胜于前。是故《金匮要略》温经汤运用范围更广，尤其适用于体弱、病久、病情复杂的患者，此是其所长，而对于虚实夹杂而血瘀气滞之证较为显著者，往往用本方取效更捷。

本方之具体加减用法，可参考“大温经汤”条。

3. 艾附丸(《证治准绳》)

【功　效】调气和血。

【主　治】月经不调，血气刺痛，腹冷作胀，头晕恶心，崩中漏下等症。

【方　药】香附 480 克，艾叶 120 克，当归 60 克。

先以香附用米醋浸一日，以瓦器煮，令醋尽，再以艾叶、当归研细，一并醋和为丸，如梧桐子大、晒干，每服 6～9 克，淡醋汤下。

【方药解】此方为通阳和血、疏肝调气之法也，香附乃血中气药，调气解郁，通行十二经、八脉气分，治诸种气痛；艾叶生温熟热，纯阳之性，走三阴，理气血，逐寒湿，止诸血，温阳调经，当归补血润燥，治妇人诸不足及一切血证。用醋制丸者，取其酸味入肝，敛气血以散瘀，俾气顺血和，则经脉自调。

【应用参考】本方药虽三味，但温经、活血、理气都顾及到了，适用于气血寒滞之痛经、经水不利等症。但径用其丸，似嫌势单力薄，故可于温经、活血、理气三个方面加配他药，改作汤剂，使其功倍于前。

似这样药味简单的“小方”，便于记忆，多掌握一些，对临床用药是很有帮助的。可有以下两种用法：其一，若“小方”功能上照顾得较为全面，可以从其功效的几个方面加味，使之由“小方”扩展为“大方”，功用未变，而其效力则更著于前；其二，若“小方”功用专一，可将其配伍于其他方剂之中，使之独当一面，在方中发挥其专一的功效。艾附丸即适于前者之用；而后面所论之芎归汤即适于后者之用。

4. 艾附暖宫丸(《寿世保元》)

【功　效】温经暖宫。

【主　治】子宫虚寒不孕，以及月经不调，经行腹痛，腰脊酸冷，带下稀薄等症。

【方　药】艾叶90克，香附180克，当归90克，续断45克，吴茱萸60克，川芎60克，黄芪60克，生地30克，官桂30克。

上药共为细末，醋制米糊为丸，如梧桐子大。每服6～9克，空腹时淡醋汤送下。

【方药解】艾叶生温熟热，纯阳之性，通行十二经，走三阴，理气血，逐寒湿，暖子宫，止诸血；香附乃血中气药，通行十二经、入脉气分，调气解郁，主一切气病；当归养血和血；续断补肝肾，续筋骨；吴茱萸宣散风寒，燥湿暖肝；川芎补血行瘀，理气搜风；黄芪补气，伍当归有助于生血；生地养血清热，以制诸药辛烈走窜之性；官桂补阳活血，以醋制者，取其敛气血以化瘀，全方以补气血，温下焦为重，尤适宜虚寒不孕者。

【应用参考】本方为妇科常用方剂，可视为艾附丸之扩充方，即扩充了艾叶之温热，香附之理气，当归之理血的药用。全方以暖温下元为主，兼顾及气血，多用于胞宫虚寒之痛经、经水不利、不孕、白带等症。举例如下。

痛经或经水不利，可在本方基础上，加强行气、活血药物的运用，而改作汤剂。痛经用之可去生地，加延胡索6克、乌药6克；经水不利可于原方加鸡血藤12克、赤芍10克。

宫寒不孕或子宫发育不良，可常服本丸，每与益肾填精、补气养血诸丸药，如五子衍宗丸、人参养荣丸等交替服用而收良效。

虚寒性闭经，可用本丸剂与八珍益母丸合用常服，待其出现行经之倾向时，可做汤剂，加牛膝、泽兰等引经下行之品。

虚寒带下用本方，其湿盛者加苍术、薏苡仁等；湿不盛者加芡实、桑螵蛸等，以温涩。

本方用作汤剂，可按上剂量十分之一折算。

5. 吴茱萸汤(《证治准绳》)

【功　效】散寒暖宫。

【主　治】风寒凝阻，下腹冷痛，经行下腹剧痛，以及宫寒不孕等症。

【方　药】吴茱萸3克，细辛3克，肉桂3克，藁本3克，麦冬9克，丹皮9克，制半夏6克，当归9克，木香6克，生姜6克。

水煎服。

【方药解】此方为祛风散寒、温通下焦之法也。以吴茱萸疏肝散寒，温中止痛；细辛宣散少阴风寒，温行水气；肉桂壮阳温肾，三味相合，有走有守，重主下元寒积。藁本辛温升散，入太阳经，祛风寒以胜湿邪，配生姜其辛散之力尤峻，更以当归、牡丹皮养血化瘀，木香、半夏行气导滞，气血通和，则腹痛自止。证因寒湿，而方用牡丹皮、麦冬之凉润者，缘全方辛热、香燥之药居多，恐其太过而伤阴，故以牡丹皮、麦冬护阴抑阳，俾无偏胜之弊，凡属痛经由于风寒所起者，均可以本方主治之。

【应用参考】本方可谓是风寒痛经之专方，很少以做他用。但痛经因于寒湿而起者，用之亦当，因方中多辛温香散之品，对于重滞恋结之湿邪，恰如扬波推舟，实有利于湿邪之蒸化，此即“风能胜湿”之义。其湿更盛于寒者，可以单刀之势，径去麦冬，而以桂枝易肉桂，收效更捷。

痛经剧者，痛时常兼呕恶，用本方可增半夏、生姜量为10克，其呕逆虽属胃证，需知本源仍在于下焦肝肾，故吴茱萸、肉桂虽气味芳烈，患者常厌之，亦不可轻易减损。

本方与《金匮》温经汤，俱为治疗痛经所常用，但二者所适应的证候不同。大温经汤用于冲任虚损之虚寒痛经最宜，而本方适用于风、寒、湿邪著于胞脉之痛经实证。本方虽有麦冬、当归之制，但辛燥、耗散之力犹不可低估，故凡无风、无湿之证，不可滥用，否则徒伤气血，弊多而利少。

6. 桂香琥珀散(钱伯煊自订方)

【功　效】温经通脉。

【主　治】妇人痛经，产后癃闭等症。

【方　药】肉桂1.8克，沉香1.8克，琥珀3克。

上药共为细末，和匀，温开水调服。

【方药解】本方以肉桂补命门之火，益阳消阴，温通血脉；沉香调气降气，温暖肾脏；琥珀宁心安神，行水化瘀，三味同用，药简而力峻，共奏温经通脉之效。

【应用参考】本方虽药仅三味，但温经、调血、化瘀之功效是很显著的，而且作为散剂，携带、服用都很方便。用于痛经患者，每每收效甚捷，尤多用于经前或经期小腹疼痛，痛时恶心、呕吐者。

如痛势较重，可在辨证施治的基础上，加服本散剂，汤散并进。对于产后因寒、因瘀而致的小腹作痛亦可用之。若无琥珀，可用延胡索末代之，疗效亦佳。

由于本方在温通经脉的基础上，又有琥珀利尿通淋的作用，故对于产后，因寒凝瘀阻，膀胱气化失宣而致的小便癃闭之症，也是很适合的。

桂香琥珀散的服用量，一般每日掌握在3克左右，分两次或三次服，痛剧可临时加量服用，有很好的止痛效果。如用于产后癃闭，分量加倍。

7. 香桂散(《医宗金鉴》)

【功　效】温经和血。

【主　治】产后胞寒、下腹作痛，以及寒凝痛经。

【方　药】当归12克，川芎6克，桂心3克。

上药共为末，清水一盏，煎至七分，空腹温服。痛时服更佳。

【方药解】本方组成即芎归汤加桂心也。方中以川芎补血行气，搜风祛瘀；当归补血和血，润燥行瘀，二者均为血中之气药。桂心入心脾血分，补阳活血，温经散寒。全方共为养血温经、行气化瘀之用，故用于产后胞寒之腹痛最为恰当。

【应用参考】本方暖宫散寒，调和血脉，善治寒凝血滞之腹痛，以产后最易患此症，故用于产后者居多。

方中桂心，即官桂。为肉桂中辛热芳烈之性稍逊的一个品种，善于入血分，故妇科，尤其是孕妇必用肉桂者，多选用该品。

【附】

延胡索散(《妇人良方》) 本方去川芎，加延胡索，即为《妇人良方》之延胡索散。后世多种延胡索散，皆由此方加味而来。二方仅一药之差，应用亦稍有侧重，川芎与延胡索虽皆为血中气药，但延胡索以化瘀止痛为胜；川芎以芳香走窜擅长，故瘀血之象明显者，当用延胡索散，或以本方加延胡索，其止痛效果更佳。凡用于血寒经痛之诸方，多未能出此二方温经、活血、调气之范围。

香桂散(《济生方》) 《济生方》亦载一“香桂散”，仅麝香、官桂二味组成，为胎死不下而设。与延胡索散功效差别较远，用者当识。

8. 桂枝桃仁汤(《妇人大全良方》)

【功　效】温经化瘀。

【主　治】经后、经前或产后寒瘀之腹痛，血脉不充者更宜。

【方　药】桂枝 60 克，桃仁 30 克，白芍 60 克，干地黄 60 克，甘草 30 克。

上药研为末，每服 15 克，清水二碗，加生姜三片、大枣二枚，同煎去滓温服。

【方药解】本方组成即桂枝汤加桃仁、干地黄而成，桂枝汤温经和脉，桃仁、干地黄主以养血化瘀。方中桂枝辛甘而温，入心、肺、膀胱三经，温通经脉，解肌通阳，配白芍补肝敛阴，一散一收，调和营卫，再合以甘草温中和中、生姜发散和中、大枣益气和中，即为桂枝汤原方，主温经通阳，调和营卫，鼓舞气血生长之功用。桃仁甘苦而平，入心、肝，润大肠，苦以泄血滞，甘以缓肝气，破血润燥，得桂枝、甘草、生姜、大枣之温通，以助其破血化瘀之力；得地黄之滋水填精、白芍之养血柔肝，寓泻于补，使其瘀滞得除而不伤于脉络。全方温经化瘀，补肝和中，体弱血虚而又有寒瘀凝滞者，可采用本方。

【应用参考】因本方是以桂枝汤为基础，故对于体弱及产后之胞脉血滞引起的腹痛，用之最宜。临床常与芎归汤合方应用。

若寒凝之证重者，可以官桂代桂枝；若兼有气郁之象者，可去地黄、大枣，而代以香附、紫苏梗。

本方较之生化汤，其药性更加平和，不但可调和经脉，且有调和脾胃的作用。

本方直接入煎，可减为上述剂量的五分之一，姜、枣如前。

第二节　清　经

清经方以寒凉性药物为主体，多配伍养血、滋阴、凉血、止血、燥湿、泻下等品，主要具备清热泻火、凉血止血、清化湿热等功效，可用治证属血热恣溢的经行吐衄、月经先期、月经量多及崩漏等月经病，有些方剂对赤白带下、胎产诸种热证亦有较好的疗效。

本节载方10首，附方3首。以下黄连解毒汤、三补丸二方未载入本节，其应用可参阅该条。

9. 犀角地黄汤(《千金要方》)

【功 效】清热养阴，凉血止血。

【主 治】热病，热入营血所致之高热、吐血、衄血、便血、斑疹、妇人逆经、血崩等症。

【方 药】犀角3克，生地黄24克，丹皮9克，白芍9克。

水煎，去滓热服。

【方药解】方中犀角入心、肝、胃经，苦酸咸寒，泻肝凉心，清胃解毒，清营凉血，善治一切血热妄行之疾，故以为主药；生地苦甘大寒，养阴血，平血热，佐犀角凉血清热之功，配伍白芍补肝肾，滋阴血；丹皮辛苦微寒，泻血中伏火兼能化血中瘀滞。本方旨在养阴、清热、凉血以止血，凡血热离经者，用之咸宜。

【应用参考】叶香岩曰："(温邪)入血就恐耗血、动血，直须凉血、散血。"其凉血散血之法，多以本方为代表方剂。凉血以止血，因其证属血热而妄行；散血体现在养血、化瘀两个方面，血因热耗，稠少而滞涩，故养血增液以助血行；凉血止血易导致残血凝涩，故应以化瘀之品佐制之，养血与化瘀用药虽有别，实则异途而同归，均为通脉络以散血之热与瘀也，如此而后血方能循经运行而得安。

本方可用于证属血热妄行的各种出血症。《医宗金鉴》载本方治疗经后吐血、衄血，因经后血气不足，虽证属实热动血，亦不可苦寒直折，或引热下行，故只养阴凉血一法可循，用本方最宜。血热实证之崩漏亦可宗本方方义立为治法。

本方虽配伍精当，然方中主要药物犀角，价值昂贵，药源不足，给本方的应用带来了很大的不便。犀角可不入煎，磨汁兑服1.5克即可。此外临床有用广角(犀角中价廉的一个品种)，或玳瑁倍其量以代者，亦有用牛角尖代者，但此三物也非容易凑手之物。易行之法，可以大青叶30克、玄参15克、升麻6克，三味共代方中犀角，亦能收效，可供读者参考。

10. 玉烛散(《医宗金鉴》)

【功 效】养血泄热。

【主 治】胃热消渴，食少肌瘦，燥热内结，津液被烁，以致血海干枯，月事不行，大便干燥等症。

【方 药】当归12克，白芍9克，大生地15克，川芎3克，大黄6克，芒硝6克，甘草6克。

上药为末，每服24克，水煎，食前服。

【方药解】本方为四物汤与调胃承气汤合方而成。胃为水谷之海，肝为藏血之脏，胃热液涸，不能灌溉五脏，亦无以营养血脉，肝血为之不足，故月事闭塞而不行。本方用四物汤养血和血，用调胃承气汤，釜底抽薪以泄阳明胃热，泻火即以润燥也。肝血充、胃气和，经血自不致匮乏而应期来潮。

【应用参考】本方与增液承气汤（玄参、麦冬、细生地、大黄、芒硝）有异曲同工之妙。阴血干枯与腑实热结常互为因果，是故张仲景以承气汤急下存阴，而吴鞠通以增液汤泛水行舟，皆是参透病机之见。此玉烛散与增液承气汤正是养阴血、通腑结两顾之法，所不同者，增液承气在于补阴液；玉烛散在于养阴血，故不唯用药不一，其适用范围亦有小异。由于女子"血常不足"是其生理特点，因此在妇科范围内多用玉烛散，凡是妇女肠胃积热、大便燥结，甚或因热耗阴枯而致的月经量少、后期，以至于经闭者，皆可用本散以泻热结，若颇以为苦者，亦可做汤剂，一通为快，此即釜底抽薪之妙用。

方中硝、黄峻荡之物，虽有四物、甘草之佐制，以为汤剂者亦不可频投，须知中病即止，胎前、产后更不可滥用。若胃肠积热恋滞而燥结不甚者，可用知母、瓜蒌仁等清润之品以代硝、黄，则较为稳妥。

产后大便难，多属血枯肠燥，治当温润，可用四物汤加肉苁蓉、柏子仁、麻子仁等品，若用本方则不相适宜。

本方做汤剂，大黄需后下，芒硝化服。

11. 三和汤（《沈氏尊生书》）

【功　效】清热泻火，养血和血。

【主　治】上中二焦邪热炽盛，内耗阴血而致的月经闭止。

【方　药】地黄 12 克，白芍 9 克，当归 12 克，川芎 6 克，大黄 6 克，朴硝 6 克，黄芩 6 克，栀子 9 克，连翘 9 克，薄荷 6 克，甘草 6 克。

水煎服。大黄宜后下，汤成纳芒硝。

【方药解】本方为四物汤、凉膈散（含调胃承气汤）合方而成，故名"三和"。方中以四物汤养血和血，以充经血之源；以连翘清热解毒，配伍栀子、黄芩共清上焦之火，薄荷辛凉清透，以散实热；更用硝、黄，以清中焦之热，导火下行，用甘草者以其甘缓，缓硝、黄之通泄，寓泻于调。全方清上泻下，退上中二焦之邪热，养血和血，救耗伤之阴血，热去血充则经血自能应时而下。

【应用参考】《医宗金鉴》云："胞脉闭，上迫于肺，心气不得下通，故月事不来，宜三和汤清之……如大便不实者，去硝、黄。"《经》曰："月事不来者，胞脉闭也，胞脉者属心而络于胞中，今气上迫于肺，心气不得下通，故月事不来也。"以方测证，知此心气不得下通，是由热邪上迫于肺，肺失治节之常，不能贯心脉而朝百脉，故血枯致心气不得下通而行经。因此本方凉膈、调胃、养血皆是针对病本。

本方不可用于虚热之证，适用于上、中二焦火邪炽盛者，症见面赤唇焦、口渴喜饮、胸膈烦热、尿赤便干，或咽痛红肿，或口舌生疮，舌红苔黄，脉数而盛于寸、关。只要大便不溏，不必去硝、黄，用药后轻泄，是邪热之去路。观之临床闭经合于本方证者并不多见，即使见到，闭经时间必不长，经闭日久者以兼虚热者较常见。况且闭经一病，多关乎阴血暗耗，非短期所能成患，而邪热炽盛亦不会久居上焦、中焦，故见本证，用本方，证变方亦应随之而变，很少固守本方而治经闭者。较之闭经，则月经后期、量少而合于本方证者多。原方宜平时用，经前、经期应加泽兰、牛膝、木通等通经下血之品，此时若大便不燥结，当去硝、黄，用法与平时稍异。

本方去朴硝，加牛膝，可用于经行吐衄，栀子炒黑更佳；若去硝、黄，而减芎、归之量，可用于子烦。更年期综合征以烘热、烦躁、口黏腻为苦者，用本方往往能收到比较好的效果。

本方与玉烛散比较，两者皆泻热和血之方，然玉烛散偏重中焦，而主胃热烁血之证；本方偏重上焦，而主热迫心肺，耗伤气血之证。

12. 芩连四物汤(《医宗金鉴》)

【功　效】养血清热。

【主　治】血热实证之月经先期、月经量多等症。

【方　药】黄芩 6 克，黄连 3 克，生地 15 克，当归 9 克，白芍 9 克，川芎 3 克。

水煎服。

【方药解】此方乃四物汤加黄芩、黄连而成。方中以黄芩清热，善治血热妄行及胎热不安；黄连清心除烦，泻火解毒，然二方苦燥之品，皆可胜湿，恐于阴血不利，故伍生地养血凉血，当归养血和血，白芍补肝敛阴，川芎养血调气化瘀。归、芎为血中气药，凉血止血之剂用之，是免生血滞寒瘀之弊。全方适用于血虚实热诸症。

【应用参考】当归、川芎在本方中，虽有调和血脉之功，然终究为活血药物，故应注意掌握剂量，一定要小于生地、白芍。如出血过多或胎动不安者，可弃之不用。以月经先期，量不甚多者用本方最宜。

经血量多，或胎动不安者可加白术、苎麻根。

本方与地骨皮饮，皆是四物加味而成，用于月经先期之热证，但其应用有所区别，地骨皮饮适用于虚热之证，热因阴血虚损而生；本方必见实邪为患之热证才可用，其见症唇红鼻干、口渴思饮、烦躁不安、恶热喜凉、便干尿赤等，舌红苔燥，常以边尖红或有刺为特征，脉数多兼洪、滑，经血多鲜红。可与地骨皮饮条内容对照比较，以区别应用。

【附】

芩连四物汤(《沈氏尊生书》)　本方多麦冬一味。用以清热，安胎，治咳嗽声嘶。

13. 玉女煎(《景岳全书》)

【功　效】滋阴降火。

【主　治】少阴不足，阳明有余之头痛、牙痛、齿衄、烦渴、吐血、衄血，妇女逆经、崩漏等症。

【方　药】熟地 12 克，生石膏 15 克，麦冬 9 克，知母 9 克，牛膝 9 克。

水煎服。生石膏宜先煎。

【方药解】本方证由水亏于下、火亢于上而起，故本方清火补水并用。方中以熟地滋补少阴之肾水；以生石膏清泻阳明之胃火；以麦冬、知母清热增液，补水泻火兼顾；方中以牛膝补益肝肾，引热、引血下行，使水火相济，阴血充而上炎之火得降，则诸症自愈。

【应用参考】本方扶正祛邪，滋下清上，适用于少阴水亏、阳明火炽之头痛、牙痛、口糜，及各种出血之症。在妇科范围内，多用于血热妄行之月经病，兹举例如下。

逆经又称倒经、经行吐衄，患者于月经将行之际，或正值经期，发生吐血或鼻衄，而月经反不行，或经水明显量少。此症多由胃火或肝火损伤阳络，迫血上溢而起。其因于胃火者，症见烦热、口臭、口渴、唇红燥裂、多汗、便秘、舌红苔黄、脉洪数等，可于经前数日，即投本方加益母草、泽兰、木通，连服至经行。若吐血多者加藕节，衄血多者加白茅根。藕节止血而行气滞；白茅根止血而利小便；益母草、泽兰、木通，虽均有下行通经之功，而无温燥伤络之弊，如此化裁，用意在引血下行，以复行经之常，而不在凉血、收涩以止血，此正适合于逆经之病机特点。

血热妄行之崩漏，由阳明热盛而致者，可用本方去牛膝，加地榆、炒槐花、墨旱莲、女贞子，以增其凉血、滋肾、止血之功。若月经仅表现为先期、量多，可用本方去牛膝，只加女贞子、墨旱莲以滋肾固冲。

因本方有滋补肾阴，顾及月经之本的一方面，故治疗月经病比单纯清热凉血效果更好。

14. 清心莲子饮(《女科证治约旨》)

【功　效】养阴生津，清利湿热。

【主　治】忧虑抑郁，心火上炎，口腔溃疡，月经先期、量多，赤白带下等症。

【方　药】石莲肉 12 克，西洋参 6 克，麦冬 9 克，黄芩 6 克，栀子 9 克，生甘草 6 克，车前子 12 克。

水煎服。

【方药解】方中石莲子即经霜之莲子，质坚色黑而沉水，性寒味苦，清心除烦，开胃进食而祛湿热；西洋参苦甘性凉，入肺胃二经，降火生津；麦冬养阴清热；甘草和中润肺，生用清热；上四味共用清心、润肺、和中，养阴津而退虚热。栀子泻火除烦，炒黑入血分凉血止血；黄芩清热止血；车前子利水通淋，与芩、栀相合，并清三焦湿热。全方为生阴津，去湿热之法，苦燥而不伤阴液，甘润而不助湿邪。

【应用参考】方中西洋参价格昂贵，常常缺货，若不凑手可用北沙参 15 克、天冬 9 克以代之。

本方心、肺、脾同治，而重主清心经之热，心火不亢则血脉自无沸溢之患，兼之湿热从小便而出，实邪亦有去路，故心经诸实热证明显者用本方最为适宜，若有肾水亏损、心神不宁之证并见，可加夜交藤、远志、生地等品交补心肾。

本方用于月经先期、量多，乃致崩漏等出血疾患，宜重在养阴清热，可去车前子。若用治带下，宜再加利湿热之品，如鸡冠花、椿根皮等，赤白相兼者更适用。

证属单纯虚热或单纯湿热者，不宜用本方。

【附】

清心莲子饮(《太平惠民和剂局方》) 《太平惠民和剂局方》多茯苓、人参、黄芪、地骨皮，而少黑栀子、西洋参。二方适应证相同，清热之力以上方为胜，《太平惠民和剂局方》又兼益气之功，临床可根据具体证情需要，选择应用。

15. 固经丸(《证治准绳》)

【功　效】滋阴凉血，清热化湿。

【主　治】血热崩漏，色紫成块，以及赤白带下等症。

【方　药】龟甲 120 克，白芍 90 克，黄柏 90 克，黄芩 60 克，制香附 45 克，椿根皮 45 克。

上药各取净末和匀，冷开水泛丸，丸如绿豆大，每服 6 克，每日 2 次，食前温开水吞服。

若为汤剂，以上方十分之一量做一剂，水煎服。龟甲宜先煎。

【方药解】方中龟甲滋阴潜阳，补肝肾，益心血，养冲任，故善治崩漏及带下赤白，配伍白芍敛阴和血，使阴血内守。黄芩、黄柏苦寒之品，善清湿热，黄芩主一切血热妄行之症，黄柏主泻无根之相火。椿根皮苦寒而性涩，苦燥、寒清、涩收，故能清血分湿热，而有断下之功。香附疏肝调气，通行十二经，调和龟、芍之滞，芩、柏之寒，使血脉得安而运行如常。全方养阴凉血，清化湿热，故适用于血热妄行之症。

【应用参考】汪讱庵谓血热妄行之症，"脉数疾小为顺，大者为逆"。此诚经验之谈，对本病的治疗、预后确有指导意义，治疗过程中脉渐小、渐软，是血将止之象，脉仍洪大，当考虑是药未中病，或病重药轻，应注意观察。

证属实热，经色紫而块，此血块不可视为瘀象、寒象。血得寒则凝，此下多而紫黑成块知其非寒；血瘀则气滞，不通则痛，小腹不痛知其非瘀。此即古人所说火极似水，是热极之象，热邪炼灼阴液，故色紫黑而成块。

临床用本方多做汤剂，因崩漏下血对于人体损耗较大，不宜以丸剂缓图，且汤剂加减方便，可适应崩漏病临床多种变化的具体情况。

阴虚之象明显者，可于本方加生地、墨旱莲、女贞子。

邪热之象盛者，可加炒槐花、生地榆、白茅根。

小腹刺痛，块去痛减者，加牡丹皮、炒蒲黄，小腹作胀，香附适当增量。

出血多者，加地榆炭、生龙骨、生牡蛎，以龟甲胶代龟甲。

赤白带下因于湿热者，用本方亦很适宜，可用原方，将椿根皮增至 15 克。赤多加鸡冠花、贯众；白多加茯苓、山药。

本方与芩连四物汤比较，本方清热凉血兼滋阴；芩连四物清热凉血兼补血，本方清化湿热之力，止血之功，均胜于芩连四物，而和血调经之效稍逊，故本方多用于崩漏，芩连四物多用于先期。

【附】

固经丸(《妇人良方》) 《妇人良方》亦载一“固经丸”，药用艾叶、赤石脂、补骨脂、木贼、附子，以治产后血气未复，而有房事及劳役伤损，致血暴崩或淋沥不止。虽都是为崩漏而设，功效却迥然不同，彼方针对虚寒，本方针对实热，亦可知固经非止一法。

16. 先期汤(《证治准绳》)

【功　效】清热养血，固摄冲任。

【主　治】月经先期而至，色紫量多，由血热而起者。

【方　药】大生地 15 克，白芍 9 克，当归 9 克，川芎 3 克，阿胶 12 克，艾叶 3 克，黄柏 6 克，知母 9 克，黄芩 6 克，黄连 3 克，香附 6 克，甘草 6 克。

水煎服。阿胶烊化。

【方药解】本方旨在凉血止血，而方中用药体现着温清并用、正邪兼顾的特点。方用四物汤养血和血，加艾叶、阿胶温经止血，胶艾四物之温，意在温补冲任以健固摄之权；而以黄柏、黄芩、黄连、知母大队苦寒之品，清润三焦，伍四物之生地、白芍凉血止血，邪热去则血海自然安和。本方以凉血止血为主，苦寒药物居多，恐有血止瘀留之弊，故少佐香附，香附为血中气药，善行血中之滞，伍四物之当归、川芎，调和血脉，使本方凉血止血而不留瘀血。方中用甘草调和诸药。

【应用参考】本方适用于平素冲任虚弱，又为热邪所扰，以致经血妄行之月经先期、月经量多，甚或崩中漏下之症。原方既正经脉之本，又清邪热之源，正与上述病机相吻合，然原方用药过偏是其不足之处，阿胶、艾叶虽有摄血之功，但毕竟还有胶结滞邪之弊；黄芩、黄连、知母、黄柏大苦大寒，过用终究不利于营血的化生、血脉的运健，况且寒、温两方面药物互相牵制，功效的发挥是很难不受影响的。是故临床固执原方者，似并不太多，多据本方方义，因证组方，根据具体证情，急则治标，缓则治本，以一方的治疗为主，而兼顾另一面。例如患者热邪势张，症见面赤、唇红、恶热、烦躁、口苦喜饮、大便燥结、小便短赤、舌绛、脉数，经色紫红、量多等，用本方应去阿胶、艾叶、川芎、当归，加杜仲、桑寄生、制何首乌；若邪热之象不显著，用本方可以将墨旱莲、焦栀子易黄连、黄柏；如果患者正值出血期，可去黄连、黄柏，而代之以槐花、地榆等凉血、止血之品。又因经期多用寒凉之物，有留瘀之虞，故可加配牡丹皮、茜草，使其方凉血止血而不留瘀滞，似较温行气血之香附更适宜。

因本方是为出血倾向而设，故方中川芎、当归、香附用量宜轻。若用治崩漏，或经血过多，可去当归、川芎。

本方适应证为三焦邪热扰于血海，若因虚热而致多血者，则非本方所宜。

17. 阿胶汤(验方)

【功　效】清热凉血，养血止血。

【主治】妊娠阴道出血，以及崩漏、月经先期、量多等症。

【方　药】阿胶 12 克，大生地 15 克，白芍 9 克，当归 9 克，川芎 3 克，栀子 9 克，黄芩 6 克，侧柏叶 12 克。

水煎服。阿胶烊化。

【方药解】方中以四物汤养血和血，因本方主旨在于凉血止血，故地黄用大生地，而少用川芎，之所以还要用芎、归者，因方中多寒凉之品，恐其寒滞瘀留，故以芎、归以和之。方以阿胶养血止血；以侧柏叶凉血止血；以栀子、黄芩并清三焦邪热，邪热去则血海自不沸腾，而无血热妄行之患。方中四物汤补血养胎，阿胶、黄芩有安胎止血之妙用，故本方亦适用于血热之胎漏。

【应用参考】本方的特点是清热以安血脉，故诸出血之患不由热扰血海者不可滥用。胎前有喜凉恶热之说，是指胎前病用温热之品宜谨慎，不可执此说而误认胎动、胎漏，皆因热而起，须知此类证，证属气虚、肾虚亦不鲜见，若以本方应之反损胎气，更致摄纳无权。因此，本方虽然配伍有致，止血效佳，但并非能守此一方而统治胎漏。

本方与芎归胶艾汤比较，二方皆以四物汤为基础，有良好的止血、安胎功效，唯二者适应证候截然相反。芎归胶艾汤适于冲任虚寒者，而本方适于胞脉实热者。

本方与先期汤比较，二方皆重主清热止血，然本方三味清热之品皆入血分，从凉血止血方面看，本方为优；从苦寒泄热方面看，以先期汤更胜。

本方用于妊娠阴道出血，若胎热明显，胎动不安，腹中不痛者，可不用归、芎，或减其量，或加用安胎饮(苎麻根、莲肉、糯米)。

18. 地榆苦酒煎(《医宗金鉴》)

【功　效】凉血固冲。

【主　治】崩血，补之仍然不止，宜用本方防其滑脱，止后随证治之。

【方　药】地榆 30 克，苦酒 60 毫升。

二味同煎，露一宿，次朝温服。

【方药解】地榆苦酸微寒，性沉而涩，入下焦，凉血、收涩、止血，主治吐衄、崩中、肠风、血痢等症。本方用地榆一味，除血热而止血崩，配以苦酒，苦酒即今之醋，入药以陈米醋为佳，性酸涩而敛气血，引地榆入肝，肝血得藏则自无妄行之患。

【应用参考】本方为治标之法，即所谓“塞流”是也。故本方之用，并不局限于血热妄行之崩中漏下，凡血崩不已，治之无功者，皆可施用，待其血止之后，再图治本。且地榆我国大部地区均产，其方简便易行，缺少医药地方，可自备。

第三节　调　经

调经方以解郁、行气、和血药物为主体,常配伍养血、化瘀之品。主要有和调气血、通运血脉、解郁散热等功效,用治证属气郁血滞,或有郁滞化热倾向的经前诸郁、月经不调,或先或后,或多或少,经行腹痛及崩漏初起等月经病。此外也用于胎产病。

本节载方 8 首,附方 1 首。下一方越鞠丸未收入本节,其应用可参阅该条。

19. 逍遥散(《太平惠民和剂局方》)

【功　效】疏肝解郁,健脾和血。

【主　治】肝气郁结,胸痞胁痛,乳房胀痛,烦热口渴,月经不调,寒热时作,忧郁喜怒等症。

【方　药】柴胡 6 克,当归 9 克,白芍 9 克,白术 9 克,茯苓 12 克,甘草 6 克,薄荷 3 克,煨姜 3 克。

水煎服。薄荷宜后下。

【方药解】本方用治血虚肝郁,为疏肝解郁、养血健脾之法。方中柴胡味薄气升,使清气上行,解肝胆之郁热;白芍、当归养血和营,以养肝体;白术、甘草健脾和中,扶土以御肝侮;茯苓淡渗,上通心气,和脾而利水;薄荷辛凉清轻,疏解肝郁,以助柴胡;煨姜辛温,和中温中,以助脾运。《内经》云:木郁达之。故有逍遥之名,肝脾调和,气化通畅,则诸恙自安。

【应用参考】逍遥散为临床各科所常用,不但原方应用范围很广,就连古人在原方基础上略作增损的一些方剂,诸如丹栀逍遥、连萸逍遥、黑逍遥等,亦皆为常用方。本方养血、扶土、解郁兼备,恰合肝脏的生理特点,是故前人认为本方是"一方代三方",或誉之为"肝病第一良方",诚不误也。

古人有女子以肝为先天的说法,推其理有三:其一,肝以阴血为体,由于女子生理上的特点,易于伤血,血常不足而气常有余,所以多肝血亏损之证;其二,女子善怀而多郁,故多肝气不舒之证;其三,肝在妇女经、孕、胎、产的生理活动中,占有很重要的地位,所以肝脏失调是引起多种妇科病的重要因素,而妇科临床以治肝立为治法者也最多,逍遥散即是最具代表性、最常用的调肝方剂。举几例如下。

月经病:凡证属肝气郁结的月经不调、痛经、闭经,皆可以本方为基础加减。气滞痛经可在经前以本方加香附、乌药、延胡索、吴茱萸等行气、活血、温经之品,经血一畅,痛势必减。月经量少、后期或闭经,其虚证多于实证,单纯气滞者少,常常兼见血虚之证,因此,平时用本方必重用归、芍,再加丹参、柏子仁、桂圆肉、炙黄芪等,在补气血的基础上调和肝脾,待经期将至,或已见腰酸、小腹胀坠等行经先兆,则用本方加牛膝、莪术、香附等品,以助经行。

带下病：多用于黄带或赤白带，证由肝郁化热、脾虚生湿，湿热蕴结而起者，可用本方去生姜，以赤芍代白芍，调肝理脾以正其病源，更加黄柏、椿根皮、薏苡仁等清热利湿以祛其病邪。

此外，如胎前病之子气、子悬、胞阻，产后病之恶露不尽、乳汁不行，杂病之不孕、乳痈初起、绝经期诸症等多种妇科病，都常常施用逍遥散治疗，其关键，一在辨证准确，二在加减恰当。在加减方面，前人所设之丹栀逍遥、连萸逍遥、黑逍遥（本方加生地黄）诸方，的确是药证吻合之范例。

治疗胎前病，应重视安血、养胎，应用本方时，方中当归，辛温滑润之品，投之当慎。

20. 抑气异香四神散（《证治准绳》）

【功　效】调气和阳。

【主　治】妇人、室女血气不调，以及胎前、产后气血失和诸症。

【方　药】香附240克，乌药120克，炙甘草30克。

上药为粗末，每服15克，水一盏，生姜三片，枣一枚，煎至七分，去滓，空腹温服，或用青葱三根同煎。

【方药解】方中香附味辛能散，微苦能降，微甘能和，乃血中之气药，通行十二经并八脉气分，主一切气，利三焦，解六郁；乌药辛温香窜，上入肺，中入脾，下通肾与膀胱，可疏胸腹邪逆之气；甘草味甘，炙用气温，益气和中；姜、枣同用温中健脾，鼓舞气血生化；青葱通阳以和脉。全方旨在调气和阳通脉，故可用于一切血气病。

【应用参考】妇女善怀忧郁，多肝气不舒之证，肝气不舒多致经血不调，古人称此为气多血少之疾，盖言气血失调，并非气多于血也。拟方以“抑气”二字命名，是抑气之亢，恐害于血。

本方一名四神散，与正气天香散、严氏抑气散方义相类近，恐由彼化裁而来。疏肝顺气，善理血中气滞，方中草、枣、姜、葱，皆有深义，虽功在理气和阳，而意在和血调经，其用药动而不耗，温而不燥，即使虚弱之体，气郁为患，亦可以本方缓缓图之，实为妇科良方。将原方加减法录于下，备用。

气血不顺，心胸痞满，加紫苏叶。

惊忧闷气，喜怒伤神，心满腹痛，面目水肿及一切气疾，加石菖蒲。

血脉不调，反胃呕吐，脾胃感冷，以老姜一块，烧令黑，切作5片，入盐少许同煎。

血积、血晕、血闷、血癥、血刺，煎熟加好醋少许，呷服。

经血行时，被风雨，或惊忧相并，因而不时腹痛紧胀，腰腿疼痛，加茴香（炒）一撮。

血气不顺，喘满气急，面目水肿，及怀胎近月逼胸，加生姜、紫苏叶。

吐血、咯红、喉中腥气，加黄桑叶，花桑尤佳。

血涩气秘，大便不通，加枳壳，或青皮（去白）亦可。

经络感热，经水沸溢，血脉妄行，加生地黄。

败血攻冲脾胃，血噎咳逆，加生姜 3 片，柿蒂五个。

血气昏闷，心腹刺痛，加高良姜、赤芍，水酒各半煎。

妊娠伤食，胸膈不快，噫气食臭，心腹紧痛，加南木香或缩砂仁。

产后寒气入腹，硬紧，脐下刺痛，加吴茱萸(炒)。

产后因用力太过，子宫脱下，先服此散，再以樗树根，或枝梗，同葱白、花椒煎汤熏洗。

原加减而外，兼见血滞合芎归；兼见血虚合四物；兼见气虚合四君；气郁化热者，去葱、姜，加牡丹皮、丹参；脾运不健加橘皮、木香。

21. 加味乌药汤(《证治准绳》)

【功　效】行气化瘀。

【主　治】经行腹痛。

【方　药】乌药 15 克，延胡索 15 克，木香 15 克，砂仁 15 克，香附 30 克，炙甘草 20 克。

上药为粗末，每服 21 克，清水一盏半，加生姜 3 片，煎至七分，不拘时，空腹温服。

若直接入煎，上量可减半，加生姜 3 片。

【方药解】方中乌药辛温香窜，上入肺、脾，下通膀胱与肾，能疏理胸腹邪逆之气，一切病凡属气郁者皆可治，使气顺而通调则血脉自和；延胡索行血中气滞、气中血滞，通行十二经，引理气之药达于血分；木香、砂仁为伍，调气和胃，理中焦而俾气之升降自如；香附善理郁结之气，伍乌药、延胡索重主下焦经血诸痛；炙甘草温补和中，甘以缓痛；生姜温经散寒，以解收引之痛。故凡痛经属于气滞或兼有瘀、寒之象者，用之皆宜。体质较弱者亦可用之。

【应用参考】临床所见痛经，以实证最多，虚中夹实者次之，纯虚证者比较少见。导致痛经的原因很多，如气滞、血瘀、寒凝、寒湿、湿热、虚寒等，但分析起来，造成经行腹痛的直接因素，不外经行不畅而已。由于气为血帅，气导血行，因此治疗痛经，在原则上要以行气为先，这个原则适用于各种类型的痛经，故在治疗痛经的温、清、消、补各类方剂中，均不可以缺少理气药，或血中气药的配伍。加味乌药汤在这方面是颇具代表性的。

本方以理气为主，适用于气滞比较明显的经行腹痛。偏重于气滞的痛经，多于经前即出现肝气郁结不舒之症状，诸如乳胀、乳痛、两胁作胀、气窜而痛、纳少、太息、抑郁寡欢或烦躁易怒，其小腹以胀痛为主，多胀甚于痛者。使用本方应在诸先兆未见之前，即预先投用，其效果更好。如若经前之症状较为严重，患者深以为苦者，可酌加郁金、橘核、白芍、柴胡等，因其症状而定。

倘若所遇证候较为复杂，可在本方基础之上加减化裁。例如，兼血瘀者，可合失笑散；兼寒凝者，可加吴茱萸、小茴香各 3 克；兼寒湿者，可加桂枝 6 克、薏苡仁 12 克；兼血虚者，可合四物汤，去地黄，加鸡血藤 12 克；兼肾虚者，可加川断 12 克、怀牛膝 12 克等，余可类推。由于方中虽以理气药为主，却无过温、过燥之品，其方药性较为平和，故即使体弱者亦可施用。

败血攻冲脾胃，血噎咳逆，加生姜3片，柿蒂五个。

血气昏闷，心腹刺痛，加高良姜、赤芍，水酒各半煎。

妊娠伤食，胸膈不快，噎气食臭，心腹紧痛，加南木香或缩砂仁。

产后寒气入腹，硬紧，脐下刺痛，加吴茱萸(炒)。

产后[illegible]

原加减[illegible]，兼见血滞合[illegible]，兼见血虚合四物，兼见气虚合四君，气郁化热者，去[illegible]姜，加牡丹皮、丹参；脾运不健加橘皮、木香。

21. 加味乌药汤(《证治准绳》)

【功　效】行气化瘀。

【主　治】经行腹痛。

【方　药】乌药15克，延胡索15克，木香15克，砂仁15克，香附30克，炙甘草20克。

上药为粗末，每服21克，清水一盏半，加生姜3片，煎至七分，不拘时，空腹温服。

若直接入煎，上量可减半，加生姜3片。

【方药解】方中乌药辛温香窜，上入肺、脾，下通膀胱与肾，能疏理胸腹邪逆之气，一切[illegible]，甘草温[illegible]和中，且以缓痛，生姜温经散寒，以解收引之痛。故凡痛经属于气滞或兼有瘀、寒之象者，用之皆宜。体质较弱者亦可用之。

【应用参考】临床所见痛经，以实证最多，虚中夹实者次之，纯虚证者比较少见。导致痛经的原因很多，如气滞、血瘀、寒凝、寒湿、湿热、虚寒等，但分析起来，造成经行腹痛的直接因素，不外经行不畅而已。由于气为血帅，气导血行，因此治疗痛经，在原则上要以行气为先，这个原则适用于各种类型的痛经，故在治疗痛经的温、清、消、补各类方剂中，均不可以缺少理气药，或血中气药的配伍。加味乌药汤在这方面是颇具代表性的。

本方以理气为主，适用于气滞比较明显的经行腹痛。偏重于气滞的痛经，多于经前即出现肝气郁结不舒之症状，诸如乳胀、乳痛、两胁作胀、气窜而痛、纳少、太息、抑郁寡欢或烦躁易怒，其小腹以胀痛为主，多胀甚于痛者。使用本方应在诸先兆未见之前，即预先投用，其效果更好。如若经前之症状较为严重，患者深以为苦者，可酌加郁金、橘核、白芍、柴胡等，因其症状而定。

倘若所遇证候较为复杂，可在本方基础之上加减化裁。例如，兼血瘀者，可合失笑散；兼寒凝者，可加吴茱萸、小茴香各3克；兼寒湿者，可加桂枝6克、薏苡仁12克；兼血虚者，可合四物汤，去地黄，加鸡血藤12克；兼肾虚者，可加川断12克、怀牛膝12克等，余可类推。由于方中虽以理气药为主，却无过温、过燥之品，其方药性较为平和，故即使体弱者亦可施用。

因本方用药，性偏温热，若证属湿热蕴结者，则不可勉强以本方化裁，可取丹栀逍遥等辈加减治之。

22. 备金散(《沈氏尊生书》)

【功　效】理气化瘀。

【主　治】肝气郁结，瘀血阻滞所致崩漏不止，或经行腹痛，及产后恶露不净。

【方　药】香附 6 克，当归 9 克，五灵脂 15 克。

水煎服。

原方为香附 120 克，当归尾 36 克，五灵脂 30 克(炒)，为末，每服 9～15 克，空腹时醋汤调下。

【方药解】李时珍谓香附为“气病之总司，女科之主帅”，妇人崩漏，带下，月候不调，胎前、产后百病，皆可用之。香附以疏理肝气郁滞见长，本方用之正为以气理血。当归养血和血，取其尾者，功擅行瘀活血。五灵脂入肝经血分，通利血脉，散瘀止痛，古方有单用本品，半生半炒，行血止血以治血崩过多者。三味相合，通因通用，使郁结得开，瘀血可化，则血气自能归经，血循脉运，而行经应时有常。

【应用参考】本方功能解郁活血，凡气滞血瘀而致的月经不调皆可应用，不唯用于经多，经少亦可用。此外，经行腹痛、产后恶露不净、半产之后血出不断等症，凡证属瘀滞者，施用也很恰当。以上诸症以血色紫黯、血块夹杂、小腹胀痛、刺痛为辨证依据。

本方药简功专是其特点，然用以治疗出血重症，终究效力单薄，因此多伍于他方之中，或加味运用，举例如下。

如瘀滞经少、后期等症，可合四物汤，养血和血以化瘀。

如上述症而兼腹痛较重者，可加蒲黄(血多炒用；血少生用)。其刺痛者，再加延胡索；胀痛者，再加乌药。

如经血过多、恶露不净诸症，可加益母草、茜草、莲房炭等。

本方与艾附丸比较，仅五灵脂与艾叶一味之差，艾附丸长于温经；本方长于祛瘀。

方中五灵脂与人参相畏，加减运用时应注意。

23. 八物汤(《医垒元戎》)

【功　效】和血调气。

【主　治】妇人月经将行，脐腹绞痛，由血涩气滞而致者。

【方　药】当归 6 克，川芎 6 克，白芍 6 克，熟地 6 克，木香 3 克，槟榔 3 克，延胡索 3 克，川楝 3 克。

【方药解】此方乃和血理气之法。方中以四物汤养血活血，因本方旨在和血行气，故四物中熟地不宜多用。木香、槟榔通阳明之气，利气行滞，使之下行；川楝子行膀胱之滞气，善解下焦热瘀之痛；延胡索入手足太阴、厥阴，行血中之气滞，气中之血滞。全方养血、和血、行气兼而顾之，使气通血活，则其痛自除。

【应用参考】本方养血和血，行气导滞，方中理气药物与养血药物，互相佐制，刚柔相济，寒温并用，故少温、燥、耗、伤之弊，且本方虽为行散之剂，方中用药却无破血、破气峻利之品，因行气以导血滞，因此临床应用本方较为稳妥，凡气滞血瘀之证，即使体虚、产后亦可据此方加减运用。兼有食积者用之更妙。

血虚甚者，增四物之剂量；气血俱虚，可再加炙黄芪 12 克。

若大便不实，可去槟榔、当归，加乌药、香附各 6 克。

【附】

八物汤(《证治准绳》) 《证治准绳》亦载一八物汤，其组成为黄芪、茯苓、白术、熟地、当归、白芍、川芎、炙甘草，与八珍汤类近。主治病后气血亏虚，饮食减少。与本方截然不同，不可混为一谈。

本方以四物汤为基础，补、调并行，凡血虚血滞之证，皆可宗本方之法。

24. 香附丸(验方)

【功　效】养血行气，调和血脉。

【主　治】血虚气滞，经行腹痛，月经后期，经少等症。

【方　药】制香附 300 克，熟地 120 克，当归 120 克，白芍 120 克，川芎 120 克，白术 90 克，橘皮 90 克，酒炒甘草 30 克，泽兰 90 克，酒炒黄柏 30 克。

将熟地煮烂，同诸药打和晒干，共研细末，冷开水泛丸，丸如绿豆大，每日 2 次，每次 6 克，温开水吞服。

【方药解】本方以香附为主药，用以疏肝调气，通利三焦，解郁调经，伍之四物汤养血和血，同理血中气滞，调和血脉。方中泽兰活血祛瘀，通经行水，可疏肝脾之郁。白术健脾化湿；陈皮理气和胃，扶土先安未病之脏，且使升降气化健行，而防四物中地、芍滞胃之弊。黄柏苦寒，清热燥湿，泻无根之相火，以防气血郁滞而从火化，酒制则无寒生瘀涩之虞。甘草缓中止痛，调和诸药，酒炒则不因甘缓而壅滞。全方正邪兼顾，补通并用以调和血脉。

【应用参考】《济阴纲目》名十味香附丸，方中黄柏盐炒，甘草炙用，治妇人经候不调。

本方寓消于补，虽亦行血脉之滞，然药性平和，配伍并致，故长时间连服亦无不可，因此对于气滞血虚之经闭，用本方最稳妥。有寒者则以艾叶代黄柏；气亦虚者可增党参、茯苓；血虚甚者再加柏子仁、丹参。作丸常服，待其有行经先兆之时，如见腰骶、小腹坠胀等症，可作汤剂加入川牛膝、益母草、官桂等通经、温经之品；兼乳胀加橘核；兼腹痛加延胡索，随证化裁。治经少、后期之症，加减通此。

本方用于痛经，适用于以血虚隐痛为主者。若用于实证，还应增强行滞通经之力，如延胡索、乌药、桃仁、生蒲黄等皆可选用。兼寒凝者宜去黄柏，而加吴茱萸、官桂；见腰痛加牛膝、川断；见乳胀加荔枝核、橘核。

25. 平肝开郁止血汤(《傅青主女科》)

【功　效】清肝开郁,和血止血。

【主　治】妇人忧郁不乐,口渴舌燥,呕吐吞酸,而经血或崩或漏者。

【方　药】白芍9克,白术9克,三七根3克,甘草6克,黑荆芥6克,柴胡6克,当归9克,牡丹皮9克,生地12克。

水煎服。

【方药解】本方治在肝脾,肝藏血而主疏泄,脾统血而司运化,肝脾郁结则土木失调,故以白芍、柴胡苦酸以疏肝;白术、甘草甘温以和脾;当归、生地以养血;牡丹皮、荆芥以清散郁热,凉血以止血;用三七根者,于补血之中以行止血之法。郁热得解,而血崩自然可止。

【应用参考】本方是仿丹栀逍遥散之意,而偏重于和血止血,适用于肝郁化火、迫血妄行之崩漏,患者除表现抑郁寡欢、胸胁苦满、脘胀吞酸、乳房作胀等一派肝郁不舒的症状以外,郁热的表现也很明显,如口苦咽干、口渴思饮、烦躁易怒、头晕目眩、大便燥结、舌红苔黄等,往往月经数十日甚则数月不至,一旦行经,则量多而不易止,经停愈久,经血愈多。此种崩漏以中年以上的妇女,尤其是在绝经之前较为常见。遇此症可分阶段治疗,若月经过期不行,而见肝郁蕴热之证,可行开郁通经之法,用本方去三七、芥穗,加丹参、泽兰、川牛膝,使经血一泄,则郁热自除;若在经血不止之时,可用开郁止血之法,即用本方,血多者去当归,加藕节炭、茜草、侧柏叶,以当归辛散滑润易于动血之故也。此类月经病若能掌握其行经规律,重视前一阶段的治疗,勿使月经周期拖延过长,则不会造成月经量多,或行而不止的现象。

三七根若碾为细末,以汤冲服,较入煎止血效果为佳。

《证治准绳》亦载有"平肝开郁止血汤"为湿热下注之赤白带而设,与本方不尽相同,可参阅"二黄三白汤"应用参考条内容。

26. 荆芩四物汤(《济阴纲目》)

【功　效】和血调经。

【主　治】崩漏初起,腹部隐痛,色紫凝块,唇红口渴。

【方　药】大生地15克,白芍9克,当归9克,川芎3克,荆芥穗9克(炒黑),黄芩6克,香附6克。

【方药解】本方即四物汤加荆芥、黄芩、香附而成。方中以四物汤养血和血;黄芩苦寒清热;香附调血中之气;荆芥气味轻扬,生用则祛风解表,今炒黑能入肝经血分,善止一切出血之疾,故本方以为主药。全方辛温苦寒并用,使血安气和,则崩漏可止。

【应用参考】本方为和血调经之剂,虽为崩漏而设,然方中用药却未着意于止血之品,盖气血和调,经脉营运有常,自无血溢妄行之理。《济阴纲目》眉释曰:"血藏于肝,肝气不升，则热迫于下，故血不能藏而崩也……荆芥升肝气，香附理肝气，条芩除内热，四物生地、芍药养血、凉血，故皆取效。”可见本方是通过调和气血，以达到止血的目的。因之，临床用本方不会有凉、壅、瘀、滞等各种弊端出现。以病在初起用之最佳，唯血多者，应弃当归、川芎不用。

本方并不局限于崩漏、月经先期、量多、先后不定期及吐血、衄血等出血症，凡属气血不调者，皆可加减运用。

崩漏一般用于初起之时，血量不多，寒、热、虚、实之证皆不明显，小腹或隐痛，或作胀，血行不畅又淋漓不断者。

本方用于气血失调之吐、衄等上行出血症，宜去川芎、香附，而加荷叶、藕节、丹皮等药物。

方中虽有生地、黄芩凉血清热，然亦有归、芎、香附、荆芥之温散，故本方不可以作凉血止血之剂而用，用之如隔靴搔痒，难收良效。

第四节　通　经

通经方以破气、破血、散瘀、逐瘀药物为主体，常配伍养血、温经之品，主要具备活血止痛、逐瘀通经或祛瘀止血的功效，用治证属气滞血瘀的月经后期、月经涩少、闭经、痛经及崩漏等月经病。有些通经方亦可用于消癥积、下死胎、逐恶露等。

本节载方 13 首。以下生化汤、瑞金散、失笑散、桂枝茯苓丸、化癥回生丹、妇科回生丹、下瘀血汤、开郁二陈汤诸方未收入本节，其应用可参阅该条。

27. 桃红四物汤(《医宗金鉴》)

【功　效】养血和血，化瘀调经。

【主　治】瘀血阻滞而致的月经不调、经行腹痛，及产后恶露不净、小腹作痛等症。

【方　药】桃仁 9 克，红花 6 克，地黄 12 克，当归 9 克，赤芍 9 克，川芎 6 克。

水煎服。

【方药解】本方即四物汤加桃仁、红花而成，用治瘀积之证。方中桃仁破血祛瘀，散而不守，泻而无补，为开瘀结而通血滞之峻品；红花活血通经，祛瘀止痛。桃、红相须为用，其通破之力更强，古人云此二物不可大剂独任，否则有血行不止之虞，故伍以地黄、当归、赤芍、川芎，养血和血，先安其正，寓消于补，使瘀去而血不伤。全方一派血分药物，专一调治血脉，凡证属瘀积为患可用之。

【应用参考】以四物汤加减而形成的固定方剂较多，本方即为四物汤变方中，治疗瘀滞的代表方剂。因本方养血、祛瘀兼顾，故应用范围很广，在妇科范围内，主要用在两个方面，一是通经，二是止痛。

凡瘀积而致的月经后期、月经量少、闭经等症皆可用以通经；瘀血不去，经脉不安之出血之疾，若月经先期、月经量多、崩漏等症，亦可用于祛瘀止血。然需知中病即止，瘀血一清，即当更方，当慎而用之。

妇女病之腹痛，以瘀滞实证多见，多见于经前、产后，恶血不去，其痛不止，用本方更为恰当。

凡瘀积为患应重视经前、经期的治疗，因势利导以逐瘀血。本方一派血分药，不如酌加行气之品，效果更佳，因气行则血行，血瘀气亦滞，诸如香附、乌药、川楝子等药皆可选用。如欲通经者，可加牛膝、香附，行气导滞，引血下行；又如欲止痛者，可加乌药，瘀而兼热者，可加川楝、丹皮。

本方专于治血，在本方基础之上，增加益气、行气、通络、祛风等各类药物，广其应用，此类方剂最多，如王清任之补阳还五及诸逐瘀方皆是。

本方破瘀散积，胎前及无瘀积者不用，因方中当归、桃仁滑润通便，大便不实者不宜用，必用则代之以他药，如丹参、泽兰、鸡血藤等品皆可选用。

本方与失笑散比较，失笑散纯于活血化瘀，本方补消并行，通经以本方多用，止痛以失笑散多用。

28. 过期饮(《证治准绳》)

【功　效】养血通经。

【主　治】妇人月经过期不行，经行腹痛，由瘀血阻滞而起者。

【方　药】熟地 6 克，当归 6 克，白芍 6 克，香附 6 克，川芎 6 克，红花 3 克，桃仁 3 克，莪术 3 克，木通 3 克，甘草 3 克，肉桂 1.5 克。

水两碗，煎至一碗，食前温服。

【方药解】本方以四物汤养血和血，桃仁、红花活血化瘀，莪术行气破血，香附疏肝调气，肉桂温通经脉，甘草调和诸药。本方用木通非是以其降火利水，因木通入心，善通经脉不通之气，利九窍，其用意在于引诸药以通血脉之闭也。全方为养血活血、理气通经之法，凡属血虚气滞，而有瘀阻者，可以采用此方。

【应用参考】《医宗金鉴》所载过期饮，药多木香一味，其用相同。

对于月经过期不行的患者，首先要明辨虚实，本方适用于由瘀阻而致的实证，但方中药物养血、通经兼顾，故仍不失为一张平和的逐瘀方剂，为临床常用方，最适宜用在过期未行之时。如其人经行不畅，小腹作痛，经期亦可施用。若经净之后，仍有瘀象，应改用活血化瘀方剂，如桂枝茯苓丸、桂枝桃仁汤等方，本方通经逐瘀，意在因势利导，故一般多不用于经后。

月经过期不行，而不见小腹胀痛，甚而诸瘀象皆不见者，多是血虚、肾虚之证，不可用本方硬行通经。本类病临床所见，虚证多于实证，故医者尤当细察。

方中熟地滋阴养血，但其质滞腻，与气滞血瘀之病机相悖，故不多用，后世加木香者，恐配伍之意即缘于此。

29. 胶红饮(《中国医学大辞典》)

【功　效】养血通脉,祛瘀止血。

【主　治】瘀血滞脉,血不归经,崩漏经久不愈,老妇血崩。

【方　药】阿胶(米粉拌炒成珠)30克,全当归30克,红花12克,冬瓜子15克。水煎服。

【方药解】方中阿胶滋肝益肾,补血止血,善治崩中漏下,以养胃宽中之米粉炒珠,使阿胶有滋补之功,而无滋腻碍胃之弊;红花活血祛瘀,通经止痛;当归身重主养血润燥,当归尾长于活血行瘀,今用全当归,功兼一身,佐阿胶以补血,助红花以逐瘀,使恶血去,新血生。冬瓜子味甘性寒而滑润,泻肺胃之热毒,导二肠之积垢。全方补而兼通,使经脉充盛,瘀热尽除,则崩漏自止。

【应用参考】原方用治老妇血崩,方中红花用至八钱(24克),其注曰:少妇红花减半。

本方祛瘀之用,目的全在止血,故凡无的证说明确有瘀积者,不可轻用。治疗崩漏辨瘀至关重要,不可因瘀血通套而辨,戴原礼论之甚详,今录之以为借鉴:"血大至曰崩,或清,或浊,或纯下瘀血,势不可止。有崩甚腹痛,人多疑恶血未尽,又见血色瘀黑,愈信恶血之说,不敢止截,大凡血之为患,欲出未出之际,停在腹中即成瘀血,以瘀为恶,又焉知瘀之不为虚冷乎?瘀而腹痛,血行则痛止;崩而腹痛,血住则痛止。"此诚经验之谈。

治疗崩漏,一般来说,暴崩宜止,久崩宜通。这是因为崩漏一症,虚证多于实证,初起大多因冲任虚损,而实证较少,但出血经久不止,必有瘀血滞于胞宫,此时瘀积不去,血必不能止,故久崩宜通;而暴崩无论其虚、其实,首当升提固摄,以治其标,否则大下不止,气随血脱,病势必转危笃,故暴崩宜止。

本方适用于崩漏经久不愈,或由漏转崩,皆是离经之血,蓄积胞宫而成血衃者。有如下三种情况亦可用,供参考。

堕胎或小产之后(妊娠3个月以前,胎未成形,谓之堕胎;4个月以后已成形者,谓之小产),淋漓不止,时或骤然下血甚多,此时不可补涩,当祛瘀以止血,可用本方。

产后恶血未净,停留于胞宫,而见下腹胀痛、拒按,崩漏交互,甚则心腹疼痛、眩冒恶心等症见。或恶露经久不断,行而不畅,可用本方。

以上两种情况,如兼有热象,加败酱草;下腹痛甚,加益母草。

年近断经之际,月经常久久不至,每行经则不可止,淋漓不净,或忽多忽少,而固涩无效者,可用本方。

凡用本方治疗出血之症,瘀血去后,血亦当止,若不止,可再用升提固涩之方。血止后用益气健脾之剂善其后。

30. 桃仁散(《证治准绳》)

【功　效】活血逐瘀。

【主　治】女子瘀血阻滞，血闭不通，五心烦闷等症。

【方　药】桃仁、红花、当归、牛膝各等分。

为细末，每服9克，空腹酒调温服。

【方药解】方中红花性温辛散，活血通经，祛瘀止痛；桃仁甘苦性平，破血祛瘀，润燥滑肠，桃、红相须为用专事破血行瘀。当归辛散而润，补血和血，兼行血中气滞；牛膝破血通经，化瘀消癥，引血下行。全方四味，药简而力专，乃通经活血之法。

【应用参考】闭经一症，虚证多于实证，凡虚证或虚实夹杂之证，单用本方皆不适合，但经血欲行之时，配合本散因势利导，则与治疗正相吻合。

本方较之桃红四物，少熟地、白芍之补益，而以下行之牛膝代升提之川芎，二方之别可知。

31. 当归散(《证治准绳》)

【功　效】活血通络。

【主　治】脉络不通之闭经。

【方　药】当归15克，穿山甲15克(灰炒)，蒲黄15克，朱砂3克(另研)，麝香少许。

上药为细末，研匀，每服6克，食前热酒调下。

【方药解】方中当归养血和血；蒲黄行血消瘀，二物配伍补中有散，充和血脉。穿山甲咸寒，其性善窜，通行十二经、十五络，用以破血通经。朱砂体阳性阴，为心经血分药，质重镇心安神，性凉除烦解毒，方中用以护心，防恶血所伤。麝香辛温香窜，通诸窍，开经络，内透骨髓，外彻皮毛，方中少少用之，引诸药入络脉而直达病所。全方专通脉络之闭，凡月经不行而因于经脉阻滞者，可以本方攻之。

【应用参考】本方之用，与桃仁散又不相同，桃仁散专于引血下行，故以之治疗经闭，多用在经水欲通不通之时，用以因势利导而逐瘀积；本方重主通络开闭，故用以治疗经闭之因于经脉不通者，是针对病本，故其用不拘于时，至欲行经之时，亦应加入牛膝，或径改用桃仁散更为恰当。可见二方虽皆为祛瘀通经之方，大同之中，亦有小异。桃仁散与当归散俱是散剂，应用方便，可配合汤剂投用。

本方通络是其所长，故善于止痛、消癥、解麻木不仁，由于有麝香为引，所治之病位亦不局限于少腹、胞宫，又因有朱砂护心安神，所以，对瘀滞闭经，兼及以上诸症者，用本方更相吻合。

以“当归散”名方者颇多，适应范围皆不同。妇科应用最多者，莫过于《金匮》当归散(当归、川芎、芍药、黄芩、白术)，是仲景为清热安胎而设，妊娠、产后常用，该方与本方虽然同名，而其药、用却截然相反，用者当识，不可混淆。

32. 血府逐瘀汤(《医林改错》)

【功　效】活血祛瘀，行气止痛。

【主　治】瘀血凝滞之痛经，闭经，癥瘕积聚等症。

【方　药】当归9克，红花9克，桃仁9克，赤芍9克，柴胡6克，川芎4.5克，地黄9克，桔梗4.5克，牛膝9克，枳壳6克，炙甘草3克。

水煎服。

【方药解】本方由桃红四物汤加味而成。方中桃仁、红花破血行瘀。方用四物意在通调血脉，而以滋养阴血为辅，故用赤芍而不用白芍，配合川芎、当归行气中血滞，血中气滞，取生地而不用熟地者，以其凉血滋阴，用制诸行气破瘀之品，勿使耗伤阴血。方用柴胡疏理肝气，用桔梗、枳壳宽膈行气，使气行复常，以助血行。以牛膝祛瘀通脉，引血下行，因势利导。用甘草调和诸药。全方以活血祛瘀为主，助以理气解郁，辅以养血和血，顾及全面而组方有致。

【应用参考】本方为活血化瘀常用方剂之一，应用范围广泛，内科用治胸膈瘀滞为最多，此正王清任设本方之用意。

妇科用本方化瘀调经，治在胞脉而不在胸膈，故常去桔梗之升提，而加解郁之香附。例如用于瘀滞之经闭，可再加鸡血藤，而倍当归之量，以增养血润枯之功；加官桂以助温通之效。乳胀者加橘核；腰痛者加淫羊藿；兼肿者加泽兰、木通；瘀滞而蕴热者加丹皮、地骨皮。凡后期、经少诸症，皆比于此。

本方止痛效果显著，故痛经因于瘀滞亦常采用，于经前、经期投用收效更佳，可去桔梗、枳壳，而加香附、乌药。兼寒者加吴茱萸，去生地；经血块多者加益母草，增当归之量。

本方用治癥瘕积聚，以有形之癥积更为适合，经血多者(子宫肌瘤居多)，经前、经期不用本方，经后施用，可去桔梗、甘草，而加海藻、昆布、生牡蛎、土贝母。但对于月经周期不定，经常淋漓者则不用本方，应轻剂缓图。

33. 牛膝散(《证治准绳》)

【功　效】活血化瘀。

【主　治】经水不利，脐腹作痛，或小腹引腰，气攻胸膈。

【方　药】牛膝9克，桂心3克，赤芍9克，桃仁9克，当归9克，延胡索6克，牡丹皮9克，木香6克。

水煎服。

原方作散剂，每服3克，空腹温酒调下。

【方药解】牛膝破血通经，引血下行，补益肝肾，强壮腰膝。破血以川牛膝佳；益肾用怀牛膝良。破血当生用，益肾当熟用。本方以牛膝用为主药，破血下行，故宜用川牛膝生用。配伍桂心温阳活血，赤芍、桃仁化瘀散结，当归养血和血，延胡索行血中气滞，牡丹皮清热化瘀，木香宣肺气、和脾气、疏肝气，行气以助血运。全方活血化瘀，善于下行，凡瘀血阻滞之月经后期、量少、闭经、痛经及瘀血上攻之诸痛，用本方咸宜。

【应用参考】由于本方活血化瘀，以引血下行见长，故最常用于瘀血内阻之痛经与月经量少，症见小腹作痛，痛处不移，按之不减，经前尤甚，经色紫黑，夹有血块，经畅或块下则腹痛稍缓，舌边、尖常见紫斑、瘀点，脉多沉迟，痛经与月经量少并见，用本方更宜，宜用于经期。

其痛甚者，可与失笑散（生蒲黄、五灵脂）合方施用。

具寒凝之象，可增桂心量，加吴茱萸而去牡丹皮。

方中桂心，为桂皮之一个品种，盖近根之最厚者为肉桂，居中之次厚者为桂心，因其用去里外皮，取其中心，故称桂心。桂心已去外层苦燥之性，独取内层甘润之味，入心、心包经，为补阳活血之良品，尤适用于妇科。

《证治准绳》还收载一“牛膝散”，用治妊娠五六月胎堕，或胞衣不出、腹中胀急。方用牛膝、当归、川芎、朴硝、蒲黄、桂心、生姜、生地。与本方功效类似，而破瘀化腐之力更强，二方适应证不尽相同。

34. 延胡索汤（《沈氏尊生书》）

【功　效】化瘀行气。

【主　治】妇人七情六郁，心腹作痛，或连胁腰，或引背膂，上下刺痛，甚致抽掣，经候不调，以及一切血气作痛。

【方　药】延胡索 15 克，当归 15 克，赤芍 15 克，蒲黄 15 克，官桂 15 克，黄连 15 克（姜汁炒），木香 9 克，乳香 9 克，没药 9 克，炙甘草 6 克。

上药研末，每服 12 克，加生姜 3 片，清水煎，食前服。如吐逆加制半夏 9 克、橘红 9 克同煎。

【方药解】本方以延胡索活血利气，行血中气滞、气中血滞；当归养血和血，为血中气药；赤芍泻肝散瘀；蒲黄为厥阴血分药，行血而善止痛，止血而不留瘀，生用性滑，炒用性涩；乳香、没药通行十二经，散气结，通滞血。气行则血行，治血先治气，故用木香疏利三焦之气。官桂温通经脉，补阳活血；生姜辛温散寒，解郁调中，以助气血通畅。气滞血瘀皆易从热化，故用黄连泻热燥湿，以姜汁炒制，使其寒而不凝，苦降而辛开。炙甘草调和诸药。全方行气化瘀，凡血气作痛皆可酌用本方。

【应用参考】本方一名延胡索散。古方以延胡索名方者有多种，本方即《妇人良方》之延胡索散加味而来，较之原方（延胡索、桂心、当归），应用范围更广，功效更强，以经行腹痛用之最多，症见经前、经期小腹刺痛或胀痛，痛甚于胀，压之不减，经行不畅，经色紫黑，夹有血块，块去痛减。可于经前、经期作汤剂，或作散剂经期备用。

如脾胃素虚，纳呆、呕恶，可再以等量莪术、三棱，代乳香、没药，以其气味芳烈，患者常拒纳之故。

若其痛，得热痛减，则可不用黄连。

35. 通神丸（西苑医院妇科方）

【功　效】活血通经。

【主　治】瘀血阻滞之痛经重症。

【方　药】乳香120克，没药120克，琥珀24克，延胡索30克，五灵脂120克，百草霜45克，巴豆霜30克，炙甘草24克，木瓜60克。

上药共研为末，冷开水泛丸，丸如川椒大，早晚各服五丸，重者倍之。

【方药解】本方以乳香、没药活血调气，散瘀止痛；琥珀宁心利水，行血分之瘀；延胡索行血中气滞，尤善止痛；五灵脂通利血脉，散瘀止痛。上五味皆化瘀之品，相辅相济以定止痛之功。百草霜即柴草烟灰，消积止血，以缓上五味之偏。巴豆辛热大毒，通闭破积，除脏腑沉寒痼冷，去油用霜，以缓其刚烈之性。木瓜酸温，舒筋活络，缓急止痛。方以甘草解巴豆之毒，和诸药之峻，助木瓜舒解挛急之痛。全方专主破瘀通滞，冀血脉通而不痛。

【应用参考】本丸攻积破滞之力峻烈，非一般化瘀方所能比拟，故用量应严格掌握，每次服1克，至多2克即可，不宜过量，且不宜久服，久服必耗伤血气，易生他变，体虚者用之更应谨慎。

经行腹痛之病因多种多样，然无论寒凝、气滞、血瘀、湿热、血虚，皆因经血不畅导致痛经，故使经血通畅是治疗痛经的肯綮所在。凡实证，都可以用本方治其标。本方止痛效果好，制丸备用方便，故可视为痛经止痛之专方成药，在辨证论治的基础上，经期可以用本方解燃眉之急。

36. 琥珀散(《普济本事方》)

【功　效】活血祛瘀。

【主　治】月经滞涩，脐腹疼痛，产后恶露不畅，血上冲心，迷闷不省等症。

【方　药】三棱30克，莪术30克，赤芍30克，刘寄奴30克，牡丹皮30克，熟地30克，官桂30克，当归30克，延胡索30克，乌药30克。

以上前五味，用黑豆一升(约800克)，生姜24克，米醋四升，同煮，豆烂为度，焙干后，入后五味同为末，每服6克，温酒调，空腹时服。

【方药解】本方乃通气活血之法，三棱、莪术行气破血，赤芍行血中之滞，牡丹皮清血中伏火，刘寄奴破血通经，延胡索利气化瘀，乌药顺气降逆，引诸活血行气之品以走下焦。方中以熟地、当归滋阴补血，使血液充盈，以官桂温通经脉，化气而行瘀。全方通多补少，专入血分，行滞逐瘀，尤适用于实证，若体虚者应酌情酌量而用，勿犯虚虚之戒。

【应用参考】如作汤剂，方中诸药皆减为6克。

本方破瘀之力较强，对于瘀血阻滞之月经不调、痛经、闭经、癥积、产后恶露不尽等，皆有良效。尤以止痛方面效果为最，因瘀滞而经行腹痛者，可作散剂，以备痛时服用。

若患者正气尚充，可作汤剂，于经期或出血之际，因势利导，以逐血瘀，则收效更捷。由于本方多破血耗气之品，不宜久服，中病即止。

与延胡索散比较，二方之功用与适应证，皆近似，俱可视为妇科专备之方。但本方祛瘀之力更强，配伍更为严谨，功更专于胞宫，且延胡索散中之乳、没，胶黏嗅烈之品，终究有碍于胃气，故临床首选琥珀散者多。本方为治疗瘀阻痛经的代表方剂之一。

原方后载本方亦可去乌药、延胡索，加菊花、蒲黄。云本散剂，用治产后血上冲心之昏闷不省、气绝欲死之症，救人不少。

37. 益红膏(西苑医院妇科方)

【功　效】祛瘀止痛，活血通红。

【主　治】瘀血阻滞之痛经，月经量少、后期，及产后恶露不净、儿枕痛疼等症。

【方　药】益母草 15 克，红花 9 克，生蒲黄 9 克，川芎 9 克，牛膝 9 克。

上药浓煎，去滓，加赤砂糖 30 克，搅和成膏，每日早晚空腹时服 6 克，温开水调服。

【方药解】方中益母草祛瘀血，生新血；红花破血逐瘀；生蒲黄活血化瘀；川芎行气血之滞；牛膝补益肝肾，引血下行；赤砂糖缓中散瘀，和血止痛。全方六味皆入血分，功专于行滞化瘀。

【应用参考】本方与益母草膏功效相似，其活血祛瘀之力以本方为优；而滋养阴血之功以益母草膏为优。二方可据此而区别应用。

本方治疗瘀阻痛经效果较好，血虚者可与四物汤合方施用。

38. 旋覆花汤(《金匮要略》)

【功　效】行气化瘀。

【主　治】气滞而致的经闭、月经淋漓、腹痛拒按等症。

【方　药】旋覆花 9 克，青葱 4 寸(后下)，新绛少许。

【方药解】本方以旋覆花降逆下气，行血脉之瘀；以青葱宣通经络气滞；新绛即丝绦之新染者，凡丝绦皆能理血，新绛为红花所染，入血分而活血，全方用以宣通气血。

新绛今已不用，可以红花 3 克代之。

【应用参考】《金匮要略》云："肝着，其人常欲蹈其胸上，先未苦时，但欲饮热，旋覆花汤主之。"肝着即肝脏气血郁滞，着而不行之证。后世用之，常加活血散瘀之品，以壮其效，因本方药简力单之故。妇科用本方，适于气滞而致瘀阻之诸症，故无论经多、经少，皆以作胀、作痛为必据之症。常伍失笑散等化瘀方合用。

39. 红蓝花酒(《金匮要略》)

【功　效】活血散瘀。

【主　治】妇人腹中血气刺痛，因风寒袭入。

【方　药】红蓝花 6 克。

药一味，以酒适量，合水共煎至减半，去滓，温服一半，未止再服。

【方药解】红蓝花即红花，苦辛甘温，入肝经血分，活血通经，化瘀止痛，酒亦能行血，红花得酒，药力更胜，瘀滞能通则刺痛自止，病因外邪，而其治不用祛风之药，此正是治风先治血，血行风自灭之意。

【应用参考】经期、产后胞脉空虚之时，易为外邪袭入，而致瘀阻作痛，用本方正合机宜。凡女子腹中血气刺痛，皆可用。

本方简便易服，易于存放，可介绍患者权宜用之，经行不畅者、产后恶血不尽者亦皆可用之。

简单用法，以红花泡酒，隔水稍煮即可。

第五节　益　经

益经方以补气、养血、滋阴药物为主体，多配伍和血调气之品，具备补益机体之虚，充盈月经之源的功效，用治证属冲任虚损或虚劳血枯的月经病。因气血不足而致的不孕、乳少、腹痛，或产后虚损诸症亦多采用。

本节载方12首，附方6首。以下十全大补汤、益母草膏、内补当归建中汤、毓麟珠、左归丸、一贯煎诸方未收入本节，其应用可参阅该条。

40. 四物汤(《太平惠民和剂局方》)

【功　效】养血和血。

【主　治】统治经产一切血病，如血虚发热，月经不调，腰腹作痛，崩中漏下，胎前腹痛下血，产后瘀血淋沥等症。

【方　药】地黄12克，白芍9克，当归9克，川芎6克。

水煎服。

【方药解】此方四味组成，故名四物，乃妇科常用方剂之基也。当归辛苦甘温，入心、肝、脾三经；川芎辛温升浮，入肝、胆、心包三经，归、芎为血中之气药；芍药苦酸微寒，入肝脾血分，赤者散、泻，白者补、敛；地黄甘苦而寒，滋阴泻火，入心、心包、肝、肾诸经，生用则凉，熟用则温。芎、归为阳主升；地、芍为阴主降，有通有补，有升有降，全方配伍颇有法度。

【应用参考】本方是由《金匮要略》胶艾汤化脱而来，即胶艾汤去阿胶、艾叶、甘草，而自宋以降，补血、活血、调血之方，大多又宗四物而成。因此，张秉成谓其“调理一切血证”“一切补血诸方，当从此四物而化”，实不为过誉，后世之八珍、十全大补、桃红四物、芩连四物、补阳还五、生化等方，皆是取四物之意而用之。

本方单独施用者少，多以之为补血、调血之基础方剂。选用四物药味，应有的放矢。举例如下，补血重用熟地、归身、白芍；活血重用归尾、赤芍、川芎；止血取地黄、白芍，而弃当归、川芎；凉血选用生地、赤芍，而慎用当归、川芎。

此外，纳呆者用四物应配理气和胃之品，如木香、砂仁、橘皮等，以行地黄之滞；便溏者用本方，则可去当归之润滑，而伍健脾益气之药，如白术、茯苓、莲肉等，使气血相得益彰。

川芎一般不宜多用，多用反耗伤阴血。

总之，因证制宜用意在于助其功，而制其弊。四物汤用药虽仅四味，但由于它是补血、理血的基础方剂，所以运用本方灵活与否，却反映着妇科用药的基本功如何。

41. 当归补血汤(《卫生宝鉴》)

【功　效】补气生血。

【主　治】劳倦内伤，气血俱虚，身热烦渴，脉大而虚，及妇人经期、产后血虚发热、头痛，或经枯、乳少诸症。

【方　药】炙黄芪 30 克，当归 9 克。

水煎服。

【方药解】本方重用黄芪补气升阳，温补脾、肺，以资生血之源，配伍当归养血和血，是补气生血之法。盖有形之血，生于无形之气，故黄芪反数倍于当归，而名之补血。

【应用参考】本方药仅二味，方简而功专，故本方用之最广，常与他方合用，以独任补益气血之功。

本方于妇科，经产诸病均多用，举例如下。

《卫生宝鉴》用本方治疗妇人经行、产后感冒发热，加葱白、豆豉、生姜、大枣。扶正祛邪，实为稳妥，照顾了经、产之后，血脉空虚的特点，又无闭门留寇之虞。

【附】

当归补血汤(《傅青主女科》) 《傅青主女科》载当归补血汤，治年老血崩，属于房帏不慎者，即是本方加三七根、桑叶。在原方气血双补的基础上，用三七补虚止血；桑叶滋肾敛阴。

当归黄芪汤(《济阴纲目》) 《济阴纲目》载当归黄芪汤，治产后失血过多，腰痛、身热、自汗，即是本方再加白芍。载当归二黄汤，即本方加麻黄根，用治产后自汗、盗汗，胃气虚弱，服别药则呕吐不能入者。载用本方加葱白一味，以治产后无乳。

当归二黄汤(《济阴纲目》) 可见以本方化裁的方剂，用在妇科临床的很多，但所应谨慎的是，凡出血之证，或大便溏泄者，当归不可多用，更应遵原方之比例。凡阴虚生热者不用本方。

本方较之卫生汤，方义相同，而本方功力更专，运用更广。

42. 圣愈汤(《医宗金鉴》)

【功　效】益气补血。

【主　治】气血两虚之月经不调、经闭、崩漏等症。

【方　药】熟地 12 克，白芍 9 克，当归 12 克，川芎 3 克，人参 6 克，炙黄芪 12 克。

水煎服。

【方药解】本方气血双补，由四物汤加参、芪而成。方中以熟地、白芍养血滋阴；以当归、川芎补血活血，行血中之气；以人参、黄芪大补元气，以气统血。

【应用参考】圣愈汤本李东垣所制，然与《医宗金鉴》方稍有差异。东垣用本方治一切失血过多，或气血俱虚，烦渴、燥热、睡卧不宁，或疮疡脓血太多、五心烦渴、体倦少食等症。其症见烦、热、渴，故较本方多生地一味，而用治疮疡虚证不宜酸敛，故又少芍药一味。

《医宗金鉴》用本方调经，先期、后期皆有应用，此即异病同治之法，之所以同治，是因证候相同，均需气血双补立法，故以血少、浅淡为的证，先期是气不能摄血；后期乃无血可行。由此观之，气虚失于统摄之权而致先期乃至崩漏不断；血虚致使经水无源之后期乃至经闭不行，用本方皆无不可，如果再参以病的特点，以血多、血少为根据，调整方中四物汤的药物组成，则效果必然更佳，此即辨证与辨病相参之用，某些古方剂之演化，多从此理而来，有些本是通用之方（如四君、四物、左归、右归），然稍经化裁，即可有专病之用，辨证与辨病的相参，实际上反映了中医辨证论治的原则性与灵活性。

本方用治血色淡、质稀之崩漏等出血症，可重用地、芍，而减或去归、芎；用治经少、经闭，又可重用归、芎，而减地、芍之量。以此类比，则气血两虚之证皆可以本方加减。

本方较之八珍汤，补益之力更专，然临床应用还需加理气行滞之品，以防参、芪、地有碍于消化。

【附】

六神汤（《证治准绳》）　本方即圣愈汤去人参，加地骨皮。其功效除益气补血之外，尚可退气虚、阴虚之热。主治营卫不足，阴虚内热，怠惰困倦，经行发热，体虚经闭等症。

本方与地骨皮饮皆为四物汤加味以治虚热的方剂，然地骨皮饮以牡丹皮、地骨皮凉血益阴，功专于退阴虚劳热；本方以黄芪、地骨皮，气阴两顾，兼除气虚之热。

本方常用于气血素弱，经后则劳热者，或加白薇、黑豆，兼自汗者加浮小麦。

气血两亏之经闭，常有劳热骨蒸之症见者，用本方亦适宜，久久服之，使血脉得滋，经水自行。

43. 滋血汤（《证治准绳》）

【功　效】益气养血。

【主　治】妇人心肺虚损，血脉虚弱，月水过期不行，或崩漏、带下等症。

【方　药】人参 3 克，黄芪 12 克，熟地 12 克，当归 9 克，白芍 9 克，川芎 3 克，山药 12 克，茯苓 12 克。

水煎服。

【方药解】本方为圣愈汤加山药、茯苓而成，乃气血双补之方，方以圣愈汤补益气血，加山药以健脾益肾，加茯苓以补益心脾，使肺、脾、心三脏之气充盛，则血有所主，气血调和，月经自能复常。

【应用参考】本方为八珍汤之变方，如脾肺元气不足，血脉虚损者，用之最宜。其补气之力，又强于圣愈、八珍。

本方气血双补之剂，又偏重补气，即所谓治血先治气，故方名滋血。妇科应用参考八珍汤条。

44. 八珍汤(《证治准绳》)

【功　效】益气养血。

【主　治】气血不足之月经不调，症见面色㿠白或萎黄、食欲不振、倦怠乏力、气短心悸、头晕眼花、经少色淡、经后腹痛等。

【方　药】人参 6 克，白术 9 克，茯苓 12 克，甘草 6 克，熟地 12 克，白芍 9 克，当归 12 克，川芎 6 克。

加姜、枣，水煎服。

【方药解】本方由四君子汤与四物汤合方而成。方中人参大补元气，白术益气健脾，茯苓健脾利湿，甘草益气和中，地黄、白芍养阴滋阴，川芎、当归补血活血。全方益气养血，参、草益气，茯、术以和之，使补而不壅；地、芍养血，归、芎以行之，使滋而不腻。以枣、姜为引者，鼓舞脾胃生化之气，后天化源充沛，则气血自不匮乏。

【应用参考】本方可统治一切气血两虚之病症，以平补、调补为特点，不壅、不腻，可以常服、久服，临床各科皆为常用。方中人参多以党参或太子参 3～4 倍量代之。

本方用治气血两虚之月经不调最多，凡经少或后期者，可径用原方，或加益母草，名八珍益母汤，即使月经已闭，亦当以此加鸡血藤、丹参辈缓图，切忌气血未复，再行强攻。若遇经多或先期者，应去行气活血之川芎、当归，或减其用量，血虚甚则代之以龙眼肉、阿胶。月经先后不定期之证虚多实少，应归咎肝肾或气血。证属气血两虚者，宜用本方加香附而去川芎，补气血，调肝脾以恢复经行之常。

经后小腹即痛，喜按者，可用本方加桂枝、生姜；兼寒则加官桂、吴茱萸、生姜。

胎元不固每有因气血不足以养胎而致者，故本方亦为常用，用时当归、川芎可去。保胎常用方，如泰山磐石饮、十圣散等，均为本方所化。

妇女诸病调治后，或产后未复，皆可用本方以善其后。

45. 人参养荣汤(《太平惠民和剂局方》)

【功　效】补益气血，养心和脾。

【主　治】气血两虚，精神不振，气短心悸，少寐健忘，体倦肌瘦，面色不华，及经产诸虚。

【方　药】人参 6 克，黄芪 12 克，桂心 3 克，白术 9 克，茯苓 12 克，甘草 6 克，当归 12 克，白芍 9 克，熟地 12 克，五味子 6 克，远志 6 克，橘皮 6 克，生姜 6 克，大枣 4 枚。

水煎服。

原方为粗末，每服 12 克，加枣、姜，水煎服。

【方药解】本方以十全大补汤温补气血为基础，而用意偏重于温养营血。无形之气可以迅补，召之即至，而有形之血难以遽生，必生于无形之气，故以参、芪、术、茯、草先补其气，然不求其血脉之主而养之，营血生聚亦无所依附，心主心脉，今以人参、桂心、茯苓补养心气，辅以远志安神定志，五味子、白芍酸收津液以养心阴，心之气阴皆盛，则血脉健行，使地黄、当归所增之肝血，黄芪、四君入脾所化之营气，皆缘脉运而荣养周身，故名之养荣。方中用橘皮、姜、枣者，入脾而鼓舞营气生化，兼行阴药之滞。本方有收敛营血奉心之意，故四物中弃川芎之香窜而不用。

【应用参考】本方益气补血，而以奉养心脏是其所长，故诸病由心气、心血不足而起者，用之最为恰当。由于本方集四君、四物、黄芪建中三方之义，故方中虽以甘酸合化为阴主其方，而酸收有辛温之品通之；甘缓有渗运之品行之，因此久服亦并无壅、腻碍胃之弊端。

本方较之八珍汤、十全大补汤，更偏重于补血养心；较之四物又兼补脾气，使营血化生有继，故更胜一筹。女子属阴，以血为本，经血之源在于心脾，故经产诸虚多见血枯之证，本方皆可主之，而最常用者，莫过血枯之经闭。用本方可先投汤剂，无不适则为丸常服，血自渐复而经血之源有继，必应时而下。

46. 卫生汤(《兰室秘藏》)

【功　效】益气养血。

【主　治】气血不足，月经不调，经闭等症。

【方　药】当归 12 克，白芍 9 克，炙黄芪 15 克，甘草 6 克。

水煎服。

【方药解】本方为调和营卫，气血双补之法。方中以黄芪益气升阳，温养脾胃；甘草甘味守中，益气补脾，黄芪、甘草相合益气而健中，使后天水谷之气旺盛。再配伍养血和血之当归，敛阴补肝之白芍，使气血回复，营卫和谐，则经脉自调。

【应用参考】本方气血双补，可贵者有升阳补中之功，后天脾胃健，则气血化生自能旺盛，且用当归、白芍两味补血药，一行一收，调和血脉，故本方用于气血不足之月经先后不定期比较合适。可随月经量之多少，调节当归之用量。月经量少、后期、闭经因于血枯者，用之亦当。

47. 调肝汤(《傅青主女科》)

【功　效】调补肝肾。

【主　治】经来色淡、量少，经后小腹作痛，腰膝酸软，属肝血肾阴不足者。

【方　药】当归 9 克，白芍 9 克，阿胶 12 克，山茱萸 6 克，巴戟天 6 克，山药 12 克，甘草 6 克。

水煎服。阿胶烊化。

【方药解】方中当归、白芍、阿胶养血补肝；山茱萸温补肝肾；巴戟天温补肾阳；山药健脾益肾；甘草合山茱萸、白芍，酸甘化阴，助山药以健化源。全方重主滋养肝肾之阴。

【应用参考】痛经虚证，多见隐痛而发作于经后，皆因经脉空虚，胞脉失养而致。本方调补阴血正合机宜。此方为纯虚而痛者设，兼夹实邪，可随证加味。应用本方加香附6克，补中有行更妙。

本方平和可以常服，唯纳呆者，必加木香、麦芽之属。经后以此方调补最佳，不必拘于腹痛。

48. 劫劳散(《证治准绳》)

【功　效】益气补阴，固肺理痨。

【主　治】气血劳损，肺肾俱虚，潮热盗汗，形肉消瘦，喘嗽痰血，血枯经闭。

【方　药】人参6克，黄芪12克，白芍9克，当归12克，熟地12克，阿胶12克，五味子6克，茯苓12克，制半夏6克，甘草6克。

水煎服。阿胶烊化。

原方作散剂，每服9克，加生姜、大枣煎汤温服，每日3次。

【方药解】方中以人参、黄芪补脾肺之气；以熟地、阿胶滋肺肾之阴；以当归、白芍润燥生血；以茯苓健脾宁心，伍半夏和胃化痰；五味子五味具备，配参、芪敛肺生津，配阿胶、熟地补肺滋肾，兼制半夏之燥；甘草调和诸药。全方气阴双补，培土以生金，壮水以养肺，为治理痨损专用之方。

【应用参考】《医宗金鉴》用本方治疗"经闭久嗽成劳"是承袭了自《妇人良方》以后，多种妇科专著的用法，但其注云："经闭久嗽，又见骨蒸潮热、盗汗、自汗、饮食减少之证，则为之血风劳，宜劫劳散。"虽述症吻合，然血风劳之病名与传统说法稍有出入。按《妇人良方》："妇人血风劳症，因气血素虚，或产后劳伤，外邪所乘，或内有宿冷，以致腹中疼痛，四肢酸倦，发热自汗，月水不调，面黄肌瘦，当调补肝脾气血为主。"血风劳因虚损夹风夹冷，而症见腹中疼痛，故多用黄芪建中汤等甘温之剂。本方适用于纯属虚劳久灼之血枯经闭。

本方证与干血劳证亦小有差别，干血劳证是因虚火久蒸，干血内结，新血难生，故见肌肤甲错，面目黯黑等瘀滞之象，故仲景以大黄䗪虫丸"缓中补虚"，瘀去则应继之以养血和血之剂。

此三类病症皆多见于现代所谓结核病。子宫内膜结核之闭经，临床比较多见，尤其是室女经闭。根据家族病史及症状，辨识并不困难。

49. 五补丸(《太平惠民和剂局方》)

【功　效】补诸虚，安五脏。

【主　治】五脏俱虚，精神萎靡，困顿乏力，腰酸腿软等羸弱之症。

【方　药】熟地15克，人参6克，牛膝9克，茯苓12克，地骨皮9克。

水煎服。

原方上药各等分，研细末，炼蜜和丸，每服9克，空腹时温酒送下。

【方药解】方以熟地填精养血，滋补肝肾；人参大补元气，入脾肺，荣血脉，安精神，生津液；茯苓健脾运，益心气，除水湿之积；牛膝补肝肾，壮筋骨，通瘀血之闭；地骨皮滋肝肾之阴，退骨蒸之热。方用五药安五脏，气阴双补，而内寓通调之法，颇具四君、四物补中兼行，动静协和之长。

【应用参考】本方为补虚通用之方，诸虚羸不足皆可用之，如用以补虚强身，则为丸常服较好，若胃纳素呆者，可于方中加砂仁3克，以行熟地之滋腻。

本方在妇科常用于血枯经闭患者，《济阴纲目》载："凡胞脉闭，先服降心火之剂，后服此丸及卫生汤，以治脾养血也。"卫生汤即归、芍、芪、草四味而成，气血双补之剂，与本方合用正为资生月经之源，盖五脏正经气血充盈，有余者灌注奇经，冲、任二脉方可通盛，而后经水方能应时而下，此是不通经而经自通之妙法，若滥加攻破，则经脉愈虚而经愈枯矣，即使血或有行，而必无后继应时而来者。

50. 泽兰汤(《妇人大全良方》)

【功　效】养血通经。

【主　治】血虚经闭、月经后期、月经量少等症。

【方　药】泽兰12克、当归12克、白芍9克、甘草6克。

水煎服。

【方药解】方中泽兰活血破瘀，兼能行水，但其性并不峻烈，故多视为妇科调经要药，以之通经消癥；配伍养血润燥之当归，补肝敛阴之白芍，益气和中之甘草，在养血和血的基础上，建活血下行之功，故最宜用于血虚经少、经闭、后期诸症。

【应用参考】血虚而经少或经闭之症，不可贸然强攻，需知血枯经闭本是虚证，攻之更伤阴血，血愈虚则经行更无望。此等症治本之途在于养血增液，适当时候，如经前，或有行经先兆，可配合引血下行之品，如泽兰、牛膝等。本方补而不滞，行而不峻，养血以通经，用之最宜，平时、经前皆可用。然闭经之症，常常是日久所积之患，治疗也很难取桴鼓之效，因此在临床上，于辨证准确的基础上，应知"守方"，虚则补之，最忌急于求功。

如血虚较甚，可于本方加地黄12克、川芎6克、丹参12克、鸡血藤12克，更佳。

经行腹痛，可加香附6克、延胡索末3克(冲服)。

【附】

泽兰汤(《证治准绳》)　《医宗金鉴》载本方名"泽兰叶汤"，治室女经闭，其人虚弱不任攻下，用本方，兼服柏子仁丸(柏子仁、熟地、泽兰叶、牛膝、卷柏、续断)，汤丸并进，久久其血自行。

《证治准绳》另载一泽兰汤，以泽兰叶伍滑石、生麻油，用治胞衣不出。其方滑润通窍，与本方功用自不相同。

泽兰为行血诸药中性较缓和之品，故产后用之亦佳，以之配伍当归、川芎、童便，其排除恶露、恢复胞宫之功效，更胜于益母草。

51. 柏子仁丸(《妇人大全良方》)

【功　效】养血通经。

【主　治】血虚经闭,月经量少,月经后期等症。

【方　药】柏子仁 12 克,卷柏 9 克,泽兰 12 克,熟地 12 克,牛膝 9 克,续断 12 克。

上药为末,炼蜜和丸,每服 9 克,温开水或米汤下。

【方药解】方中柏子仁辛甘性平,入心、肝、肾三经,补心养血,滋益肝肾,安神益智,本方用以为主药润心而生津;火位之下,水气承之,故以熟地滋填肾水上济于心;卷柏生用破血,熟用止血,合泽兰、续断、牛膝共用,通血脉而兼益肝肾,牛膝尤善引血下行。全方为滋阴养血,活血通经之法而制。

【应用参考】本方为室女经闭成痨而设,其论曰:"夫人之生,以气血为本,人之病未有不先伤气血者,若室女、童男积想在心,思虑过度,多致劳损,男子则神色消散,女子则月水先闭,盖忧愁思虑则伤心而血逆竭……自能改易心志,用药扶持,庶可保生,切不可用青蒿、虻虫等凉血行血,宜用柏子仁丸、泽兰汤益阴血、制虚火。"

上论确为治疗经闭虚证经验之谈,古医案中多有因求功急切而滥用破血通经以致不救的目睹记案。当引以为戒。

本方之证,以丸药缓图较为适宜,如作汤剂可合四物汤应用,丹参、鸡血藤等养血活血之品皆可加入。如经血不行非因血枯,而属实证者,用本方则事倍功半。

【附】

柏子仁丸(《济阴纲目》)《济阴纲目》于"血崩门"中载一柏子仁汤,治妇人忧思过度,劳伤心经,不能藏血,遂致崩中下血不止。其方药组成(柏子仁、香附、川芎、鹿茸、茯神、当归、川断、阿胶、远志、甘草)与本方截然不同,虽皆养心血之剂,而一以通经,一以止血,功用相反,不可混淆。

第六节　摄　经

摄经方以补气、补肾、收涩、止血之品为主体,常配伍清热凉血,或温经养血药物,具备益气统血、固阴止血、固摄滑脱等功效,用治证属冲任失摄、气虚滑脱的崩中漏下。有些摄经方亦可用于产后虚脱,或兼有固胎、涩肠、敛汗等功效。

本节载方 9 首,附方 1 首。以下四君子汤、补中益气汤、六味地黄汤、清带汤、四乌鲗骨一藘茹丸、三甲煎诸方未收入本节,其应用可参阅该条。

52. 芎归胶艾汤(《金匮要略》)

【功　效】补血止血,固摄冲任。

【主　治】劳伤气血,冲任虚损,月经过多,崩漏不止,以及妊娠下血,胞阻腹痛,半产漏血不绝等症。

【方　药】阿胶12克，艾叶3克，炙甘草6克，地黄12克，白芍9克，当归9克，川芎6克。

水煎服。阿胶烊化。

【方药解】本方组成即四物汤合胶、艾、草。阿胶甘平而补肝肾，养血止血，滋阴润燥；艾叶苦辛纯阳，入三阴，理气血，温经止血。胶艾为伍，阴阳相得，以艾叶之苦辛运阿胶之腻滞；以阿胶之阴柔润艾叶之温燥，共建止血之功，互制伤血之弊。四物养血和血，炙甘草甘温和中，荣血之源以复脉运，使血得以归经而不致妄行。全方药物多滋养肝肾之品，补肝肾者，意在固冲任也，冲任既固，自无崩漏之患矣。故本方实寓固摄于温补之中。

【应用参考】本方亦名胶艾汤，为安胎、止崩漏之常用方剂。任主胞胎，冲为血海，故胎动不安、崩中漏下皆由于各种病因损伤冲任二脉所致。而本方正是温补、固摄冲任之要方，故适用于冲任虚寒之胎动、崩漏等症，若因热、因瘀，阴血不能内守，离经妄行者，则非所宜，《金匮要略》中注云"一方加干姜一两"即可印证这一点。

对于胎动不安、崩中漏下一类病，医者往往在选用性偏温热的药物上缩手缩脚，其实大可不必，关键在于准确的辨证，证属虚寒，温补之剂正相吻合，无须多虑。而运用本方所当谨慎者，却是应在归、芎二味。当归、川芎为血中气药，走而不守，当归滑润，川芎香窜，皆与胎动、崩漏之症不相宜，之所以伍用者，是以其解阿胶、地黄、白芍、甘草之胶腻、酸收、甘缓，恐其太过而有碍于气血生化，因此本方用归、芎，不可肆意而用，应当慎重。若病势动剧，可不用归、芎，而以白术、紫苏梗等理脾、安胎之品代之。

53. 固本止崩汤(《傅青主女科》)

【功　效】气血双补，固本止崩。

【主　治】突然血崩，甚则不省人事，或见头晕、气短、汗出等症。

【方　药】人参6克，黄芪12克，熟地30克，白术9克，当归9克，黑姜3克。

水煎服。

【方药解】本方以人参、黄芪大补元气，升阳固本；白术益气健脾，脾健则可统血归脉；再用熟地、当归补血和血。用黑姜温经止血，引血归经。全方治出血之症而用补益之法，补益之中又偏重补气，药专而力峻。

【应用参考】本方补气为主，因无形之气可以迅速收聚，故适用于出血垂危之险症，有挽既倒狂澜之功。出血不减者，可不用当归。原方白术用至30克，今突出参、芪之用，更适于血崩、血晕急症。本方固脱之力不及独参汤，而长于温经止血。

54. 黄土汤(《金匮要略》)

【功　效】温阳止血。

【主　治】先便后血，名曰远血，以及妇女阳虚不能固阴之崩漏。

【方　药】炙甘草 9 克，干地黄 9 克，白术 9 克，制附子 9 克，阿胶 9 克，黄芩 9 克，灶心土 24 克。

水煎服。灶心土宜先煎，或煎汤代水。阿胶烊化。

【方药解】方中灶心土（一名伏龙肝）温脾和胃，温涩摄血，善治一切虚寒出血之证，合白术、附子健脾助阳，脾气得健，统血之职自能复常，配伍阿胶、地黄养血止血，以阴和阳，更兼黄芩之苦寒，共制方中诸辛温之品燥伤之弊。以炙甘草益气和中，调和诸药。全方重在温脾阳以固摄虚寒滑脱之诸出血症。

【应用参考】本方是仲景为中气虚寒，脾不统血之便血而设，实则临床应用范围颇广，不仅用于便血，凡出血疾患，证属虚寒者皆用，且能收到很好的效果。在妇科，本方是治疗崩漏的常用方剂之一。崩漏之症，虚多而实少，但医者大多重视阴虚有热，却常常忽略气虚、阳虚，观之临床，气虚、阳虚之崩漏并不少见，因此如四君子汤、补中益气汤、黄土汤等，皆为治疗崩漏所常用。

本方适用于脾肾阳虚为主要证候的崩中、漏下，如面色㿠白、神倦懒言、面浮肢肿、畏寒肢冷、腰背冷痛、饮食不振、大便不实、舌质淡胖、舌苔白滑、脉沉弱等症状，皆属本证候之常见症。本方用于崩漏，可将黄芩炒黑，更加鹿角胶 12 克、艾炭 6 克。

如气虚证亦显著者，可再加太子参 12 克、升麻炭 6 克；止血方剂往往壅滞、滋腻，患者若脾胃呆滞，可加紫苏梗 6 克、莲房炭 12 克。

若见出血不止，忽昏仆不知人，目合口开，汗出肢冷，此是气随血脱之证，当急煎独参汤，或参附汤回阳救逆，待其病势缓和，再继进本方。血止之后，当以理中汤辈善其后。

55. 归脾汤(《济生方》)

【功　效】益气补血，健脾养心。

【主　治】思虑过度，劳伤心脾，而见面色无华、倦怠乏力、心烦少寐、惊悸健忘、月经失调、崩中漏下，及一切气不摄血、离经妄行之症。

【方　药】人参 6 克，白术 9 克，茯苓 12 克，甘草 6 克，黄芪 12 克，当归 9 克，枣仁 12 克，远志 6 克，木香 6 克，龙眼肉 9 克。

加姜、枣，水煎服。

【方药解】本方由四君子汤、当归补血汤合方，再加龙眼、枣仁、远志、木香而成。方中参、芪、术、草，益气健脾；茯苓、远志宁心安神；枣仁、龙眼、当归补血以滋心、肝之阴；木香醒脾理气，以行滋填之滞。方名归脾，是使血气重振，归脾统摄之意，实则心、肝、脾三经并补，以心主血脉、肝藏血、脾统血，三脏功能恢复，则血自归经而诸恙自愈。

【应用参考】凡出血之疾，虚证多于实证，而出血虚证的治疗，必以心、肝、脾三经为补益之着眼点，根据证情，各有侧重。本方侧重于脾与心，故最适于思虑劳伤、心脾两虚之出血症。

本方是妇科常用方剂之一，尤多用于月经先期、量多、崩中漏下，此类病症属心脾两虚证候者，最为多见。用本方健脾养心，益气统血，血自归经而出血自止。然方中当归活血之品，虽有补血之功，与病症却不吻合，故多减去不用，可加阿胶、莲肉，以增其健脾、养血、止血之功。若崩漏不止，症情较重，可暂去木香，而加赤石脂、升麻等品固涩、升提，以塞流为先。

用于经期应做汤剂，平时用，或善后巩固疗效用，作丸剂，可以常服。

【附】

加味归脾汤（薛立斋方） 薛立斋用本方治经多之证，脾经郁火者，用加味归脾汤（加柴胡、栀子）；肝脾郁火者，归脾、逍遥兼服；肝肾亏损者，归脾、六味（地黄汤）兼服。临症可参。

56. 独参汤（《景岳全书》）

【功　效】补气固脱。

【主　治】元气虚脱，面色苍白，神情淡漠，肢冷厥逆，汗出脉虚，或血崩不止、产后血脱等症。

【方　药】人参（选上等者）15 克或 30 克。

清水浓煎，顿服。或随煎随服。

【方药解】本方以人参一味，重剂浓煎，单刀直入，以其大补元气，固本救脱，回垂危之势。

【应用参考】本方为急救之方，挽回性命于瞬息之间，非他物所可代，凡元气虚脱者，不问原由，有邪无邪，急煎急用，待元气渐回，方可随证加减。

妇科用本方，多用在血崩或产后，气随血脱，症情危急之时。因失血而致气脱者，同时加童便半杯更佳，童便必用健壮男婴之溲，清澈如水者，此用法于产后血晕最为适合。

57. 参附汤（《世医得效方》）

【功　效】补气回阳。

【主　治】产后血崩，肢冷大汗，脉象虚微，证属亡阳。

【方　药】人参 9 克，熟附子 9 克。

二味浓煎温服。

【方药解】本方以人参大补元气，熟附子补火回阳，参附同用，有相得益彰之妙，在此千钧一发之际，可以挽既倒之狂澜。

【应用参考】本方为补气固脱、回阳救逆之急救方剂。凡患者出现手足厥冷，汗出不止，呼吸微弱，脉微欲绝之危象，不分何种病症所由，皆应急投本方。

用本方要注意两点，一是剂量要重，一般人参可以用至 15～30 克，危急险症还可增加用量；二是给药要快，出现以上元气大伤、阳气暴脱之危象后，应将药物尽量切碎，大火急煎、急投，或随煎随服，待病势稍缓，再浓煎施用，不可贻误时机。

本方较之附子理中汤，功专而力雄，为势急者而设，二方可配合应用，凡阳气衰微者，可先以参附汤急救，病势平稳后，可继服附子理中汤，以冀其中州脾胃先健，启后天化生之源。

参附汤在妇科，对于大失血之后，气随血脱的险症，是常用之救急方。

58. 生脉散(《景岳全书》)

【功　效】益气养阴。

【主　治】热伤元气，体倦、气短、口渴、多汗等症，或气阴两虚之崩中漏下，产后血崩，心慌神躁等症。

【方　药】人参 9 克，麦冬 9 克，五味子 9 克。

水煎，不拘时温服。

【方药解】方中人参大补元气，生津养血；麦冬滋阴增液，清热润燥；五味子滋肾养阴，收敛精气，三味相合，收复气阴，故汗、渴、烦、倦诸症可除。

【应用参考】妇科用本方较多者，一在出血之后；一在出血之时。产后或大失血之后，气阴大虚，而见汗出不止、心慌神躁，可重用人参，急煎本方以救其脱。其用法与独参汤、参附汤相同，而所适应之证候，却有很大区别，临症当详辨。

独参汤益气固脱，症见面色苍白、肢冷、汗多、脉微细欲绝或浮大无根等气脱之象。

参附汤回阳、益气、固脱，除元气大伤而外，又见阳气暴脱之象，如手足厥逆、呼吸微弱等症。

生脉散益气、敛阴、固脱，与上二方证比较，不见阳虚寒厥，反见阴津不能内守之象，如心慌、烦躁、汗出不止、口干思饮等症。本方之敛汗、定喘、宁心效果显著。

妇科出血疾患，如月经量多、月经先期、中期出血、崩漏等症，证属气虚、阴虚或气阴并虚者皆多见，故应用本方的机会很多，但单用原方者少，其加味亦不过据其证情，在益气、养阴、固摄三个方面发挥。若血出之势不重者，人参可以用太子参或党参代之，其用量应在 20 克以上。

《千金方》亦载有本方，名参麦散。

59. 加味固阴煎(《女科证治约旨》)

【功　效】滋阴降火，固崩止带。

【主　治】黑带、崩漏等症，由阴虚火旺，冲任损伤而致者。

【方　药】生地 15 克，白芍 9 克，阿胶 12 克，生龙骨 15 克，生牡蛎 15 克，茯神 12 克，山药 12 克，秋石 3 克，知母 9 克，黄柏 9 克。

水煎服。

【方药解】方中以生地、白芍滋养阴血；以生龙骨、生牡蛎潜镇浮阳，固涩滑脱；知母滋肾退热，黄柏清热燥湿，知母共用泻无根之相火；茯神补益心气，山药健脾益气，以复气统血脉之职；阿胶伍芍、地以养血，伍龙骨、牡蛎以止血；方中秋石，一名秋冰，为童便与石膏制品，性平味咸，补肾水，润三焦，降虚火，清血热。全方养阴血、潜浮阳、退虚火、清血热、益气统血、固摄冲任，面面俱到，皆为阴虚火旺，冲任损伤之崩、带而设。

【应用参考】方中秋石今已很少用，可用地骨皮 9 克入煎、青黛 3 克（分冲），以代之。地骨皮养阴退热，青黛为大青叶与石膏制品，咸寒入肝，清热解毒，地骨皮、青黛二物皆有凉血之功，与本方义正相吻合。

黑带即带下如黑豆汁者，临床较少见，傅青主认为黑带为火毒盛极而似水之象，故设利火汤泻火护阴，以治胃火太旺，命门、三焦、膀胱之火合而熬煎，而见带下炭色。本方与利火汤比较，本方更优于滋阴止血，固摄冲任，故用于崩漏之症效果亦佳。利火汤清热利湿之力略胜本方，且兼通利血脉之功，故用于湿热带下，以利火汤效果更好。

阴虚火旺之崩漏，临床比较多见，若血出多者，可酌加凉血止血之品，如大小蓟、生地榆、炒槐花等，常能收更佳疗效。若阴虚症状较为明显，可加女贞子、墨旱莲。本方可视为水亏火亢之崩漏的代表性用方。

60. 清热固经汤（《简明中医妇科学》）

【功　效】养阴清热，凉血止血。

【主　治】阴虚血热之月经先期、量多，月经中期出血，崩漏等症。

【方　药】龟甲 15 克，生牡蛎 15 克，阿胶 12 克，生地 15 克，地骨皮 9 克，黑栀子 9 克，生甘草 6 克，黄芩 6 克，生藕节 15 克，地榆 12 克，陈棕炭 9 克。

水煎服。

【方药解】方以生地、阿胶补血止血，配伍龟甲、生牡蛎滋阴潜阳；配伍地骨皮养阴退热。方中黄芩、栀子清化湿热，使血脉不为邪热所扰；生藕节、地榆凉血止血，血海宁静自不沸溢；更加陈棕炭涩可止血，苦可泄热；生甘草调和诸药，益气清热。全方兼备滋阴养血、潜阳退热、凉血止血之功，血脉得安则冲任必固。

【应用参考】原方下加减，如血热而气虚者，加沙参、黄芪；口渴者，加麦冬、天花粉。

本方实为固经丸化裁而来，原方为龟甲、白芍、黄柏、黄芩、制香附、椿根皮组成，二方药物、功用皆类近，比较起来，本方凉血止血之力更强，临床效果也更好。

《经》云：阴虚阳搏谓之崩。张洁古谓：阳气内动，真阴虚，不能镇守包络相火，故血走而崩。此论虽不能赅崩漏病机之全貌，然观之临床，崩漏之症，证属阴虚火亢者确实比较多见。故近贤张山雷强调："血之所以妄行，全是龙雷相火疏泄无度。"认为："必以介类潜阳，收摄横逆龙相之火，如生龙齿、生牡蛎、生玳瑁之属。"本方可视为此法之代表方剂，临床应用效果较好，且运用较多。本方证与气虚不能摄血之证包罗了临床崩漏病之绝大部分。

月经先期者用药，应注重于经前的治疗；中期出血实则属赤带或赤白带下之范围，其治疗自经后即应重视。

本方在止血方面可谓面面俱到，用胶、用介、用炭；育阴、凉血、涩敛，每味皆有深义，仔细玩味，不无收益。

第二章 带下病类

带下本女子成熟即津津常润，不属病态，但若带之色、质、量、嗅发生异常变化，或兼见他症，即应积极治疗。

带下之病，虽古人以五色分证，名目众多，方治颇繁，然其所下之物，无非湿、血、精，兼挟寒、热，而变化诸色。肾精失摄之带下，古人谓之"白淫"，其治与男子失精同法，法当益肾固摄。带中夹血者，即色兼赤白；带与血混同一色者，名赤带，其治应与崩漏诸候相参。湿邪下注，寒湿者带色白；湿热者带色黄，其治寒湿当温化；湿热当清化；不偏寒热者，或健运，或淡渗，或宣阳，总以化湿为法。带见青、黑之色殊为少见，即使偶见，亦属险候，青带属肝经湿毒，黑带属火极似水，治用苦寒清泄，或可建功。

据以上治带之大要，本编以健运胜湿、温阳化湿、清利湿热、泻火止带、固精敛带五法类归诸带下病用方。

第一节 健运胜湿

健运胜湿为法之治带方，以益气、升阳、健脾、化湿等；药物为主体，常配一二味辛散疏风之品，取风能胜湿之意。本类方以祛湿止带为治疗目的，适用于湿聚为患之白带。

本节载方 4 首，附方 1 首。下补中益气汤、胃苓汤二方未收入本节，可参阅该条。

61. 四君子汤(《太平惠民和剂局方》)

【功　效】益气补中，健脾养胃。

【主　治】气虚脾弱而致的面浮肢肿，气短乏力，纳少便溏，月经先期，量多色淡，白带稀多等症。

【方　药】人参 6 克，白术 9 克，茯苓 12 克，炙甘草 6 克。

水煎服。

原方上药各等分，为粗末，每服 6 克，水一碗，煎至七分，不拘时服。

【方药解】方中人参大补元气，宁神益智，健脾生津，故以之为主药；白术燥湿实脾，健食消谷，和中益气，参、术同用补脾胃气虚之力尤强。茯苓甘平淡渗，助人参以宁心安志，助白术以健脾祛湿；方用炙甘草甘缓和中，益气守津。全方补中有行，扶后天脾胃之气，使化源充盈则虚羸之体自能趋于康复，故本方虽为补益之剂，却无壅滞之弊，凡益气诸方，均从本方而扩。

【应用参考】本方为平补、调补之剂，故方中人参常以太子参或党参代之，便于久服，用量可增至人参的3倍或4倍。

如胃纳呆滞，加橘皮6克、制半夏9克，以增和胃化痰之力，名六君子汤。若再加木香6克、砂仁3克，即为香砂六君子汤，其健脾行气之力更强于六君。

本方在妇科除用以补虚扶正之外，多用治气虚经多或带下诸症。盖气为血帅，血由气摄，脾虚则营气化生不足，统摄失常，则会见出血之症，故《难经》曰，脾"主裹血"。因此治疗月经先期、量多、崩漏等症，根据具体情况常将四君合入其他方剂中，独当益气摄血之任，古代妇科专著中常常采用。以四君子汤为主者，常加配升阳之升麻、柴胡，固涩之赤石脂等品。是故本方虽药味平平，但其统血之功，不可轻视。脾虚生湿，气失摄纳，亦可见寒湿带下之症，以本方化裁颇为对路，《济阴纲目》载用六君子汤益气健脾燥中宫之痰，即属此例。

62. 参苓白术散(《太平惠民和剂局方》)

【功　效】益气健脾，和胃渗湿。

【主　治】气虚脾弱，中运不健而致的脘闷纳少，面浮肢肿，少气乏力，大便溏薄，及白带稀多等。

【方　药】人参3克，白术9克，茯苓12克，甘草3克，山药12克，莲肉12克，扁豆9克，薏苡仁12克，砂仁3克，桔梗6克(一方多陈皮6克)。

水煎服。

原方做散剂，每服6克，枣汤调下。

【方药解】本方由四君子汤加味而成，方中山药健脾养胃，气阴双补，助人参益气生津之力；莲肉补脾养心，固摄精气，助参、苓以宁心安神；扁豆甘温清香，专入脾胃，和中以化湿，助白术燥湿健运之功；薏苡仁上清肺热，下理脾湿，甘淡渗利，助茯苓以泄水湿；砂仁、陈皮醒脾和胃，行气宽中，以增四君运化功能；桔梗载药上行，借肺之肃降以养全身。全方合用使脾胃之气得健，水湿悉除，则诸症自解。

【应用参考】本方较之四君子汤，和胃、利湿之功更强，然补气之力不如四君子汤药简功专。其应用，如见胃气上逆者，可去桔梗；如胃脘饱胀，不思饮食者，可减山药、莲肉用量，或更加木香6克；孕妇用本方，应去薏苡仁，湿重增苓、术用量。

对于病后久虚，脾胃失调患者，可常服，用党参以代人参，用丸剂更佳。

妇科用本方治疗脾虚生湿，湿从下注之带下，最为适合，带下以色白、清稀、无嗅、量多为特点。此外，凡脾胃气虚而致的经多色淡、妊娠恶阻、妊娠水肿等症，皆可以本方为基础，进行加减应用。

【附】

资生丸(《先醒斋医学广笔记》)　缪仲淳所制资生丸，治妊娠三月，脾虚呕吐，或胎滑不固，即以参苓白术散加味而来(原方加芡实、神曲、麦芽、白豆蔻、山楂肉、黄连、藿香)，其方消、补并重，调和五脏，滋养荣卫，故有养胎之效。用于湿重带多，效亦佳。

63. 完带汤(《傅青主女科》)

【功　效】益气健脾,升阳除湿。

【主　治】带下色白,绵绵不断,无嗅质稀,其人倦怠乏力,四肢不温,纳少,便溏,甚则水肿,证属脾虚湿盛。

【方　药】白术 9 克,人参 6 克,山药 12 克,白芍 9 克,苍术 6 克,甘草 6 克,柴胡 6 克,橘皮 6 克,黑芥穗 6 克,车前子 9 克。

水煎服。

【方药解】本方以健脾益气,升阳除湿为主,兼及补肺、疏肝。补肺、疏肝目的在于佐金制木,肝木不旺,则脾气得升。方中以白术、人参、山药、甘草益气健脾,伍橘皮以行山药、甘草之滞;苍术苦温燥湿,车前淡渗利水,湿邪去则脾不为所困;白芍养血柔肝,柴胡疏理肝气,芥穗炒黑入肝经血分,升阳理气,使肝脾调和,脾阳得升,则湿邪自化,而无白带之患矣。

【应用参考】中医将妇科病分为经、带、胎、产四部分,可见对带下是很重视的。发育成熟的妇女,阴道皆有分泌物排出,在每个月经周期中,亦有稍多、渐少的变化,若其带下量不多,色、嗅无异常,身无所苦者,是属正常的生理现象,正如王孟英所说:“带下乃女子生而即有,津津常润,本非病也。”若带下量多,或色、嗅异常,甚则伴有其他症状出现,则属病态。颜色是带下病辨证的重要依据之一,因此习惯上以色来定带下病的病名。古代文献虽各色带均有所载,但临床上只白带、黄带、赤白带三种带下病最多见,此外又有白崩之症,虽不多见,但危害甚大。

完带汤是傅青主为治疗白带而设,他认为“白带乃湿盛而火衰,肝郁而气弱则脾土受伤,湿土之气下陷,是以脾精不守,不能化荣血以为经水,反而变成白滑之物由阴门直下,欲自禁而不可得也,治法宜大补脾胃之气,稍佐以疏肝之品,使风木不闭塞于地中,则地气自升腾于天上,脾气健而湿气消,自无白带之患矣。”

本方为近世治疗白带最常应用的方剂,适合于脾虚湿盛之白带,临床用本方多不做药物加减,但在剂量上却有着很大的灵活性。原方重用白术、山药至 30 克,而升阳调肝之柴胡、荆芥、陈皮仅用几分,孰不知白术、山药虽健脾益气之品,若用量过重反使胃壅气滞而致纳少、运呆,故在用量上勿需与醒脾运湿之苍术、陈皮相差太多,一般用至 12 克左右即可;而对于脾虚湿盛之证,升阳调肝之品亦不必如此谨慎,用至 6 克左右并无妨害,否则柴、荆等品,性本清轻,于大队参、术、药、芍之中,以数分之微量如何能发挥效用。

若气虚之证不显著者,可用党参代人参;白带过多、质稀,可酌加芡实、白果敛之,待其量减,复用原方;患者不思饮食,可加白豆蔻、炒麦芽。

白带若属肾虚精关不约者,用本方并不恰当,恐难收显效。

64. 升阳除湿防风汤(《脾胃论》)

【功　效】健脾升阳,除湿化滞。

【主　治】飧泄，肠风便血，滞下，或大便闭塞，或里急后重，或利下白脓等症。

【方　药】防风 6 克，苍术 12 克，白术 9 克，茯苓 9 克，白芍 9 克。

先以苍术切片，清水一碗半，煎至一碗，再纳诸药，煎至八分，去滓，食前温服。

【方药解】方中防风辛温升散，气香可舒脾，疏风以胜湿，实为理脾引经之要药，伍柔润之白芍，升阳和脾而不以汗损阴。苍术补脾燥湿，升发胃中阳气，解诸郁，为本方之主药，故量重而先煎；白术、茯苓健脾化湿，以助苍术之功。脾阳得升，胃自和降，脾胃无湿困之滞，诸症必解。

【应用参考】本方为内科所常用，以其健脾升阳而止泻，运中祛湿以导滞。妇女产后正气虚损，每易感寒湿之邪，滞留肠间而见大便不调、腹急滞下之症。此时不可苦寒通利，否则重伤脾阳，湿邪则更不易去，若用本方升阳除湿最为适合。即使大便闭塞不通，湿滞之象显著者，亦应遵东垣之法：权宜以苦多甘少之剂，通其便，复用本方助脾升阳。或径用本方暂加泻下之品。

本方与理中汤比较，理中汤重在益气健脾，本方重在升阳除湿，若见脾虚湿盛之飧泄，则二方可合用。

本方适用于寒湿为患之大便不调，若见湿热痢疾，其湿重于热者，亦可配伍苦寒之品应用，若热重于湿者，则当以清热、祛湿、调气之剂应之，非升阳除湿所宜。

本方升脾阳，化湿滞，用于寒湿之带下最为适宜，临证可增调气之品，如橘皮、木香辈，其效更佳。方中诸药无不与寒湿白带之病机相吻合，唯白芍用量宜轻，以其性微寒，其味兼酸之故。由此观之，张锡纯谓："带下似滞下。"其说颇具深义，证属湿热者亦然。

第二节　温阳化湿

温阳化湿为法之治带方，以温阳化气药物为主体，多配伍温补脾肾、益气化湿之品，故常常辛温走散与苦燥、淡渗同用，适用于寒湿为患之白带。本类方多具温脾止泻之功，并不局限于治疗带下。

本节载方 3 首。下肾气丸、甘姜苓术汤二方未收入本节，其应用可参考该条。

65. 附子理中丸(《太平惠民和剂局方》)

【功　效】温中祛寒，益气健脾。

【主　治】脾胃虚寒，不能运化水谷，呕吐、泄泻，心腹疼痛，肢冷微汗，手足逆冷，心下逆冷、满闷，腹中雷鸣，饮食不进，以及月经不调，血色清稀而淡，一切沉寒痼冷，并皆治之。

【方　药】人参 30 克，制附子 30 克，炮姜 30 克，炙甘草 30 克，白术 60 克(土炒)。

上药为末，炼蜜为丸，每 30 克作 10 丸，每服一丸，以水一杯，化开煎至七分，食前服。

【方药解】此方乃温中理脾之法，中寒则阳气不振，脾失健运，故用附子补命门之火，以祛逐风、寒、湿邪；人参补中益气、健脾生津，白术运脾燥湿、益气和中，参术相须，扶脾土、健中气之功尤著；炮姜温中散寒，助附子以补火；炙甘草调和诸药，甘守中焦。全方使阳气振作，中运得健，则气血自旺，寒湿自除矣。

【附　注】本方作汤剂，各味药量可减为五分之一。若用人参不便，或气虚不甚者，可以四倍党参以代之。

【应用参考】本方即《伤寒论》理中汤加附子一味。由于本方温脾益气，为振复后天之要方，所以不独内科常用，妇科亦为常备之方，凡由中焦虚寒，化源不足引起的妇科疾患，皆可以本方加减应用。举几例如下。

产后或大失血后，气随血脱，见阳气衰微之象，此时应以回阳建中为先，可用本方做汤剂，方中人参、附子用量宜重，姜用干姜，使阳气回复，中气已建，再顾阴血。若病势危急，可先用参附汤以固脱回阳，而后继用本方。

脾气虚弱，统血失常而致的各种出血症，如月经先期、月经量多、崩漏、中期出血等，可用本方做汤剂，温脾止血。但方中附子，大辛大热，走而不守，用之当慎，阳虚不甚者，可选艾叶、鹿角霜等温阳止血之品代之。此时姜宜用炭，引血归经。

闭经日久，月经后期、量少，因于化源匮乏者，可用本方，待见气色转佳，即可仍做丸剂缓图。

虚寒带下，稀薄无秽气者，亦可用本方重用白术，但本方用治白带，意在温运而不在利湿，故湿邪重者需加茯苓、车前等品。

理中汤一名人参汤，方中人参(或党参)是本方之骨，不可代以他药。若非确属脾胃虚寒之证，则本方不可用。

66. 桂香丸(《证治准绳》)

【功　效】温阳调气，健脾祛湿。

【主　治】脏腑虚弱，为风寒湿所搏，冷滑注下不禁。

【方　药】桂心 15 克，木香 15 克，炮姜 15 克，丁香 6 克，炮附子 30 克，肉豆蔻 30 克，茯苓 30 克。

上药共研细末，水煮面糊为丸，丸如梧桐子大，每服 6 克，空腹时米汤送下。

【方药解】方中桂心温经和脉，炮姜温中回阳，炮附子补命火，散寒湿，三味大辛大热之品共用，暖下元之不足，除沉寒痼冷，使阳生阴消，去恶生新，补命门之火以暖脾土。配伍丁香以暖胃温肾、肉豆蔻以温中涩肠。茯苓健脾益气、淡渗水湿，合木香疏利三焦而善理脾胃之气。全方之旨，使阳气得复、寒湿并除、脾阳可升，故凡寒积湿聚，火不生土诸证，皆可酌用本方。

【应用参考】本方不仅善止脏寒之洞泄，且又善缓脘腹之寒痛。

本方与四神丸、附子理中丸，三方同主寒泄，而功用各有所专。较之理中，本方重在调气而暖下元；理中重在健脾而温中焦。较之四神，本方重在散寒祛湿；四神重在温阳益肾，选用三方时，当识此同中之异。

寒湿阻滞之痛经,痛时常兼呕吐清水者,用本方亦佳。不泄者可去肉豆蔻,以生姜代炮姜。

本方多大辛大热之品,恐其动血伤胎,故不可用于胎前。产后阴血大虚者,用之当慎,寒湿洞泄一止,即当更方补益气血以复正气。

本方温脾肾而胜寒湿,且兼温摄下元之功,故对于脾寒湿盛或肾寒失摄之带下,皆有良效,唯湿邪较盛者,可去肉豆蔻而加泽泻,炮姜可改作干姜(丸剂)或生姜(汤剂)。带下不因阳虚、寒邪者,则非本方所宜。

本方若作汤剂,可依原剂五分之一常用量即可。

67. 桂附汤(《证治准绳》)

【功　效】温补肾阳。

【主　治】肾阳亏损,固摄失权之白带,其症见白带腥秽,多悲不乐,大寒。

【方　药】肉桂 3 克,制附子 9 克,黄柏 1.5 克,知母 1.5 克。

水煎服。

【方药解】方中肉桂辛甘大热,气厚纯阳,入肝肾血分,补命门相火之不足,益阳消阴,守而不走;附子辛甘大热,其性浮多沉少,其用走而不守,通行十二经,无所不至,引补气药以复散失之元阳,引补血药以滋不足之真阴;黄柏苦寒微辛,沉阴降下,泻膀胱之相火,治下焦之湿热;知母辛苦寒滑,泻火补阴,止渴除烦。本方以桂、附相须为用,壮阳补火为主,少佐知、柏以寒、润制其燥烈伤阴之偏,使全方热而不燥,在用药法度上面,循"壮火食气""少火生气"之意。

【应用参考】辨识带下,首当问其颜色,其色白者当温。本方症见带白而腥秽,虽属寒而又与带白、清稀无嗅者有别,白带腥秽,是肾气虚寒、精关不固之象,故治当温补肾阳,阴精得肾阳温化,自能内守于肾而不外泄,则带下自减。尤为重要者,临床治带,不唯视带之色、嗅,还应参考其他症状,辨识其属何种证候,因证立法,据法遣方。若辨证不细,以本方证,见带下色白,即认作寒湿为患,而频投渗利之剂,势必精损愈甚,不唯带下不能敛,其预后亦可以想见矣。

本病证属肾气虚寒,用桂、附正合病机,其用知、柏之意,一者知、柏可泻无根之相火,以制桂、附辛热燥烈之性,恐其再耗阴液;再者,知柏相伍,养阴滋肾,以敛失约之阴精。故本方用药在剂量上,必须以桂、附为主,知、柏仅小量反佐而已,以保证全方温阳之功效。

用本方若再加温涩之桑螵蛸、益智仁则更妙。待其带下已见收敛之后,可以继服金匮肾气丸以巩固疗效。

第三节　清利湿热

清利湿热为法之治带方,以清热、化湿、淡渗药物为主体,常亦配伍凉血、止血之品，是故不但适用于湿热黄带、青带，即赤白带证属湿热下注者，亦可酌用本类方。此外，对于湿热郁蒸之阴痒、阴肿、血淋、热淋等症亦有较好的疗效。有些方剂有时亦用治崩漏。

本节载方3首，附方1首。以下龙胆泻肝汤、三妙丸、宣明导水丸诸方未收入本节，其应用可参阅该条。

68. 易黄汤(《傅青主女科》)

【功　效】健脾祛湿，清热敛带。

【主　治】带下色黄，甚者宛如浓茶汁，其气腥秽，乃脾经湿热，下注胞宫之证。

【方　药】山药12克，芡实12克，黄柏6克，白果12克，车前子12克。

水煎服。

【方药解】带脉横束腰际，约束诸脉，带脉虚则脾经湿热注于下焦，而任脉病矣。方中以山药、芡实健脾固肾，收涩精气，并补带、任二脉之虚，再以白果温脾除湿，用黄柏清肾中之火，肾与任脉相通，清肾中之火，即解任脉之热，再以车前清热利湿，一方脾、肾、带、任并补，而湿热俱清，此立方之妙也。

【应用参考】脾虚湿盛之白带宜用完带汤治之，倘若失于调治，日久则湿邪蕴积而化热，带色必黄，此证湿与热相互恋结，化湿则有碍于清热；清热不利于化湿，故治当在健脾益肾的基础上，清利湿热，使脾肾之精得约，而湿热之邪亦去之有路，用易黄汤较为适宜，因其时脾病已及于肾矣。

本方与加减逍遥散比较，虽皆着眼于湿热，但加减逍遥散以疏肝理气，清化湿热着手，而本方以健脾固肾，清热利湿着手，因此二方之适应证显然不同。

临症用本方可作如下加减。如口渴、神烦、便秘、尿赤、舌红、脉数等症显，是热盛于湿，可于原方加知母或黄芩。如口干不思饮、纳呆、脘闷、腹胀、便溏、苔厚腻，是湿盛于热，可加苍术、生薏苡仁。黄带量多者可加椿根皮、萆薢。

用本方应注意三点：一者，虽热者当清之，但不可过寒，而重伤脾胃；二者，虽湿邪当燥之，但不可过温，恐助热以为患；三者，虽滑脱当固之，但不可过涩，而有闭门留寇之虞。心中有此三点，则虽加减变化千端，亦不会有偏执一端之失。

69. 加减逍遥散(《傅青主女科》)

【功　效】疏肝解郁，清利湿热。

【主　治】带下色青，称之青带，甚则绿如豆汁，稠黏不断，气味腥臭，其见证属肝经湿热者皆主之。

【方　药】柴胡6克，茵陈12克，白芍9克，茯苓12克，黑栀子9克，橘皮6克，生甘草6克。

水煎服。

【方药解】本方即逍遥散去当归、白术、煨姜之温，薄荷之辛凉走表，而加清解郁热之茵陈、栀子、橘皮而成。方中以柴胡疏解肝经之郁，再以茯苓清泄脾经之湿，黑栀子清三焦之热，白芍养肝平肝，橘皮理气化湿，生甘草清热和中，带本由湿而生，兼之肝郁化热，土木湿热相搏结，故带色见青绿也，因此以茵陈推陈致新，清利湿热，使郁热得除，湿热亦解，自无青带之患。

【应用参考】本方以逍遥散加减，知是疏理肝气之剂也。本方是傅青主为治疗青带而设。带下呈青绿色，于临床并不多见，即使偶见亦属癌肿恶疾，恐用本方仍是无济于事。然肝郁积热，脾虚聚湿，湿热为患之带下，却并不少见，以色黄或赤白相兼之带下居多，其嗅臭秽，其质黏稠，而兼见抑郁、烦躁、胁胀、口苦、咽干、小便短赤、舌苔黄腻等肝郁湿热之症，辨证并不困难，此种带下可以用本方为基础，随症加味。如面赤、头胀痛、目眩、口苦等肝旺之证显，可加龙胆草、黄芩；如胁胀、乳胀者，可加川楝子，痛者加郁金；湿热皆盛者，可合三妙，即苍术、黄柏、生薏苡仁；黄带量多者可加椿根皮、萆薢；带下赤白可加贯众、鸡冠花。

70. 二黄三白汤(《妇科玉尺》)

【功　效】清热化湿，止血敛带。

【主　治】妇人湿热下注，赤白带下。

【方　药】黄连3克，黄柏6克，白术9克，白芍9克，白石脂15克，侧柏叶12克，椿根皮12克，香附6克。

水煎服。

【方药解】此方以黄连、黄柏、侧柏叶、椿根皮清热化湿，白术健脾燥湿，白芍补肝敛阴，白石脂酸涩固下，香附调气解郁。本方以清化湿热为主，兼顾肝肾，凡属妇女赤白带下之偏于湿热盛者，用之较宜。

【附】

侧柏樗皮丸(《医学入门》)　《医学入门》之“侧柏樗皮丸”，与本方比较仅白芷与白石脂一味之差，侧柏樗皮丸用白芷者，取其芳香化湿以治带；本方选用白石脂者，取其收敛固涩以止带。本方若再加木香即为《证治准绳》之“平肝开郁止血汤”。此三方皆为治疗湿热下注之赤白带下而设，若其病延绵日久，滑脱不尽，则以本方最为适宜。

赤石脂与白石脂功用类近，故方中白石脂无，则以赤石脂代之。

赤白带下是比较常见的带下病，湿与热是本病最主要的致病因素。若其湿热兼见阴虚者，可用清带汤(山药、生龙骨、生牡蛎、茜草、海螵蛸)加味治之；若阴不虚，实热为患者，则用本方。

带下白多于赤者，是湿重于热，可用本方加生薏苡仁、茯苓；赤多于白者，为热重于湿，可加鸡冠花、贯众。

第四节　泻火止带

泻火止带方以苦寒直折之药物为主体，多配伍滋阴、凉血之品，适用于热伤奇经之赤带、赤白带，及火极似水之青带。本类方多可用于热扰血海之崩漏。由于本类方多具苦寒之品，不利于脾胃生化，非邪实者多不轻用。

本节载方 2 首。以下清心莲子饮、固经丸、黄连解毒汤、三补丸诸方未收入本节，其应用可参阅该条。

71. 利火汤(《傅青主女科》)

【功　效】泻火护阴。

【主　治】胃火过旺，与命门三焦之相火合而煎熬，火盛则下汲肾水，大热之极而见带下色黑，甚则黑如墨汁，其气腥秽。

【方　药】大黄 6 克，白术 9 克，茯苓 12 克，车前子 12 克，王不留行 6 克，黄连 3 克，栀子 9 克，知母 9 克，生石膏 15 克，刘寄奴 3 克。

水煎服。生石膏宜先煎。

【方药解】本方适用于火极似水之象，本方证仍火盛之极，伤及肾水，故以泻火护阴立为治法。

方中石膏入肺胃，黄连入心、肝、胆、胃、大肠，知母入肺、胃、肾，栀子入心、肝、肺、胃，大黄入脾、胃、大肠、心包、肝诸经，上五味大寒之品合用共泻上、中、下三焦之毒火。佐以白术、茯苓补土化湿，车前利水，使水湿去，火毒之邪不能与有形之物相结。用刘寄奴、王不留行通利血脉，有利于热邪疏泄，使火退水进，阴液不为火邪所烁，即可成水火既济之势矣。

【应用参考】带如黑豆汁者，临床殊为少见。且色黑并非皆为火极似水之象，故必须确有实热之证在，而后方可言为火毒之象，傅氏对于黑带见症辨之甚细，非常谨慎，的确可为辨识寒、热、真假的范例，今录于此，以为借鉴："其症必腹中疼痛，小便时如刀刺，阴门必发肿，面色必发红，日久必黄瘦，饮食必兼人，口中必热渴，饮以凉水少觉宽快。此胃火太旺，命门、膀胱、三焦之火合而熬煎，所以熬干而变为炭色，断是火热之极之变，而非少有寒气也。"其症若如上述者，即不见黑带，用本方亦有何妨，可见处方皆从法立，绝无为一病订一方之理，知此者才能举一反三，一方多用。

72. 清肝止淋汤(《傅青主女科》)

【功　效】养血清火。

【主　治】阴虚火旺，郁怒伤肝，心肝之火交并，挟湿热之邪下注于带脉，而见带下色赤，似血非血，淋漓不断。

【方　药】白芍12克，当归9克，大生地15克，丹皮9克，阿胶12克，黄柏6克，牛膝9克，香附6克，红枣6枚，黑豆12克。

水煎服。阿胶烊化。

【方药解】本方以补心肝阴血为主，稍加清火之味，并不注重利脾之湿。盖赤带之病，火重而湿轻，火之所以旺，缘于血之衰，补血以制火，火降自无赤带之患。方中以白芍、当归、生地、阿胶、红枣补心肝之阴血；以黄柏、丹皮清热凉血；以牛膝、香附活血行气，而散肝郁之热；黑豆入肾性涩而补奇经，用之助全方敛带之功。

【应用参考】带下见赤，皆因有血，其质稀者，带、血混同一色而为赤带；其质稠者，带、血难溶于一体而见赤白相兼，名赤白带。实则皆湿热之邪伤于冲、任二脉而然。湿热之邪，非益气统血之法所能取效，故傅青主于本方之后，告诫勿加人参、白术之品，以致累事，是很有道理的。

赤带较之赤白带，尤重于热，是故本方专一理血清热，血不离经则赤带自止。然方中当归、牛膝二味总嫌与本方清火止血之旨相悖，若以鸡冠花、侧柏叶代之更妥。若湿象、热象皆明显者，亦可不必拘泥“纯于治血”之说，可于方内加椿根皮、贯众、生薏苡仁等品，疗效更佳。

以西医诊断相参，赤带或赤白带多见于宫颈、阴道炎症，或月经中期出血（排卵期出血）。倘若绝经妇女，忽见赤白带或赤带，首先应当考虑癌肿的可能，未排除怀疑之前，不可执几张成方马虎敷衍，以致贻误诊治之机。

第五节　固精敛带

固精敛带方以益肾、涩摄药物为主体，亦常配伍固经止血之品，故本类方不仅用治肾虚滑脱之白带、白淫、白崩等症，也可用于冲任失摄之赤带或赤白带下。本类方仅适用于虚证，若寒湿或湿热等实邪为患之带下，则不宜采用。冲任失摄之崩漏，治同一法。

本节载方5首，附方1首。以下苁蓉菟丝子丸、右归丸、缩泉丸、加味固阴煎、清热固经汤诸方未收入本节，其应用可参阅该条。

73. 六味地黄丸（《小儿药证直诀》）

【功　效】滋补肝肾。

【主　治】肝肾不足，头晕目眩，耳鸣耳聋，腰酸腿软，月经先期，带下淋漓等症。

【方　药】地黄15克，山茱萸9克，山药12克，茯苓12克，牡丹皮9克，泽泻9克。

上药为末，炼蜜为丸，每服9克，温水或淡盐汤送下。

【方药解】方中地、萸皆滋补肝肾之品，地黄滋阴补血；山茱萸涩精秘气；山药并补肺、脾、肾三经之气而固涩；茯苓补心气而渗脾湿；牡丹皮凉血化瘀而泄相火；泽泻利水而泄膀胱之热。本方六经备治，功专肝肾，寒燥不偏，补中有消，为常久服用之补益良方。

【应用参考】本方为《金匮》肾气丸减味而来，作汤名六味地黄汤，钱仲阳以小儿纯阳之体，脏气清灵，故弃肾气丸中桂、附不用，实则本方各科均为常用。原方用量酌症情而定，血虚阴衰则地黄为君；精滑头晕则山茱萸为君；小便不利则茯苓为君；小便淋漓则泽泻为君；心虚火盛及有瘀血则牡丹皮为君；脾胃虚弱，皮肤干涩则山药为君，其为君者用量八两(240 克)，地黄只用一般量。

后世有多种加味地黄丸，如肺虚喘嗽，加麦冬、五味子，名麦味地黄丸；肝阳上亢，加枸杞子、菊花，名杞菊地黄丸；相火亢盛，加黄柏、知母，名知柏地黄丸，如此等等，不一而足。

本方于妇科亦是常用，且应用很广，尤多用于肾虚而致的经多、带多之症，往往配伍秘精收涩或止血凉血之品，如带下淋漓，或赤白相兼，遇劳尤甚，头晕耳鸣，腰背酸楚，小便夜频，可加生龙骨、生牡蛎、芡实等药，而去茯苓；又如月经量多或先期而具上症者，可加生龙牡、墨旱莲、阿胶等药。

更年期诸症虽繁杂多变，其病本多在肾气虚、天癸竭，故常用本方为基础，随证加减应用。

74. 清带汤(《医学衷中参西录》)

【功　效】摄精敛带，调和血脉。

【主　治】脾肾两虚之赤白带下。

【方　药】山药 15 克，生龙骨 15 克，生牡蛎 15 克，海螵蛸 12 克，茜草 6 克。

水煎服。

【方药解】方用山药味甘补脾，液浓益肾以固摄精气；龙骨、牡蛎收敛元气，固涩滑脱，与山药配伍，相得益彰。海螵蛸性味温咸，收敛燥湿，化瘀止血，茜草亦和血止血之品，二物相合，功善止血而兼化滞通脉。

张锡纯谓："愚拟此方，则又别有会心也，尝考《神农本草经》龙骨善开癥瘕，牡蛎善消鼠瘘，是二药为收涩之品，而兼开通之力也。乌鲗骨、茜草，是二药为开通之品，而实具收敛之力也。四药汇集成方，其能开通者，兼能收涩；能收涩者，兼能开通，相助为理，相得益彰。"张氏用龙、牡之法，凡单用固涩即煅用；兼取其开通者，皆不煅用。故本方龙、牡生用。

【应用参考】治滑脱带下，多投收敛固涩之法，张锡纯则认为：(带下)非仅滑脱也，若滞下(痢疾)然，滑脱之中，实兼有瘀滞。所以他制此方既固涩之中又寓开通之力。

原方下加减法，单赤带加白芍、苦参各 6 克；单白带加鹿角霜、白术各 9 克。又谓，赤白二带，赤者多热，白者多凉，而辨其凉热，又不可尽在赤白也，宜细询其自觉或凉或热，参以脉之或迟或数，有力无力，则凉热可辨矣。清带汤，证偏热者，加生杭芍、生地黄；热甚者，加苦参、黄柏，或兼用防腐之药，若金银花、旱三七、鸦胆子仁，皆可酌用；证偏凉者，加白术、鹿角胶；凉甚者，加干姜、桂、附、小茴香。其用法可参。

从制方者以上的阐述可知，名"清带"者是清除带下之义，并非泻火以治带下，故证属寒、热，皆可应用，随证略作增损即可。然方中海螵蛸、茜草二味，皆血分药，功在化瘀止血，调和血脉。带色兼赤实是兼出血之征，故原方用之最为适宜；若带下不兼赤者，可不用此二物而专固脾肾滑脱，芡实、金樱子皆可加入，或可再加茯苓以渗湿滞。

本方固涩为主，兼益脾肾、和血脉而善于止血，故用治经多诸症，亦不失其为良方，尤适于漏下淋漓不断者。出血量多，龙骨、牡蛎应煅用；体弱较显，可加强补益脾肾之药物；如瘀滞之象显著，龙、牡仍用生者，可酌情再加益母草。

【附】

四乌鲗骨一藘茹丸（《黄帝内经素问》） 即乌鲗骨四份，藘茹一份，雀卵为丸，空腹时，以鲍鱼煎汤送服6克。

乌鲗骨即乌贼骨；藘茹亦作茼茹，即茜草；雀卵甘温，益精壮阳；鲍鱼辛温，调肝益肾。全方为温肾益精，调肝和血之剂，故《内经》载本方以治血枯："帝曰，有病胸胁支满者，妨于食，病至则先闻臊腥臭，出清液，先唾血，四肢清，目眩，时时前后血，病名为何？何以得之？岐伯曰：病名血枯，此得之年少时，有所大脱血，若醉入房中，气竭肝伤，故月事衰少不来也。"

妇科方书多收载本方，以治血枯经闭，名乌贼鱼骨丸。然临床应用，多不径用原方，而取其海螵蛸、茜草两味，合于他方之中，以治崩漏、带下之症，收效甚佳。张锡纯谓：对此二药，其能治崩带洵有确实征验，其能消癥瘕与否，则又不敢遽断也。因张氏深知二药止血之能力，故在他所制的安冲汤、固冲汤、清带丸诸方中，皆配用此二药，以治崩中、漏下、赤白带下等病。此说验之临床诚不误也，此用亦为临床所常见。

75. 锁精丸（《证治准绳》）

【功　效】益肾摄精。

【主　治】肾虚之小便白浊，或白带淋漓。

【方　药】补骨脂9克，茯苓12克，五味子6克，青盐少许。

水煎服。

原方补骨脂、青盐各120克，茯苓、五味子各60克，为细末，酒煮面糊为丸，每服6克，温酒或淡盐汤下。

【方药解】

方中补骨脂温补命门，固涩阴精，治肾冷精流；青盐咸寒，益肾泻热；五味子温补肾经，秘摄精气；上三味相合，寒温有致，温涩而不留邪火。再以茯苓淡渗利水，使分清泌浊，精归肾府，湿热去之有路，则自无带浊之患。

【应用参考】本方为肾虚失藏之带、浊而设，固涩精气而无湿热停聚之弊，若症由湿热、寒湿、脾虚诸因而起者，本方皆不足为法。

76. 金锁固精丸（《医方集解》）

【功　效】固精敛带。

【主　治】男子精滑不禁，及女子赤白带下，妊娠遗尿等症。

【方　药】沙苑子 12 克，莲须 9 克，莲肉 12 克，芡实 12 克，煅龙骨 15 克，煅牡蛎 15 克。

水煎服。龙骨、牡蛎宜先煎。

原方除莲肉共为末，以莲肉粉煮糊为丸，每服 9 克，空服时，淡盐汤下。

【方药解】本方心、脾、肾并补，方中沙苑蒺藜甘温微涩，益肾固精；芡实甘平性涩，补脾涩精；莲肉甘平性涩，入心、脾、肾三经，补脾土，媾心肾，使水火二脏相济，君相二火安守，阴精自不外泄。莲须清心通肾，涩精秘气；龙骨、牡蛎，镇摄敛火，取其固涩之性，故皆煅用。全方皆补涩之品，共建固摄精关之功。

【应用参考】本方为男子遗精、滑泄而设，是内科常用方，然妇科用本方治疗嗜欲不节，劳伤心肾，精关不固之淫浊崩带，常收良好效果。虽见症不一，而病机及所表现的证候相同，故治通一法，此即"异病同治"之理。

虚损带下，治不离心、脾、肾三经，而本方三经兼顾，且有清心通肾之妙，固涩之力又强，故用之较多。但兼有湿热实邪者，绝不可轻用，实则本方治带全是固涩敛精，毫无清利之意，不当用而用，必致闭门留寇，不唯带浊不敛，且易贻他患。

白崩为白带严重者，量多如冲，状如米泔，属于虚证，多由思虑、劳碌伤于心、脾、肾，累及奇经而致。治可用本方加味，心气虚加益智仁、茯苓；脾肾虚加鹿角霜、山药。

本方与《医学衷中参西录》之清带汤，二方皆治带下，皆用龙骨、牡蛎，而用法却是不同。张锡纯制彼方有固涩兼调血脉之意，故用生龙骨、牡蛎，取其固涩兼具开通；本方用意全在补涩，故龙骨、牡蛎煅用，增强固涩之力。

证候相合之崩漏，亦可用本方加减应用。

77. 既济丹(《世补斋不谢方》)

【功　效】补心脾，温肾阳，秘精气。

【主　治】带下似崩，量多如冲，状如米泔，称为白崩之症等。

【方　药】鹿角霜 12 克，煅龙骨 15 克，煅白石脂 15 克，益智仁 6 克，茯苓 12 克，山药 12 克，当归 9 克，远志 6 克，石菖蒲 6 克。

水煎服。鹿角霜、龙骨、石脂宜先煎。

【方药解】本方以鹿角霜壮元阳，补督脉，涩精气；煅龙骨、煅白石脂固涩下元；茯苓健脾宁心；山药益肾补脾；益智仁温涩之品，助鹿霜以温肾，助茯苓补心气，协煅龙骨、煅白石脂以涩肾关；远志开窍，安神益智，石菖蒲通神明，宣九窍，石菖蒲、远志相伍使心气开通下交于肾；方中多补火、益气之品，故用当归之温润，养血活血以和之。全方温下元，补心脾，而重在温涩以固奇经。

【应用参考】以既济名方者颇多，皆用治水火不济之证，有治肾中水火者；有治心火、肾水者；有治中焦以通心肾者，其用意全在水火交泰，诸方中多有滋水之品。而本方重主温涩，温心、脾、肾，而涩精关，精关秘固，则未滋水而水亦能渐充，此正善补阴者，于阳中求之之理。故本方适于阳虚失精，而致心肾不能相安者，不可认定为白崩一症而设，诸如男子滑精，女子崩漏，或遗尿等症，凡由命火不足者皆用本方加减化裁。

如重在脾肾阳虚，可去石菖蒲、远志、当归，而加人参、白术。

如重在心肾阳虚，可酌加桂、附，而去白石脂。

用治崩漏，可去当归，而以鹿角胶易鹿角霜，更加伏龙肝。

用治小便不禁，可去茯苓，而加覆盆子、乌药。

白崩病情较严重，非一般带下可比，一般见于年老体虚患者，据证亦可加参、芪之属。

第三章 不孕症类

古人论嗣育，极重视“保养”“聚精”“乘时”之法，是已知不孕之故，并不独在女子一方；古人述女子的异常生理，有“五不女”之说，是已知妇女之不孕症，并非皆可以药治。因此妇科不孕病用方是有一定局限性的。

妇女不孕之故，或因邪伤冲任，或因胞脉瘀滞，或因寒客胞宫，或因痰阻胞宫，或因冲任虚损，或因肾虚精亏，古人皆有论述。

冲任之患，有月经、赤带可辨，治疗可从温经、清经、益经、固经方中求之；胞脉瘀滞，有腹痛、癥瘕可识，治疗可从通经、调经、消癥方中求之。治疗不孕妇女，当以调经为先，其治皆见月经病类用方，本类方剂仅以益肾填精、温肾暖宫、化痰开郁三个方面，全其调经诸法之不足，以应不孕症治疗的需要。

第一节 益肾填精

益肾填精方以滋补肝肾药物为主体，常亦配伍养血、健脾补气之品，具有滋填先天、后天之精，扶助生殖之本的功效，适用于肾虚精亏之不孕症。不孕症患者若月经调和，身体瘦弱，虽无阴精亏损之证，亦可施用。

本节载方三首。六味地黄丸方未收入本节。

78. 左归丸(《景岳全书》)

【功　效】滋补肾阴。

【主　治】肝肾两虚，头晕目眩，腰膝酸软，经闭、崩漏等。

【方　药】熟地 12 克，山药 12 克，枸杞子 12 克，山茱萸 12 克，菟丝子 9 克，牛膝 9 克，龟甲胶 9 克，鹿角胶 9 克。

上药为末，炼蜜为丸，每服 9 克，开水或淡盐汤下。

【方药解】本方是由六味地黄丸加减而来，方中熟地、山茱萸、山药滋补肝肾，秘精涩气而兼顾脾、肺，是为地黄丸中“三补”，在此基础上，又增龟甲胶补任脉之虚，鹿角胶补督脉之弱；以枸杞子、菟丝子、牛膝增强其滋补肝肾之功力，牛膝又引诸药下行直达肝肾，全方为壮水填精之剂，古有左水右火之说，故名左归。

【应用参考】本方去二胶、菟丝、牛膝，加茯苓、炙甘草，水煎服，名“左归饮”，其功用相同。本方亦常作汤剂用，功胜于左归饮。

妇科经、带、胎、产诸疾，凡因肾水匮乏而起者，皆可用左归饮或左归丸滋填肾精。唯出血之症，必去牛膝；小便不禁或频数者，不用茯苓。举例如下。

由于产后虚损以致冲任受伤，待月经复行时，经血失于调制，先后不定期而行，症见头晕耳鸣，带下绵绵，经血量多，腰背酸楚，舌苔中剥，脉象细软者，可用本方去牛膝，而加当归、白芍。

妊娠遗尿，多因肾气虚弱或中气下陷。若症状表现如上所述，是因肾虚封藏不固，二便失司，所致小便自遗。可用左归饮去茯苓，而加覆盆子、金樱子、杜仲、莲肉、桑寄生等涩精、固肾之品。

79. 养精种玉汤(《傅青主女科》)

【功　效】养血聚精。

【主　治】精血不足，身瘦不孕。

【方　药】熟地15克，当归12克，白芍9克，山茱萸9克。

水煎服。

【方药解】方以当归、白芍养血补肝；以熟地、山茱萸滋肝肾，益精血，四味共用养血滋肾，冲任通盛则自能受孕。

【应用参考】本方即四物汤去川芎之辛散，增山茱萸之酸敛，不特补血，更能填精，故有助于摄精受孕。

本方最适于肝血不足，冲任失养之不孕者，症见面色萎黄，头晕目眩，心悸少寐，月经量少，舌淡脉细即为是证。若方中更加阿胶、枸杞子、五味子、鹿角胶、紫河车等填精温肾之品，其效更佳，即使子宫发育不良者，亦可用之。

本方较之下一方毓麟珠，长于养肝血，温肾之力次之。

80. 毓麟珠(《景岳全书》)

【功　效】益气养血，温补肝肾。

【主　治】妇人气血俱虚，经脉不调，久婚不孕，或带浊，或腹痛，或腰酸，食少羸瘦。

【方　药】人参6克，白术9克(土炒)，茯苓12克，芍药9克(酒炒)，当归9克，川芎6克，熟地12克，炙甘草6克，菟丝子9克，杜仲9克(酒炒断丝)，鹿角霜12克，川椒1克。

水煎服。鹿角霜宜先煎。

【方药解】本方以参、术、苓、草，健脾补气，以地、芍、芎、归养血和血，气血充盛则十二经有余之气血灌注于奇经八脉，使冲、任二脉气血通盛，经血自调。再加菟丝子温补肝、脾、肾三阴经；杜仲补益肝肾；鹿角霜补阳生精；川椒补命门之火而宣散寒湿，使下元温暖、精血充盈、冲任通盛，胞脉和调，自能摄精成孕矣。

【应用参考】本方是一张温补冲、任，暖宫种子之良方，对于因气血两虚、肝肾不足而致的闭经、痛经、月经不调、虚寒带下、子宫发育不良等症亦都有良好的效果。

中医认为妇女天癸成熟，冲任二脉通盛，月经才能应时而至，而天癸为先天之精，赖肾脏所藏、肾精所养；冲任之通盛靠气血之充盈。是故，妇女的月经与孕、产等生理功能，是以气血及肾气的充盛为其先决条件的，而本方正是为此而设，所以妇科临床应用本方的范围相当广泛。兹举几例如下。

室女闭经，或经闭日久，其证属虚寒者，此类闭经之症似无源之枯井，不可滥施破血逐瘀之品而急于求功，否则不唯经不能通，且越攻越虚，使病体康复无日矣。凡此，当用本方，或为丸剂，常服，自有水到渠成之日，诸虚寒之象亦必随本方补益之功力，而逐渐消失。待其正气已复，不见虚寒之象，或可以用本方去杜仲、鹿角霜，加牛膝 9 克、制附子 9 克、泽兰 9 克，温通之。

痛经与子宫发育不良，此二症常并见于少年女子，由于冲、任二脉起于胞宫，冲任虚损，胞宫不得荣养，自不能正常发育。此症当常服本方，温补冲任，而每于经前数日及经期，则酌加行气活血之品，若香附、乌药、延胡索、益母草等品（注意，因方中有人参，故不选用五灵脂，二者相畏），以助其经血通畅，腹自不痛。

虚寒不孕，凡经妇科检查无器质性病变，或者仅子宫稍小，即可用本方治疗。有时这类患者，虚寒之象亦不明显，甚至除不孕而外，并无其他异常表现，往往无证可辨，凡此者亦当用本方，以之温补生殖之根本。

应用本方时，若加入紫河车、阿胶、鹿角胶等血肉有情之品，则疗效更佳。

第二节　温肾暖宫

温肾暖宫方以温补、温通、温散药物为主体，多配伍滋肾、益气、养血之品，具有壮肾阳、暖胞宫、散寒湿的功效，适用于宫寒、精冷之不孕症。治疗不孕症常常在月经正常、肾精不乏的基础上施用本类方剂。有时不孕患者并无症状表现，亦施用本类方，以兴奋生殖功能。

本节载方 3 首。以下肾气丸、艾附暖宫丸二方未收入本节，其应用可参阅该条。

81. 右归丸（《景岳全书》）

【功　效】温补肾阳。

【主　治】肾阳虚损，畏寒肢冷，腰背酸痛，月经不调，虚寒不孕等症。

【方　药】熟地 12 克，山茱萸 9 克，山药 9 克，杜仲 9 克，枸杞子 9 克，菟丝子 9 克，鹿角胶 12 克，当归 9 克，熟附子 6 克，肉桂 3 克。

原方为丸剂，今调整剂量作汤剂。鹿角胶宜烊化。

【方药解】肾为水火之脏，阴阳互根，元阳不足当以水中求之，故本方以熟地甘温滋肾、填精，配山茱萸、山药，取六味地黄丸中“三补”以生水；附子、肉桂一走一守温肾壮阳，使水火互济；杜仲、菟丝子温补肝肾；枸杞子、当归滋肝养血；鹿角胶血肉有情之品，补命火，通督脉，虽较之鹿茸力逊，然填精、养血、固冲任、止崩漏是其专长，鹿角胶配肉桂、附子，以温通督脉，而伍地黄、当归则善荣冲任。全方阴阳双补，重主补火，凡阳虚精损之证皆可采用本方。

【应用参考】由于本方的特点是于阴中求阳，故虽意在补火，却温热而不燥烈，因此为临床各科所常用，景岳之后，温补肾阳皆宗其方，而无离乎其左右者。

本方去鹿角胶、菟丝子、当归，加炙甘草，名右归饮，功用相同而效力稍逊。妇科用本方较多。

本方与毓麟珠比较，略于补益气血，而优于益肾助阳，凡月经不调、闭经、不孕、带下等症，证属肾阳虚弱者，皆可用本方，以作汤剂，则补益之力更强。举例如下。

久不受孕，证属虚寒，症见腰背酸楚、小腹阴冷、性欲减退者，可常服本丸剂，或与艾附暖宫丸交替使用。

虚寒带下，因肾关不固，阴精失摄者，其带下色白而腥秽、腰背酸痛、遇劳更甚，可用本方加桑螵蛸 12 克、益智仁 10 克、金樱子 12 克，增其收涩之力。便溏者去当归。

82. 苁蓉菟丝子丸(《医宗金鉴》)

【功　效】补肾填精，通调冲任。

【主　治】不孕由肾精不足，冲任虚损而致者。

【方　药】肉苁蓉 9 克，菟丝子 12 克，覆盆子 9 克，蛇床子 9 克，当归 9 克，川芎 6 克，白芍 9 克，牡蛎 12 克，海螵蛸 12 克，五味子 6 克，防风 6 克，黄芩 6 克，艾叶 3 克。

水煎服。

原方为蜜丸，早晚服，盐汤下。

【方药解】《经》曰：天癸至，任脉通，太冲脉盛，月事以时下，故有子。本方即填精以奉天癸，和血以通冲任，故为不孕之专备方。

方中以菟丝子填精益髓，五味子滋肾涩精，肉苁蓉、蛇床子一润一燥温肾壮阳，覆盆子、煅牡蛎固摄肾精，使肾水得少火之温化，则肾气必充，而天癸渐盛；方中以当归、白芍、川芎养血和血，艾叶温经除脉中寒邪，防风祛风去络中湿滞，海螵蛸调和血脉，溢者可收，瘀则可通。方中用黄芩清热凉血，使全方不寒不热，助阴以生子。

【应用参考】不孕者多胞宫虚寒，故若阴虚而虚热并不明显者，可不用黄芩之寒，以制诸药之温。若精亏而虚热见者，可去艾叶、防风之温燥，牡蛎可生用。若欲加强通血脉之力，牡蛎亦可用生者。若胃纳呆滞，可于方中加木香、炒谷芽。

本方与毓麟珠、养精种玉汤，三方皆是治疗精血亏损之不孕症的常用方剂，但临床应用稍有差别。养精种玉汤以养肝血为长；毓麟珠温补肾阴肾阳，兼益阴血；本方具毓麟珠之所长，又兼通调血脉，临证当据此而选用。

虚损之证并非数剂补益之方所能奏效，故以丸药缓图较多，患者亦便于坚持服药，本方做丸剂效果亦佳。

《济阴纲目》载本方以治赤白带下，是取黄芩清内热以除湿；防风升肝气以除湿；牡蛎、海螵蛸敛带以除湿，余药温肾和血以固根本。

83. 暖宫丸(《证治准绳》)

【功　效】暖宫散寒。

【主　治】元阳不足，下焦寒冷，月经不调，痛经、闭经、宫寒不孕等症。

【方　药】硫黄 180 克，研细塞入猪肠内，煮一昼夜，捣烂，与赤石脂 90 克、海螵蛸 90 克、禹余粮 270 克、炮附子 90 克共为细末，醋和为丸，如梧桐子大。

每服 6 克，醋汤调下。

【方药解】硫黄酸温，秉纯阳之精，益命门之火，热而不燥，故老人阳虚肠秘亦常用之，古人视之为温补虚损之品，助阳道，温散胞脉血结、心腹积聚。附子大辛大热，通行十二经，生用长于散寒通痹，熟用偏于温阳补火，与硫黄为伍其功尤善。赤石脂甘温、禹余粮甘平，皆入手足阳明，而功擅固涩，主下利，治血崩。海螵蛸气味咸温，入肝肾血分，通血脉，治寒湿，疗血枯漏下。全方诸药纯阳无阴，可贵者温而不燥，为温暖下元之良方，故以暖宫名之，下焦阳虚、胞宫久寒服之最宜，若血虚阴亏者，慎不可用。

【附　注】梧桐子约大黄豆一倍，30 粒约合 6 克。

【应用参考】暖宫丸之药物组成多矿品成分，故不可改作汤剂。其中硫黄有毒，不宜久服，方中多妊娠禁忌之品，孕妇忌服。

本丸剂最适合下元虚冷之痛经、不孕，可配合温补气血之汤剂并用，使刚柔相济，配伍此丸剂，冀其直达胞宫，取效迅速，中病即可不用本方，而专以温补冲任之方药应之。

汤丸并进时，注意赤石脂与肉桂相畏，当谨慎。

第三节　化痰开郁

化痰开郁方以行气解郁、燥湿化痰药物为主，多配伍益气健脾、活血通经之品，具有化痰消脂、启豁胞宫的功效。适用于证属痰湿郁滞、脂膜阻塞之不孕症，该类患者常兼气虚之证，而见月经涩少，以体型肥胖者居多。

本节载方 3 首，附方 2 首。越鞠丸方未收入本节，其应用可参阅该条。

84. 启宫丸(《太平惠民和剂局方》)

【功　效】燥湿化痰，行气开郁。

【主　治】肥胖妇女，痰湿素重，子宫脂满，以致不孕。

【方　药】制半夏 9 克，苍术 6 克，香附 6 克，神曲 12 克，茯苓 12 克，橘皮 6 克，川芎 6 克。

水煎服。亦可作水丸，每服 6 克，每日 2 次。

【方药解】本方是由燥湿化痰之二陈汤加减而来，方以半夏和胃化痰，橘皮理气化痰，茯苓健脾渗湿，三味共用专于开痰之郁。在此健脾和胃的基础上，再伍香附疏肝调气，以解气郁；伍川芎行气化瘀，以解血郁；伍神曲健胃消滞，以解食郁；伍苍术醒脾燥湿，以解湿郁。全方为化痰湿，解郁滞之法，痰湿去，诸郁解，则气化运行复常，自无脂满壅塞之患。

【附】

茂芝丸(《丹溪心法》)、植芝汤(《丹溪心法》)　以启宫丸加甘草，将白术代苍术，亦名启宫丸，为末，粥做丸，名茂芝丸(丹溪方)，其功用相同。

启宫丸适用于肥胖湿重之不孕患者，其人常伴经稀、经少之症，此由气虚及于血也，故其治常亦配伍养血调脉之品，如丹溪植芝汤，即为茂芝丸增当归、白芍以养血脉，而减神曲，用治“妇人肥盛无子，以身中有脂膜闭塞子宫”，以其汤送服茂芝丸。丹溪这一用法，提示了在运用启宫丸时，亦应在治痰之际，考虑到患者血脉枯荣的一方面，可适当予以加味。若兼血滞，亦可更加泽兰、川牛膝等品。

肥人多痰，肥胖患者以阳虚、气虚体质居多，故通阳化气之品亦常加入，如生姜、干姜、桂枝、青葱等。痰多者加胆星以增化痰之力。

启宫丸与苍莎导痰丸比较，功用近似，本方多川芎、神曲二味，以增其解血郁、化食滞之功。

启宫丸与越鞠丸比较，少栀子之苦寒，而添二陈开痰郁。越鞠通治六郁，本方治痰聚为主，可视为越鞠之变方。

85. 苍莎导痰丸(《万氏女科》)

【功　效】开痰散结，祛湿解郁。

【主　治】由痰湿俱盛，脂膜壅塞，阻遏经脉之闭经、不孕等症。

【方　药】苍术9克，香附6克，橘皮6克，茯苓12克，枳壳6克，制半夏9克，制南星6克，炙甘草6克，生姜6克。

水煎服。

原方为丸剂，生姜自然汁和丸，每服9～12克，淡姜汤送下。

【方药解】本方以二陈汤为基础，健脾祛湿，和胃化痰，增诸药开痰、解郁，以疏通经脉，温启胞宫。方中以苍术醒脾燥湿以解湿郁，以香附疏肝理气以解气郁，以制南星之苦温辛烈，助二陈祛痰除湿，且南星散而不守，专走经络，血脉为痰湿所壅阻者，用之最当，枳壳破气散积，开胸膈痰滞，助香附行气解郁，助南星、二陈逐痰通塞。全方用药以辛开苦降为法，是治痰郁之主剂。本方即导痰汤加苍术、香附(又名莎草根)，故以苍莎导痰名之。

【应用参考】本方主要用于痰阻之经闭、不孕等症，其临床表现多面色浮黄或㿠白、头晕心悸、胸闷脘胀、倦怠身困、神呆嗜睡、白带绵绵、舌苔白腻、脉沉滑等症，而形体肥胖又是本证的体征特点，中医素有肥人多痰之说，验之于临床诚不虚妄。

本方证为虚实兼杂之证，其病本于气虚阳虚，而病标却表现为痰阻气机为患，故方中多助脾健运之品，意在脾运健则痰湿除，气机畅则血脉和，实以消为补之治法。因此本方用治闭经而不急切破血通经求功；用治不孕亦不囿于温肾填精，可见中医治某病，不可固执通套，唯当辨证施治，至证情有所改变，制方也必须有相应的变化。

青年女子，形体急剧增胖，颇为苦恼，用本方亦有减肥效果，加荷叶30克更佳。

本方与开郁二陈汤比较，开郁二陈重在行气，本方祛痰之力更胜。二方皆主痰郁。

86. 开郁二陈汤(《万氏女科》)

【功　效】行气解郁，燥湿化痰。

【主　治】肝郁气滞，痰湿内阻而致的闭经、痛经、月经后期，及胸痞胀满等症。

【方　药】橘皮6克，茯苓12克，苍术9克，香附6克，川芎6克，制半夏6克，青皮6克，莪术6克，木香6克，甘草6克，槟榔3克。

上药加生姜3片，清水煎服。

【方药解】本方以橘皮、制半夏、茯苓、甘草、生姜(即二陈汤，因乌梅酸收，于气郁不利，故不用)健脾燥湿，和胃化痰，配伍苍术苦温辛散，芳香气烈，以解湿郁。青皮疏肝破气，散积化滞；莪术行气破血，消积化癥；川芎为血中气药，活血行气；木香调脾胃之气；槟榔导脾胃之滞；香附疏理肝气，为气病之总司，李时珍谓其得木香则疏滞和中，得川芎、苍术则总解诸郁，得半夏则决壅消胀，得莪术则消磨积块。全方为气滞、痰结兼解之法。

【应用参考】本方可适用于气、血、痰、湿、食，五郁互见之证，多由情志所伤，气郁而起，临床情志不舒、寡语太息、脘痞纳呆、胸膈满闷、胁胀乳胀、小腹作胀、舌暗脉沉等多种症状常常交互出现，诸郁及于胞脉，或见经行腹痛，或见月经涩少，乃至经闭，因此在妇科范围内，本方证并不少见。

用本方治疗闭经等症，着眼于血郁，而着手于气与痰，且以理气为先。故方中虽以二陈为基础，实则重主行气开郁。由此可知经少、经闭之症，即使实邪为患，亦并非破瘀之一法。但月经病的治疗，当知因时制宜，因势利导，故经前、经期，可用本方加牛膝、泽兰等品，引血下行，血行则气亦必行，治标亦兼顾其本矣。若闭经日久，经欲行亦当有先兆，如腰酸、乳胀、小腹胀坠等，此时亦可如上法制方。

气滞痰阻而致痛经，多兼寒象，可于本方加吴茱萸、细辛等温经散寒之品。

临床可据诸郁之偏重，随证加减化裁。

第四章 妊娠诸病类

妇女妊娠期间，机体有如下几个方面的变化，有异于平时。一者，精血需常聚胞宫以养胎，故阴血常虚；二者，阴血虚则阳气偏盛，同气相求，实邪易凑，故多胎火；三者，胎居胞中，虽属生理，终是赘物，故时或有碍气机升降，津液疏瀹。若先、后天皆充，则母体与胎儿相安，渐趋适应，否则上述种种常可导致胎前诸病。因此，据其常理而言，胎前用药除慎动妊娠禁忌之品而外，尚宜多润少燥、多凉少热、多轻少壅。但值得注意的是，妇女怀妊在生理上虽具一定的特点，然其外界致病因素，却又不一而足，并无定律，故先贤有"母病致胎动者，先治母病则胎自安"之说，因此临证亦当依证候施治。此二者皆不可偏废，既要掌握胎前用药规律，又不可执常御变，置辨证论治于不顾。

古籍载胎前病种甚多，本编只选辑与胞胎直接相关的数病用方，其余种种其治疗除在用药上注意妊娠特点外，与内科治疗无异，则不在此立目。

本编分为恶阻、胞阻、子悬、子烦、妊娠肿胀（子气、子肿、子满）、子痫、保胎（安胎、养胎）、顺产（催生、下死胎。胞衣不下本产后病，因与下死胎治同一法，故相提并论）共八节，以统众胎前用方。

余者如外感、诸热、诸郁、二便等疾患，归于妇科杂病方中，分述其胎前治疗特点。

第一节 恶阻（妊娠呕吐）

载方6首，附方4首。以下参苓白术散、温胆汤、小半夏加茯苓汤、小陷胸汤、竹叶石膏汤、左金丸诸方本节未收入，可参阅该条。

87. 香砂六君子汤（《太平惠民和剂局方》）

【功　效】益气健脾，和胃化痰。

【主　治】脾胃虚弱，中运不健，纳少便溏，以及月经不调、色淡，妊娠呕恶，产后乳汁自流等症。

【方　药】人参6克，白术9克，茯苓12克，炙甘草6克，橘皮6克，制半夏9克，木香6克，砂仁3克。

水煎服。或上药为末，每取15克，加姜、枣，水煎服。

【方药解】此方乃调补脾胃，温化痰湿之法也。人以胃气为本，脾胃不和则气化不畅，中运失司，或生痰留饮而消化力弱，肌肉消瘦，月事不以时下。本方以人参补气，白术健脾，茯苓化痰渗湿，甘草和中温中，橘皮和胃理气，半夏降逆化痰，木香疏理三焦，砂仁行气调中。脾胃温和则生化之力自强，脾无痰湿阻滞，胃气自然畅达，脾升胃降，气血化生之源不乏，则月经自无参差矣。

【应用参考】本方临床各科均为常用，因其调补脾胃，以和胃止呕见长，故在妇科范围内，常用于因脾气虚弱，胃失和降而致的经行呕吐，妊娠恶阻等症。但本草书籍多载半夏为妊娠禁忌药，因此妊娠恶阻能否用半夏，争论很大，根据临床实践的摸索，若孕妇体健，无习惯流产史，制半夏用至6～10克，并无妨害，而且止呕效果很好，用与不用大不相同。但由于自古有此诫训，孕妇用之还当慎重，如若孕妇体质情况不适宜用半夏，则重用生姜以代之。

由于本方补中有消，故对产后气虚不能摄纳的乳汁自流之症，亦可用之，常以本方加扁豆、山药、菟丝子等品，脾肾兼顾有利于精气之摄纳。

因本方特点是于平补之中寓调理气机之用，所以对于妊娠、产后或久病之后天乏继，体弱、纳呆者，实为常服之调补良剂。

88. 保生汤(《证治准绳》)

【功　效】和胃调肝。

【主　治】妊娠恶阻，纳呆，恶心，呕吐清水，时觉膈阻气逆，无寒热，或兼泻泄。因土虚而肝气横逆所致者。

【方　药】人参6克，甘草6克，白术12克，香附12克，乌药12克，橘红12克。

上药为末，每服9克，水一碗，生姜3片，煎至七分去滓温服。

若原药直接入煎，上量减半，生姜3片。

【方药解】方中人参补气生津，甘草益气和中，白术健脾运湿，参、术、草共用益气实脾，脾气得升，胃自和降。脾胃自强，肝气则不能乘虚而侮。香附入肝，理气解郁；乌药归脾，顺气降逆，乌、附同用调肝和脾，开胸腹之气结。橘红燥湿化痰，生姜辛散水气，温化阴邪，宽膈以止呕逆。全方为补气温中，调和肝胃之法，凡孕妇气虚而肝胃不和者，皆可酌用本方。

【应用参考】原方后有“觉恶心呕吐加丁香”注语。丁香暖胃降逆，善止呕恶，正与本方证相投。然丁香芳香气厚，呕恶者常厌之，医者亦当了然，若患者因其气味芳烈难于受药，强与则反不收效。

《济阴纲目》载此方，乌药作乌梅，其笺注云：“吐、泻、作渴，则效在乌梅矣，作乌药者非。”实则不尽然，乌药顺气，诸本草多载其具降逆之功，《日华子诸家本草》曰：“除一切冷霍乱，反胃吐食、泻泄。”且恶阻因于肝气横逆而致胃气不降者，比较多见，本方以香附、乌药疏肝顺气，配伍于健脾和胃诸药物之中，治疗恶阻是无可非议的。倘若胃热呕恶，烦渴多饮，则本方不可用，绝非乌梅一味所能变更其方之效用者。

本方适用于脾胃虚寒兼见肝郁气滞之恶阻，若纯属脾胃虚寒，则应另辟蹊径，其虚象显著者用香砂六君；其寒象较甚者可用干姜人参半夏丸。

89. 干姜人参半夏丸(《金匮要略》)

【功　效】温中降逆。

【主　治】中虚胃寒,妊娠呕吐,得饮即泛。

【方　药】干姜 3 克,人参 3 克,制半夏 6 克。

上药共为细末,以生姜汁糊为丸,如梧桐子大,饮服 10 丸(约 3 克),每日 3 次。

或为散剂,上三药等分,为细末,和匀,频频舔服,以一日 6 克为度。

【方药解】方中干姜温中散寒,温肺化痰,去脏腑沉寒痼冷;生姜温中止呕,祛痰下气,可解半夏之毒;人参补中益气,健脾生津以扶正;半夏辛温有毒,降逆止呕,消痞散结,燥湿祛痰,伍人参补消既济,调和脾胃,得生姜之佐制功优于下气止呕,而毒性缓解。全方药简而力专,意在温中降逆,使中阳得振,寒饮蠲化,胃气顺降,则呕逆自止。

【应用参考】本方适用于中气素虚,寒饮阻胃,浊阴不降之妊娠恶阻。只要辨证准确,不要因半夏、干姜之辛热而掣肘。本方原是仲景为恶阻而设,可见古方中对于妊娠,半夏亦非绝对不用,然若曾经流产者,应当慎用,或避而不用,可以生姜汁合服以代之,原方本以生姜汁糊为丸。

治疗妊娠呕吐,首先要重视患者的受药问题,否则处方再恰当,亦不能发挥药物之效力。故此选药宜清淡,投药宜量少,不必强定日服几次,应少量频服,视患者具体情况灵活掌握。本方改作散剂,即是为解决受药问题,若拒药不受,饮入即吐者,可常以少许姜汁滴舌上,频频舔咽,以使不致反胃作呕为度。

90. 麦门冬汤(《金匮要略》)

【功　效】润肺养胃,降逆生津。

【主　治】肺胃阴虚之肺痿、久嗽等症,及阴虚气逆之妊娠恶阻。

【方　药】麦冬 12 克,人参 3 克,清半夏 6 克,甘草 3 克,粳米 12 克,大枣 4 枚。

水煎服。

【方药解】本方为清养滋润之剂,方以麦冬为主,取其养阴清热;以人参补气生津,益脾宁心,参、麦同用,使气阴相辅生长。甘草益气和中;粳米健脾益肺;大枣滋补脾胃,参、草、粳、枣共用,健中焦以生化精气。方中半夏降逆和胃,兼行诸甘药之壅滞。全方养肺阴,增胃液,降逆气,以治久嗽、呕恶诸症。

【应用参考】仲景制此方清养滋润以治津枯燥热之肺痿,使胃津得复上输于肺,燥热自息,而渐趋平复。

本方用于胃液不足,气火上逆,胃失和降之呕恶之症,亦颇收效验。妇科多用本方以治胃燥火升之妊娠恶阻,若妊娠呕恶证属痰涎壅盛或脾胃虚寒而胃纳失降者,则非本方所宜。

因方内有半夏一味,为妊娠禁忌之品,医者往往不敢轻试本方,或用之却弃半夏,而本方功具清热养胃，而降逆之功实赖半夏，去之多不生效。观之临床，孕妇用半夏，只要得法，并无妨碍，古代医家于此颇多议论，且皆临床经验之谈，今录数种以备参考。

陈良甫曰："千金方有半夏茯苓汤、茯苓丸，专治恶阻。此二方比来少有服者，以半夏能动胎，胎初结虑其辛燥易散故也，须姜汁炒以制毒，凡恶阻非半夏不能止，是有故无殒也。"

娄全善曰："大全方谓半夏动胎不用，今观仲景用人参半夏干姜丸；罗谦甫用半夏茯苓汤；朱丹溪用二陈汤加减，并治胎前恶阻、痰逆呕吐、心烦、头晕、恶食俱效，独不知此乎。予治恶阻，用之未尝动胎，正经云，有故无殒是也。"

薛立斋曰："半夏乃健脾气化痰滞主药，脾胃虚弱呕吐，或痰涎壅滞，饮食少，胎不安，必用半夏茯苓汤，倍加白术安胎健脾，予常用验也。"

【附】

加味麦门冬汤(《医学衷中参西录》) 《医学衷中参西录》加味麦门冬汤，用治妇女倒经，即本方加生杭白芍、丹参、桃仁，以山药代粳米而成。其方以麦门冬汤益气生津，降胃安冲；以芍药、丹参、桃仁开下行之路。

麦门冬汤(《妇人大全良方》) 《妇人大全良方·妊娠随月服药将息法》载一麦门冬汤，即本方去半夏、粳米，加生地、阿胶、黄芩、生姜而成，云其安六月胎动，未可尽信，然该方有安胎之效当可信。

91. 青竹茹汤(《证治准绳》)

【功　效】清热化痰，和胃止呕。

【主　治】妊娠恶阻，呕吐酸水，胸闷口渴等症，因于胃气失和，痰热为患者。

【方　药】鲜竹茹 9 克，橘皮 6 克，茯苓 9 克，制半夏 6 克，生姜 6 克。

水煎服。

【方药解】此方以鲜竹茹清热化痰，橘皮和胃理气，茯苓健脾利湿，制半夏化痰和胃，生姜通阳泄浊。全方清热化痰，和胃降浊，湿热去，胃气和则诸症自失。

【应用参考】妊娠呕吐因于胃热者，较胃寒者多见，故竹茹为治疗妊娠恶阻的常备之品，用鲜者为佳，用量可随症情适当加重，若用至 30 克以上可煎汤代水，以煎余药。

本方清热化痰，和胃止呕，以浊阴不降，聚而生热，胃气失和之恶阻用之最宜。若孕妇体质虚弱或曾经流产者，可去半夏，代之以旋覆花。若胃热较盛加黄芩，肝气亦逆者加黄连(吴茱萸炒过)。合方应用可参考温胆汤应用参考条。

【附】

橘皮竹茹汤(《金匮要略》)、橘皮竹茹汤(《济生方》) 本方与《金匮要略》橘皮竹茹汤及《济生方》橘皮竹茹汤，同为和胃止呕之常用方，其功用近似。《金匮要略》方较本方少茯苓、半夏，而多参、枣、草；《济生方》较本方多参、枣、草、麦冬、枇杷叶。由所增损之药物即可看出，三方在功用上是各有所偏重的，即《金匮要略》橘皮竹茹汤有甘温之品益气和中，适用于胃气虚更明显者;《济生方》橘皮竹茹汤有甘寒之品养胃生津,适用于痰热未清,胃阴已伤者;而本方着重清热化痰以止呕逆,因此既不用甘温,嫌其壅滞遏中,也不用甘寒,恐其柔润助痰。

92. 苏叶黄连汤(《温热经纬》)

【功　效】清热化湿,和胃止呕。

【主　治】湿热阻胃,胎气上逆而致的妊娠恶阻,而见脘闷纳呆,恶闻食气,呕恶频作等症。

【方　药】紫苏叶 6 克,黄连 3 克。

水煎服,或为细末频频舔咽。

【方药解】方中紫苏叶辛温芳香,开胸膈,醒脾胃,宣化痰饮,善止呕恶而安胎;黄连苦寒,入心、肝、胆、胃、大肠经,功能清热燥湿,泻火除烦,使诸经之火得清,不与胎火相并,气自不上逆,则呕秽之患可平。

【应用参考】本方一名苏连饮。

呕恶之疾,患者常以服药困难,而影响疗效,本方为细末舔咽之服法,对此类患者最为适用。

本方药简功专,是其突出的特点,临证用之疗效亦相当显著,常可根据具体症情作如下加减。

若症见口苦、吞酸、干呕,或呕吐酸苦水、胁胀脘痛者,证属肝胃失和,宜疏肝解郁,清热和胃,可于本方加橘皮、竹茹,紫苏梗与紫苏叶同用。

若症见脘闷恶食,舌苔白腻或黄腻者,证属痰热阻胃,可用本方加清半夏、茯苓、竹茹。

若以胃脘饱胀,嗳腐食臭等胃气呆滞之证明显者,可加砂仁、陈皮、白术,紫苏叶易紫苏梗。

若兼见胎动不安者,可加白术、苎麻根。

如妊娠恶阻不见热象者,本方则不适宜,此亦即本方治呕的特点之一。

第二节　胞阻(妊娠腹痛)

载方 2 首。以下越鞠丸、抑气异香四神散、香砂枳术丸、桂枝汤诸方本节未收入,可参阅该条。

93. 当归芍药散(《金匮要略》)

【功　效】养血和血,健脾祛湿。

【主　治】妊娠腹中疞痛,心下急痛,下利赤白,及产后去血过多,眩晕虚乏等症。

【方　药】当归 9 克,白芍 9 克,茯苓 9 克,白术 9 克,泽泻 9 克,川芎 6 克。

水煎服。

原方作散剂，每服 3 克，酒调服，每日 3 次。

【方药解】 方中当归、川芎养血活血，兼行血中气滞；白芍补血柔肝，其性酸收，伍归、芎之香窜善行，共建养血和脉之功，血脉通利，通则不痛，血脉充盈，荣养匀布，故血滞之急痛，血虚之疞痛，三物用之咸宜。方以白术、茯苓、泽泻健脾祛湿，助运中土，脾气得生，胃自和降，脾胃之气健则生化之源亦不匮乏，血气得生。茯、术、泻三物之燥，以归、芍、芎润之，使其燥非但不伤阴液，反可化痰祛湿以助归、芍、芎通运血脉之功。全方六味用意唯在血脉，则其性平和，故用治胎产诸种腹痛。

【应用参考】 本方为调和肝脾之剂，故《济阴纲目》载之兼治妊娠下痢赤白。但赤白痢疾用本方似应加调气之品，诸如木香、橘皮等，使和血、调气、化湿兼备，则滞下可除。然热毒之象显著者，非本方所能奏效。

前贤有产后忌芍药之说，无非因其性偏凉，其味酸收，用之唯恐恶露不尽。然本方三味血分药配伍有致，用之并无妨碍。临床可根据证情灵活掌握各药剂量，用之重于养血，则可按原仲景法，重用芍药而以归、芎佐之，例如用于妊娠胞阻以腹中疞痛（绵绵而痛）为特征，或产后眩晕虚乏而恶露已净者。如若用之重于通调血脉，则归、芎、芍可等量用之，例如湿滞胞脉之胞阻或经行腹痛，其痛重着不移，按之不减，不为热解，舌苔、症状皆有湿象者。

本方对于经前肿胀，更年期肿胀，及带下、腹痛，西医谓之慢性盆腔炎患者，用本方皆有良效，用时宜去白芍，加赤芍。

94. 绀珠正气天香散（刘完素方）

【功　效】 理气解郁。

【主　治】 月经不调，下腹隐痛等症。

【方　药】 香附 24 克，乌药 6 克，橘皮 3 克，紫苏叶 3 克，干姜 1.5 克。

共为细末，每服 15 克，清水一盏，煎至七分，去滓空腹时温服。

【方药解】 本方重用香附，疏肝调气，通行十二经，配紫苏叶，入血分而利气；配乌药，入气分而理气。紫苏叶入肺、脾二经，行气宽中，宣化痰饮，外开皮毛，内解郁结。乌药辛开温通，顺气降逆，散寒止痛，上入肺脾，下通膀胱，为胸腹逆邪之要药。陈皮理气健脾，与紫苏叶同用化痰快膈，以利升降。干姜温经而助气运。全方配伍，升降有致，气运血行，则月经自调，而腹痛自止矣。

【应用参考】 因本方善于理血分之气滞，故用于妇女之气郁诸症最为相宜，尤其是因气郁而致的各种腹痛，其痛以胀甚于痛为其特征，或但胀不痛者。

方中诸药虽理气，而不破气，以调、顺为度，是一张平和的理气方。因此，即使对于体弱、妊娠或产后的患者，用之也是比较妥当的。例如，妊娠胞阻因于肝郁气滞者，即可用之。可于原方去干姜，加木香、砂仁各 6 克，将紫苏叶换作紫苏梗，而减香附之量为 6 克，以作汤剂。

第三节　子悬(妊娠气逆、胸满)

载方2首,附方1首。以下越鞠丸、抑气异香四神散、半夏厚朴汤诸方未收入本节,可参考该条。

95. 温胆汤(《千金要方》)

【功　效】和胃化痰。

【主　治】胆虚痰热而致的不眠、虚烦、惊悸、口苦、呕恶,以及胎气上逆之子悬。

【方　药】茯苓12克,枳实6克,橘皮6克,生甘草6克,竹茹9克,制半夏9克。

上药共为末,每服12克,加生姜3片,大枣2枚,水一盏半,煎至七分,食前热服。

【方药解】方中竹茹甘而微寒,除痰热、和胃气,为虚烦、呕逆之要药;橘皮理气化痰、健脾燥湿;半夏燥湿化痰、消痞散结;茯苓宁心益脾,淡渗利湿;枳实破气行痰以通痞塞;甘草生用泻火,味甘和中。全方和胃化痰,而性偏微寒。之所以名温胆者,因胆为中正之官,清静之府,内寄相火,不寒不热以温为常,本方清化痰热,使胃气和降,则胆不受烦扰而可主决断,此方不治胆,而胆自和,所谓"温胆"者,即"和胆"也。

【应用参考】本方为临床各科所常用,是治疗痰证的代表方剂之一,其功优于和胃止呕,惊悸、乏寐由痰热而起者亦多用之。本方于妇科应用也很广泛,举数例于下。

妊娠恶阻:呕吐一症,是胃气不降的突出表现,导致胃气不降的原因,主要有中虚、肝逆、食伤、痰阻几个方面。痰阻致呕又分寒、热二端,因于寒痰者,可用小半夏加茯苓汤,而本方既适用于痰热阻胃而致的妊娠呕吐,其主要见症为呕吐痰涎苦水、口干喜冷饮、饮入即吐、胃脘满闷、舌苔黄腻,亦有兼见心悸、胸闷、便秘者。热象显著者,可合王孟英之苏连饮(紫苏叶、黄连);呕吐重者,加旋覆花,重用竹茹;兼见心悸、失眠,加远志;兼见胸闷,加瓜蒌皮;兼见便秘,加瓜蒌仁。恶阻的治疗,药物宜简,药量宜轻,临诊处方时当注意患者的受药问题。

子悬:妊娠胸胁胀满,甚则气逆喘促,称为子悬,此症为胎气上逆所致,若痰热之象具,即可用本方。气逆甚者加旋覆花、杏仁;热象显者加黄芩、芦根;胸胁胀甚者加紫苏梗、苦桔梗;痰嗽重者加浙贝母、白前;便秘者加瓜蒌仁。

绝经前诸症:西医称之更年期综合征,虽病本多属天癸将竭、肾气衰惫,然对于痰热所致之惊惕、心悸、乏寐、多梦等症,若只顾本虚,而不视标实,往往收效甚微,此时若采用本方,以治其标最为适宜。

方中枳实入中、下两焦血分而破气,半夏被视为妊娠禁忌之药,故妊娠用本方,为使其不碍胎气,可将走上、中二焦之枳壳,以代枳实,并减半夏量为6克,如此直接入煎亦可。

【附】

小半夏加茯苓汤(《金匮要略》)　本方由小半夏、茯苓、生姜组成。可用于寒痰者。

96. 四磨饮(《济生方》)

【功　效】顺气解郁。

【主　治】七情感伤,上气喘急,胸膈不快,痞闷不舒,及一切气郁胀痛。

【方　药】沉香 1.5 克,乌药 1.5 克,槟榔 1.5 克,人参 3 克。

以冷开水(或酒)浓磨为汁,人参或煎汤兑入,调服(一方有枳壳,无人参)。

【方药解】本方行气开郁,善治一切气滞之证。方中用人参大补元气,扶养正气于先,此实必顾其虚,泻必顾其正也。沉香温而不燥,行而不泄,降逆气,纳肾气,温暖中焦、下元,先贤谓之有益无损,独行则势弱,故伍以乌药、槟榔。天台乌药顺气降逆,散寒止痛,上通肺、脾,下达膀胱与肾,胸腹邪逆之气皆主之;槟榔消积导滞,行气利水。沉香、乌药、槟榔皆有降逆之用,而各具所长,故可疏解一切气郁,合人参正邪兼顾。四味药物皆气味俱厚之品,磨之则取其气味俱足,冀其推动力强,而收效迅速耳。

【应用参考】本方最常用于内科,尤多用于七情郁结之上气喘急。一方无人参,增木香,亦称"四磨汤",用治冷气攻冲,心腹胀痛之症。

本方去人参,加枳实、木香,白酒磨服,名"五磨饮子",治暴怒气厥之症,此气逆、气上之重者。

因妇女七情感伤之症较为多见,用之降逆顺气治疗妇科杂病较多,以经断以后之妇女更为多用。孕妇因七情气郁而致的子悬,亦可权宜用于一时,以其方中虽有人参之制,仍嫌其降气、温运太过之故,用时可酌情加黄芩、紫苏梗,煎汤服用,症稍缓,即去槟榔、沉香。胎动不安者不用。

本方与半夏厚朴汤(四七汤)比较,二方皆用于七情郁滞之症,然半夏厚朴汤以开痰散结为优;本方以降气开郁见长。二者应用范围有一定的差异,临床注意区别运用。

第四节　子烦(妊娠烦闷、惊怯)

载方 4 首。以下温胆汤、竹叶石膏汤、导赤散三方未收入本节,其应用可参阅该条。

97. 竹沥汤(《千金要方》)

【功　效】清热化痰。

【主　治】孕妇心烦神躁,夜乏安寐,由于痰火上扰所致者。

【方　药】鲜竹沥 30 克(兑服),麦冬 9 克,黄芩 6 克,茯苓 12 克,防风 3 克。

【方药解】脾虚生湿,湿得阳气煎熬则生痰,孕妇多阳热偏亢之体,痰热互结,上扰于心肺则致烦闷。本方以竹沥泻火豁痰;麦冬滋阴降火,除烦润肺;黄芩清心肺之热以安胎;茯苓益心安神,健脾除湿,以正生痰之源;方用防风者以其辛散风湿。全方为清化热痰之法。

【应用参考】孕妇心惊胆怯，烦扰不安者，称为“子烦”。心烦不安多由火热之邪，上乘于心而起。“子烦”多表现为心肾不交或痰热内盛两种证候，其成因与孕妇的体质关系最密切。若素体阴虚，怀妊之后，阴血下聚以养胎元，肾水更乏，不足以上交心火，以致心火上炎，烦躁不安；若平素脾气虚弱，湿生痰聚，兼之育胎之体本阴弱于阳，胎火挟痰上扰于心，亦可致神烦惊惕。

竹沥汤为治疗痰火子烦的常用方剂之一。原方中防风为表散之品，虽“风可去湿”，然仍嫌其性味辛温，有碍于本方清热之功，故临床常略去不用。若火邪炽盛，而身热、烦热、口干、舌红、小便短赤、大便燥结为甚者，可选加黄连、生石膏、生栀子、知母等品，以助其清热泻火之力；若以胸闷、心悸、呕恶、眩晕、苔腻、脉滑等痰浊内阻之象为甚者，可选加橘皮、竹茹、瓜蒌、浙贝母等品，以增其涤痰清窍之功；若少寐、多梦、惊悸之症偏重者，可加远志、石菖蒲、生龙齿，以安神定志。

北方鲜竹沥不易得，可用天竹黄，或大剂量竹茹以代之。子痫，证属痰热蒙闭清窍者，亦可用本方加减以治之。

98. 知母饮(《简易方论》)

【功　效】养阴益气，泻火除烦。

【主　治】妊娠心脾壅热，目赤、口渴、烦闷、多惊。

【方　药】知母 9 克，黄芩 9 克，麦冬 9 克，赤茯苓 12 克，黄芪 12 克，甘草 6 克，桑白皮 6 克。

清水二杯，煎至一杯，再入竹沥少许，煎二三沸，不拘时服。

【方药解】方中知母泻火补水，上清肺金，下滋肾水，除烦安胎；黄芩清心、肺之火，除脾经湿热，凉血安胎；麦冬润肺清心，增液止渴；赤茯苓以清热利水为长；以黄芪补气，助肺之肃降，健脾之运化；生甘草清热和中；桑白皮清肺泻火，行水消痰，协赤茯苓以制黄芪甘壅助热之弊。全方配伍严谨，正邪兼顾，重主清上、中二焦之实热，以除烦定惊。

【应用参考】《医宗金鉴》载本方以治子烦，方少桑白皮。其注曰：“孕妇别无他证，唯时时心烦者，名曰子烦，由胎中郁热上乘于心也，宜用知母饮……热甚者加犀角；气虚加人参；口渴加石膏煎服。”

子烦以烦躁、惊扰、夜不安寐为主要症状，其证候表现以阴虚火旺与痰热上扰较为多见，前者为虚证或虚中夹实证，后者为实证。本方治疗子烦，因方药照顾比较全面，故虽于阴虚火旺最为恰当，但稍事加减化裁，亦可用于痰热上扰之证者。如痰热证具，可于本方去黄芪，加瓜蒌、浙贝母，而增桑白皮、竹沥之量。如竹沥缺，可用天竹黄或大剂量竹茹以代之。

本方证多不具气虚之象，故常不用黄芪。其具体加减，可参照竹沥汤治子烦内容。

子烦而胎动不安者，可加苎麻根、莲肉。

此外，阴虚肺热之咳嗽、劳热，用本方亦恰合病机。

99. 安胎凉膈饮(《胎产秘书》)

【功　效】清热养阴，安胎除烦。

【主　治】面色微红，烦热口渴，胎动剧烈。

【方　药】知母 9 克，麦冬 9 克，芦根 30 克，人参 3 克，黑栀子 9 克，葛根 6 克，葱白头 3 寸(后下)。

水煎服。

【方药解】方中以知母泻火补水，止渴除烦，清热安胎；麦冬滋阴润肺，清心泻热；芦根清阳明胃热，生津止渴；栀子清三焦之火，炒黑入血分凉血安血；人参大补元气，生津血，扶正气；葛根升阳散火，生津止渴；葱白通阳和脉，消散积热。全方旨在消散上焦之热以安胎元，是正邪兼顾之方。

【应用参考】本方为安胎常用方剂之一。妊娠 3 个月以上，胎已成形，若见胎动下坠、腰酸、小腹胀痛，或阴道有少许出血者，称之为胎动不安或胎漏、胞漏，是小产(或称半产)的先兆。胎动不安多由母病损伤胎气而致，故安胎常从治母病入手。本方重在清心、肺、胃三经积热，且多养阴生津之品，故对于证属邪热炽于上焦，气阴已遭劫灼的胎动不安，用之最为适宜，若随症稍加增损，则更胜于原方。

葱白功优于通阳，善治隔拒之证，凡邪热聚积于某部不散，从而影响气机之升降、出入者，以小量葱白通阳，不唯不助邪热，反可佐清热之品以消散积热，此为知葱白而善用葱白。若身热、多汗，无寒热隔格之象，用之则弊多而利少。临床所见以后者居多，故用本方常去葱白。

本方证为母病损及胎元，其症已见胎动，此时单从病原而治，不若标本两顾。本方在顾及胎元方面是其不足之处，故施用本方时，尤在腰腹胀坠之感颇剧，阴道已见出血者，常加黄芩、苎麻根以固胎元。

人参虽可补气生津，终为温热之品，故若不见气虚，汗出不多者，可用玄参、北沙参代之，即使气虚证具，亦当选太子参更为妥当。

本方用于心、肺、胃热扰之子烦，效亦佳。

100. 小陷胸汤(《伤寒论》)

【功　效】清热化痰，开结宽胸。

【主　治】伤寒误下，痰热互结于心下，按之则痛，苔黄腻，脉浮滑。孕妇心烦胸闷，由于痰火上扰者。

【方　药】黄连 3 克，瓜蒌 12 克，制半夏 6 克。

【方药解】方中黄连苦寒，清泻心火，除烦燥湿；半夏辛温，和胃化痰，降气开结；瓜蒌清化痰热，宽中利气，润燥滑肠，三味共用，辛开苦降，痰热清，胸膈利，则诸症自除。

【应用参考】本方适用于痰热互结于心下之小结胸证，以胃脘硬满、拒按、苔黄腻、脉滑为的症。本方虽为结胸证而设，但以辛开苦降为法，清化痰热以开结，远比大陷胸汤之峻下逐水和缓得多，因此临床应用较多，只要遇痰热有形之实邪，阻隔于胸脘，即使胎前亦可用之。举例如下。

由痰热中阻而致的妊娠呕恶，症见胃脘胀痛、拒按、胸闷、心悸、烦躁、便秘、舌苔黄腻、脉滑数者，可用本方，若呕重可选加竹茹、橘皮、紫苏梗，便溏者以枳壳代瓜蒌，体虚者，或曾经流产，以旋覆花代半夏。

由痰热上扰而致的子烦，症见神烦躁扰、痰多胸闷、心悸惊惕、夜寐不宁、舌质红、苔黄腻、脉滑数者，亦可用本方。若胸闷惊惕偏重者，加天竹黄、远志、竹茹；若烦热偏重者，加生栀子、竹叶、灯心。体虚或胎动者，去半夏加黄芩、莲肉。

第五节　子气、子肿、子满(妊娠肿胀)

载方 6 首，附方 1 首。以下胃苓汤、参苓白术散二方未收入本节，其应用参阅该条。

101. 天仙藤散(《证治准绳》)

【功　效】行气利水。

【主　治】子气，妊娠 3 个月，成胎之后，两足自脚面渐肿至腿膝，行步艰难，喘闷妨食，状似水气，甚至足趾间有黄水出。

【方　药】天仙藤 12 克，香附 6 克，陈皮 6 克，乌药 6 克，木瓜 6 克，炙甘草 6 克，紫苏叶 6 克，生姜 6 克。

水煎服。

原方以前六味作散，每服 15 克，加生姜三片、紫苏叶五片，水煎服。肿消止药。

【方药解】方中天仙藤，其果即马兜铃，其根即青木香，故又称青木香藤，或称马兜铃藤，味苦性温，疏气活血，祛风湿，走经络，善解血中之风气，行气则运湿滞，祛风则逐湿邪，故以之为主药而治水湿停聚。方以香附、乌药疏肝顺气，解血气之郁；以紫苏叶宣肺气，开行水之上源；以橘皮理脾气而化痰湿；以木瓜醒脾和胃，消足胫水气；以生姜辛散水气；以炙甘草益气扶正，调和诸药。全方使三焦气化通畅，自无肿胀之患。

【应用参考】子气为妊娠水肿中较为轻浅者，其症状多表现单纯水肿，且其肿皆至膝胫以下，本由气滞而致水停，故用本方最为适宜。因本方疏肝、理脾、调气之品较多，故兼见脘闷、腹胀等脾胃失和之症者，用之亦当。

临证用本方可加茯苓皮淡渗水湿，以冀收效迅速；可将紫苏梗以代紫苏叶，更优于调理气机。若增白术，以健脾燥湿，益气安胎，则更为稳妥。

子气之症，由肝脾气阻，致土壅不能制水，分娩之后，气机调畅，其症自消，所以用药者，是虑其湿困脾土，水湿之患复又增剧，故用天仙藤散调气机以行水湿之邪。若其症已至全身悉肿，小便不利，则又为子肿、子满矣，此时用本方，则嫌其行气有余，而逐水不足，方药并非吻合。

102. 五皮饮(《全生指迷方》)

【功　效】利水消肿。

【主　治】面浮肢肿、小便短少,以及妊娠水肿等症。

【方　药】桑白皮 12 克,茯苓皮 12 克,大腹皮 9 克,橘皮 6 克,生姜皮 6 克。

原方一名五皮散,上药等分为末,每服 10 克,水煎至八分,不计时候温服。

近代多作汤剂,水煎服。

【方药解】方中桑白皮泻肺降气,肺气肃降,水道自能通调;茯苓渗湿健脾,其皮以利水消肿为长;大腹皮即槟榔之果皮,功能下气宽中,利水消肿;橘皮理气燥湿以健脾运;生姜辛温,温阳散寒,其皮善行水气。全方治在肺、脾,功在利水,以调理之药而收散泻之效,非峻下逐水之剂可比,是故体虚、胎前用之亦无妨碍。皆用皮者,以皮行皮,用治皮水之意。

【应用参考】本方为利水消肿专用之方,适用于脾虚生湿,气滞水停之证,以治疗皮水最适宜。皮水的特点是全身水肿,按之没指,其腹胀满,不渴,无汗,脉浮。

由于本方行水消肿,既不伤肾,又不碍胎,故妇科常用于妊娠水肿。妊娠水肿多发于妊娠四五月以后,临床可分为子气、子肿、子满三类。自膝至足肿,小便如常者,属湿气为病,名曰子气;若头面遍体水肿,小便短少者,属水气为病,名曰子肿;若遍体水肿,腹胀而满,小便不利者,属水湿为病,名曰子满。本方适用于子肿,因其治在利水消肿,与水气为患正相吻合。

如子肿患者,舌苔白腻、大便溏薄之症明显,可于原方去桑白皮,改用白术 9 克,此即全生白术散,取白术健脾、安胎之功,更适于胎前病所用。

孕妇羊水过多者,每易于妊娠四五月之间,导致小产,究其原因,亦多由脾虚积湿,水气停滞所致,故可采用本方与四君子汤合用。

103. 千金鲤鱼汤(《千金要方》)

【功　效】健脾利水,和血养胎。

【主　治】妊娠水肿,遍身俱肿,胸中满闷,喘逆不安,以及水停胞中,腹大异常之症。

【方　药】鲤鱼一尾(重 500 克左右),白术 9 克,生姜 6 克,白芍 9 克,当归 9 克,茯苓 12 克,陈皮 6 克。

先将鲤鱼去鳞、肠,水煎煮熟,去渣取汁,入煎余药。空腹服。

【方药解】方中鲤鱼味甘性平,血肉有情之品,行水下气,为治水之良品,配伍当归、白芍和血以养胎;合用白术、茯苓健脾利水以安胎;陈皮理气燥湿;生姜通阳调中以散行水气。全方利水消肿,顾护正气,水积可去而胎气不伤,为治疗妊娠水肿之常用良方。

【应用参考】本方适用于妊娠水肿中"子肿"之症,其症以全身悉肿、小便不利为特征,自与子气不同，非天仙藤散之行气治水所能奏效。本方虽利尿消肿之功显著，然由于方中药物配伍，通利之中有茯、术健中，归、芍养阴，故并不伤及气阴，于胎气无碍。

临床用本方治疗子肿，多据孕妇体质及证候表现进行化裁。子肿之症表现为脾阳不振者较多，方中白芍偏寒，当归滑润，若其人阴血亏损之象不显著，当减量而用。如症见便溏，可径去当归；阳虚甚者，不用白芍，而加青葱6克、黄酒少许，一方面以之通阳，一方面也可解鱼腥之气，有利于患者受药。

羊水过多患者常表现出腹部膨胀、小便不利，与子满相类。羊水过多常可导致小产，故应治疗及时，防患于未然，本方也是治疗此症的常用方。可在施用白术散之同时，另作鲤鱼汤，配合使用，效果更佳。

【附】

白术散(《全生指迷方》)　本方由白术、茯苓皮、陈皮、腹皮、姜皮、桑白皮组成。可用于羊水过多。

104. 茯苓导水汤(《医宗金鉴》)

【功　效】健脾理气，行水消肿。

【主　治】妊娠水肿，面浮一身尽肿，腹胀而满，小便短少，以及羊水过多等症。

【方　药】茯苓15克，猪苓9克，白术9克，泽泻9克，橘皮6克，木香6克，木瓜6克，桑白皮9克，槟榔6克，砂仁3克，大腹皮9克，紫苏叶6克。

上药加姜煎服。

【方药解】方中茯苓、猪苓、白术、泽泻四味合用，古方名为“四苓散”，功能健脾利水；以橘皮、木香、砂仁健脾和胃，理气散满；桑白皮配伍紫苏叶，一寒一温，宣肺利气，行水消肿；槟榔、腹皮实皮同用，利气行水以消胀满；木瓜合以生姜，和胃化湿，主利下注足跗之水。本方原是在五皮饮方药基础上加味而成，其利水之功尤峻，兼有消胀散满之效，故用于水肿较为严重者。

【应用参考】本方行水优于五皮饮，且兼消胀满，故适用于妊娠水肿之子满一类，其症除全身尽肿外，兼之腹胀而满，甚则喘息不得卧，是单纯妊娠水肿中，较为严重的一类。

方中槟榔利气消积之力较强，凡舌苔不垢，大便不实，或体虚、胎动不安者，则可弃之不用。紫苏叶辛散走表，取其行气宽中，不若取其梗入煎，则更为适宜，如皮下水多或其人畏风、无汗，则仍用紫苏叶，又较紫苏梗恰当。若其证兼有寒象，大便稀薄，可不用桑白皮，或可加干姜，与生姜并用。若其证兼有热象，口干口渴，原方可去砂仁。

《医宗金鉴》于本方下注曰：胀甚者，加枳壳以破结；腿脚肿者，加防己以利下；湿喘者，加苦葶苈以泄上水也。可供参考。

妊娠水肿是现代医学妊娠中毒症的重要指征之一，肿及全身、腹部、外阴，若其尿量仍少者，当注意其尿蛋白与血压情况，治疗应预防子痫于未然，临症可参考有关子痫用方内容。

105. 防己饮(《妇人大全良方》)

【功　效】利湿热,消肿满。

【主　治】子肿、子满之遍身水肿,腹胀喘促,小便不利等症。

【方　药】防己 6 克,桑白皮 12 克,紫苏茎叶 6 克,赤茯苓 12 克,木香 6 克,生姜 6 克。水煎服。

【方药解】方中汉防己味苦性寒,足太阳经药,入膀胱通利小便,善行经络之湿,走而不守,故以之为治水肿胀满之主药,配伍赤茯苓以助利水之功而兼清湿热。方以紫苏叶、紫苏梗、木香,下气宽胀,安胎行气;以桑白皮泻肺行水;以生姜辛散水气。全方重主利水泻热,兼理气散满,妊娠水肿,兼有热象者,用之最宜。

【应用参考】本方用治子肿、子满,其泻水之力较强,故适用于肿胀较为严重者。若其人体虚,用之应慎重,胎不安者,可加白术、山药各 9 克;若其热象不显,大便溏薄,可再去桑白皮,赤茯苓换作白茯苓;气虚宜加黄芪皮 12 克。

原方下注曰,如大便不通,加槟榔、枳壳。可供参考,然体虚者,槟榔用量不可过大。

本方治肿,肿消即当更方,以四君子汤之类方剂治其本而巩固效果。

五皮饮、天仙藤散、茯苓导水汤、千金鲤鱼汤、防己饮五方皆治妊娠水肿,但功用各有所偏重。天仙藤散重在行气以消肿胀,其利水之力较逊,故适用于子气;五皮饮善消皮水,故适用于皮下水肿较重,而腹少胀满之子肿;通利小便之力以茯苓导水汤与防己饮二方最强,然茯苓导水汤健脾行气之力,优于防己饮,而防己饮清利湿热之功,扩充了自己的应用范围,二方行水、行气并重,故适用于子肿或子满;千金鲤鱼汤利水寓于健脾、养血、安胎之中,正邪兼顾,无伤胎之虞,故治疗子肿、子满,常配合他方另用,其效著而稳妥,尤为治疗羊水过多症所常用。

106. 甘姜苓术汤(《金匮要略》)

【功　效】散寒祛湿。

【主　治】肾著寒湿,身重水肿,口不渴,小便自利,腰及以下寒冷、困重、疼痛及寒湿之带下、子肿等证。

【方　药】炙甘草 6 克,干姜 9 克,白术 12 克,茯苓 12 克。

【方药解】此方又名肾著汤(肾着汤),甘草炙用气温,以之补气和中而守中焦;干姜辛热,温经祛寒而散湿浊;姜、草配伍,暖土补中,寓辛散于温补之中。更兼白术,甘可补脾,温可和中,苦能燥湿,伍以茯苓淡渗利水,共制湿邪。肾着之为病,是寒湿之邪,附著于肾之外府,非肾之本脏为病,故用甘草、干姜、茯苓、白术诸药之辛、温、甘、淡,以达到温健脾胃,运化水湿之目的,阳运湿去则腰痛困重自除。

【应用参考】本方是仲景为寒湿腰痛而设,邪居下焦,寒湿为患,其腰痛以困重冷痛为其特点。

本方与理中汤、四君子汤比较，三方均一味药物之差。四君用人参而不用姜，重在益气健脾；理中汤用人参而不用茯苓，重在温运中焦；本方用茯苓而不用人参，功在温运而渗湿，力专于祛湿邪、寒邪。

老人气化不利，水气不行，蓄而成实，积而生热，按之内痛，若怀温汤状，涩于小便，其名曰胞痹，可用本方酌情加减。

本方用于妇科，以治证属虚寒之妊娠水肿为最多，其水肿显著者可以本方去炙甘草合五皮饮。若寒象不重，可将生姜易干姜。羊水过多亦可用本方，用法仿此。

寒湿带下，其带清稀无臭，治应温脾敛带，用肾着汤亦甚合机宜。

第六节　子　痫

载方 4 首，附方 1 首。以下大定风珠、竹沥汤二方未收入本节，其应用可参阅该条。

107. 钩藤汤(《妇人大全良方》)

【功　效】平肝宁心。

【主　治】先兆子痫，或轻性子痫。

【方　药】钩藤 12 克，桔梗 6 克，人参 3 克，当归 9 克，茯神 12 克，桑寄生 15 克。

【方药解】本方以钩藤清心热、平肝风；桔梗宣通气血、清利头目，为诸药之舟楫，载以上浮达于病所；并以人参补气、当归养血以扶正气；茯神宁心安神；桑寄生益肾养肝，全方同义在于平肝阳、养心神，药性平和，适用于子痫轻者，或防治于未然。

【应用参考】历来在先兆子痫，或子痫的治疗中，多有以本方为基础，进行化裁者，但很少采用原方，这是因本方方义虽与该病病机相合，然仍嫌方中用药过于平淡，似于症不胜，盖由于古人设胎前方剂，选药谨慎而然。

子痫为胎前险症之一，顾名思义，子痫即妊娠痫症。临床可将此病分为两个阶段，即先兆子痫与子痫。先兆子痫尚未有痫症发作，主要表现为头晕、目眩、烦热、少寐、心悸、水肿等症，此时若失于调治，则可发生子痫。子痫多发生于妊娠七八个月之后，或值分娩期间，来势急骤，往往会危及母体和胎儿生命，其症状表现除上述而外，烦躁不安更甚，间或突然倒扑、神志昏迷、口吐白沫、四肢抽搐，须臾自平，间隔一段时间复有发作。由于本病发作时不能自制，因此可能会给患者带来意外的伤害或生命危险，故虽然子痫常常在分娩后自愈，但绝不可忽视该病的治疗。

发生子痫的主要病机大致有三个方面，其一为阴虚阳亢，其二为心肝风热，其三为痰热蒙闭心窍。前两者常又互相影响。本方主要用于以肝阳亢盛、心火内炽、风火相煽为主要证候者，然原方虽具平肝宁心之功，但在清热、护阴方面仍嫌不足，故《妇人大全良方》也在本方之后，注有“烦热加石膏”之语。

若痫证已有发生，应用本方可去人参、当归，而根据具体情况选加育阴、潜阳、清热、息风之品，举例如下。

如面赤、烦热、舌绛、脉数等热象显著者，可加黄连、黄芩、牡丹皮。

如头痛、眩晕、耳鸣、肢麻等肝阳上亢之象明显者，可加菊花、僵蚕、石决明、紫贝齿。

如心悸、少寐、烦躁等心神不宁之象显著者，可加麦冬、远志、石菖蒲、玄参。

如见水肿，可加泽泻、茯苓皮。

如头目昏重、发作频繁，是兼有痰热蒙闭心窍，可加天竹黄、陈胆星。

子痫最主要病机在于心肝火炎，治疗中羚羊角为备急之药，投之效如桴鼓，不可不识。

因本病甚者可危及母子生命，故在治疗中只要辨证准确，有些妊娠慎用、禁用之金石药、虫类药，必要时亦应施用。若药物治疗未能缓解，可以考虑终止妊娠。

108. 平肝散(钱伯煊自订方)

【功　效】平肝泻火。

【主　治】先兆子痫，或轻型子痫属肝阳上亢者。

【方　药】黄芩 9 克，夏枯草 9 克，炒牛膝 9 克，白薇 9 克，当归 9 克，菊花 9 克。

水煎服。或共为细末，每服 6～9 克，每日三服。

【方药解】本方以黄芩、夏枯草清泻肝火；以白薇、当归滋阴养血以缓肝脏刚燥之性；以菊花滋阴养肝，疏散风热；本方证下虚上实，故用牛膝下行阴血，以补肝肾。全方重主清泻肝火。

【应用参考】本方亦用于子痫，较之钩藤汤，本方清肝降火之力尤强，故适用于肝阳亢越，内风鼊动之证，作汤亦可，先兆子痫或以石决明代牛膝，症重者但用牛膝无妨，以本症多发妊娠后期且势急之故。子痫可作汤加服羚羊琥珀散。

109. 羚羊琥珀散(钱伯煊自订方)

【功　效】平肝定痉，息风宁心。

【主　治】子痫，证属心肝风热者，妊娠后期，或分娩期间，猝然头痛剧烈，耳鸣眩晕，吊睛抽搐，牙关紧闭，遂致昏迷，少顷平复，继后复作。

【方　药】羚羊角，琥珀，天竹黄，天麻，蝉蜕，地龙。

上药等分，共研细末和匀，每服 1.5～3 克，每日 1～4 次，或发作时急用。

【方药解】方中羚羊角为清肝要药，酸苦性寒，平肝泻火，主痉、痫、狂越，凡肝热急症，必用本品，故以之为主药；琥珀甘平，入心肝血分，安神镇惊，散瘀利水；天麻平肝息风，疗眩晕、痉挛最善；地龙咸寒，清热止痉，通络利尿；天竹黄甘寒，清心热而豁痰开窍，泻肝火而去风定惊；蝉蜕凉散风热，平肝息风。全方六味，皆指心、肝而发；皆疗痉、痫为用，功力专一而效捷。

【应用参考】子痫危症以心肝风热者最多见，临床应用本散剂，常可使危急病情渐趋缓和。

本方用法如下：先兆子痫，西医属轻度或中度妊娠中毒症范围，高血压、水肿、蛋白尿常单见或兼见，本方降压效果相当好，且具利尿之功，故早期用之，可使病情不致急剧发展，常以钩藤汤为主方加减，早晚各冲服本散剂1.5克即可。

若子痫已经发生，多是心肝热极，风火交炽之证，仍进镇肝息风、清心降火之法，可用钩藤汤与竹沥汤合方加减，加服本散剂，每服3克，昼夜四服。昏迷甚者，至宝丹、安宫牛黄丸等，皆可酌情急投。如体质较弱，汤剂宜改育阴潜阳之法，可以大定风珠等方为主加减，丸散同前。

子痫发作，症情危急，不能进药之际，可取至宝丹一粒、本散3克，开水化开，立即鼻饲。

110. 万氏牛黄清心丸（《痘疹世医心法》）

【功　效】清热解毒，开窍安神。

【主　治】温毒邪热，逆传心包，神昏谵语，烦躁失眠，以及妊娠子痫亦可用之。

【方　药】牛黄1.5克，黄连30克，黄芩18克，生栀子18克，郁金12克，朱砂9克。

上药共为细末，和匀，用麦粉21克打浆为丸，每丸重3克，每服一丸，开水或灯心汤送下。

【方药解】本方以牛黄清热解毒，息风定惊，开窍豁痰，为本方之主药。黄芩、黄连、生栀子清泻心肝三焦实火，以郁金调气开郁，以朱砂镇心、定惊、安神。全方为泻火镇心而设。

【附】

《局方》牛黄清心丸（《太平惠民和剂局方》）　本方以牛黄、羚羊角、犀角、麝香、冰片、腰黄、黄芩、蒲黄、麦冬等药为主，共29味药组成，以粳米粉打浆为丸，金箔为衣，每丸重6克，每服一丸，开水调服。

《太平惠民和剂局方》牛黄清心丸功能清心开窍，凉肝镇痉，可用于时邪温毒内陷心包，逼动肝风，而见热炽神昏、狂躁谵语、抽搐痉厥。子痫重症亦可作应急之用。

【应用参考】二方功效类近，而侧重稍异，万氏牛黄丸以清热解毒为优，多用于口舌糜烂、诸痛疮疡、烦躁惊悸等症，若用于开窍、定痉，常与清营、凉肝、化痰之汤剂配合使用。

《太平惠民和剂局方》清心丸为凉开要方，以镇心、凉肝、开窍、定痉为胜，多用于热闭神昏、谵妄惊厥等危重急症。

在妇科范围内，二方用于子痫较多，先兆子痫及轻型子痫，证属心火炽盛者，可用万氏牛黄清心丸；若属重型子痫，尤在发作之时，必用《太平惠民和剂局方》牛黄清心丸，方可望收效，若证属阴虚阳亢者，可与大定风珠配合应用，证属心肝火热，可配合钩藤汤使用。

《太平惠民和剂局方》牛黄清心丸中，多有妊娠禁忌之品，诸如芳香、重镇类药物，然子痫重症常危及母子生命，为胎前险症之一，故危急之时，当用则用，不可优柔寡断，凡用药物治疗无效，仍时时发作者，应当考虑终止妊娠，一般来说妊娠终止后，其痫自愈。

《太平惠民和剂局方》清心丸为寒凉重剂，非常用之品，多服则耗气伤阳，易生他变。

用牛黄清心丸亦常常不能得心应手，其原因往往是由于医者拟用《太平惠民和剂局方》清心丸，而患者所购却为万氏牛黄丸，多是因《局方》牛黄清心丸昂贵而不易得的缘故。凡牛黄丸制剂采用人工牛黄者，其效力亦逊。

第七节　保胎、安胎、养胎

载方 5 首，附方 1 首。以下阿胶汤、芎归胶艾汤、补中益气汤、安胎凉膈饮、麦门冬汤、资生丸、桂枝茯苓丸诸方未收入本节，其应用可参阅该条。

111. 泰山磐石散(《景岳全书》)

【功　效】益气养血，固摄胎元。

【主　治】妇人气血两虚，或肥而不实，或瘦而血热，或肝脾素亏，倦怠少食，屡致堕胎。

【方　药】人参 3 克，黄芪 12 克，熟地 12 克，白芍 9 克，当归 9 克，川芎 3 克，黄芩 6 克，续断 12 克，砂仁 3 克，糯米 6 克，甘草 6 克，白术 9 克。

水煎服。

【方药解】本方以人参、黄芪大补元气；以四物汤养血和血。在气血双补的基础上配伍诸安胎之品，方中黄芩清血分热，止血安胎；白术益气健脾，和中安胎；砂仁温脾调气，和中安胎；糯米补脾固肺，益气安胎；续断补肝强肾，固冲安胎。方以甘草调和诸药，参、芪之温，以黄芩寒缓之；地、芍之滞，以白术、砂仁健脾强胃行之；归、芎之活血，以糯米、续断固敛之。全方补气血以固胎元。

【应用参考】本方为保胎之常用方剂，最多用于滑胎者。胎元不固，以致流产，在 3 个月以内，尚未成形，谓之堕胎(4 个月以外，谓之小产或半产)，若屡妊屡堕则谓之滑胎，又称习惯性流产。其用法，但觉有孕，每隔三五日进一服，至 4 个月后方保无虑，更宜戒恼怒、房欲，并酒、醋、辛热之物。尤其在前次堕胎月份，应特别注意调治、护养，滑胎多发生于此时。堕胎主要是因气血失调，冲任失摄所致，本方正为调补气血，固摄胎元之法，故多用之。

原方后加减法，觉有热者倍黄芩，减砂仁；觉胃弱者多用砂仁，少加黄芩。

本方虽以补气养血为法，方中参、芪、四物等辈，亦非不可更动，调理气血同样应当重视，故临证可根据具体症情，灵活化裁。若气虚之象不甚者，可用党参数倍量以代人参；易于滑胎月份，则可去当归、川芎，而加山药、苎麻根；口渴便秘者，可用生地换熟地，去砂仁、黄芪，而加北沙参、知母、麦冬；恶心纳呆者，可去黄芪、地黄、甘草，而加橘皮、竹茹、扁豆；腹痛者，去黄芪、地黄，而加紫苏梗、木香；便溏泻者，去当归、地黄，而加山药、扁豆。

《金匮要略》谓妇人妊娠宜常服当归散，方由当归、芍药、川芎、黄芩、白术组成。而朱丹溪又用黄芩、白术，以治胎热不安。是故后世医家多推崇芩、术安胎之功，甚至视为胎前必用之品。实则保胎、安胎亦当以辨证论治为原则，绝非某几味固定药物所能统治。张景岳在《妇人规》中论及此弊曰："凡妊娠胎气不安者，证本非一，治亦不同。盖胎气不安，必有所因，或虚，或实，或寒，或热，皆能为胎气之病，去其所病便是安胎之法，故安胎之方不可执，亦不可泥其月数，但当随证随经，因其病而药之，乃为至善。若谓白术、黄芩乃安胎之圣药，执而用之，鲜不误矣。"由此可见本方之中黄芩、白术亦应因证而发，有的放矢，虚而无热者，黄芩亦常不采用。

【附】

十圣散(《大生要旨》)　本方即泰山磐石散减黄芩、糯米而成。功用与泰山磐石散相同，亦为习惯性流产所常用，尤适于气血虚损而无胎热者。此是与泰山磐石散稍异之处，如反见腹中寒痛，可加艾叶以温之，其余用法可参考泰山磐石散条。

本方与泰山磐石散二方不唯用于保胎，即养胎、安胎亦可应用。养胎是针对胎儿不长的治疗；安胎是针对 4 个月以上，胎动不安欲将小产的治疗，但都不及治疗堕胎、习惯性流产多用。

胎儿不长，或生长缓慢，多由胎元缺乏母血荣养，若母体气血充足自无此患，故可用十圣散合千金保孕丸(杜仲、川断、山药)，益气血，助胎元，若体瘦有热，则用黄芩少许。

胎动不安因于气血虚损者，亦可与千金保孕丸合方而用，常去当归、川芎。

112. 千金保孕丸(《千金方》)

【功　效】益肾补脾，固摄胎元。

【主　治】妇人妊娠，腰背酸楚，惯于小产，常服固胎。或胎动不安、先兆流产证属脾肾不足者。

【方　药】杜仲 12 克，续断 12 克，山药 12 克。

水煎服。

原方以前二味为末，山药煮糊和丸。

【方药解】方中以杜仲、续断补益肝肾，固摄下元；山药补脾益肾。胎系于肾，肾强则胎能巩固，自无下堕之患。

【应用参考】本方药简力专，为安胎、保胎、养胎所常用，适用于肾虚或脾肾两虚之胎元不固而致的胎动不安、胎漏等症，胎萎不长亦或用之。其见症以腰背酸痛为特征。

方中杜仲若缺乏，则以桑寄生 15 克代之；腰痛甚，可加狗脊 12 克；如兼带浊，可再加沙苑子 12 克。

因本方药物简单，专于益肾固胎，故常与他方合用，使方药更适应于临床见证。如用以养胎，胎儿生长缓慢或胎萎不长，虽由母体气血不足以供奉胎儿所致，然肾气虚衰以致任脉失养亦是影响胎儿生长的原因，所以用四君子补气健脾或用十圣散气血双补，壮生化、充荣养的同时，常加配本方同时投用。又如用以安胎，凡肝肾素虚或房劳伤肾而致的胎动不安、阴道见红、欲将小产者，可与寿胎丸（菟丝子、桑寄生、川断、阿胶）或安胎饮（苎麻根、莲肉、糯米）合方应用，以加强止血、固摄之功力。

《本草求真》言“杜仲、牛膝、续断等药，引血下行，在肾经虚寒者，固可用此温补以固胎元，若气陷不升，血随气脱，而胎不固者，用此则气益陷不升，其血必致愈脱无已。”可见本方适用于肾虚之胎动，若属气虚、胎热等证，则非所宜。因此用本方多以腰背酸楚等肾虚见症为根据。

113. 寿胎丸（《医学衷中参西录》）

【功　效】补肾固胎。

【主　治】滑胎。习惯流产者，于受妊两个月后，徐服一料，可防其流产。

【方　药】炒菟丝子 120 克，桑寄生 60 克，川断 60 克，阿胶 60 克。

前三味为细末，水化阿胶和为丸，每服 20 丸，计 6 克，开水下，每日 2 次。

作汤剂，可取上量五分之一。阿胶宜烊化。每日 1 剂，早晚各服一煎。

【方药解】方中菟丝子、桑寄生、川断皆是补益肝肾要药。菟丝子益精髓而涩精气，壮胎元以安胎，故本方用为主药；桑寄生养血安胎；川断固冲安胎，三味同用，使肾气旺盛，精血充沛，自能荫胎。再兼阿胶补血、止血，最善安血脉，养胎、保胎，以之为丸，助三味肾药之功。全方安胎、保胎，意在于胎元，而不在于母体，此正是张锡纯设本方之深义也。

【应用参考】原方加减，气虚者加人参 60 克；大气陷者加生黄芪 90 克；食少者加炒白术 60 克；凉者加炒补骨脂 60 克；热者加生地 60 克。

张锡纯谓：“保胎所用之药，当注重于胎，以变化胎之性情气质，使之善吸其母之气化以自养，自无流产之虞……或流产，或不流产，不尽关于妊妇身体之强弱，实兼视所受之胎善吸取其母之气化否也。由斯而论，愚于千百味药中，得一最善治流产之药，乃菟丝子是也。”此皆由留心观察、临床用药经验而来，很有参考和进一步思索的价值。

张氏又谓：“此方乃思患预防之法，非救急之法。若胎气已动，或至下血者，又另有急救之方。”验之临床，对于胎已动甚至见红者，本方亦有较好的安胎效果。唯因于胎热者不用。

本方与千金保孕丸比较，皆为补肾固胎之良剂，千金保孕丸兼顾脾虚，其药物组成不腻、不热，较本方更平和，但补精养血之力不及本方。本方补益止血之功长于千金保孕丸，而药性偏于温热，且方中阿胶之质易碍胃纳，故用本方作汤剂，宜加炒白术，不必非待食少而后用之。二方虽皆为保胎而设，实则临床安胎亦用，安胎多做汤剂，合于他方之中。

114. 安胎饮（验方）

【功　效】清热安胎。

【主　治】胞脉蕴热之胎动不安，或习惯性流产。

【方　药】苎麻根 12 克，莲肉 12 克，糯米 12 克。

清水煎，去麻，每早连汤服1次，但服汤亦可。

【方药解】本方以苎麻根养阴清热，使蕴热从小便而出；莲肉益心、健脾、固肾以收敛精气；糯米补脾肺，益气固胎。全方以粥代药，清郁热而摄胎元。

【应用参考】本方以甘寒清泻蕴热，虽寒而不伤津气，且以谷类为养，故方寓祛邪之义，而实无伤正之弊，是清补摄胎之良方。原方后注曰："平时无小产之患者，服之亦妙。"如热盛者合黄芩、白术；如见腰背酸痛较甚者，可与千金保孕丸合方用；如阴道见血者，可与寿胎丸合方应用。

115. 当归散(《金匮要略》)

【功　效】和血脉，除胎热。

【主　治】孕妇血虚有热而致胎动不安。

【方　药】当归、黄芩、白芍、川芎各500克，白术250克。

上五味为细末，每服6克，每日2次。

【方药解】方以白芍、当归养血和血；川芎行血中之气，伍归、芍调和血脉；白术健脾益气；黄芩清热安胎。五味合用，使胞胎得养，胎热可除，故有安胎之功。

【应用参考】《金匮要略》本方后载："妊娠常服即易产，胎无疾苦，产后百病悉主之。"按孕妇无病不必用药，本方适于阴血素虚，瘦弱多热者常服。胎动不安者用本方可去川芎，加苎麻根。

丹溪以本方悟出黄芩、白术为安胎圣药，实亦应据证而发，临证不必拘泥此论。胎动不安单纯因胎热而动者远不如肾虚或气血虚多见，故本方用以安胎，不及千金保孕、十圣等方多用。

第八节　顺产、催生、下死胎(下胞衣)

载方5首。以下香桂散、妇科回生丹、泽兰汤、生化汤四方未收入本节，其应用可参阅该条。

116. 保产无忧方(《傅青主产后编》)

【功　效】保胎顺产。

【主　治】胎动不安，胎位不正及难产等症。

【方　药】当归6克，川芎6克，荆芥穗3克，艾叶3克，枳壳3克，黄芪3克，菟丝子6克，羌活1.5克，厚朴3克，川贝母3克，白芍6克，甘草1.5克，生姜3克。

水煎服。

【方药解】方中以当归、川芎、白芍养血活血；枳壳、厚朴理气解郁；生姜、芥穗、羌活温散湿滞；黄芪益气以助诸滞之运；菟丝子、艾叶温肾暖宫；川贝母润胎顺产；甘草调和诸药，全方主以通脉行滞为法，故有达生之效。

【应用参考】本方组成较为繁乱，然流传较广，多迷信其保胎之功，甚或无病亦服。然程钟龄以“撑法”贬其方义，张山雷谓“此方终是催生妙剂，必非安胎良方”。其临床应用范围可知矣。

117. 芎归汤(《医宗金鉴》)

【功　效】和血调气。

【主　治】月经量少色褐，下腹作痛，妊娠伤胎，胞衣不下，产后恶露不多等症。

【方　药】当归 12 克，川芎 6 克。

【方药解】此方以当归、川芎二味立方，又名佛手散，当归甘辛苦温，入心、肝、脾三经，为血中气药，功能补血活血，润燥滑肠，归头治上，活血而上行，其身养血而守中，其尾破血而下行，全用则养血、活血而统治上、中、下。川芎辛温升浮，入心包与肝二经，亦为血中气药，升清阳而开诸郁，润肝燥而温肝虚，补血祛瘀，行气搜风。归、芎二味同用，有相得益彰之功，补而不滞，温而不燥，凡血虚而有气瘀互阻者，可用此方。

【应用参考】本方二味为四物汤之重要组成部分，四物中地、芍主静，重在养血；归、芎主动，重在理血。用此归、芎二味单独立方者，意即在于此。

因归、芎调气、活血、养血功兼于一身，皆为血中之气药，故其方虽主动而不峻烈，对于胎前、产后气血呆滞之疾亦能适用。

本方单用者少，而配伍于他方之中最常见，如安胎、顺产之保产无忧散、催生之加味芎归汤(一名龟壳汤、开骨散)、产后逐瘀之生化汤等，归、芎二味在诸方的方义中，均有着明显的代表性。

若因扑伤、血热之胎动不安者，喜静而恶动，则无须用芎归汤和血调气，不可配用本方。又当归质润滑肠，故大便溏薄者当忌。

118. 开骨散(《证治准绳》)

【功　效】养阴行血，催生滑胎。

【主　治】气血滞行，交骨不开而致的难产不下。

【方　药】当归 15 克，川芎 6 克，炙龟甲 30 克，血余 9 克。

水煎服。

【方药解】方中当归、川芎皆血中气药，行气和血以通滞涩，且具养血之功，当归滑润，川芎香窜，二药配伍相得益彰，可树养血滑胎之功。龟甲甘咸滋肾健骨，重潜浮阳，通任脉，破癥瘕，滋中有行，血滞难产用之最宜，选用自死败甲为佳。血余即人发，止血散瘀，滋养肝肾。全方养阴补血，行气化瘀，通利下窍，故可催生、滑胎。

【附　注】原方作“梳发一团”，《医宗金鉴》作“妇人发一团”，今皆用血余炭。血余炭制法，先将人发碱水洗净，晒干，放瓷钵内，以泥封固，勿使气泄，盖上置米数粒，以文武火煅烧瓷钵，至米现焦黄为度，待冷取出，退净火气，研末用。血余炭较之原发，杂质垢腻尽去，而药性独存，其炭质易于入药。

【应用参考】本方在滋养阴血的基础上，行气血之滞，以导胎下行娩出，故对于产妇来说，并无损伤气血之弊端。与兔脑丸比较，在扶正方面是其所长，然下胎之力终不如兔脑丸，是故用本方催生、下死胎，常与兔脑丸合用，尤其是对于胎儿滞涩时间较长，羊水已破的危急症情。

再者，气血行滞，多有气虚疲惫的情况相兼。产妇素体虚弱，产时努力伤气，气虚无力送胎达下，此时应合以独参汤，以人参 9 克浓煎，兑入本方汤药之内，研化兔脑丸 1 克，调服。4 小时之后，仍难于分娩者，继续补服 1 剂。

杨子建《十产论》曰："催产者，言妇人欲产，浆破血下，脐腹作阵疼痛极甚，腰重，谷道挺迸，已见是正产之候，但儿却未生，即可服药以催之。或有经及数日，产母困苦，已分明见得是正产之候，但儿子难生，亦可服药以助产母之正气，令儿速得下生。"可见催产治疗，无论"服药以催之"，还是"服药以助产母之正气"，必以见"正产之候"为前提。如用催产之剂，而先于正产之机，则不唯不能催生，还会给产妇造成很大的危险及痛苦。故医者当详辨"试胎""弄胎"与正产之区别，应遵古训嘱产妇，一睡、二忍痛、三慢临盆。

此外，产道异常、胎位不正、胎儿过大等，非因气血因素而致的滞产，绝非药物所能成效，不可用催产之剂。

中医学的产科形成很早，积累着丰富的经验，但受历史条件所限，亦有很多不足之处，故西医产科传入后，多已不用，但一些成方、便法，配合使用，或条件较差地区应一时之急，仍有一定的意义。

119. 平胃散加朴硝方(《医宗金鉴》)

【功　效】健脾和胃，通下导滞。

【主　治】胎死腹中，停滞不下。

【方　药】苍术 6 克，厚朴 6 克，橘皮 6 克，炙甘草 6 克，朴硝 6 克(烊化)。

酒、水各半，煎至八分，入朴硝再煎三五沸，温服。

【方药解】盖煮炼盐硝，沉凝底部成块者为朴硝；结于表面，其细者为芒硝，粗如齿者为马牙硝；置风日中，消尽水气轻白如粉者为风化硝。其泻下荡涤之力，以朴硝为最，风化硝最缓。

方用朴硝辛咸气寒，入胃与大肠、三焦经，软坚清降，逐六腑积聚，结癖留癖，腑通气畅，自无死胎停滞之理；以苍术醒脾健运、厚朴宽中下气、陈皮理气和胃、炙甘草益气缓中，四味共用，使脾气升运，胃气和降，气机通调，而后则朴硝大泻达下之功得气运之助，脾胃亦少累攻伐之苦矣。

【应用参考】胎死腹中，可发生于妊娠，亦可发生于临产，如妊娠期间觉胎儿发育停滞，当究其是胎死，还是胎萎不长。胎萎不长常发生于母体气血亏损、虚弱者，一般无阴道血性液体流出，且仔细体验，虽胎儿与月份不符，仍有缓慢增长，可有微弱胎动现象，其脉虽细仍有滑象；胎死腹中者，绝无胎动现象，反见胎缩小，阴道常可有血样物流出，或有口臭、呕恶等症象，其脉多涩，其舌多暗。二者当详辨。

《圣济总录》云：子死腹中，危于胎之未下。可见死胎娩出早晚，直接关乎孕妇的健康。下死胎之方，应因证制宜，吴鞠通《解产难・下死胎不可拘执论》曰："死胎不下，不可拘执成方而悉用通法，当求其不下之故，参之临时所现之证若何，补偏救弊，而胎自下也。"

本方适用于母体壮实，因气机不畅而致死胎不能娩出者。若其人体虚，可用芎归汤或开骨散，虚甚者亦可以人参、地、芍等品为其先导，不必拘泥其有壅遏之虞。若因于瘀而胎滞者本方欠当。

120. 兔脑丸(《证治准绳》)

【功　效】行滞下胎。

【主　治】难产，或胎死腹中，停滞不下。

【方　药】兔脑(腊月者，去皮膜，研膏)，麝香 3 克，母丁香 3 克，制乳香 7.5 克。

各取净末，用活劈兔脑一个，打烂，合为丸，丸重 1 克，蜡壳封固，每服一丸，开水送下。

【方药解】方中兔脑为兔髓之精，性善滑胎，是妇人催生之要品，需腊月取活兔用之始验。麝香辛温香窜，通诸窍，内透骨髓，外达皮毛，功能催生下胎。母丁香一名鸡舌香，为成熟丁香果实，较之公丁香，二者功效相同，而效力更强，功能温中降逆，温肾助阳。乳香活血调气，行瘀止痛。全方用兔脑之滑利；麝香之香窜；丁香之下达；乳香之逐瘀，共建行滞下胎之功。

【应用参考】本方一名催生丹。专用于催生、下胎。

以之催生，破水后，温水下即产。

本方为权宜之方，专于治标，单用必孕妇体质强壮者方适合。凡催生或下死胎等治法，皆势在必行，不下则将生他变。故若遇体质虚弱者，可配合益气养血等药物作汤，送服本丸，临证可根据证情，选用四物、八珍等方。

本方药物皆走窜、通利之品，需知必用方用，绝不可滥施，即使必用亦当掌握好用量。

本方不宜作汤剂。

第五章　产后诸病类

严用和曰："产后则扶虚、消瘀，此其要也。"概括了产后妇女多虚、多瘀的体质特点。此皆由产妇分娩之时，不可避免的产创及出血所致，因此，召聚阴血、恢复胞宫，是产后调养或调治的两大需要。

由于阴血之遽去，去多者或可导致气随血脱、阴虚阳浮、津液枯燥、六淫易于乘虚袭入。因于恶露排出不畅，瘀阻胞宫，或可导致败血上冲、血不归经、新血不生、气血交阻、气机失调。产后病的证候表现，常常反映着上述某些病机特点。

从外因方面讲，气血亏损，六脉空虚，风、寒、暑、湿、燥、火皆易于侵入，此实邪不及时治疗，乘虚羸之体传变最速，故又不可死守补虚、消瘀之法，坐观变生，所以产后病在治疗上，除病势危急，需先救其闭、脱、痉、厥的情况而外，应当注意扶正与攻邪不能偏一端，吴鞠通谓："手下所治系实证，目中、心中、意中注定是产后。"即示此意也。

本编分为产后郁冒、产后血崩、恶露不畅(恶露不断)、产后发痉、产后腹痛、产后发热、产后多汗、产后筋骨痛、产后大便难、乳疾(乳汁不通、乳少、乳汁自流、回乳方)，共十节分述众方。

第一节　产后血晕(郁冒)

载方 4 首。以下独参汤、参附汤、生脉散、荆芥散、当归散、小柴胡汤、加味生化汤、加参生化汤、琥珀散诸方未收入本节内，其应用可参阅该条。

产后血崩参阅以下诸方。独参汤、生脉散、生血止崩汤、胶红饮。

121. 白薇汤(《普济本事方》)

【功　效】补气血，退虚热。

【主　治】因阴血不足而致的产后郁冒，或产后烦热等症。

【方　药】白薇 12 克，当归 12 克，人参 6 克，甘草 3 克。

水煎服。

原方作粗末，水煎服，每服 15 克。

【方药解】方中白薇苦咸而寒，入肝、胃二经，功能清热凉血，《本经》载"主暴中风，身热肢满，忽忽不知人"。配伍当归养血和血，人参补气生津，甘草益气和中，气旺则血生，阳生则阴长。本方以白薇为主，清血分之热，兼之参、归、草益气养血，阴阳调和则郁冒自愈；阴血回复则烦热自除。

【应用参考】本方不独为产后而设，原论曰："人平居无疾苦，忽如死人，身不动摇，默默不知人，目闭不能开，口噤不能言，或微知人，恶闻人声，但如眩冒，移时方寤。此由已汗过多，血少气并于血，阳独上而不下，气壅塞而不行，故身如死，气过血还，阴阳复通，故移时方寤，名曰郁冒，亦名血厥，妇人多有之，宜白薇汤。”

郁冒为古病名，是指心胸烦闷、头目昏昧，甚则神昏不知人的症状表现。《内经》讨论运气时，曾提及此病症，《素问・至真要大论篇》述少阴之复所见症中有“暴瘖心痛，郁冒不知人”;《素问・气交变大论篇》述岁火不及之病变中有“郁冒朦昧，心痛暴瘖”。仲景论新产三病，谓“一者病痉，二者病郁冒，三者大便难”。可见郁冒之病，于产后较为多见。

产后郁冒，后世多称之为产后血晕，轻者眩冒，重者昏不知人。有人因见古人为产后郁冒所设方剂多简而轻，以为二者并非一病，或认为轻者为郁冒，重者为血晕，其说皆非。《内经》本谓“郁冒不知人”;而《妇人大全良方》云，血晕因下血多者，“昏而烦乱而已”，可见前人并未以症之轻重而分别之。郁冒之病机，原在于阴阳失调，孤阳上越，但其病之由起，有因于虚者，有因于瘀者，有因于风者，各不相同，故小柴胡汤之和，夺命散之破，清魂散之散，白薇汤之清，虽药简剂轻，然皆治其病本，以使阴阳和调，至于当昏不知人之时，用独参汤等应急一时，待苏醒之后，仍当以上方调之，此正前人因证设方之妙处。

关于产后血晕治法，可参阅“夺命散”条内容。

白薇汤用于产后血晕，适合于但虚无邪，症以昏眩、烦热为苦者。若烦热重，以太子参代人参，白薇用量应大于当归。

产后发热，因于阴血不足者，用本方亦佳，可酌加白芍、黑豆、生牡蛎等品。

只要病、证吻合，用本方不必拘泥于产后。

122. 夺命散(《妇人大全良方》)

【功　效】活血祛瘀。

【主　治】产后血晕，语言颠倒，健忘失志，以及产后百病。

【方　药】血竭、没药等分。

上药研为细末，每服 6 克，才产下即用童便、好黄酒各半盅，煎至一二沸，调下。良久再服。

【方药解】方中没药苦平，入十二经，散结气，通滞血;血竭甘咸色赤，入血分，散瘀生新，定痛生肌。二药合用有去瘀生新之功，产后用此方，可以防止瘀血上攻，其效力较速，唯血虚脱证慎之。

【应用参考】产后血晕大致可分三种情况，其一为虚脱，产后大失血，气随血脱而见四肢厥逆、神志昏迷等症，此时不必究其有瘀、无瘀，当急煎独参汤，或参附汤，补气回阳以救虚脱之险证;其二，产后恶露不下，而见腹痛拒按、心胸急满、头痛、头晕、泛恶，或忽然昏厥，此为瘀血上攻之证，急当行血逐瘀，引血下行，可用夺命散，或以桃仁、益母草、川牛膝、童便煎汤送服。以上两种情况，往往发生在方产之后，其势急者，应先考虑使患者复苏，如配合针灸、醋焠、通关等多种办法。其三，产后体虚易感风寒之邪，致阴阳失调，血虚于下，邪实于上，孤阳上浮，故头常汗出、眩晕、恶闷，其甚者亦偶见昏不知人，此即仲景所谓之新产郁冒，其调治之法，无非扶正祛邪，祛邪有二途，若头汗出，恶闷重，则和解，小柴胡汤主之；若头目昏晕重则疏风，清魂散主之，遇昏不知人，救同上诸法。

夺命散方简而力专，活血祛瘀之力较强，凡遇瘀阻之象重者，可配合于主方之中，发挥其祛瘀力专的特点，应用范围亦不局限于产后、妇科。

123. 清魂散(《济生方》)

【功　效】清利头目，益气养血。

【主　治】产后恶露已尽，气血两亏，忽昏不知人，或神昏目眩，即产后血晕。

【方　药】荆芥穗 12 克，川芎 6 克，泽兰叶 3 克，人参 3 克，炙甘草 2 克。

上药共为细末，每服 6 克，沸汤、温酒各半盅调服。

【方药解】荆芥入肝经气分，兼行血分，轻宣表散，清利头目，祛风理血，主治产后血晕；泽兰入手、足太阴、厥阴，温行血脉，通九窍；川芎入手足厥阴，乃血中气药，升清阳而开诸郁，润肝燥而补肝虚，上行头目，下行血海，祛瘀补血，行气搜风；人参补元气，生阴血；甘草益气和中，调和诸药。全方配伍补气理血，轻宣开窍，故产后血晕用之最宜。

【应用参考】方书多载本方用于产后恶露已尽，气血虚弱，又感风邪，忽昏晕不知人。此属正虚邪实之产后血晕，故本方必须以荆芥穗为主，其剂量应数倍于他药，因荆芥最善散血中之风。方中以参、草扶正，而配伍泽兰、川芎，正突出了产后病用药不宜壅滞的原则，使补中有行，用之无恋邪、留瘀之弊。用此方者识此二端，是从方中识其法也。

若病情严重，应兼以醋炭熏法，以炭烧红，用醋浇之，置于产妇近旁，盖酸能入肝，使其虚阳自敛。此法虽已不多用，但并非无稽之谈。

若如方书所载，患者已昏不知人，而单独施用本方，则无论因虚、因瘀、因风，未免杯水车薪，恐药不胜病，应配合针灸、通关等治法，改为汤剂以进。

本方用于经期，或产后外感风寒，以头目昏眩为苦者，则正合机宜。

凡恶露未尽，而用本方者，常再加化瘀之品佐之，如当归、延胡索、童便等。

124. 妇科回生丹(验方)

【功　效】行气导滞，化瘀消癥。

【主　治】难产，产后恶露不行，瘀阻血晕，胞衣不下，气血凝滞，结为癥块等证。

【方　药】人参 30 克，白术 12 克，茯苓 30 克，炙甘草 15 克，熟地 30 克，当归 30 克，川芎 30 克，白芍 15 克，山茱萸 15 克，木瓜 15 克，苏木 90 克，香附 30 克，延胡索 30 克，木香 12 克，橘皮 15 克，苍术 30 克，五灵脂 15 克，益母草 90 克，制没药 6 克，地榆 15 克，秋葵子 9 克，牛膝 15 克，红花 90 克，桃仁 30 克，乌药 75 克，羌活 15 克，高良姜 12 克，青皮 9 克，蒲黄 30 克，三棱 15 克，制乳香 6 克，大黄 300 克，黑豆 900 克，马鞭草 15 克。

上药为末，炼蜜为丸，丸重 6 克，每服一丸，开水化服。

【方药解】本方以四君补气，四物养血；以黑豆、山茱萸滋肝益肾。以香附、延胡索行血中气滞；以青皮、乌药行气中血滞。三棱、桃仁、红花、苏木、马鞭草破血行瘀；乳香、没药活血舒筋；蒲黄、五灵脂化瘀止痛。以橘皮、木香、苍术、木瓜醒脾和胃。方用高良姜散寒止痛；用地榆清血分燥热。秋葵子滑利阴窍，牛膝引诸药入血分而下行。方中重用大黄以消有形之积滞。益母草祛瘀生新，羌活通痹止痛，散血中之风。全方攻多补少，为消中兼补之法。

【应用参考】本方为妇科常用成药，与《景岳全书》之妇科回生丹用药、功效大同小异。方中补消并施，寒温兼用，但专重于温、消。凡气滞血瘀之证皆可用之。原方后所载用法，录于下供参考。

产母病热，子死腹中，用车前子 3 克，煎汤，送服一丸，多至三丸。若下血太早，子死腹中，用台参或人参 9 克和车前子 3 克煎服，或用陈酒和车前子服，立下。

胎衣不下，用炒盐泡汤，服 1 丸或 2 丸、3 丸，立下。

产后血晕，用薄荷汤送服 1 丸，即愈。

产后 3 日，血气未定，还走五脏，奔入肝经，血晕眼花，以滚水送服 1 丸，即愈。

产后败血走注五脏，停留四肢，化为水肿，口渴肢冷，开水送服 1 丸，即愈。

产后败血热极，中心烦躁，言语癫狂，如见鬼神，非风邪也，滚水送服 1 丸，即愈。

产后败血流注心孔，失音不语，用甘菊花 9 克、桔梗 2 克，煎汤，送服 1 丸，即愈。

产后未满月，误食酸、寒、坚、硬等物，与物相搏，流入大肠，不得克化，泄痢脓血，山楂煎汤，服 1 丸。

产后血入经络，停留日久，虚胀酸痛，非湿证也，用紫苏梗 1 克煎汤，送服 1 丸，即愈。

产后未满月，饮食不得应时，兼致怒气，余血流入小肠，闭塞水道，小便涩结，溺血如鸡肝者，用木通 1 克煎汤，送服 1 丸。或流入大肠，闭塞肛门，大便涩结，有瘀成块，如鸡肝者，用广陈皮 1 克煎汤送服。

产后恶露未尽，饮食寒热不调，以致崩漏，形如肝色，潮热往来，臂膊拘急，用白术 1 克、广陈皮 1 克煎汤，送服 1 丸。

产后败血入脏腑，并走肌肤四肢，面黄口干，鼻中流血，遍身斑点，陈酒化服一丸，即愈。

产后小便涩，大便闭，乍寒乍热，如醉如痴，滚水送服 1 丸。

第二节　恶露不畅、恶露不断

载方 3 首，附方 7 首。以下芎归汤、琥珀散、益红膏、备金散四方未收入本节内，可参阅该条。

125. 生化汤(《傅青主女科》)

【功　效】温经祛瘀。

【主　治】产后恶露不行，或下亦甚少，血块凝滞，小腹疼痛拒按。

【方　药】当归24克，川芎9克，桃仁9克，黑姜1.5克，炙甘草1.5克。

【方药解】方中当归辛温滑润，养血和血；川芎补血祛瘀，行气搜风，升清阳而开诸郁，润肝燥而补肝虚，上行头目，下行血海。归、芎皆为血中之气药，二味配伍，补阴血之虚而行气血之滞，更兼桃仁破血散瘀，使恶血去而新血生。炮黑之姜大热回阳，除脏腑沉寒，俾阳生阴长。甘草炙用，温中和中，甘以缓行，调和诸药。全方共奏温经祛瘀之效，产后诸痛，用之最宜。

【应用参考】本方温经通脉，祛瘀生新，为产后常备方剂，应用是很广泛的。若新产之后，即服二三剂，对于恶露的排除，子宫的恢复则大有裨益。

因本方善于祛瘀，故对于胎死腹中、胞衣不下、产后恶露不尽等胎产不利诸症，皆有良效，常以童便兑服，引败血下行，则效果更佳。

胎死腹中多由孕妇平素气血两亏，寒凝瘀积，阻滞胎气，致使胎儿窒息，死于胞宫，其妇必口中秽气逼人，腹部觉冷，胎动消失，脉反沉软。可于本方加人参3克、制附片3克、香附6克、红花3克、川牛膝9克，于补气血、温经脉之中，逐瘀血、下死胎。此加减法亦适用于胞衣不下。

恶露不尽之儿枕骨痛，可用本方合失笑散，加益母草15克，恶血一去则腹痛自除。

本方并不局限于产后应用，凡证属瘀血阻滞之痛经、闭经、崩漏、月经失调等症，都可以基于本方加减施用。

大便溏薄者，可减当归量，增炮姜量，加木香3克、白豆蔻3克。

《傅青主女科》用一生化汤化裁，几统治产后百病，今选几首，附录于下，供临床应用参考。

【附】

加味生化汤（三首）　用治血块日久不消，半个月后方可服。即本方加三棱、延胡索、肉桂。

用治产后血晕。即本方加荆芥、大枣。

用治血块未消，饮食不节，损伤脾胃。审伤何物，加以消导诸药，即加神曲、麦芽以消面食；加山楂、砂仁以消肉食；如寒冷之物，加吴茱萸、肉桂；如产母甚虚加人参、白术。若产妇血块已除，应去桃仁、黑姜，加人参、白术，名健脾消食生化汤，审伤何物，加法如前。

用治产后3日，发热、头痛。即本方加羌活、防风，去黑姜。无块痛者，桃仁亦去。

加参生化汤　用治产后形色脱晕，或汗多脱晕。即本方加人参、大枣。

生血止崩汤　用治产后血崩。即本方加炒荆芥、煅乌梅、炒蒲黄、大枣。

安神生化汤　用治产后块痛未止，妄言妄见。即本方加人参、柏子仁、益智仁、茯神、陈皮、大枣。

木香生化汤　用治产后怒气逆、胸膈不利。即本方减桃仁、炙甘草，加陈皮、木香。

养正通幽汤　用治产后大便秘结。即本方去黑姜，加麻子仁、肉苁蓉。

加减生化汤　用治产后汗多变痉。即本方去桃仁、黑姜，加麻黄根、桂枝、人参、羌活、天麻、附子、羚羊角。

余者，诸如产后泻、痢、呕、咳、水肿、鼓胀、流注、心腹作痛等，皆载有生化汤之变方，可见本方产后应用之广，今不赘录。

126. 益母草膏(《医方集解》)

【功　效】养血祛瘀。

【主　治】血虚、血瘀之痛经，经闭，月经后期，月经量少，及产后血虚、血滞诸症。

【方　药】鲜益母草，干地黄，白芍，川芎，当归。

上药等分取之，同煎熬膏，每服一汤匙，每日2次，空腹时温开水冲服。

【方药解】方中益母草辛散，入肝与心包二经血分，善于行血祛瘀，为妇科良药，故名之益母，本方以之作为主药，去瘀血即所以生新血。配伍四物汤养血和血，以全理血调经之功。

【应用参考】本方调经利产，寓消于补，祛瘀生新，有行滞之功而无耗伤气血之弊，实为经产良方，应用范围比较广泛，尤多用于产后之血脉调理，服之有益无害，邪去而正安。若用本方做汤剂，当视其血瘀与血虚孰轻孰重，瘀重者重用益母草、川芎、当归；虚甚者宜增芍、地之量。

127. 失笑散(《太平惠民和剂局方》)

【功　效】化瘀止痛。

【主　治】血瘀内阻之月经不调，经行腹痛，或产后恶露不行，小腹作痛，心腹绞痛。

【方　药】生蒲黄6克，五灵脂6克。

上药为末，水、醋同煎，和渣温服，每服6克或9克。

【方药解】方中蒲黄入手足厥阴，生用则行血消瘀，瘀血阻滞之一切疼痛用之皆良；五灵脂入肝经血分，通利血脉，散瘀止痛。二药相合，性专行血，尤善止痛，故血气急痛，用本方最宜。

【应用参考】本方药简而力专，以治一切血气急痛见长，故内科亦多用之。妇科多用于产后、经行之瘀痛，常与他方合方应用。崩漏而有瘀积者，亦可用之，蒲黄当生、炒各半，以炒用善止血也。五灵脂其气腥臭，和渣服，可入砂糖少许。方中五灵脂畏人参，用者当知。

第三节　产后发痉

载方2首，附方8首。下一方加减生化汤未收入本节，可参阅该条。

128. 大定风珠(《温病条辨》)

【功　效】滋阴潜阳，养血息风。

【主　治】热邪久羁，吸炼真阴，邪气已去八九，真阴仅存一二，症见神倦瘛疭，脉气虚弱，舌绛苔少，时时欲脱者。或妇人产后阴血大亏，肝风内动之痉厥、郁冒等症。

【方　药】大生地 15 克，生白芍 9 克，阿胶 12 克，生龟甲 15 克，生牡蛎 15 克，生鳖甲 15 克，麦冬 9 克，五味子 6 克，麻子仁 12 克，甘草 3 克，鸡子黄 1 枚。

水八杯，煮取三杯，去滓，再入鸡子黄，搅令相得，分 3 次服。

【方药解】方中生地、白芍、阿胶、麦冬、五味子、鸡子黄、麻子仁皆填阴、养血、润燥之品，大队滋补，以救下元真阴；再以生牡蛎、生龟甲、生鳖甲育阴填精，潜镇浮阳；鸡子黄滋养为用，又兼媾通心肾水火之妙，使阴阳相济。甘草清热补中，与五味子、白芍相伍甘酸化阴。全方救阴潜阳，水火相济则无有阴阳离决之虞；木得水涵则不生肝风内动之变。

【应用参考】原方后加减，喘加人参；自汗加龙骨、人参、小麦；悸者加茯神、人参、小麦。

吴鞠通以本类方治产后三病，有专论，今录于下。

《心典》云："血虚汗出，筋脉失养，风入而益其劲，此筋病也；亡阴血虚，阳气遂厥，而寒复郁之，则头眩而目瞀，此神病也；胃藏津液而灌溉诸阳，亡津液胃燥，则大肠失其润而大便难，此液病也。三者不同，其为亡血伤津则一，故皆为产后所有之病。"既此推之，凡产后血虚诸证，可心领而神会矣。按以上三大证，皆可用三甲复脉、大小定风珠、专翕膏主之。盖此六方，皆能润筋，皆能守神，皆能增液故也，但有浅深次第之不同耳。产后无他病，但大便难者，可与增液汤。以上七方，产后血虚液短，虽微有外感，或外感已去大半，邪少虚多者，便可选用，不必俟外感尽净而后用之也。再产后误用风药，误用辛温刚燥，致令津液受伤者，并可以前七方斟酌救之。余制此七方，实从《金匮》原文体会而来，用之无不应手而效，故敢以告来者。

鞠通此议论，对于本方用于产后，在理、法、应用三方便都做了详尽的介绍。然本方应用并不局限于产后，临床见阴虚阳亢之子痫用之亦可收到一定的效果。

子痫常发生妊娠后期，来势急剧，变化迅速，为胎前之急、危症，如患者症见头晕目眩，神志昏迷，四肢抽搐，牙关紧闭，猝然发作，少顷自苏，反复发作，即为子痫。如证属阴虚阳亢者，可用本方加减。可去麻子仁、甘草，而加黄连 3 克、玄参 9 克，以兼清心包之热，使心肝之火皆降，则昏愦、抽搐之症，或可缓解。若头痛剧烈，可加羚羊角粉 0.6 克或 0.9 克冲服；若喉间痰鸣辘辘，可加珍珠粉 0.6 克或 0.9 克、鲜竹沥 60 克调服；若昏迷不醒，可加服《太平惠民和剂局方》牛黄清心丸一丸，研开另服；若兼有水肿、小便短少，可酌加健脾利水之药，如白术、茯苓皮、泽泻等。若水肿较甚而阴虚不显者，则用本方不当。

先兆子痫、子痫，皆属西医之妊娠中毒症，常会危及母子生命，故施治之时，应特别注意症情变化。

【附】鞠通所论七方之组成如下。

一甲复脉汤(《温病条辨》) 地黄15克,白芍9克,麦冬9克,阿胶9克,炙甘草6克,生牡蛎30克。

二甲复脉汤(《温病条辨》) 即一甲复脉汤加生鳖甲、麻子仁。

三甲复脉汤(《温病条辨》) 即二甲复脉汤加生龟甲。

小定风珠(《温病条辨》) 鸡子黄一枚,阿胶9克,生龟甲20克,童便一杯,淡菜9克(按:淡菜亦介类之属,一名壳菜,海产贻贝之肉,味甘性平,无毒,益阴除热)。

专翕大生膏(《温病条辨》) 人参、茯苓、龟甲胶、乌骨鸡、鳖甲胶、牡蛎、鲍鱼、海参、白芍、五味子、麦冬、羊腰子、猪脊髓、鸡子黄、阿胶、莲子、芡实、熟地黄、沙苑蒺藜、枸杞子、白蜜等药物组成,如法制膏、为丸。

增液汤(《温病条辨》) 玄参30克,麦冬25克,细生地25克。

合本方,共是七方。

129. 愈风散(《普济本事方》)

【功　效】疏风止痉,清利头目。

【主　治】产后中风,口噤、牙关紧急、手足瘛疭,及产后血晕,昏不知人。

【方　药】荆芥穗。

上一味,轻焙,为细末,每服9克,以黑豆炒热淬过之酒(名豆淋酒)或童便下。牙关不开者,可先用芥穗细末吹鼻。

【方药解】方用一味芥穗,辛苦而温,芳香而散,气味轻扬,入肝经,善清利头目、疏散风热,又能入血脉而治血,故用于产后风痉、血晕皆有良效。以酒之行血、童便滋阴降火化瘀,以助芥穗,则开窍、止痉之效尤佳。

【应用参考】本方一名华佗愈风散,方虽药仅一味,然其效用则不可忽视,李时珍谓:"此方诸书盛称奇妙。"许叔微言:"此药屡有奇效神圣之功。"《济阴纲目》眉批曰:"荆芥气味辛凉,不寒不热,散不伤气,行不害和,且理血分风邪。调以豆酒或童便,祛风降火,妙不可言,诚产后血晕神方也。"

《神农本草经》载荆芥为上品。妇科常用疏风药中,以本品为最,于崩漏、带下、产后血晕、不语、风痉皆用,常以其清轻之性而扶危重之急,且本品之来源不乏,常用、易得,若视之专为疏解表邪而备,临证失之交臂,实为可惜。

【附】

荆芥散(《病机气宜保命集》) 即荆芥、桃仁二味,共研细末,每服9克。用治产后血风虚、血晕、精神昏昧。

当归散(《证治准绳》) 即当归、荆芥等分,为细末,每服9克,水、酒各半,煎汤服。用治产后中风、牙关紧闭、不省人事、口吐涎沫、手足瘛疭。

上二方皆仿愈风散之法。此三方用治产后发痉,与大定风珠辈用意自不相同,大定风珠类方滋阴养血，以息风止痉，用治虚证，此三方意在疏风和血，以止痉，适宜实邪感伤者。

第四节　产后腹痛

载方 6 首，附方 3 首。以下失笑散、芎归汤、益红膏、香桂散、生化汤五方未收入本节，可参阅该条。

130. 枳实芍药散(《金匮要略》)

【功　效】和血行滞。

【主　治】产后气郁血滞之腹痛、烦闷不得安卧等症。

【方　药】枳实(炒黑)、赤芍。

上二味，等分，研末，每服 3～6 克，以麦粥下之，每日 2～3 次。

【方药解】方中枳实一名破胸槌，苦酸微寒，入脾胃二经，其性沉降，破气行痰，以通痞塞，炒黑用缓其性而善攻停积；赤芍味苦微寒，入肝经凉血散肿，通顺血脉，行血中之滞，以散恶血。二味配伍，一破气滞，一散血滞，气血畅行，则诸痛自除，烦闷亦解。佐以麦粥和肝气，养心脾，是于破、散之中备滋养之性，使邪去而正不伤损。

【应用参考】本方虽药仅两味，又皆是常用之品，但其破气、散血之力颇专，不可轻视，且本方药性寒凉，凡脾胃虚寒者，及孕妇均当忌。

产后瘀阻腹痛之症，备方甚多，本方药性偏于寒凉，散瘀而兼破脾胃痰、积之塞是其特点，故主治烦满不得卧，是理脘腹胸膈之积滞蕴热也。凡产后小腹气血凝结而痛，兼见上诸症者用本方最宜。

产后用药本有远寒近热之说，然本方药性虽属寒凉，而功效却具行散，用之绝无寒凝致瘀之弊，故用之无妨。

更年期妇女，常见阵阵烘热、心区闷痛之症，可在用药时加配本方合用，其大便不实者，可用枳壳代枳实。

原方下载"并主痈脓"，是因本方具散血消肿之功，故治疗湿热蕴结之盆腔炎症，皆可以考虑配合他方运用。

如合于他方之中，作汤用，枳实可用 6 或 9 克，赤芍可用 9 或 12 克。

131. 下瘀血汤(《金匮要略》)

【功　效】逐瘀通经。

【主　治】经水不利、闭经、产后腹痛等症，由瘀血内结而致者。

【方　药】大黄 30 克，桃仁 9 克，䗪虫 10 枚。

上三味共末之，炼蜜为丸，丸重 9 克，以黄酒一两加水一碗，浓煎至七分，去滓顿服。

【方药解】方中大黄苦寒，气味重浊，直降下行，走而不守，能泄血分有形之热结积滞；

桃仁苦甘而平，性善破血，散而无收，泻而无补，为用治血结、血闭诸症之要药；䗪虫咸寒有毒，破血逐瘀，散癥结，下血闭。三味皆入血分，破血结之峻品，相辅为用，推陈逐瘀。以蜜为丸，缓其大黄之急，而减䗪虫之毒；以酒煎服，使血脉通运，而助药力。

【应用参考】《金匮要略·妇人产后病脉证治》曰："产妇腹痛，法当以枳实芍药散，假令不愈者，此为腹中有干血着脐下，宜下瘀血汤主之。亦主经水不利。"可见本方证较枳实芍药散，其瘀阻之象更为严重，已非枳实、芍药破气散瘀所能奏效，故改用本方荡涤瘀积。二方比较，枳实芍药散治瘀在散，而本方治瘀在下，此亦本方主经水不利之所由。

本方纯攻无补，逐瘀之力较强，药用单一，故应用范围比较狭窄，临床应用也少，凡体虚者，虽有瘀积也不要轻易使用，而多以大黄䗪虫丸代之。本方只可暂用一时，不可多用。

【附】

大黄䗪虫丸(《金匮要略》)　大黄䗪虫丸由大黄、黄芩、甘草、桃仁、杏仁、芍药、干地黄、干漆、虻虫、水蛭、蛴螬、䗪虫组成。既有祛瘀之功，又具生新之效，且方中药物，多用、众用，功分而力缓，所以用之较下瘀血汤稳妥，此外，大黄䗪虫丸有市售成药，服用方便，也是多用的原因之一。

132. 瑞金散(《证治准绳》)

【功　效】活血调气。

【主　治】妇人血气撮痛，月经不行等症。

【方　药】延胡索3克，丹皮3克，红花3克，赤芍6克，片姜黄9克，莪术6克，川芎6克，当归6克，官桂1.5克。

作一剂，水一碗，黄酒一碗，煎至一碗，食前服。

【方药解】方中延胡索活血利气，丹皮凉血祛瘀，红花活血行瘀，片姜黄破血行气，赤芍泻肝散瘀，莪术行气破血消积，川芎补血行气化瘀，当归养血和血，官桂补阳活血。全方以行气化瘀为主，川芎、当归兼以补血，官桂兼以通阳，以酒为引，使本方善于升散而温通血脉之力更专。凡因气滞瘀阻者，用之较宜。

【应用参考】经脉以温通为顺，瘀血阻碍气机，常见经水愆期而至，或经行不畅，或经行腹痛，或经水不通。亦有虽经血应时而至，但小腹平时亦经常作痛，痛著于一处，按之不减，其痛经前甚于经后，或经畅而痛缓，此亦为血瘀之证，其脉多有沉、涩之象，舌质黯，或有瘀斑，可以活血化瘀立为治法。本方以活血化瘀为主，佐以行气温经，用于上症最为恰当，此类病患多见于产后恶血不净，瘀阻为患。

本方与生化汤比较，生化汤化瘀行气之力不及本方，然化瘀、生新兼顾，更适用于体弱者，或新产之妇。本方化瘀之力更专，临床应根据具体症情选择施用。

133. 蒲黄黑神散(《证治准绳》)

【功　效】和血通脉。

【主　治】妇人风虚劳冷，一切气血之疾，经候愆期，腰腹疼痛，经水不利，血色不止，以及产后血晕、血滞，恶露不净，败血为病并宜服之。常服此方可以败血化新，血生则自然百病不生，气血调和。

【方　药】黑豆一升(约 800 克，炒熟去皮)，香附子 120 克(酒、醋各炒一次)，干姜 30 克(炮黄)，生姜 30 克，蒲黄 30 克。

上药共为细末，每服 6 克，米汤下或温酒下亦可。

【方药解】此方乃辛甘化阳之法，以通为补。黑豆甘寒色黑属水，其形似肾，功能补肾镇心，下气利水，活血解毒。香附辛苦甘平，气味芳香，为血中气药，通行十二经，以疏理肝气郁滞见长，多忧、易怒、痞满腹胀、月经不调、胎产百病，诸种气痛皆多用之。干姜辛热逐寒，温经燥湿，通宣络脉冷痹寒凝；生姜辛温，行阳分以祛寒，宣肺气以解郁，消水气，行血痹。蒲黄甘平，厥阴血分药，生用行血化瘀，炒黑用止一切出血。

本方以二姜之温，助香附以行气，辅蒲黄以化瘀，黑豆补虚以顾正气，使之行气而不伤正，化瘀而不损血，甘温通阳，通补并行，为妇科调经之良方。

【应用参考】本方寓通于补，标本兼顾，对于气滞血瘀而正气已虚之经水不利诸症最为适宜，可以常服。

产后无疾亦可服之，有利于气血康复，此即以通为补也。若与补气养血之剂合用，可见补而不滞之妙。

134. 内补当归建中汤(《千金翼方》)

【功　效】养血补虚，温里缓急。

【主　治】妇人产后虚羸不足，腹中疞痛不止，吸吸少气，或苦少腹拘急，痛引腰背，不能食饮。

【方　药】当归 12 克，桂心 9 克，芍药 18 克，生姜 9 克，甘草 6 克，大枣 12 枚。

上六味，水煎服。若大虚加饴糖 18 克烊化。

【方药解】本方即小建中汤加当归而成。方中以桂心温通经脉，和血助阳，与白芍相伍调和营卫，与生姜相伍祛散寒湿；当归、白芍养血和血以充盈血脉；生姜、甘草、大枣益气和营，鼓舞脾胃化生之源；饴糖补虚缓急，合芍药、甘草、大枣合化阴血。七味共用，温经补血，和中缓急，故以内补、建中名方。

【应用参考】原方后注云：若去血过多，崩伤内衄不止，加地黄 18 克、阿胶 6 克，合八味，汤成内阿胶。若无当归，以芎䓖代之；若无生姜，以干姜代之。

本方原为仲景黄芪建中汤所化出，故后人将本方附于《金匮要略・妇人产后病脉证治》末，以示其治产后病功效卓著。《金匮要略》附本方桂心作桂枝，按本方重在温里缓急，而不在解肌祛邪，故仍以桂心为优。方后云可以干姜代生姜者，亦即此意。

本方常与黄芪建中并用，气血双补，其补益诸不足之功更胜。

产后恶血不断，以瘀滞胞宫，较为多见，验之临床以加益母草、炒蒲黄化瘀止血，较之加地黄、阿胶，更为妥当。方后云，无当归，代之以川芎不无深意，是产后多瘀之故。

本方温、补、通调之功俱备，实为产后良方，不唯产后，即经期补虚、血虚经痛，皆可视为专方，且立义在于建中，尤为脾胃虚弱、中寒者所宜。

产后感寒，肌肉、关节疼痛，可减芍药之量，选用桂枝，不用饴糖，有汗加人参，无汗加羌活，仿仲景新加汤方义用之，常收良效。

135. 当归生姜羊肉汤（《金匮要略》）

【功　效】养血补虚，散寒温经。

【主　治】产后虚损，腹痛喜热、喜按，因寒邪感伤者。

【方　药】精羊肉 100 克，当归 15 克，生姜 9 克。

水煎服。

【方药解】方中羊肉苦甘大热，滋益气血，温中补虚，壮阳益肾，开胃进食，善补产后虚羸；当归辛温，养血活血；生姜辛温，散风寒，去腥膻。三味共用于产后虚羸之疾最为适用，具养血温经、散寒止痛之功。

【应用参考】本方是仲景为寒疝而设，以治"腹中痛及胁痛里急者"。按本方滋而不腻，补而不壅，温而不燥，寓散于补，且为食养之法，用于产后虚羸之体最为适宜，故后世多有用本方，或以本方增损，治产后之虚损诸症者，尤以产后腹痛，因寒而不因瘀者为常用。如《妇人良方》载："产后脐腹作痛，乃冷气乘虚也，用当归建中汤治之。陈无择云，若产当寒月，人门、脐下胀痛，手不可近者，用羊肉汤主之。"

【附】

羊肉汤（《妇人大全良方》）　羊肉汤方，即上方增川芎一味，使方中归、芎相伍更胜于调血，而适于产后。

当归羊肉汤（《证治准绳》）　《证治准绳》以当归羊肉汤治产后虚羸，曰："产后虽无疾，但觉虚弱，兼心腹痛，即宜服之。"当归羊肉汤方，即当归生姜羊肉汤加黄芪一味，使方中归、芪相伍尤胜于补虚。

第五节　产后发热

载方 2 首，附方 1 首。以下白薇汤、补中益气汤、加味生化汤、桂枝汤、小柴胡汤、竹叶石膏汤、妇科回生丹诸方未收入本节，可参阅该条。

136. 增损四物汤（《济生方》）

【功　效】温补气血，调和阴阳。

【主　治】妇人气血不足，四肢怠惰，乏力少气，兼治产后下血过多，荣卫虚损，阴阳不和而致乍寒乍热。

【方　药】当归6克，白芍6克，川芎6克，炮姜6克，人参6克，炙甘草3克。

上药为末，每服12克，水一盏，姜三片，同煎至6分，去滓，热服，不拘时候。

【方药解】本方为四物汤加减而成，四物本养血和血之剂，今又去地黄之滞气、损脾，而留血中之气药当归、川芎，以行血中之气滞，合白芍养肝血、敛肝阴，使其养血而更专于调和血脉，不致壅滞脾土。人参大补元气，炙甘草益气和中，生姜温中和胃，三味同用，益气健脾，以顾后天气血生化之源。干姜炮用入血，温经补阳，引血以归气。全方意在补气养血，行气和血，使阴阳调和，则诸症自失。

【应用参考】增损即加减之意，古医籍中以加减四物或增损四物名方者，并非只此一方。本方增损之意在于血病补气，气病补血，以建调补气血阴阳之功。大凡着眼于益气血者，首先当着手于健脾气，脾主运化，喜动而恶静，喜燥而恶湿，喜阳而恶阴，故有此增损。

本方证之乍热乍寒，非因外邪所由，严用和论本证曰："因产劳伤气血，血属于阴，气属于阳，气血一伤，阴阳互相乘克，所以乍寒乍热。"此为体虚而作，其寒热必不甚，晨起则寒，午后则热，增衣则热，减衣又寒，寒热由中而发，非啬啬、淅淅之貌，是气血阴阳俱虚之象也，辨者当识。

因产后本多气血亏损之证，故本方应用范围较广，以其补而不壅，凡产后无内热者，皆可以本方补其所失。其大便不实者，可加白术10克，以全理中方义；若胃纳失降者，可更加木香6克、砂仁3克；气虚不甚者，可用党参15克以代人参。纯由阴血虚而发热者不用本方。

137. 地骨皮饮(《医宗金鉴》)

【功　效】养血清热。

【主　治】因血虚有虚热而致妇人月经先期，经行发热，或午后潮热等症。

【方　药】大生地15克，当归9克，白芍9克，川芎3克，丹皮9克，地骨皮9克。

【方药解】本方即四物汤加丹皮、地骨皮而组成。方中以四物养血和血，丹皮泻血中伏火，地骨皮清阴分虚热，使血热得清，则诸发热之症自消；血海宁静，则月经自调。

【应用参考】经行发热或月经先期、月经量多，若其证属实热燔灼，迫血妄行为患，采用本方实为杯水车薪，无济于事。本方是为阴血亏损之虚热诸患所设。

阴血亏损之虚热，除见阴血虚之症状外，其热象亦与实热、湿热之象迥异。阴虚之热，患者自觉骨蒸肤燥，午后颧红，连日低热，或夜晚热甚，但量其体温，热度并不甚高。

本方用于经行先期，若经血量亦多者，可去当归、川芎，而加制何首乌、阿胶珠。若用于经行发热，可于原方加青蒿、鳖甲，热燥较甚，可再加知母、白薇。

方中四物宜重用地、芍，而少用归、芎，因归、芎辛温香窜、行气活血，少用可行地、芍之滞，多用则既不利于安血脉，又不利于清虚热矣。

【附】

增损四物汤(《济阴纲目》)　本方即地骨皮饮生地易熟地，加白术一味，主治月事不调，心腹疼痛，功可补血驻颜。较之地骨皮饮清热之势减，而增健脾运中之功，更切于调补阴血，此月事不调、心腹疼痛，皆因血气不调而然。故本方更适宜产后之虚热骨蒸，以其方清润，而又调和气血也。

本方与《济生方》之增损四物汤比较，名同而方义颇不相同，彼方用在温补气血，调和阴阳，故有炮姜、参、草之温补；本方清虚热，调气血为用，故有地骨皮、牡丹皮之清润。

第六节　产后多汗

载方1首。下当归黄芪汤、当归二黄汤、生脉散、桂枝汤、小柴胡汤五方均未收入本节，可参阅该条。

138. 玉屏风散(《世医得效方》)

【功　效】益气固表。

【主　治】产后气虚自汗，以及体虚恶风易于感冒等症。

【方　药】生黄芪15克，白术9克，防风3克。

水煎服。若为散剂，则每服6～9克，每日2次，温开水下。

【方药解】本方益气以固表止汗，自汗之证多由气虚所致，气虚而卫阳不固，卫阳不固则营阴不能内守，漏而为汗。方中黄芪补气力雄，生用长于固表止汗，炙用功偏升阳举陷；白术益气健脾，以助气血生化，气血充，营卫调和，卫阳自固；防风疏散风邪，以之佐黄芪，使固表而不致留邪，防风得黄芪之助，祛邪而不伤其正，故本方既有固表止自汗之功，又有疏肌肤御外邪之妙，补疏皆有法度。

【应用参考】因本方用于卫气不固之患者，故应重用黄芪、白术，佐防风是以其走表，使药达病所，助芪、术之功，而制芪、术之偏，故防风不可多用，多用则辛散太过，喧宾夺主，反与方意相悖。

对于体弱或产后之气虚患者，常配伍于其他方剂之中，以针对恶风、自汗、易于感冒风邪等症状表现。

单独施用，可按原方作散剂，常服，尤其对于经常易着风寒之患者，久服必有效验，但在感冒期间，则不宜单用。

方中黄芪必生用。

第七节　产后筋骨痛

载方1首。以下桂枝汤、内补当归建中汤二方均未收本节内，可参阅该条。

139. 独活寄生汤(《千金要方》)

【功　效】补气血，益肝肾，祛风湿。

【主　治】 产后气血两虚，风寒湿邪乘虚侵袭，遍体筋骨酸痛。

【方　药】 独活 6 克，秦艽 9 克，防风 6 克，细辛 3 克，桑寄生 15 克，川芎 3 克，当归 9 克，白芍 9 克，熟地 12 克，桂心 3 克，茯苓 12 克，杜仲 9 克，牛膝 9 克，人参 3 克，炙甘草 3 克。

水煎服。

【方药解】 本方以四物汤养血和血；以人参、炙甘草补气和中；以桑寄生、杜仲、牛膝补肝肾、壮筋骨、利血脉；以官桂温振心阳、活血通脉，使气血充盈，经脉通利以扶助正气，此即“治风先治血，血行风自灭”之意。在此基础上以茯苓利水，以细辛祛寒，以独活、防风、秦艽宣散各部之风湿寒邪，正气复，邪气去，则关节、肌肉诸痛必然缓解。

【应用参考】《经》云：风、寒、湿三气杂至，合而为痹也。又云：邪之所凑，其气必虚。本方扶正祛邪兼顾，扶正则补气血、益肝肾、强筋骨；祛邪则祛风、散寒、胜湿，因此本方被视作治疗痹证之专用方，尤其对于年老、体弱的患者，更为适用。

妇科常用本方治疗产后关节痛。妇女分娩，气血大伤，经隧空虚，最易感受风、寒、湿邪，以成痹证，若不及时治疗，日久则缠绵难愈，若只顾祛邪又恐重伤气血，此时用本方最宜，可再加黄芪 12 克，去桂心（即官桂），加桂枝 6 克，牛膝选用怀牛膝较适宜。

本方与桂枝汤比较，桂枝汤产后应用范围较广，在用于关节、肌肉痛方面，若正虚不胜辛散者宜用桂枝汤调治；若风、寒、湿邪盛，痹痛严重而气血恢复尚可者宜用本方。新产宜用桂枝汤；产后已经时日则宜用本方。

第八节　产后大便难

载方 1 首。以下四物汤、增液汤、养正通幽汤、小柴胡汤四方均未收入本节，可参阅该条。

140. 五仁丸（《世医得效方》）

【功　效】 润燥通便。

【主　治】 血虚肠燥，大便难行，以及产后大便燥结。

【方　药】 柏子仁 15 克，松子仁 15 克，郁李仁 15 克，桃仁 9 克，杏仁 9 克，橘皮 6 克。

水煎服。

原方以五仁研作膏，入陈皮末，炼蜜和丸，每服 9 克，空腹时，米饮下。

【方药解】 方中柏子仁补心脾，滋肝肾，养血润燥；松子仁润肺开胃，通虚秘；郁李仁甘苦而润，其性下降，疏大肠气滞，破血行水；桃仁甘苦入血，破瘀血，行腹中血滞，逐旧生新；杏仁苦降，宣肺下气，通肠中气秘。五味皆多脂而性润，上开肺气，下通肠闭，有导结之功，而无燥伤之弊，故最适于津枯肠秘者。方中陈皮理气调中，健脾开胃，勿使诸仁之多脂以害胃纳。

【应用参考】本方专为血虚津枯之大便艰难而设，凡大失血之后，或产后之大便燥结，抑或积滞便结而体弱不经攻伐者，皆可用本方。

最多用者是产后大便难，仲景称之与郁冒、痉病为“产后三病”，可见临床较为常见。遇此症时，泻下之药万不可用，用之则大便愈艰，或暂下一时，更伤阴血，旋即大便更难。用本方养血之品亦可加入，如四物汤。或可加当归、肉苁蓉、胡桃肉，补肾养血以润燥结。

方中郁李仁、桃仁，皆破血之品，故孕妇用本方可改作麻子仁、当归，兼热加知母。

本方去桃仁、松子仁、陈皮，加瓜蒌仁、麻子仁，名五仁汤，其功用与五仁丸类近。

第九节　乳汁不通、乳少、乳汁自流、回乳法

载方 6 首，附方 1 首。以下补中益气汤、香砂六君子汤、越鞠丸三方未收入本节，可参阅该条。

141. 赤豆饮（《医略六书》）

【功　效】和胃通乳。

【主　治】产后乳汁稀少，脾胃不健者。

【方　药】赤小豆 180 克，粳米 90 克。

煮粥，空腹时服，任饱，少顷即乳。乳汁逐渐增多。

【方药解】张景岳曰：“妇人乳汁，乃冲任气血所化，故下则为经，上则为乳。若产后乳迟、乳少，由气血不足，而犹或无乳者，其为冲任之虚弱无疑也。”气血来源于后天脾胃所化之水谷精微，本方以谷和胃，以谷增乳，是治其根本也。方中赤小豆甘酸而平，色赤入心，行水散血，通络开痹，煮汁饮可治乳闭；粳米甘苦性平，补中益气，和胃清肺，得天地中和之气最厚，实五脏，调脾胃，使乳汁化源充足。

【应用参考】此方为食疗之法，可辅助药物治疗，乳少应重视乳汁之来源，本方以谷生乳，有益无害。

142. 猪蹄汤（《产孕集》）

【功　效】滋液通乳。

【主　治】产后乳汁稀少，阴液不足，血脉不调者。

【方　药】猪蹄二只，通草 6 克，葱白 4 寸。

【方药解】方中三物皆下乳常用之品，猪蹄甘咸微寒，增液益肾而通乳脉，下乳之方多以猪蹄煎汤代水以煎他药，古人谓母猪之蹄佳。通草古名脱木通，味淡气寒，色白体轻，入阳明而通气，故有通乳之功。猪蹄、通草性皆偏于寒凉，故伍用葱白辛散通阳，助脉通窍，葱白煎汤内服、外洗，皆有助于泌乳。三味同用，阴液得滋，气血通畅，乳汁自不匮乏。

【应用参考】本方用药简便，其味甘美，易于进药，且不寒不热，不壅不破，故无问何种乳汁稀少之症，皆可以之为基础方加减。其气血虚者，可合当归补血汤；其肝气郁者，加香附、青皮等；其气血壅滞者，可加穿山甲、王不留行等。

143. 通乳丹(《傅青主女科》)

【功　效】益气补血，通络生乳。

【主　治】产后乳汁不行，或行亦甚少，乳房无胀痛感，面色不华，皮肤干燥。

【方　药】人参 6 克，生黄芪 12 克，当归 9 克，麦冬 9 克，通草 3 克，桔梗 6 克，七孔猪蹄 1 只。

水煎服。

【方药解】方中以黄芪、人参补气健中；以当归、麦冬养血增液；以通草通络通乳；以猪蹄补血通乳；方用桔梗载诸药上浮，使气血充盛，脉络通畅，上为乳汁。

【应用参考】傅青主曰："妇人产后绝无点滴之乳，人以为乳管之闭也，谁知是气与血之两涸乎！夫乳乃气血之所化而成也，无血固不能生乳汁，无气亦不能生乳汁，然二者之中，血之化乳，又不若气之所化为尤速。新产之妇，血已大亏，血本自顾不暇，又何能以化乳？乳全赖气之力以行血而化之也。今产后数日而乳不下点滴之汁，其血少气衰可知。气旺则乳汁旺，气衰则乳汁衰，气涸则乳汁亦涸，必然之势也，世人不知大补气血之妙，而一味通乳，岂知无气则乳无以化，无血则乳无以生，不几向饥人而乞食，贫人而索金乎！治法宜补气以生血，而乳汁自下，不必利窍以通乳也。"

傅氏以上议论，强调了增乳宜补气血，尤以补气更为重要，此诚经验之谈，临床验之不诬。然以一补气血之法而统治无乳或乳少之疾，似嫌过执。乳汁不行之症，虚证、实证俱为常见，虚证在于气血两亏，需服滋补之药以助之；实证多为经气壅闭，需服通络之药以行之。辨虚与实之属，无乳者乳之胀与不胀，少乳者乳汁稠、稀与否，初产、经产，皆是重要依据，参合诸症时，不可忽视。

【附】

当归补血加葱白汤(《证治准绳》)　本方即黄芪、当归、葱白三味成方，颇与傅氏之论相合，以葱白通阳助脉尤堪效法，亦可用葱白煎汤，频洗乳房，以冀收功迅速。

144. 通草散(《证治准绳》)

【功　效】疏肝通络，清利湿热。

【主　治】产后血气盛实，乳汁不通，或现红肿、胀痛，将成乳痈。

【方　药】桔梗 6 克，瞿麦 6 克，柴胡 6 克，天花粉 9 克，通草 1.5 克，青皮 6 克，白芷 6 克，赤芍 9 克，连翘 9 克，木通 1.5 克，生甘草 3 克。

水煎服。

【方药解】方以柴胡、青皮疏肝理气，以行气滞；赤芍凉血散瘀，以行血滞；白芷芳香通窍，以散风热；瞿麦苦寒，助赤芍利血脉，合木通、通草，清利湿热；天花粉润燥泻火，化痰热，消痈肿，与连翘相伍清热散结之力尤胜；木通、通草轻清，利窍通淋，长于下乳汁。方中多苦降之品，故以甘草之甘和之，以桔梗之升浮之。全方共奏行滞下乳，清热利湿之功。

【应用参考】陈无择谓："产妇有二种乳汁不行，有气血盛而壅闭不行；有血气少涩而不行。虚当补之；盛当疏之。盛者当用通草、漏芦、土瓜根；虚者用炼钟乳粉、猪蹄、鲫鱼之属。"本方即为气血盛而壅闭者所设，与通乳丹证截然相反。

本方适应于以下几种情况：初产妇，产后无乳，气血不虚，乳房胀而不通，或通而乳少者；产妇素体壮实而肝气不疏，郁怒多火，乳汁不下者。上二种郁滞积热，乳痈将起者。上三种情况，可有不同加减，初产者重在于通乳，穿山甲、王不留行、漏芦、路路通等品，皆可选加；肝郁多火者，重在疏肝行气，养血柔肝，可酌加香附、丹皮、丹参等品；乳现红肿，或寒热已作者，重在清热解毒，消肿散结，可酌加蒲公英、败酱草、夏枯草、浙贝母等品。

145. 免怀汤(《证治准绳》)

【功　效】通经回乳。

【主　治】妇人气血充盛，乳汁多而欲摘乳，或乳胀甚而无儿可哺者，可以之回乳。

【方　药】当归尾 9 克，赤芍 9 克，红花 9 克，牛膝 12 克。

水煎服。

【方药解】当归尾、赤芍、红花皆活血通经之品，伍以牛膝引血下行，使其月经通行，则乳汁必然不行。薛立斋曰："血者水谷之精气也，和调五脏，洒陈六腑，在男子则化而为精，在妇人则上为乳汁，下为月水。"本方驱血下行，则乳汁化生无源，自然渐涸。

【应用参考】本方皆破血行瘀之品，故只适用于气血充盛之妇人，若其人体质较为虚弱，多采用以下两方，皆可收效。

内服单方：焦麦芽 60 克，水煎服。或以四物汤送服炒麦芽细末 9 克。

外敷方：以芒硝 120 克，薄布袋装好，固定于两乳房部位，潮解、硬结即更换芒硝。

以上用于回乳之法，多用于身体并无病患的妇女。另有一种乳汁自出之症，乳汁终日点滴不断，自然流出，此多为产后正气大伤，气虚不能摄纳使然，此类患者绝不可采用上方、上法。乳汁自流治应大补元气，多以十全大补汤、补中益气汤等为主。若其人脾胃虚弱，纳少运呆者，亦可用香砂六君子汤加减，可去木香，而加扁豆、山药、菟丝子，使中气振奋，摄纳有权，则乳汁自不致常溢不断。

以上两种治法，一在于通、消；一在于补、摄，截然相反，所用对象不同，用时不可混淆、滥用。

146. 十全大补汤(《太平惠民和剂局方》)

【功　效】温补气血。

【主　治】气血不足，面色无华，神疲畏寒，劳伤冲任，月经不调，血虚经闭，崩漏淋漓，乳少或乳汁自流。

【方　药】 人参6克，白术9克，茯苓12克，炙甘草6克，熟地15克，当归12克，白芍9克，川芎6克，黄芪12克，肉桂6克。

加姜、枣，水煎服。

【方药解】 本方即八珍汤加黄芪、肉桂而成，方以参、苓、术、草、地、归、芍、芎八珍平补气血，增黄芪补中益气；增肉桂温经和血，气能生血，阳生阴长，全方共奏温补气血之效。

【应用参考】 本方较之八珍汤，其补气功效更强，且有温经和血之功，故用于气血两虚，虚寒之象显者，以本方更为适宜。

本方用于出血之症及胎前病，非确属虚寒者，不可用。其余加减用法，可参考八珍汤条。

第六章　妇科杂病类

妇科杂病之范围划分最难，狭则屈指可数，广则漫无边际。因女子独有之杂病似并不太多，而妇女病的治疗，在方药运用上又皆应注意经、胎、产、乳之生理特点。本编选方著重于两个方面，一者录治疗常病方，述其在经前、经行、胎前、产后不同时期的应用宜忌；二者录治疗妇杂专病的方剂。因此，本编所收方剂多为内科常用方，仅临床应用中应注意其适应妇女的生理特点而已。

因本编所涉较广，故仅举隅以示意，即以外感、诸热、诸郁、大便疾（泄泻、痢疾）、小便疾（小便癃闭、小便频数、尿道涩痛）、癥瘕、阴疾（阴挺、阴痒、阴肿）、绝经前后诸症等八类杂病的治疗，粗归诸方。

第一节　外　感

载方 3 首。

147. 桂枝汤（《伤寒论》）

【功　效】调和营卫，温经养血。

【主　治】恶寒畏风，自汗出，四肢微冷或不温和，以及寒疝作痛、胞阻、产后自汗、产后关节痛等症。

【方　药】桂枝 6 克，芍药 9 克，炙甘草 6 克，生姜 6 克，大枣 4 枚。

水煎服。

【方药解】此方以桂枝入肺与膀胱两经，温经通脉，发汗解肌，调和营卫；芍药有赤、白二种，原方混称不别，赤者泻肝散瘀，白者补肝敛阴，如需攻泄时则用赤，如需补益时则用白；炙甘草温中和中；生姜宣散风寒；大枣补脾肾、润心肺、调营卫。全方辛甘之药居多，而以桂枝、芍药为主药，长于调和营卫，营卫调和则寒邪可解。

【应用参考】因桂枝汤不仅功能调和营卫，且有调和脾胃的作用，故其方经加减化裁后，在内科的运用是相当广泛的。更由于本方既能扶正，又可祛邪，所以在妇女血虚体弱或产后应用尤为适合。举例如下。

产后自汗不止，是由于产后阴血大亏，阳浮于外，阴不能内守，故自汗出，此阳强阴弱之证，用本方正合病机，若与四物汤合用则更宜。

产后感寒，表邪不解，无论伤寒、中风，皆不可投峻汗之剂，而重伤津液，唯以桂枝汤解肌祛邪为万全之策。临床常根据气血虚损情况，仿新加汤方义加味用之，标本兼顾，可收良好的效果。新加汤亦为仲景之方，即桂枝汤增白芍、生姜用量，加人参，其方益气、养血、散寒之力较原方更胜，产后关节痛用之亦佳。

胞阻即妊娠腹痛，若由寒阻胞宫，阴气内盛，阳气被遏，下焦气化失宣而致之下腹冷痛，可用本方加葱白 6 克通阳，加紫苏梗 6 克顺气，常能收到很好的效果。

亦有人以本方治疗脾胃虚寒之恶阻，然其方中大枣、炙甘草，甘壅之品，恐于呕不利，用者当察。

148. 银翘散(《温病条辨》)

【功　效】解表清热。

【主　治】感冒风温，鼻塞流涕，咽痒咳嗽，咽喉肿痛，发热重，恶寒轻，或但热不寒，其邪在卫分。

【方　药】金银花 9 克，连翘 9 克，牛蒡子 9 克，荆芥 6 克，薄荷 6 克，大竹叶 9 克，生甘草 6 克，淡豆豉 9 克，桔梗 6 克，芦根 12 克。

水煎服。

原方为散剂，上药除芦根共为末，每服 6 克，以鲜芦根煎汤代水煎散，待香气大出，即取服，勿过煎。

【方药解】本方以金银花清热解毒，连翘清宣泻火，银、翘二味清轻上浮，善治上焦诸热；以牛蒡子、薄荷、豆豉清凉透表，配辛温之荆芥增强疏解表邪之功；桔梗载药上浮，伍牛蒡子、生甘草清利咽喉；竹叶、芦根甘寒生津，清阳明之热，先安未病之气分。本方清宣、清透为法，即叶天士所谓"在卫汗之可也"，故适用于温病初起之证。

【应用参考】外感风温之邪，症见发热重、恶寒轻、咽痛、咳嗽，皆常以银翘散清宣风热之邪，无分男、妇，然妇女用本方在行经前后，或产后，还应照顾到经、产的生理特点，即用性偏寒凉的药物需要谨慎，一方面掌握用量，病情勿用重剂，注意中病即止；另一方面在调和气血方面要有所顾及，如川芎、赤芍、丹参、香附等品可酌情加入本方。

若症见经来忽断，或经后复行，甚则谵语、昏妄者，当考虑热入血室(在肝)，温邪入营(在心包)等情况，已非本方所能奏效。

149. 小柴胡汤(《伤寒论》)

【功　效】和解少阳。

【主　治】伤寒病，邪在半表半里，症见往来寒热、胸胁苦满，默默不欲饮食，心烦喜呕，口苦、咽干、目眩。以及妇女经期热入血室、妊娠疟病、产后郁冒、产后发热皆主之。

【方　药】柴胡 6 克，黄芩 6 克，制半夏 6 克，人参 6 克，炙甘草 3 克，生姜 6 克，大枣 4 枚。

【方药解】方中柴胡苦平，清轻升阳，和解退热，能透达少阳经半表半里之邪；黄芩苦寒，清泄少阳经半表半里之热；半夏降气化痰、人参补气生津、大枣补脾益气、生姜发表温中、炙甘草益气和中。夏、参、姜、枣、草五味共用，调和脾胃，扶助正气，使气机疏畅、津液通行，以助柴、芩清解少阳邪气。本方可视和解方剂之祖，后世类似方剂，每师其法而加减化裁，柯韵伯曾誉之为“和解表里之总方”。

【应用参考】小柴胡汤是仲景为和解半表半里之邪而设，本方扶正祛邪，和解少阳，临床应用相当广泛。仲景明确地用本方治疗妇女病，有两处可见：一者见于《伤寒论》中，以治经期感寒，热入血室，而见寒热往来如疟状，发作有时；二者见于《金匮要略・妇人产后病脉证治》，以治产后血虚，复有客邪，孤阳上越，而见昏眩、头汗多、呕不能食、大便反艰之产后郁冒。后世妇科应用本方虽有所发展，但终未出仲景所发之机、所述之症。

小柴胡汤为和解之剂，邪正兼顾，药性平和，故妇女凡见小柴胡汤证，无问经期、胎前、产后皆可应用。

经期感受外邪，症见寒热往来，热多寒少，经水忽断，此邪与血初结，当以小柴胡汤加丹皮、桃仁、红花；若经后见少阳证，当加地黄、白芍、丹参；若其经水行后复又行者，当加生地、墨旱莲、茜草。

妊娠疟病，称之为子疟，其特点是寒热休作有时，汗出而解，届时复发。疟病的成因与分类较为复杂，典型的疟疾目前已属少见，然由于邪伏少阳，兼夹痰湿而致的寒热交作、头痛、身痛、胸闷、呕恶等症，与疟疾初起治法无异，皆可用本方和解之。因此此类病症对人体消耗很大，最易引起流产，故方中半夏用之当慎，或可易以茯苓权代。腰痛者加川断、桑寄生；胎动不安者加苎麻根；热多寒少者加知母；寒多热少者加桂枝；痰湿重者加枳壳、陈皮。

因分娩或产后不洁，感染邪毒而致的产后发热，症见壮热、口渴、形寒、多汗、小腹作痛、恶露腥臭等，可用本方去人参、大枣，加丹皮、桃仁、蒲公英；其热毒甚者，再加败酱草、大青叶；其恶露少者加益母草、生蒲黄。此症为产后急症、重症，不可呆守原方，亦不可拘泥产后远凉之忌，需重剂清热解毒配合本方使用，否则反致贻误病机。

第二节 诸 热

载方 6 首，附方 2 首。以下玉女煎、三和汤二方未收入本节，可参阅该条。

150. 导赤散(《小儿药证直诀》)

【功　效】清心利尿。

【主　治】心火上炎而致的口渴面赤，心胸烦热，渴欲冷饮，口舌生疮，或心移热于小肠而见小便短赤，尿道热痛等症。

【方　药】生地 30 克，淡竹叶 9 克，木通 6 克，生甘草梢 9 克。

水煎服。

【方药解】方中以鲜生地清热凉血生津，竹叶清热除烦利尿，二药皆归心经，相辅为用,以清心经实火;木通苦寒,降火利水,上通心、肺,下泄湿热,凡心经蕴热之证,必兼木通,其效乃捷,以其可引心经之热,从小肠而出;甘草梢生用,清热解毒,消肿止痛,善治小肠、膀胱积热,以解尿道热痛。本方清上利下,心经热邪去之有路,则诸症自平。

【应用参考】本方清泻心火,不注重苦寒清泄,而主以清凉通利,故其清热而不伐胃,利尿而不伤阴,凡心火上炎者,皆可酌情施用,以主治口舌糜烂,尿赤涩痛为长。

加减可从三方面考虑,其心火炽盛,症见心胸烦热,口舌糜烂者,可于原方加黄连、生栀子,增苦寒以泄火;若肾水不足以上承,以致心火上炎,以少寐、口咽干燥、尿短赤等症为主者,可加麦冬、玄参,增甘寒以养阴;若症见小便赤涩,尿道热痛,是热盛于小肠、膀胱,可加赤茯苓、车前子,增淡渗以开邪之去路。

由于胞脉属心而络于胞中,胎盛有热,或血海蕴热,皆易上扰于心胞络。是故若心经素有伏火者,于经前或胎前,二火相激,极易出现口舌糜烂、心胸烦热之症,因此本方亦为妇科常用方剂。

小便症见热、赤、短、涩、痛,是为热淋,此症女子较男子多见,已婚较未婚多见,常反复发作。孕而病淋者,称为子淋。《医宗金鉴》载,妊娠胞阻,少腹作痛,因尿涩而痛,则是膀胱水病热甚,则以导赤散清利之,实即指子淋。然方中木通,苦寒通利之品,功能下乳、通经,妊娠用之,恐伤胎气,故子淋、子烦用本方,当以倍量之赤茯苓以代木通,较为稳妥。

本方若于经前应用,与调经之剂合用,收效更佳。

一方不用甘草,而用黄芩。一方更加灯心。皆名导赤散,其方义相同,唯清热、利水各有偏重,临床可据证选用。

151. 竹叶石膏汤(《伤寒论》)

【功　效】清热和胃,益气生津。

【主　治】热病之后,余热未清,气阴两伤,症见口干唇燥、泛恶、纳呆、气短、乏力、舌红少苔、脉细数等。

【方　药】竹叶 9 克,生石膏 15 克,人参 3 克,麦冬 9 克,生甘草 6 克,制半夏 6 克,生姜 3 片,粳米 12 克。

水煎服。生石膏宜先煎。

【方药解】本方乃养气阴、清邪热之法。方中生石膏入肺、胃二经,竹叶入心、胃二经,共奏清热泻火,除烦止渴之功;佐以人参补气生津,麦冬滋阴增液;以半夏降逆和胃,甘草益气和胃,生姜温中和胃,粳米健脾和胃。全方之意,在于胃气和则津气生,气阴已复,则邪热才可得清。凡伤寒、温病后期,余热尚恋,气阴已伤,皆可用之。

【应用参考】《伤寒论》曰:"伤寒解后,虚羸少气,气逆欲吐,竹叶石膏汤主之。"可见本方证应以呕、渴、烦、热、汗为其主要见症。

本方所清者,系肺、胃无形之热,自与痞、满、燥、结为特征的阳明腑实之热不同,故本方清热在于清透,不在于泻下,选药用甘寒、辛寒而不注重于苦寒,此正投胃纳之喜而避其所恶。故本方功优于清热和胃，凡胃失和降由无形之热而起者，用本方皆有良效。

邪正兼顾、药性平和，是本方又一所长，故正虚体弱的患者用之亦无妨。

由于本方具备以上特点，应用范围也就不局限于温热病了。妇科以胎前、产后应用较多。如证属胃热失和之妊娠恶阻，用之就很合适，热甚可少加黄连（不宜过3克）；呕甚者加橘皮、竹茹；胎动不安者去半夏，加黄芩、白术。对于热伤气阴之子烦，可用本方去半夏、生姜，加生栀子、连翘，并清肺、胃、心三经之热，而热烦自解。产后温病见壮热、烦渴、多汗、脉数，知邪热羁留气分，用本方较白虎汤更适宜，可加知母、丹参。暑湿可径用原方。

152. 泻黄散（《小儿药证直诀》）

【功　效】清宣脾火。

【主　治】脾胃伏火而致的热在肌肉、口燥唇干、口疮口臭、烦热易饥等症。

【方　药】防风6克，生甘草6克，栀子9克，藿香6克，生石膏15克。

水煎服。生石膏宜先煎。

【方药解】方中藿香香而不烈，温而不燥，入脾胃二经，和中化湿以助脾胃升降；生石膏清阳明胃热；栀子清利三焦湿热；生甘草益气和中而清热；本方用防风者，以其辛散能发脾之伏火，又能于土中泻木也。全方清宣脾胃伏火，故以泻黄名之。

【应用参考】本方多用于内科、儿科，适用于由脾胃伏火而致的口干唇燥，口疮口臭，烦渴善饥，热在肌肤等症。以其热象见于口唇、肌肉，知热在脾而不在心；以其烦渴善饥，知热因伏火而不因腑实，本方症以口疮、口臭最为突出。

妇科常用本方治疗经前、胎前之口疮。经前血海充盈，欲泻未行，正经有余之气血亦不得归藏于奇经，则素有伏火之脏，必有突出表现。妊娠期间，胎气盛者，胎火上攻亦可有此表现，是故经前、胎前气逆有余之症，较平时多见，诸如呕逆、烦躁、身热、吐衄、口糜、易怒等。脾胃素有伏火则见口臭、口疮诸症，可用泻黄散治之。

治在经前，可用本方加丹参、川牛膝，舌赤肿痛者再加木通。

治在胎前，则用本方加黄芩、苦桔梗，若舌赤肿痛者再加玄参、灯心。

153. 泻白散（《小儿药证直诀》）

【功　效】清肺泻火。

【主　治】肺热咳嗽，甚则喘息，皮肤蒸热，午后尤甚。

【方　药】桑白皮12克，地骨皮9克，生甘草6克，粳米12克。

水煎服。

【方药解】方中桑白皮即桑树根皮，清泻肺火，通利二便而长于利水，下气平喘，消痰止嗽；地骨皮即枸杞之根皮，降肺中伏火，退肾中虚火，清热凉血，善除骨蒸劳热；生甘草和中清热；粳米和胃补中。本方之意在于清泻肺经之火，土为金之母，水为金之子，其方以桑白皮清泻本脏，以地骨皮退肾水之虚火，取实则泻其子之意，以生甘草、粳米清补脾土，是取虚则补其母之意，故用药虽归经不一，实则皆为清肺金而用。药味简单而配伍却非常严谨，实为设方之楷模。

【应用参考】本方虽药仅四味，却能清肺火、润肺脏、和中气以培土护金，诚理肺之良方，适用于邪热恋于肺经之喘嗽气急、皮肤蒸热等症，其治主在气分，而不在卫分、营血也。

本方用于妇科有似于泻黄散，经前或胎前应用机会较多。

经前肺热喘嗽，骨蒸潮热等症，可用本方加川牛膝、赤芍。子嗽因于肺热者，可用本方加黄芩、白术；燥咳加桑叶、枇杷叶；痰多加海浮石、苦桔梗；口渴加玉竹、鲜芦根；热盛加知母；喘急加甜杏仁、旋覆花；兼呕者可加竹茹；若肺热伤络，而见痰中夹血丝者，可加生藕节、鲜百合。

154. 左金丸(《丹溪心法》)

【功　效】清肝泻火。

【主　治】肝郁化火，胁肋胀痛，呕吐吞酸，嘈杂嗳气，口苦咽干，胃脘胀痛等症。

【方　药】黄连 180 克，吴茱萸 30 克。

上药生晒，各研细末，和匀，冷开水泛丸，丸如绿豆大，每服 1～2 克，温开水吞服。

【方药解】肝实则胁胀，侮脾则吞酸、脘痛。心为肝之子(以木能生火)，故用黄连为君，清心泻火，使火不克金，则金能制木，此即实则泻其子之理；吴茱萸入厥阴，行气解郁，虽为辛热之品却有引热下行之功，故以之为佐，是热药反佐寒药，相济以相制。所当注意者，必连六萸一之制，其剂量合于此法度，则肝火可清，否则不为左金矣。

【应用参考】本方清泻肝火，多用于肝火犯胃而致的呕恶、脘痛、嘈杂、吞酸等肝胃不和之证。此证妇女较男子更多见，尤多见于经前或绝经前后。单用原方者少，与疏肝和阴之方合用者多，因肝火多由肝气失于条达，郁结而生，所谓“气有余便是火”，故清泻肝火，合以疏肝气、养肝体之品，正为彻除生火之源也。汪讱庵以逍遥散加连、萸之用，即为此例。

妊娠恶阻多肝气犯胃之证，其肝火旺者，即可配用本方，但由于方中吴茱萸辛热苦燥，引热下行，用之不当则恐伤动胎气，故在剂量上特别注意连、萸剂量的比例，常作丸剂备用，或可以吴茱萸炒黄连(二味同炒后，去吴茱萸)代之入煎，则更为稳妥。

黄连一味用吴茱萸汤浸一宿，末之为丸，名抑青丸，方义与左金相同。

有萸六、连一用法，俗称反左金，其意在于以黄连为引，反佐吴萸以治寒证，与左金原方清肝泻火截然相反。

155. 黄连解毒汤(《外台秘要》)

【功　效】清热泻火。

【主　治】面赤口干，心烦失眠，吐血衄血，妇人血崩等症。

【方　药】黄连 3 克，黄芩 6 克，黄柏 6 克，栀子 9 克。

共为末，每服 15 克，清水一盏半，煎至一盏，去滓，不拘时温服。

【方药解】本方以黄连泻心肝之火；黄芩泻心肺之火；黄柏泻相火；栀子清三焦之火。方中均属苦寒之品，非有实火者，不可采用，如脾胃虚弱，亦应慎用。

【应用参考】本方清泄三焦实火，如单刀直入之势，药专而力雄，无论邪热在气、在血，或上、中、下三焦，用之皆有较好的疗效，是一张通用的清热解毒方剂，但临床多以之为丸剂，或散剂，配合汤剂治疗，而单用原方做汤者似不多，原因大致有两个方面：其一，临床治疗实邪之疾，祛邪很重视邪之去路，由于无形之热易与有形之质相结，故清除热邪常因势利导，使其与有形之物一起排除，如清热常配合宣透、泻下、渗泻等药物同用，然本方仅一派清热解毒之品；其二，热盛耗伤气阴，苦寒损伤脾胃，本方在顾及气、阴、脾、胃方面是其不足之处。因此临床应用本方多做加减。

由于方中四味苦寒药的归经各不相同，对于加减化裁提供了方便的思路，举例如下。

如口鼻、咽喉红肿热痛及出血之疾，可重用黄芩，选加马勃、山豆根、射干、鲜芦根等品。

如口舌糜烂、心烦不寐、小便短赤、疮疡肿痛，甚则错语发斑，可重用黄连、栀子，选加连翘、丹皮、木通、紫草等品。

如耳聋、耳鸣、咽干烦躁、阴户肿痛、热淋、赤痢等症，可重用黄柏，选加知母、玄参、苦参、泽泻等品。

此外，大便燥结加生大黄（后下）；小便涩痛加生草梢、车前子；壮热合白虎汤；阴血伤加生地、麦冬、白芍等辈。

妇科于经前或产后，用本方当慎。崩中漏下，虚证多于实证，纯由实火者较为少见，故单用本方治疗崩漏的机会并不多。本方用于经行吐衄较多，方中栀子炒炭更宜；若经行吐衄，经血反少或不见，此为逆经，亦称倒经，应更加牛膝、丹皮、泽兰等品引血下行。对于湿热下注、热重于湿之带下症，亦可于本方加利湿之品，如车前子、薏苡仁等品。

【附】

三补丸（《证治准绳》） 本方即黄连解毒汤少栀子一味，功效二方相同，主治三焦湿热、月经先期、逆经、赤带、热痢、血痢等症。其应用方法可参考黄连解毒汤。

三黄解毒汤（《证治准绳》） 本方即黄连解毒汤加生大黄一味，其泻热之力尤强，主治妊娠伤寒，表邪悉罢，病邪在里，而见烦躁、发热、大渴、小便赤、大便秘，或利下赤水等症。然方中用药大苦大寒，燥、泻伤阴，体不实、热不盛者勿犯胎前三禁。

第三节 诸 郁

载方 5 首。以下逍遥散、抑气异香散、绀珠正气天香散、苍莎导痰汤、开郁二陈汤诸方未收入本节，可参阅该条。

156. 越鞠丸(《丹溪心法》)

【功　效】行气解郁。

【主　治】气、血、痰、火、湿、食等诸种郁结而致的胸膈痞闷，脘腹胀痛，饮食不消，嘈杂吞酸，嗳气呕吐等症。

【方　药】香附 6 克，苍术 6 克，川芎 6 克，栀子 6 克，神曲 6 克。

水煎服。

原方为丸剂。上药等分，为末，水泛为丸，每服 6 克或 9 克，温开水送服。

【方药解】本方以调肝和脾为法，通治气、血、痰、火、湿、食，六郁之证。方中香附以疏理肝气郁滞见长，兼能通行十二经，遣之以解气郁；苍术苦温辛烈，燥湿健脾，遣之以解湿郁；川芎为血中气药，芳香走窜，行气活血，遣之以解血郁；栀子泻火除烦，并清上、中、下三焦之热，遣之以解火郁；神曲和胃下气，善消一切宿食积滞，遣之以解食郁。痰聚常因于气机不调，而与湿、食、火诸邪，合而为患，故诸郁得解，气机通调，则痰郁亦为之冰释，可见本方虽未设治痰之品，而实则方内已涵治痰之法矣。

【应用参考】本方一名芎术丸。吴鹤皋曰："越鞠者，发越鞠郁之谓也。"此或为方名之由来。

女子以肝为先天，经、带、胎、产、乳均与气血之生化、敷布密切相关。肝喜条达而恶抑郁，肝失疏泄之常，则诸郁接踵而生，是故女子，尤于二七之后，诸疾常源于情志，生理多碍于郁结，诸郁伤及血脉，遂致变生经、带、胎、产、乳之患。本方统治诸郁，故在妇科应用范围相当广泛。

本方用药五味，分治六郁，故临证根据具体证情最易变通，见何郁，则可加入疏解何郁之药。前人于此多有应变之法，录于后供参考。

湿郁者，加白术、茯苓；热郁者，加青黛、黄连；痰郁者，加半夏、海浮石；食郁者，加枳实、山楂；血郁者，加桃仁、官桂；气郁者，加木香、砂仁；气虚者，加人参；气痛者，加木香；郁甚者，加郁金；懒食者，加谷芽；胀甚者，加厚朴；痞满者，加枳实；呕痰者，加生姜、半夏；火盛者，加吴茱萸、黄连。总之本方之化裁，应灵活方能效如桴鼓。

本方用治月经病，多用于痛经、月经后期、量少、闭经等血涩经少之症，可合四物汤，以充血脉。

本方用于带下病，可治湿热蕴结之黄带，可合三妙丸，以利湿热。

胎前用本方，可治因郁而致之子悬、胞阻，可加紫苏梗，而减川芎、神曲之量。

乳胀汁少，多因气滞，可用本方合四物、通草、青皮等，疏通不忘滋乳之源。

绝经后妇女多见肝脾不调，气郁、食郁之证，用本方可随证加减，常与保和丸合方而用。

157. 舒肝丸(经验方)

【功　效】疏肝行气。

【主　治】两胁胀满，胃脘刺痛，呕逆嘈杂，嗳气吞酸等症。

【方　药】川楝子 45 克，枳壳 30 克，茯苓 30 克，沉香 30 克，片姜黄 30 克，延胡索 30 克，木香 24 克，橘皮 24 克，砂仁 24 克，厚朴 18 克，紫豆蔻 18 克，白芍 36 克。

上药共为细末，炼蜜为丸，丸重 6 克，朱砂为衣，蜡皮封固，每服 1 丸，每日 2 次，温开水送下。

【方药解】方中以川楝子疏肝泄热而走下焦，枳壳理气散积以开胸膈痞气，厚朴化湿导滞，下气散满，沉香温脾肾，降逆气，木香宣通三焦，五味理气之品，相辅为用治心腹胸膈一切气病。气病必及于血，故用延胡索辛散温通，活血利气以行血中气滞，气中血滞；姜黄、莪术皆苦辛而温，下气破血通经，姜黄入脾治血中之气，莪术入肝，善理气中之血，气血调和，肝气自能条达而复主疏泄之职。见肝之病，知肝传脾，当先实脾，故本方以茯苓健脾利湿，以橘皮理气和胃，以紫豆蔻、砂仁行气温中，先安未病之脏。方中用白芍者，以其阴柔酸敛，能制诸药之辛燥也。

【应用参考】本方疏肝解郁之力较强，且兼行脾胃之滞，故多用于肝脾不调或肝胃不和之实证，尤以止痛、消积见长。妇女肝气为患者本多，本方适应证以绝经后妇女更为多见。但本方弊在香燥太过，有耗气伤阴之虞，故不宜常服。一般不做汤剂。亦可根据证情，与四君辈，或地黄辈同用，或交替施用。

因本方在顾及肝体——阴血方面是其不足之处，故临床治疗肝病，远不及逍遥散、一贯煎等方应用更为广泛。

158. 半夏厚朴汤(《金匮要略》)

【功　效】利气散结，降逆化痰。

【主　治】七情之郁，痰涎结聚，咽中自觉有物，咯之不出，咽之不下。及胸满喘急，或咳，或呕，或攻冲作痛。

【方　药】制半夏 12 克，厚朴 9 克，茯苓 12 克，生姜 6 克，紫苏叶 6 克。

上五味水煎至六分，分四服，日三服，夜一服。

【方药解】本方以半夏燥湿化痰，降气散结，辛散宣阳；厚朴下气宽中，平胃消积；生姜行于阳分而散寒，宣通肺气以解郁，温中开痰；茯苓佐半夏以利饮行痰；紫苏叶芳香，宣通郁气。全方以辛能开痰散结；苦能降逆下气，而为功也。

【应用参考】本方主药四味(后世以姜枣为引)，以治七情之气郁，故后世有以“四七汤”或“七气汤”名其方者。气郁之证，以妇女最为多见，是故仲景将本方归于“妇人杂病脉证并治”中论之。内科、妇科皆多用之。

原文描述本方症，“妇人咽中如有炙脔”，后世称其症为“梅核气”。由于情志不舒，气机升降亦为之不利，最易导致气结痰聚，聚于中焦则见脘腹痞满；聚于上焦则作咳、喘、胸闷；聚于咽中则形成“梅核气”咯之不出，咽之不下矣。本方用于梅核气最多，可视为专用之方。该症于中年、老年妇女较为常见。

若气郁痰结而作咳喘者，则以本方加橘皮6克、浙贝母9克、旋覆花6克；若痞结于中脘者，则可加橘皮6克、枳壳9克，紫苏叶换作紫苏梗6克；作呕者，加旋覆花6克、代赭石9克(先煎)。

159. 香砂枳术丸(张洁古方)

【功　效】健胃消积。

【主　治】脾胃不健，消化迟钝，胸痞腹胀，纳少便溏等症。

【方　药】木香30克，砂仁30克，炒枳壳60克，白术60克。

上药研细和匀，冷开水泛丸，丸如绿豆大，每日2次，每次6克，温开水吞服。

【方药解】方中木香疏利三焦气化，能升降诸气，上泄肺气，下疏肝气，中和脾气；砂仁行气调中，醒脾和胃；枳壳破气行滞，止痞消胀；白术健脾燥湿。全方乃理气运中之法也，脾胃居中，为生化之源，脾胃健则中运得以正常，自无阻滞之患矣。

【应用参考】本方是由《伤寒论》枳术汤化裁而来，论曰："心下坚，大如盘，边如旋盘，水饮所作，枳术汤主之。"心下坚，即指胃脘有形之积滞。今易枳实为枳壳，更增木香、砂仁以为丸者，意在健脾运中，以消积滞，寓消于补，而不在破气以导滞也。故本方较之枳术汤药力和缓，食滞中焦用之最宜，即使胎前、产后、体弱患者亦可用之。

本方与香砂六君比较，益气健脾之力稍逊，而消化食积为优。在妇科常以之做配合主症治疗之用。

本方若作汤剂，可据上述剂量，减为五分之一。

目下市售之香砂枳术丸，多为张景岳方，是在本方基础上，加陈皮、香附、六神曲(麸炒)、山楂、麦芽，枳实、枳壳并用。其消导之力强于本方，然脾胃过弱者，久服有克伐太过之虞，用者当识。

本方可用于妊娠胞阻，因饮食失节，食滞阻碍气机运化而致者。临症可酌加橘皮、大腹皮、炙鸡内金、紫苏梗等品。

160. 保和丸(《丹溪心法》)

【功　效】消积和胃，化痰祛湿。

【主　治】因食积停滞而致的脘腹痞闷，或胀或痛，嗳腐纳呆，大便不调，舌苔厚腻等症。

【方　药】焦六曲60克，焦山楂90克，焦麦芽30克，炒莱菔子15克，制半夏30克，橘皮15克，茯苓30克，连翘15克。

上药共为细末，冷开水为丸，丸如绿豆大，每服6克，每日2次，食前温开水吞服。

如煎服，用量每用18克或30克。

【方药解】方中神曲、山楂、麦芽，皆消食和胃之品，神曲兼化痰水；山楂善消肉积；麦芽长于消化米面、诸果之积，三味炒焦，以增其醒脾开胃之功。莱菔子降气开郁，行滞消食，消胀除满。制半夏与陈皮配伍重在化痰燥湿，调气和胃。茯苓健脾渗湿。食积停滞常易热化，故以连翘清热散结。全方为疏导和中之法，使食积消化，胃气得降，则诸症自除。

【应用参考】保和丸是消积健胃，最常用的成方之一，可单独使用，亦可用丸 30 克左右合入他方中入煎，如与四君子汤合用，增益气健脾之功；与越鞠丸合用，名越鞠保和丸，增行气开郁之效。

本方为食积碍于胃纳而正气未损者所设，所谓“饮食自倍，脾胃乃伤”，若胃呆因于脾气虚惫，或肠道燥结已见“胃家实”之证，皆非所宜。本方虽功专于消导，然无破气攻逐之品，方药平和，故名之“保和”。

方中神曲、麦芽、山楂，处方中常同时配用，合名焦三仙。

本方用于妇科，以老年妇女较为多用，或肝气郁结而碍于食纳者，常配合疏肝和脾之方运用。于胎前产后用本方，应注意以下两点：一者，本方降气之品较多，方中半夏乃妊娠禁忌之品，故胎动不安者禁用本方，胎前用本方应慎，可加白术、黄芩先安其胎；二者，焦麦芽回乳之药，产后乳汁本少者，用之不当。

第四节　泄泻、痢疾

载方 4 首，附方 8 首。以下附子理中丸、桂香散、参苓白术散、升阳除湿防风汤、当归芍药散、三黄解毒汤。诸方未收入本节，其应用可参阅该条。

161. 四神丸(《证治准绳》)

【功　效】温肾暖脾。

【主　治】脾肾阳虚，五更泄泻。

【方　药】补骨脂 120 克，煨肉豆蔻 60 克，吴茱萸 30 克，五味子 60 克。

上药为细末，用黑枣 300 克，生姜 120 克，同煮烂，黑枣去皮、核，生姜留渣，共打合为丸，如赤豆大，早晚各服 6 克，温开水送下。

【方药解】此方以补骨脂补相火以通君火，暖丹田、壮元阳；肉豆蔻理脾暖胃，温中涩肠；吴茱萸宣散风寒，燥脾暖肝；五味子补肺肾，涩精气；再以黑豆补肾，生姜散寒以佐之，全方主要以温补脾肾为功，使命火旺则能蒸发脾胃，脾胃健则升降复常而泄泻自愈。

【应用参考】本方是《本事方》的二神丸(肉豆蔻、补骨脂)与五味子散合方而成。

柯韵伯曰：“泻利为腹疾，而腹为三阴之都会，一脏不调，便能泻利。”原方症五更泄泻，是指肾泻而言，设本方之意在于“补火生土”，但肾泻并不定指五更泄泻一症。大凡虚寒之泄泻，一般初泻在脾(太阴)；泻而又痛，或泻吐交作，即要考虑到肝(厥阴)；久泻则要考虑到肾(少阴)了，此是指泄泻之病本而言，但三者在治疗上并不是截然分立，而常常是相互照应的。本方虽重点在于温肾，实则暖脾、暖肝皆顾及到了。推而广之，除五更泄泻外，一切阳虚久泻之证，皆可用之。产后泄泻或经行泄泻证属脾肾阳虚者，即可用本方加减。

【附】

五味子散(《普济本事方》) 本方即五味子、吴茱萸等分为细末,每服6克,陈米汤调下,或以姜、枣为丸(如四神丸制法),空腹时盐汤送下6克。

五味子散主治由命门火衰不能生土,肝脏气衰不能发陈,遂致泄泻。故以五味子之酸温,收命门耗散之火,以吴茱萸之辛温,顺肝木条达之性,为水气开滋生之路,两者功能完备,则泄泻可止。

与四神丸比较,本方重在暖肝,遇阳虚泄泻,而又兼呕恶、腹痛者,则可配伍健脾止泻方。若与痛泻要方合用,则温调肝脾之功佳。

痛泻要方(《景岳全书》) 痛泻要方为泻肝补脾之方,其方由白术、白芍、陈皮、防风组成,经行泄泻以肝脾不调之寒证多见,其症发于经前而兼及腹痛者可试用本方。

162. 胃苓汤(《妇人大全良方》)

【功　效】健脾利湿,和胃调气。

【主　治】湿困脾胃而致的脘闷纳减,霍乱吐泄,肢体肿胀,小便短少。

【方　药】苍术6克,厚朴6克,橘皮6克,炙甘草3克,白术9克,茯苓12克,猪苓12克,泽泻9克,官桂3克。

水煎服。或作散,每取30克,加生姜3克、大枣3枚,水煎,去滓,空腹温服,名胃苓散。

【方药解】方中苍、白二术健脾燥湿;厚朴、陈皮行气散满;茯苓、猪苓、泽泻淡渗利湿;炙甘草益气和中;官桂通阳化气。本方以平胃散(苍术、陈皮、厚朴、甘草)化湿运中;以五苓散(猪苓、茯苓、泽泻、白术、肉桂)通阳利水,二方相合上下分消寒湿,使脾阳能升,胃浊得降,则诸湿肿满之证自除。

【应用参考】本方为内科常用方剂,凡脾为湿困、膀胱不利之证,皆可用之。妊娠期间见上证亦可采用,故在妇科范围内,可用于经前泄泻、妊娠泄泻、妊娠水肿,及寒湿带下等症。

《妇人大全良方》云:"妊娠泄泻,或青,或白,水谷不化,腹痛肠鸣,谓之洞泄;水谷不化、喜饮呕逆,谓之协热下利,并以五苓散利小便,次以黄连阿胶丸,或三黄熟艾汤以安之。若泻黄有沫、肠鸣腹痛、脉沉紧数,用戊己丸合之。嗳腐不食、胃脉沉紧,用感应丸下之,后调和脾胃。若风冷,水谷不化如豆汁,用胃风汤。寒冷、脐下阴冷、洞泄,用理中汤、治中汤。伏暑,心烦渴、泻水,用四苓散。伤湿泄泻、小便自利,用不换金正气散、胃苓汤。此四证之大略也。"

陈自明所谓四证之大略,即寒者温之,热者凉之,滑者涩之,湿者燥之。

胃苓散与不换金正气散比较,二方皆为平胃散扩方而成,不换金正气散不用五苓而增藿香、半夏,知重在宣化中焦之湿,而不在通利膀胱之水,所以妊娠湿泻,小便不利,水不分道者,用胃苓汤;小便自利、脘胀呕逆者,当用不换金正气散。二方之中半夏、肉桂、厚朴,用之当慎，腹不胀者，可去厚朴。

妊娠水肿，症由阳气为水湿所遏，脾失健运之常，复致水湿停聚而致之子满，适用本方，子满以肿满、腹胀、小便不利为特征。方中官桂，可改用桂枝，加干姜6克更佳。

本方用治带下，适用于寒湿白带。痰多者加半夏；脾虚者可加党参、山药；寒甚加生姜或干姜。

【附】

不换金正气散(《太平惠民和剂局方》) 苍术、厚朴、陈皮、甘草、藿香、半夏等分为末，每服9～15克，枣、姜同煎，去滓食前服。

黄连阿胶丸(《太平惠民和剂局方》) 黄连3克，茯苓6克，阿胶3克(炒)，共为末，水熬阿胶为丸。

三黄熟艾汤(《太平惠民和剂局方》) 黄连、黄芩、黄柏、熟艾各等分，为末，每服15克，水煎服。

感应丸(《太平惠民和剂局方》) 木香、肉豆蔻、丁香各15克，炮姜、百草霜各30克，杏仁140粒，巴豆70粒(去油)，黄蜡120克，合上药末为丸。

治中汤(《太平惠民和剂局方》) 即理中汤加青皮、陈皮。

163. 戊己丸(《太平惠民和剂局方》)

【功　效】泻肝调脾。

【主　治】肝木横逆，肝脾不调，呕恶腹痛，脾湿泄利，湿热痢疾等症。

【方　药】黄连、吴茱萸、白芍等分。

各取净末和匀，冷开水泛丸，丸如绿豆大，每服3克，每日2次，温开水吞下。

【方药解】此方乃泄肝火，和脾胃之法。方中以黄连入心，泻木之子以清木，苦寒燥湿以胜湿热；吴茱萸辛苦大热，温中除湿；白芍酸寒，养血平肝。全方使肝脾和调，则诸恙自愈。

【应用参考】戊己应中土脾胃，可知本方为脾、胃见症而设，功在泻火平肝，以复脾胃升降之机。

与左金丸相比较，本方长于平肝理脾；左金长于泻火降逆，故肝脾不调之腹痛、泄泻、痢疾，多用本方；而肝胃火升之脘痛、呕恶、吞酸，以左金丸为多用。妇科用本方之宜、忌，与左金相同。

本方在用药剂量上，应因证治宜。原方三药等分，但临床运用，往往白芍、黄连之量，均多于吴茱萸，这是因为肝火为脾陷、胃逆的病源所在之故。但遇肝脾不调之湿泻，湿热俱在者，可考虑黄连、吴茱萸等量，若与痛泻要方(防风、白术、陈皮、白芍)合方应用，则更相适宜。

肝脾不调之痢疾，常以湿热并重或热重于湿较多见，可用赤芍、白芍、吴茱萸炒黄连制方，更加木香以调气，效果更好。

164. 白头翁汤(《伤寒论》)

【功　效】清热燥湿。

【主　治】下痢赤白,里急后重,以及妊娠痢疾属湿热为患者。

【方　药】白头翁 12 克,黄连 3 克,黄柏 6 克,秦皮 6 克。

【方药解】本方善治热痢下重,方中以白头翁泻热解毒,凉血除湿,白头翁为治热毒痢之要药,故本方以之为主,伍黄连、黄柏清热燥湿,秦皮泻火凉血,四味相合为泻火解毒之重剂,热毒不甚者不用。

【应用参考】本方是仲景为厥阴热痢而设,善于清化下焦湿热,为坚阴止痢之要方。里急后重是痢疾区别于泄泻的症状特点,故古医籍中亦称痢疾为“滞下”,据其所下不同,又可分为赤痢、白痢、赤白痢,所谓赤与白,即便中所夹之血与脓。临证以赤、白二色作为辨识热与湿孰重的重要依据,赤多而白少者,热重于湿;白多而赤少者,湿重于热。本方以其方中四味药皆苦寒之品,长于清热泻火,故适用于赤痢,或赤多白少之赤白痢。如应用之时于方中适当地加入和血调气之品,诸如赤芍、白芍、丹皮、木香、厚朴等品,则疗效更佳。

因本方治痢在于清化,而不注重通泻,故即使孕妇用之,亦无妨碍。妊娠痢疾称为“子痢”,用本方可加赤白芍、木香、槟榔,若胎动不安,可不加赤芍、槟榔,而易以紫苏梗、桑寄生。

【附】

白头翁加阿胶甘草汤(《金匮要略》)　产后当慎用寒凉之物,但遇此热毒邪实之下痢,当以治标为先,《金匮要略·妇人产后病脉证治》以本方加阿胶、甘草,用于“产后下利虚极”。以方测证,此下利应是赤多白少之热毒痢疾,加阿胶以养血,增甘草以缓中,顾其“虚极”之体。本方用于产后,木香、山楂、四物汤,皆可酌情加入。

第五节　小便癃闭、小便频数、尿道涩痛

载方 2 首。以下桂香琥珀散、补中益气汤、金锁固精丸、导赤散、龙胆泻肝汤诸方未收入本节,其应用可参阅该条。

165. 肾气丸(《金匮要略》)

【功　效】温肾化气。

【主　治】肾阳不足,肾气虚衰而致之腰膝酸痛、少腹拘急、小便清长或小便不利,以及痰饮、消渴等症。

【方　药】干地黄 240 克,山药 120 克,山茱萸 120 克,茯苓 90 克,泽泻 90 克,牡丹皮 90 克,桂枝 30 克,制附子 30 克。

上药共为末，炼蜜和丸，每服9克，每日2次。若做汤剂按上量减作十分之一。

【方药解】本方以地黄滋补肾阴，辅以山药补脾肾之阴、山茱萸敛肝肾之精，肾水充则肾火有所附，肾气可化，此为本方之基础，再配伍附子、桂枝补命门之火，水火既济，肾气自强，方中以茯苓、泽泻、牡丹皮，调和肝脾，行地黄之滞，泄湿浊之阴邪，以利气化。全方旨在温补肾阳，即景岳"善补阳者，必于阴中求阳"之意。

【应用参考】本方在地黄汤滋补肾阴的基础上，加入桂、附温肾，取"少火生气"之意，是一张益肾、温阳、化气的通用方剂，临床各科均为常用。

在妇科，凡证属肾阳不足之虚劳、月经不调、闭经、不孕等症，多以本方加减施用，但最常用者，还是针对由于肾不化气而致的小便失常之疾患，举例如下。

《金匮要略·妇人杂病脉证并治》载以本方治疗因肾气虚，胞系不顺之妇人"转胞"，其人下腹急痛、小便不通、烦热、倚息，以其饮食如故，知病不在中焦。用本方温补肾阳以通膀胱之气，使小便得通，则诸症自解。

妊娠或产后小便不通，证属肾阳不足者，亦可用本方温阳化气以通利小便。但附子辛热之品，走而不守，丹皮化瘀凉血，皆于胎气有碍，故孕妇用之当慎，用时不做汤剂，以丸剂少少与之，渐次增量，中病即止，不可久服。产后用之可做汤剂，收效较丸更速。

产后肾阳虚而致小便频数，甚或不禁，可用本方加益智仁、桑螵蛸等温涩之品。若做汤剂，方中之桂枝可易为肉桂，茯苓、泽泻用量宜轻，因方中茯苓、泽泻之用意，主要在于通肾交心，行三补（地黄、山茱萸、山药）之滞，而不在于淡渗也，今遇尿频则更不宜多用。

166. 缩泉丸（《证治准绳》）

【功　效】温肾固摄。

【主　治】膀胱气弱，小便频数，以及产后小便不禁，儿童遗尿等症。

【方　药】益智仁180克（盐水炒），乌药180克，山药180克。

上药共为细末，冷开水泛丸，如绿豆大，每日早晚各服1次，每服6～9克，食前温开水吞服。

【方药解】方中以益智仁温补脾胃，本脾药而兼入心肾，主君相二火，补心气、命门之不足，能涩精固气，以盐水炒者，取其下达于肾；乌药上入肺脾，下达膀胱与肾，善疏导胸腹邪逆之气；山药补肺脾，涩精气，全方之意，使肺气足，则肾亦得荫，肾为封藏之本，肾强则下元得固，水道调摄如常矣。

【应用参考】本方虽药物组成简单，但在益肾、温涩的基础之上，不忘补气、调气，的确见识不同一般，其方药物之间配伍很是巧妙，临床应用效果也较好，尤适于治疗小儿遗尿。

在妇科常用于产后或妊子之时，肾气不足之尿频，或小便不禁。若因肾关不固之带下稀薄、量多、色白、腥秽，而见腰膝酸软者，本方亦对路，但毕竟药简而势单，多配伍于温补肾气、摄精敛带方中，才可望发挥本方之药效。

第六节 癥 瘕

载方3首。以下琥珀散、当归芍药散、当归散、大黄䗪虫丸、血府逐瘀汤、三甲煎诸方未收入本节，其应用参阅该条。

167. 桂枝茯苓丸(《金匮要略》)

【功　效】化瘀消癥。

【主　治】妇人瘀血、癥积为患，月经不调、闭经、崩漏、痛经等症。

【方　药】桂枝、茯苓、丹皮、桃仁、赤芍各等分。

上五味为末，炼蜜为丸，丸重3克，每服1丸，食前服，不应可渐加至2丸、3丸，每日2次。

【方药解】本方以桂枝温经通脉，赤芍泻肝散瘀，丹皮凉血去瘀，桃仁破血润燥，更用茯苓以为利导，用蜜为丸者，丸者缓也，缓行其效，使其不致遽伤血脉，而药力可透于经脉也。

【应用参考】仲景设本方，以治妇人宿有癥积，妊娠而漏下不止。此胎漏是因于癥块、瘀血为患，碍于胎气所致，其治则虽循"有故无殒"之经训，而载其用法，却非常谨慎，其服法曰："末之，炼蜜和丸，如兔屎大，每日食前一丸，不知，加至三丸。"此正所谓"胆欲大而心欲小"，凡于胎前用本方者，不可不知其法。

本方的临床应用也是很广泛的，凡经少、经涩、痛经、闭经、崩漏，而见小腹切之有包块，常聚不散，腹痛拒按者，或产后恶露不尽、难产、胞衣不下等症，皆可用本方，或加减施用。

瘀血、癥积之症，琥珀散与本方皆为常用之方剂。二者比较，琥珀散功专而力雄，破血祛瘀，宜用于邪实而正气尚充之患者，多用于经期，因势利导使瘀积随经水而下，以消癥祛瘀，应中病即止，不可常服；本方则较为缓和，不温不燥，化癥消积，适用于邪实而正气亦损者，多用于平时而缓缓图之。

本方虽为消癥化瘀之缓剂，但毕竟是行散之方，亦不可滥用，久用则必致耗伤正气，尤其用于孕妇、产后，更当遵"衰其大半而止，勿使过之"之戒。

168. 济生橘核丸(《济生方》)

【功　效】行气止痛，软坚散结。

【主　治】诸种疝气，以及癥瘕积聚等症。

【方　药】炒橘核30克，炒川楝子30克，炒延胡索15克，桃仁30克，官桂15克，木香15克，厚朴15克，炒枳实15克，木通15克，昆布30克，海藻30克，海带30克。

上药共研细末，用黄酒与冷开水泛丸，丸如绿豆大，每服6克，每日二服，空腹时温开水吞下。

上剂量酌减，亦可水煎服。

【方药解】方中橘核、川楝、木香、厚朴、枳实皆理气之品，橘核苦温入肝，理气散结以止痛；川楝苦寒，亦入肝经，理气止痛兼泻湿热；木香行气止痛；枳实破气散积；厚朴宽中导滞，五味共用以行散气聚。延胡索行血中气滞，气中血滞；桃仁破血化瘀；官桂温通血脉，三味共用以行散血积。海藻、昆布、海带皆咸润之品，功能软坚散结。方用木通通九窍，利湿热，助诸药行气、行血、行积之用。全方重主行气破血，散结软坚，以治各种有形、无形之积聚。

【应用参考】本方用于妇科，多治癥瘕之症。癥与瘕皆腹中包块，然其病机、病症各异。癥者，坚硬成块，固定不移，痛有定处，病属血分；瘕者，濡软痞胀，时聚时散，痛或不痛，病属气分。癥与瘕又称积与聚，癥积是瘀积为病；瘕聚乃气聚为病，前者治应化瘀；后者治应行气。

本方化瘀软坚与行气散痞功兼一身，故可通治癥瘕，用时可据其所偏，而制其所宜。西医所谓卵巢囊肿、输卵管积液、子宫肌瘤等，则属中医癥积范畴，皆可用本方加减为治。

子宫肌瘤，用中药治疗，可分为三个阶段，即经前控制出血，勿使先期，或量多；经期宜固摄止血；经后治以软坚化癥，即可以本方为基础加减。此因子宫肌瘤多伴经多之故。

方中海藻反甘草，加减时当勿使相遇。

169. 化癥回生丹(《温病条辨》)

【功　效】温经通络，化瘀消癥。

【主　治】癥结不散，癥发痛甚，血痹肢麻，干血痨症，疟母痞积，经前腹痛，经行寒热，经犯生冷，经闭不至，经紫凝块，产后腹痛，以上诸症因于瘀血阻于经络者。

【方　药】人参180克，安南桂60克，两头尖60克，麝香60克，片姜黄60克，公丁香90克，川椒炭60克，虻虫60克，京三棱60克，蒲黄炭30克，藏红花60克，苏木90克，桃仁90克，苏子霜60克，五灵脂60克，降真香60克，干漆60克，当归尾120克，没药60克，白芍120克，杏仁90克，香附米60克，吴茱萸60克，延胡索60克，水蛭60克，阿魏60克，小茴香炭90克，川芎60克，乳香60克，高良姜60克，艾炭60克，益母膏240克，熟地黄120克，鳖甲胶500克，大黄240克(为细末，以高米醋750毫升，熬浓，晒干为末，再加醋熬，如是3次，晒干，末之)。

以上诸药，共为细末，以益母、鳖甲、大黄三胶和匀，再加炼蜜为丸，重4.5克，蜡皮封固。用时温开水和，空心服。瘀甚之证，黄酒下。每服1丸，每日2次。

【方药解】吴鞠通曰：化癥回生丹法，系燥淫于内，治以苦温，佐以甘辛，以苦下之也。方从《金匮》鳖甲煎丸与回生丹脱化而出。此方以参、桂、椒、姜通补阳气，白芍、熟地守补阴液，益母膏通补阴气，而消水气，鳖甲胶通补肝气，而消癥瘕，余俱芳香入络而化浊，且以食血之虫，飞者走络中气分，走者走络中血分，可谓无微不入，无坚不破，又以醋熬大黄3

次，约入病所，不伤他脏，久病坚结不散者，非此不可。或者病其药味太多，不知用药之道，少用独用，则力大而急；多用众用，则功分而缓，古人缓化之方皆然，所谓有制之师不畏多；无制之师少亦乱也。

【应用参考】本方有行有守，刚柔相济，实为补消并用，缓图癥积之法，故临证可守方而不可过量，切勿急求功成，否则癥积未去，而正气先伤，必生他变。制丸之意，丸者缓也，亦正为此。

本方适用于久病癥瘕积聚、血闭气郁之证。新陈代谢升降之机为有形之实邪阻塞，气无以和，血无以生，此时腐若不去，新必不生，久之积为痨损，是故妇人则见经少、血枯、瘀痛、痨热等症。本方治此，实仿《金匮》大黄䗪虫丸缓中补虚，以消为补，治疗五劳虚极之法，不可与"虚虚"之误同日而语。

本方为有形不散之癥积而设，不见瘀积实邪在，则不可用本方。

第七节　阴挺(子宫脱垂)、阴痒、阴肿

载方5首，附方1首。

170. 补中益气汤(《脾胃论》)

【功　效】补中益气，升阳举陷。

【主　治】中气下陷而致的少气乏力，少腹气坠，老年痔血，脱肛，子宫下垂，及崩漏，带下，产后虚羸。

【方　药】炙黄芪12克，人参6克，白术9克，升麻3克，柴胡3克，当归身9克，橘皮6克，炙甘草6克。

水煎服。

【方药解】方中黄芪益气升阳，固表举陷，炙用其补益之力尤雄，故用之以为主药；人参大补元气，合健脾运中之白术、益气和中之炙甘草，共扶脾胃中气，以助黄芪之功力；更用橘皮理气和胃，以行参、芪、术、草之滞，使本方补而不壅；用当归养血润燥，芳香醒脾；用升麻、柴胡相辅并行升举清阳。气充阳升则虚陷自愈。

【应用参考】本方为补气升阳的代表方剂，凡遇气虚下陷之证，无论何科，莫不首选本方。

妇科用本方，常治疗月经先期、量多，崩漏，带下，子宫脱垂，及产后多汗、虚热、小便频数，大便久溏等虚弱之症。

用本方治疗经多之症由气虚而起者，多去当归之辛散滑润，而加赤石脂之固涩止血。其经血以量多、色淡、质稀为辨证根据。

白带量多、稀薄，证属气虚失于固摄者，可用本方去当归，而加茯苓、苍术，在补气升阳之中，兼理脾经之湿。

老年妇女子宫脱垂，或少腹气坠，多由气虚下陷而致，可用本方，常加理气之品一味，如木香、枳壳等，使脾之气升降有致，效果更佳。

妊娠遗尿属气虚者，可用本方去当归，而加山药、益智仁、木香。

孕妇因中气下陷不能摄纳胎元，亦可致阴道下血，此为胎漏，调治、护理不当极易导致流产，可用本方去当归，加山药。若兼有腹痛，可酌加艾叶、紫苏梗、木香。

产后虚羸，而证属中气不足，皆可用本方化裁加减，其汗出多者，可将黄芪生用，以增其固表之力；气虚劳热者用本方正是东垣原法，四物汤亦可合用；小便数多或淋漓不尽，可加山药、益智仁、乌药；大便久泄或失禁，可去当归，加肉豆蔻、补骨脂，名加味补中益气汤。产后用本方，更当时时注意胃纳情况，以免参、芪、炙甘草等品遏滞中焦，故常常配伍木香、砂仁、枳壳等行气之品，薛立斋之训诫，实为经验之谈："（产后）劳伤元气者，用补中益气汤，若嗳气觉有药味者，此药复伤胃也，但用四君子汤，徐徐少饮，以调脾胃，若胃气一健，血气自生，诸证自愈矣。"

本方与四君子汤、参苓白术散，皆为补气常用方，三方比较，本方补中气之力最强，升阳举陷是其所长，故用治气不摄血证较多；参苓白术散健脾和胃，以渗利水湿为长，故多用治脾虚生湿之带浊；四君子汤益气健脾，为诸补气方剂之基，不壅、不燥，可用轻剂平补久虚之体。

171. 龙胆泻肝汤（《太平惠民和剂局方》）

【功　效】泄肝火，利湿热。

【主　治】肝经实热，口苦、目赤、耳聋、耳肿，或肝经湿热下注，小便赤涩、淋浊，阴肿、阴痒等症。

【方　药】龙胆草 6 克，栀子 9 克，黄芩 6 克，生地 15 克，当归 9 克，柴胡 6 克，木通 3 克，泽泻 9 克，车前子 12 克，生甘草 6 克。

水煎服。

【方药解】本方以龙胆、柴胡泻肝胆之火；黄芩、栀子泻肺与三焦之热；佐以泽泻泄肾经之湿热；木通、车前泻小肠、膀胱之湿热；再用当归、生地养血补肝、生甘草清热和胃，于苦泄之中以护肝阴。全方为苦寒直折肝胆实火之剂。

【应用参考】本方为各科常用方，对于肝经湿热的多种疾病，确实效如桴鼓。在妇科范围内，带下病与某些妇科杂病常表现为肝经湿热，其中以黄带与阴痒最为多见。治疗黄带，以热重于湿者更为适合，临床应用常略做加减。阴痒，表现为阴道或外阴部瘙痒，甚至外现红肿，渗出臭秽黄水，奇痒难熬，非常痛苦，本病多见于中年以上，尤其是老年妇女，症由肝经郁热，脾经积湿，湿热交蒸注于下焦而起。其症状轻浅者用四妙丸（苍术、黄柏、薏苡仁、牛膝）加减即可；若症情较重，湿热之象明显者，则可用本方，或去当归，加生薏苡仁、贯众，使其肝火得降，湿热得清，病势必减，若配合熏洗外阴之方，收效更捷。外用方可用蛇床子 15 克、枯矾 15 克、雄黄 15 克煎汤频频熏洗，此三味相合，有燥湿杀虫之效。即使由阴道滴虫引起此患，只要脉证与上述相合，均可采用此内外兼治之法。

此外，因湿热而致的淋证，妇女多于男子，表现为小腹拘急，小便频数、短赤，尿道热痛，甚则腰痛，亦多采用本方加减，常不用当归，若尿中有血加小蓟、生蒲黄；尿道涩痛则以生甘草梢代生甘草；腰痛者可加怀牛膝。

172. 三妙丸(《医学正传》)

【功　效】清利湿热。

【主　治】湿热下注，腿足湿气，黄带，阴痒等症。

【方　药】苍术9克，黄柏9克，牛膝9克。

水煎服。

原方苍术六两、黄柏四两、川牛膝二两，糊丸，梧子大，每服五十至七十丸，空腹，姜、盐汤送服。

【方药解】方中苍术芳香辛烈，苦温而燥，为健脾化湿之要药；黄柏苦寒，清热燥湿，泻火解毒，入肾、膀胱、大肠三经，专走下焦。苍术、黄柏为伍名二妙丸，并清下焦湿热。今又增川牛膝，引诸药潜降而达病所，导湿热下趋以出阴窍。全方重主下焦湿热。

【应用参考】本方增生薏苡仁名四妙丸，以薏苡仁之淡渗利窍，更增其清利湿热之功。

湿热带下，可用本方治疗，其带以色黄、黏稠、臭秽为特征者适宜。因带见赤色即见血之症，本方牛膝用之不当。

本方是由《丹溪心法》二妙丸加味而来。丹溪治湿热带下之方，多化中焦之湿，而清下焦之热为法，验之临床，诚不误也。故用本方治黄带，可以湿与热之轻重为根据，进行加减，热象重者，可加椿根皮、侧柏叶；湿象重者，可加白术、茯苓。

湿热带下兼见下腹疼痛，腰骶酸困者，可加入化瘀之品，如赤芍、泽兰、丹皮等。

阴痒多由肝经郁热、脾经积湿而起，若其湿热偏重者，应以龙胆泻肝汤加减治之；若其湿热之象并不严重，可用本方加薏苡仁、蛇床子、白鲜皮等清热、利湿、杀虫，配合蛇床子、枯矾、雄黄煎汤熏洗。

本方之牛膝及四妙之薏苡仁皆滑利下行之药，妊娠禁忌，故胎前不宜用此二方。

【附】

宣明导水丸(《证治准绳》)　本方由大黄、黄芩、牵牛、滑石组成。用于带兼赤白，功优于上方。

173. 矾石丸(《金匮要略》)

【功　效】燥湿破结(坐药)。

【主　治】妇人经行不畅，胞宫有瘀血凝癖，带下绵绵。

【方　药】矾石(烧)、杏仁。

上二味，以矾石三、杏仁一之比率，末之，炼蜜和丸，丸如枣核大，纳入阴道内，剧者再纳之。

【方药解】方中矾石即明矾，今烧而用之是为枯矾，枯矾性涩而燥湿，化腐生肌，主阴蚀、恶疮；杏仁通气秘，润枯血，杀虫治疮。二物一润一燥，润其枯血，燥其白带，共主杀虫消毒之功。

【应用参考】本方之用，其功在除湿敛带，化腐生肌，故制为坐药，直接作用于患处。本方今已不多用，但妇科坐药，大多以枯矾作为主药，此皆宗于本方，虽制法已有很大改进，其理一也。

174. 蛇床子散(《金匮要略》)

【功　效】燥湿杀虫(坐药)。

【主　治】妇人子宫寒冷或阴痒、带多等症。

【方　药】蛇床子 30 克。

上一味研末，以白粉(即米粉)少许，和令相得，团如枣大，绵裹纳入阴道内。

【方药解】蛇床子苦辛性温，苦能除湿，辛可润肾，温以散寒，内服温肾壮阳；外用燥湿杀虫。本方用蛇床子一味为坐药，使之温暖子宫，而杀虫燥湿以止阴痒。

【应用参考】仲景制此方以治阴寒，实则近时已不用此制法。而多取蛇床子，或配伍他药，做栓剂纳入阴窍，或煎水洗阴部，具有良好的燥湿、杀虫、止痒作用，常用于阴道滴虫之阴痒，如用蛇床子、枯矾、雄黄各 15 克，煎汤熏洗阴部，效果很好，若配合内服三妙加蛇床子、白鲜皮等，更佳。蛇床子外用主以治湿，热证、寒证均可配合应用。

第八节　绝经前后诸症

载方 3 首。以下六味地黄丸、归脾汤、温胆汤、当归芍药散、逍遥散、越鞠丸、舒肝丸诸方均未收入本节，其应用可参阅该条。

175. 一贯煎(《柳州医话》)

【功　效】滋阴疏肝。

【主　治】肝肾阴虚，气滞不运之证，及肾虚肝郁之月经后期、量少，经行腹痛等症。

【方　药】北沙参 12 克，干地黄 15 克，当归身 9 克，麦冬 9 克，枸杞子 9 克，川楝子 9 克。

水煎服。

【方药解】本方以地黄、当归身补血；以麦冬、北沙参养阴；以枸杞子滋肝益肾；以川楝子清热而疏理肝气。肝体阴而用阳，藏血而性喜条达，肝肾同源而精血相生，全方补血、养阴、益肾、调气俱全，与肝之喜恶丝丝入扣，实调补肝脏之良方。

【应用参考】女子以肝为先天，肝之为病则经、带诸患蜂起，故本方为妇科常用之方。

根据肝脏的生理特点，养阴与调气两个方面的用药，皆顺肝之性，故临床用其滋补肝肾亦不必弃川楝而不用；用其疏肝解郁亦不必虑其养阴之品腻滞气机，多用原方加味，以适应证情所偏。兼热者用之更宜。

本方重主养阴，而其治反及于气滞之理，张山雷论之甚详："凡胁肋胀痛，脘腹搘撑，纯是肝气不疏，刚木恣肆为虐，治标之剂，恒用香燥破气，轻病得之往往有效。但气之所以滞，本由液之不能充，芳香气药可以助运行，而不能滋血液，且香者必燥，燥更伤阴，频频投之，液尤耗而气尤滞，无不频频发作，日以益甚，而香药、气药不足恃矣。驯致脉反细弱，舌红光燥，则行气诸物，且同鸩毒。柳州此方虽从固本丸、集灵膏二方脱化而来，独加一味川楝子，以调肝木之横逆，能顺其条达之性，是为涵养肝阴无上良药，其余皆柔润以驯其刚悍之气，苟无停痰、积饮，此方最有奇功。"

原方后云，口苦燥者，加酒炒川连三至五分(1～1.5 克)。

较之逍遥散，本方滋养肝阴之力更胜；较之养精种玉汤，本方兼调肝气而性偏凉润。

176. 三甲煎(《柳州医话》)

【功　效】滋阴潜阳，软坚散结。

【主　治】虚阳上亢之证，及腹中癥积、阴虚多汗等症。

【方　药】生牡蛎 30 克，生鳖甲 15 克，生龟甲 15 克。

水煎服。

【方药解】方中三品俱为甲类，生牡蛎咸而微寒，生鳖甲、生龟甲皆咸平之品。三甲均有育阴潜阳，软坚消癥之功。滋填以龟甲为优，潜阳以牡蛎为胜，鳖甲长于散结消癥。三甲共用，则全方效力兼强。

【应用参考】本方很少单用，常配伍于他方中，因皆为甲类，故宜先煎。

本方功效在于滋肾育阴、潜镇浮阳及软坚散结两个方面。

阴虚阳亢之证，表现于产后及绝经前后最多。产后阴血大伤，肾水亏损，必致浮阳外越，多表现为郁冒、烦热、多汗、盗汗等症。绝经前后，天癸将竭，亦多出现阴虚阳亢之证，可表现为阵阵烘热、潮热、多汗、眩晕等症。这两种情况常常采用本方配伍于滋填肾水，补血柔肝方中。

软坚散结多用于癥积之症，如西医称之为子宫肌瘤者，即可伍用本方。其症往往兼见月经量多或过期不止之患，此三甲煎于软坚散结之功而外，又兼具止血之效，故用之尤为稳妥。如大便实者，可加配昆布、海藻、夏枯草、土贝母之属，以增强其功效。

此外，崩漏之症，亦常伍用本方，尤以阴虚阳热之崩漏，确能提高疗效，此正张山雷治崩漏"以介类潜阳，收摄龙相"之妙。

177. 甘麦大枣汤(《金匮要略》)

【功　效】补养心脾，和肝缓急。

【主　治】妇人脏躁，怔忡失眠，心中烦乱，精神恍惚，情志不能自制等症。

【方　药】甘草 9 克，小麦 30 克，大枣 15 克。

水煎服。

【方药解】方中以甘草和中缓急；小麦养心除烦；大枣补益心脾。三药合用，甘润滋养，心脾得荣则肝脏气血亦和，诸症自除。

【应用参考】脏躁之名见于《金匮要略·妇人杂病脉证并治》，本方即仲景为脏躁病症而设，原文谓："妇人脏躁，喜悲伤欲哭，象如神灵所作，数欠伸，甘麦大枣汤主之。"脏躁之症状表现，以心神烦乱为主，而其病并不局限于心，由于阴血亏耗，不能濡养五脏，五志之火内动，而致情志不能自制。陈修园曰："脏属阴，阴虚而火乘之，则为躁，不必拘于所脏。"故称之为脏躁。本方滋润心、脾，即所以滋润五脏，故可安神缓急，平息五志之火，勿使躁扰。

近年西医称之为癔病、神经衰弱、更年期综合征者，临床常用本方加味治疗，收到一定效果，但用是方必据是证，不可认定本方统治以上诸病。

临床凡是见到悲伤欲哭，情志不能自制者，即可于处方合入甘麦大枣汤。如更年期综合征，症见面容忧愁，心烦失眠，悲伤易哭，呵欠频作者并不少见，可于本方加地黄、白芍、麦冬等品养阴血；加远志、合欢皮、酸枣仁等品安神志，常可收效。

临床每见用本方不用小麦，而书浮小麦者，不在少数，实失甘麦大枣汤之方义。浮小麦系小麦未成熟者，体瘪而轻，遇水则浮，功可止虚汗，退劳热；小麦亦可书北小麦、淮小麦，功能养心除烦，《经》云：心病者，宜食麦。二药同属一谷，而功效有别，用者当识。

钱伯煊妇科医案

中医研究院西苑医院　编

谈　勇　王育良　整理

前言

钱伯煊老中医，年逾八旬，从事中医工作近六十年，对中医学术有较深的造诣，临床经验丰富，治疗效果好，尤长于妇科，在医学界中享有一定声誉。

遵照周总理关于继承老中医学术经验的指示精神，在院党委领导下，我科共同努力整理出《钱伯煊妇科医案》。

《钱伯煊妇科医案》收集了钱伯煊自1956年来本院以后，与院外协作会诊的妇产科疑难重症，以及在我院妇科病房和门诊治疗中，临床效果显著，有一定参考价值的部分病例。

钱伯煊治疗妇科疾病，重视调补肝、脾、肾，认为妇女经、带、胎、产均与肝、脾、肾三脏有密切关系。在治疗实践中，采取调脾胃、补肝肾之法，多获显效。尤其对保胎和不孕症治疗，效果更著，惜因我院病种所限，钱伯煊的学术经验尚未能得以全面发挥。

本医案是取临床记载较完整的第一手资料，在尊重原意的基础上加以整理，并经钱伯煊亲自审阅和修改而定稿。

限于水平，缺点和谬误之处在所难免，请读者批评指正。

中医研究院西苑医院妇科

1978年2月

目录

第一章 月经病

第一节 月经先期

月经先期,此证往往由于肝脾两虚,肝藏血,脾统血,肝虚则藏血失司,脾弱则统血无权,于是冲任失调,而致月经先期,治疗方法,以补肝健脾为主,使肝柔脾健,则藏统得司,冲任调节亦能如常。

病案1 余某,女,22岁,未婚。

初诊(1962年8月4日)

月经先期,约21日1次,已有3个月。末次月经于昨日来潮,头晕纳差,舌苔淡黄、根垢边刺,脉象细弦。病由气血不足,冲任失调所致。治以补气养血,兼调冲任。处方:

党参6克 白术6克 山药9克 扁豆9克 炙甘草3克 橘皮3克 木香3克 白芍9克 枸杞子9克 当归9克 炒谷芽12克 大枣3枚

3剂。

二诊(1962年8月7日)

行经4日,今日月经已净,唯感头晕,午后头痛,胃纳仍呆,二便如常,舌苔淡黄腻,脉左沉细,右细弦。治以益气以健脾胃,养阴以制亢阳。处方:

党参9克 白术9克 扁豆9克 橘皮3克 清半夏6克 枸杞子9克 生龙骨15克 金樱子9克 磁石15克 白芍9克 菊花3克 炒谷芽12克

5剂。

三诊(1962年8月30日)

少腹胀坠,午后低热,微觉畏寒,遍体酸痛,口干,胃纳渐增,舌苔根黄腻、质微红,脉象浮细。近感风邪,营卫不和。宜先去风邪,和营卫,佐以理气调经。处方:

紫苏梗6克 荆芥6克 白蒺藜9克 赤芍9克 制香附6克 川楝子9克 青皮6克 泽兰9克 车前子12克(包) 桑枝15克 生姜6克 大枣3枚

2剂。

四诊(1962年9月3日)

药后风邪已解,月经于9月1日至,量一般、色红有小血块,腹部胀坠,口干喜饮,头晕少寐,舌苔根黄垢,脉象细弦,治以育阴潜阳。处方:

干地黄12克 白芍9克 川石斛12克 橘皮3克 玉竹9克 枸杞子9克 菊花3克 磁石15克 白术9克 炒谷芽12克

3剂。

另：杞菊地黄丸 30 丸，早晚各服 1 丸。

【小结】 此证由于气阴两虚，气虚则不能摄血，阴虚则冲任不固，故月经先期，治疗方法，补气以健脾胃，养阴以滋肝肾，使气阴渐复，冲任得固，则月经遂得正常。

病案 2 聂某，女，42 岁，已婚(广安门医院)。

初诊(1962 年 6 月 8 日)

月经先期 9 年，周期为 15～20 日，7～12 日净，色黑量少。1962 年 2 月中旬，劳累后出血，延续 3 个月之久，量中等，有血块。末次月经 5 月 29 日，量中等，6 日净。从 2 月起，溲少且频。近来神倦腰痛，时觉口干，大便秘结，舌苔微剥、中黄边白，脉沉细而弱。证属气阴两虚，冲任不固，膀胱气化失宣。治以补气阴，强冲任，兼通膀胱气化。处方：

人参 6 克　白术 6 克　炙甘草 3 克　干地黄 12 克　白芍 9 克　狗脊 12 克　川断 12 克　阿胶 12 克　艾叶 3 克　车前子 12 克(包)　小茴香 3 克　琥珀末 1.5 克(冲服)

6 剂。

二诊(1962 年 6 月 30 日)

月经于 1962 年 6 月 25 日来潮，仅提前 4 日，量少色红，腹胀腰酸，宵来失寐，小溲仍少，舌苔薄白中剥、边有齿痕，脉象沉细。现在经后，治以补脾益肾，疏肝宁心。处方：

人参 6 克　白术 9 克　茯苓 9 克　炙甘草 3 克　木香 4.5 克　大腹皮 9 克　橘皮 6 克　小茴香 3 克　炒枣仁 12 克　远志 6 克　桑寄生 12 克　生杜仲 9 克

5 剂。

三诊(1962 年 7 月 17 日)

月经先期 8 日，今日来潮，量少，头痛腰酸，腹冷便溏，小溲频数，舌苔薄白、中微剥，脉象沉细。治以补气养血，佐以温阳。处方：

党参 9 克　白芍 9 克　熟地 12 克　白术 9 克　狗脊 9 克　木香 3 克　小茴香 3 克　炙甘草 3 克　菟丝子 9 克　艾叶 4.5 克　炮姜炭 6 克　川断 12 克

5 剂。

四诊(1962 年 11 月 9 日)

上方连服 3 月余。近 2 个月来，月经已基本按月来潮，本次月经 11 月 5 日来潮，2 日净，量少，舌苔薄黄中剥，脉细微数。治以补脾肾，强冲任。处方：

党参 9 克　炙甘草 6 克　白术 9 克　橘皮 3 克　川石斛 12 克　川断 12 克　狗脊 12 克　菟丝子 9 克　大腹皮 9 克　鹿角胶 9 克

3 剂。

【小结】 此证属于月经先期，兼有经漏达 3 个月之久，主要病因，由于脾气虚弱，失其统摄之司，以致月经先期，故重用补气健脾之法治疗，盖扶脾为益血之源，旨在脾气健旺，而能统血，则月经自调。

病案3 王某,女,15岁,未婚。

初诊(1976年1月23日)

月经先期,周期15～20日,7日净,量较多,色鲜红,有血块。末次月经于1月9日来潮,5日净,平时夜寐多梦,舌苔薄白腻,脉细滑数。病因由于心脾两虚,冲任不固。治以补心脾,固冲任。处方:

党参12克 白术9克 茯苓12克 炙甘草6克 女贞子12克 山药12克 生牡蛎15克 白芍9克 麦冬9克 大枣6枚

6剂。

二诊(1976年2月12日)

上方服12剂,月经周期得以正常,于2月7日来潮,量较前略少,今日行经第5日,将净,曾于经前1周,鼻衄1次,出血不多,有时心慌,舌苔薄白腻、边有齿痕,脉细微数。治以补气健脾,养阴清热。处方:

党参12克 白术9克 茯苓12克 甘草6克 地黄12克 白芍9克 山药12克 麦冬9克 女贞子12克 生牡蛎15克

6剂。

三诊(1976年2月19日)

末次月经2月7日来潮,7日净,量较前稍见减少,心慌亦见好转,夜寐依然梦多,舌苔薄腻、边有齿痕,脉左软数,右软滑。治以健脾,宁心,益肾。处方:

党参12克 白术9克 茯苓12克 甘草6克 地黄12克 白芍9克 山药12克 麦冬9克 女贞子12克 夜交藤12克

6剂。

四诊(1976年3月1日)

服上药后,诸恙均见减轻,舌苔黄腻、边有齿痕,脉象软数,仍从前法。处方:

党参12克 茯苓12克 麦冬9克 甘草6克 地黄15克 生白芍12克 生龙骨15克 生牡蛎15克 山药12克 女贞子12克 大枣6枚

6剂。

五诊(1976年5月7日)

经服上药后,月经周期已能正常,上次月经3月17日来潮,7日净。末次月经4月14日来潮,8日净,量较多,色正常。最近5日中,鼻衄3次,量较多,自觉月经周期规律时,即有鼻衄,不规律时,则无鼻衄,即感乳房胀痛,白带较多,舌苔薄腻、边有齿痕,脉细弦数。治以补气养阴,佐以清热。处方:

党参12克 麦冬9克 山药12克 地黄15克 白芍9克 丹皮9克 女贞子12克 生牡蛎30克 贯众12克 仙鹤草12克

9剂。

六诊(1976年5月21日)

此次月经延期7日,于5月20日来潮,量多色正,腹痛腰酸,经前乳胀,舌苔薄白,脉细。治以健脾,疏肝,益肾。处方:

党参15克　白术9克　茯苓12克　炙甘草6克　山药15克　旋覆花6克(包)　橘皮6克　白芍12克　川断12克　桑寄生12克

9剂。

【小结】此证属于月经先期,主要原因由于心脾两虚,冲任不固,故治法以补心脾,固冲任。服药后,月经得以正常,唯经前又见鼻衄,此系阴虚有热,血热易于妄行,故治法以补气健脾,养阴清热。继后鼻衄屡作,如无鼻衄发现,即感乳房胀痛,此系阴虚肝旺,气火偏胜,气逆则乳房胀痛,阴虚血热则鼻衄,最后月经转为后期,量较多,症见少腹痛、腰酸、经前乳胀等,盖月经量多,由于脾虚不能统血,少腹痛,经前乳胀,此为肝失疏泄,气失调达所致。腰为肾之府,肾虚则腰酸,综合以上症状,为肝、脾、肾三经同病,故用补气以健脾,疏肝以理气,养阴以益肾之法为治,使脾健可以统血,肝调可以疏泄,肾强则肝有所养,如此则诸恙得安,达到治愈之目的。

第二节　月经后期

月经后期,此证有虚有实,在临床上常见者,往往属于实证居多,其病因由于肝郁气滞,气为血帅,气滞则血亦滞,于是冲任失调,而致月经愆期,治法以疏肝解郁为主,佐以养血调经,使气行则血亦行。如属虚证,其病因由于气血两虚,冲任失养,血海无余,不能按期而至,治法以补气血以滋冲任。虚实两证,如兼有寒凝,佐以温经,如兼有瘀阻,佐以化瘀,通过辨证,分清虚实,灵活运用,如此则月经才能得到自调。

病案1　狄某,女,29岁,已婚(广安门医院)。

初诊(1959年6月2日)

月经不调已14年,15岁初潮,月经不规律,周期3个月,15日净,血量多,下腹痛。曾经治疗过一个阶段,月经较规律,于26岁曾流产两次,均是3个多月,以后月经又不规律至今,现月经周期45日至4个月,5日净,经前乳房胀痛,腹胀,泛恶呕吐,纳差,经后稍减,末次月经5月18日,舌苔薄白、中根微垢,脉象细弦。证属肝胃不和,气失调达,气滞则血亦滞。治法以疏肝和胃,以舒气化,方用逍遥散加减。处方:

当归9克　白芍9克　柴胡6克　白术6克　茯苓9克　炙甘草3克　薄荷3克　制香附6克　川楝子9克　橘皮3克

6剂。

二诊(1959年7月7日)

经用疏肝调气之法,乳房胀痛已愈,月经逾期两周未至,经常泛恶,舌苔薄腻、中微剥,脉象细弦。治以养血调经,兼和肝胃。处方:

生地黄 12 克　当归 9 克　赤芍 9 克　川芎 6 克　丹皮 9 克　丹参 9 克　制香附 6 克　川楝子 9 克　茺蔚子 9 克　泽兰 9 克　橘皮 3 克　清半夏 6 克

6 剂。

另：八珍益母丸 16 丸，早晚各服 1 丸。

三诊（1959 年 8 月 18 日）

月经 2 月余未至，后于 7 月 26 日来潮，持续 5 日，腹痛难忍，至排出肉样物后痛势得减，血量较多，色红无块，现月经已过，仍时有泛恶干呕，腹部隐痛，舌苔薄白微垢，脉左沉细，右沉弦。证属肝气上逆，胃气不和。治以疏肝和胃。处方：

当归 9 克　白芍 9 克　柴胡 6 克　白术 6 克　茯苓 9 克　炙甘草 3 克　薄荷 3 克　制香附 6 克　橘皮 3 克　小茴香 3 克　川楝子 9 克

5 剂。

四诊（1959 年 8 月 25 日）

经期将临，少腹作胀，舌苔薄黄尖刺，脉左细弦，右沉弦。治以养血理气，兼调冲任，佐以化瘀。处方：

生地黄 12 克　当归 9 克　白芍 9 克　川芎 6 克　制香附 6 克　川楝子 9 克　丹皮 9 克　乌药 6 克　生蒲黄 6 克　五灵脂 12 克　泽兰 9 克　莪术 6 克

6 剂。

五诊（1959 年 9 月 8 日）

上次月经于 7 月 26 日来潮，此次月经逾期 8 日，于 9 月 3 日来潮，持续 4 日净，腹部痛胀明显减轻，乳房未胀，腰亦不酸，经净时仍泛恶欲吐，舌苔薄白、中微黄，脉左细弦，右沉弦。治以益气血，调冲任。处方：

八珍益母丸 14 丸，每晚服 1 丸。

患者此次经后，一直以养血调气之法为治，但月经逾期不至，于 11 月中旬，查尿妊娠试验，二次均阳性，以后又用养肝肾、和脾胃之法，用千金保孕丸、归芍六君汤加减，调治至妊娠 5 个月，后于 1960 年 6 月足月顺产。

【小结】 此例属于月经后期，病因主要在肝，盖肝失疏泄，气失条达，气滞则血亦滞，故月经后期。治疗方法以养血疏肝，兼调脾胃，使气血调和，月经渐得正常，故能怀孕。

病案 2　姚某，女，35 岁，已婚。

初诊（1976 年 5 月 13 日）

月经后期，周期 40～50 日，1 日即净，量少色黑，经期少腹寒痛，腰部作痛，月经于 4 月 13 日来潮，3 日净，目前症状头晕，耳鸣，少寐，舌苔薄白、边有齿痕，脉象沉细。证属肝气逆，肾阳虚，寒瘀凝滞。治以疏肝益肾，温经化瘀。处方：

熟地 12 克　当归 12 克　川芎 6 克　赤芍、白芍各 9 克　制香附 6 克　肉桂 3 克　桃仁 9 克　鸡血藤 12 克　生蒲黄 6 克　川断 12 克

9 剂。

二诊(1976 年 6 月 11 日)

上方服 1 剂,当晚月经即来潮,1 日净,量少色正,痛经减轻,现在经前,乳房胀痛,神疲乏力,午后燥热出汗,舌苔淡黄腻、质绛有刺,脉象沉细。治以养血平肝,理气化瘀。处方:

地黄 12 克　当归 12 克　白芍 9 克　川芎 6 克　丹参 12 克　丹皮 9 克　桃仁 9 克　制香附 6 克　鸡血藤 12 克　牛膝 9 克

9 剂。

三诊(1976 年 7 月 5 日)

末次月经于 6 月 11 日来潮,1 日净,量少色正,下腹痛轻,平时带多,头晕目花,神疲乏力,胃纳较差,舌苔淡黄腻、尖刺边有齿痕,脉象细软。治以养血疏肝为主,佐以和胃止带。处方:

地黄 12 克　白芍 9 克　当归 12 克　川芎 6 克　丹参 12 克　橘皮 6 克　鸡血藤 12 克　牡蛎 15 克　制香附 6 克　牛膝 9 克

9 剂。

【小结】此例属于月经后期,兼有痛经,主要原因由于肝气逆,肾阳虚,寒瘀凝滞,故治法以疏肝益肾,温经化瘀。服药后,寒瘀得化,故月经能按期而至,腹痛亦减,但血量仍少,平时带多,此系肝藏血虚,冲任失滋,故再养血以滋冲任为治。

第三节　月经先后无定期

月经先后无定期,主要原因由于肝脾两虚,冲任失调。肝主藏血,脾主统血,如脾虚不能统血,则月经先期;若肝虚则血无以下注于冲脉,故月经后期,治疗方法,应当补肝脾,调冲任,使藏统渐复,则冲任得调,月经自能正常。

病案 1　廖某,女,38 岁,已婚。

初诊(1976 年 3 月 22 日)

月经先后无定期,周期 23～37 日,12 日始净,量多,色黑红夹有白带,且有血块,经期少腹胀痛,腰痛,末次月经于 2 月 19 日来潮,12 日净,平时胸背作痛,少腹左侧胀痛,带多,色黄气秽,大便干结,舌苔薄黄腻、中剥边尖刺,脉象细软。证属脾气弱,肝气逆,肾阴虚。治以健脾疏肝益肾,佐以化瘀止血。处方:

党参 12 克　茯苓 12 克　山药 12 克　旋覆花 6 克(包)　地黄 15 克　生白芍 12 克　生牡蛎 30 克　昆布 12 克　贯众 15 克　佛手 6 克

6 剂。

另:三七末 18 克,如经行量多,早晚各加服 1.5 克,温开水送下。

二诊(1976 年 4 月 9 日)

月经于 3 月 23 日来潮,经量明显减少,少腹及腰部隐痛,平时带下仍多,色黄气秽,面浮目肿,气短胸痛,足跟胀痛,大便偏干,2～3 日一行,舌苔淡黄中剥,脉象细软。仍从前法，兼清下焦湿热。处方：

党参 12 克　茯苓 12 克　山药 12 克　黄柏 6 克　知母 9 克　昆布 12 克　海藻 12 克　旋覆花 6 克（包）　川断 12 克　贯众 12 克

6 剂。

三诊（1976 年 4 月 16 日）

服上方后，诸恙均见减轻，现在经前，神疲乏力，舌苔黄中剥，脉象细软，治以补气养阴，兼顾冲任。处方：

党参 12 克　麦冬 9 克　生地 15 克　白芍 9 克　阿胶珠 12 克　生牡蛎 30 克　川断 12 克　桑寄生 15 克　贯众 15 克　椿根皮 12 克

9 剂。

四诊（1976 年 5 月 3 日）

服上方 9 剂，月经于 4 月 20 日来潮，4 日净，量中等，色转正常，下腹痛减，此次经期感冒，头痛，胸背隐痛，食后腹胀，晨起下腹作胀，舌质绛、中微剥、边尖刺，脉左细右软。目前感冒未净。治先祛风清热，兼调肝脾。处方：

桑叶 9 克　薄荷 6 克　枳壳 6 克　桔梗 6 克　生甘草 6 克　茯苓 12 克　扁豆 9 克　橘皮 6 克　木香 6 克　旋覆花 6 克（包）

3 剂。

【小结】 此例属于月经先后无定期，量多，兼有痛经，主要原因由于脾气弱，肝气逆，肾阴虚，故治法以健脾疏肝益肾，因为月经量多，经前再加三七末，以化瘀止血，月经明显减少。二诊时发现黄带气秽，则从前法中，再清下焦湿热，最后月经渐调，血量亦少，但旧恙除而新病又至，故治法先以祛风清热，兼调肝脾。

凡治月经先后无定期，必先从调治肝脾着手，因肝主藏血，脾主统血，肝脾不调，则失其藏统之司，使肝脾协调，则经候自能复常。

病案 2　杨某，女，24 岁，未婚。

初诊（1976 年 1 月 30 日）

初潮 14 岁，月经正常，从 1970 年开始，月经不调，有时闭经。1975 年 1 月、8 月、11 月，行经 3 次，6 日净。现又闭经两月余，下腹作痛，舌苔薄白、边有红刺，脉象细软。证属气血两虚，冲任失调。治以补气血，调冲任。处方：

党参 12 克　茯苓 12 克　生地黄 15 克　当归 12 克　白芍 9 克　泽兰 12 克　茺蔚子 12 克　桃仁 9 克　鸡血藤 12 克　生牛膝 9 克

12 剂。

二诊（1976 年 2 月 16 日）

上药服 9 剂，月经于 2 月 13 日来潮，色量正常，今日未净，少腹未痛，夜来少寐，舌质红有刺，脉象细软。治法以补气养阴，佐以安神。处方：

党参 12 克　麦冬 9 克　茯苓 12 克　夜交藤 12 克　生地黄 12 克　白芍 9 克　远志

6克　灯心1.8克

6剂。

【小结】此例属于月经先后无定期，主要病因由于气血两虚，冲任失调，故治法以补气血，调冲任，使月经自调，才能如期来潮。

病案3　李某，女，21岁，未婚。

初诊(1976年2月18日)

1976年6月开始经闭，同年11、12两月，注射黄体酮后能来潮，但量不多，1976年1月18日及23日，阴道偶见出血，色黑。现头晕胸闷，情志急躁，带多便干，舌苔前半薄腻、根黄垢、边尖刺，脉象细迟。证属血虚气滞，冲任失调。治以养血理气，活血调经。处方：

当归12克　赤芍、白芍各9克　川芎6克　制香附6克　郁金6克　桃仁9克　茺蔚子12克　泽兰12克　鸡血藤15克　生牛膝9克

6剂。

二诊(1976年2月26日)

月经尚未来潮，腰腿酸痛，两胁胀痛，食后尤甚，胸闷气短，情绪烦躁，大便干结，舌苔薄白、质红有刺，脉左细，右细弦。治以养血活血，调气通经。处方：

当归12克　赤芍9克　川芎6克　郁金6克　桃仁12克　红花3克　莪术6克　制香附6克　木香6克　鸡血藤15克

6剂。

三诊(1976年3月11日)

服上药后，月经于3月3日来潮，3日净，量少色红，心慌胸闷，下腹作胀，腰腿酸痛，舌苔薄腻、边尖刺，脉象细迟。治以养血宁心，疏肝益肾。处方：

地黄12克　当归9克　白芍9克　川芎3克　远志6克　制香附6克　郁金6克　橘皮6克　丹参9克　桑寄生15克

6剂。

【小结】此例属于月经先后无定期，主要病因为血虚气滞，冲任失调所致，故治法以养血理气，活血调经。二诊时月经仍闭，故调气活血之药加重，使其气调血行，于三诊月经自然来潮。

第四节　月经量多

月经过多，往往由于肝肾两虚，心脾又弱，冲任损伤，未能控制经血，故经行量多，治疗方法，以补肝肾，益心脾，强冲任，如偏于气虚不能摄血，当重于补气，使气旺而能摄血，血亦可以归经，此乃气能生血之意，如此则肝肾得滋，心脾得养，冲任损伤，亦能渐复，此为治本之法。

病案 刘某，女，36岁，已婚(广安门医院)。

初诊(1961年9月18日)

月经过多已23年，13岁初潮开始，月经即过多，一般7～8日净，多则顺腿流，有大血块，经前腰腹俱痛，经期烦躁不安，面色苍白，头晕乏力，水肿溲频，平时背脊酸痛，天阴尤甚，舌苔薄白中剥，脉沉弦尺弱。证属肝肾两虚，心脾又弱，冲任不固。治以补肝肾，益心脾，固冲任。处方：

当归9克 白芍9克 干地黄12克 山药9克 白术9克 枸杞子9克 桑寄生12克 龟甲胶12克 鹿角胶12克 远志6克 夜交藤9克 枣仁9克 扁豆衣9克

6剂。

二诊(1961年9月25日)

水肿稍退，小溲仍频，腹部尚舒，舌苔薄白中剥，脉左细软，右细弦。治以补脾肾，强冲任为法。处方：

黄芪9克 党参9克 白术9克 山药9克 阿胶12克 枣仁9克 鹿角胶9克 扁豆9克 艾叶3克 干荷蒂6克 远志6克

6剂。

三诊(1961年10月5日)

月经将至，今感腰酸腿软，寐差，溲频，舌苔中黄腻且剥，脉左沉细，右细弦，仍从前法，更进一步。处方：

红人参6克 白术9克 干地黄12克 当归9克 艾叶6克 阿胶12克 覆盆子9克 五味子6克 金樱子9克 狗脊12克 升麻4.5克 生牡蛎15克 桑螵蛸12克

6剂。

四诊(1961年10月12日)

月经于10月6日来潮，量较原来减少三分之二，色红，血块亦少，3日后月经明显减少，现尚未净，舌苔薄黄腻，脉左沉细、右细弦。治以补气血，摄冲任。处方：

红人参6克 白术9克 干地黄12克 当归9克 白芍9克 阿胶12克 五味子9克 覆盆子9克 升麻3克 生牡蛎15克 赤石脂15克 海螵蛸12克 棕榈炭9克 狗脊12克

6剂。

【小结】此例属于月经过多，由于心脾两虚，肝肾又亏，冲任损伤。治疗方法主要在于固本，故重用人参大补元气，使气能摄血，血能归经，气旺自能生血，则心脾肝肾得以滋养，冲任亦能得强，久病逐渐向愈。

第五节 崩 漏

崩漏主要原因，往往由于劳伤气血，损伤冲任，或中气下陷，或阴虚阳搏，或血热妄行。

钱伯煊对此病的治法，在崩冲之际，主要以补气养阴，固摄冲任，血止之后，采用益心脾，补肝肾。因冲任两脉隶属于肝肾，但统摄之权，在于心脾，心主血，脾统血，肝藏血，肾藏精，因此心、脾、肝、肾对冲任有着密切的关系，也有相互的影响，在临诊时必须详细辨证，进行施治，才能达到治愈之目的。

病案1 任某，女，19岁，未婚(广安门医院)。

初诊(1962年6月28日)

主诉：月经不调，流血过多，已逾5年。14岁初潮开始，月经即不规律，周期7～10日，量多，多时顺腿流，少腹痛甚且胀。16岁时适值经期参加剧烈运动后，月经量更多，出血持续50余日，后刮宫血止，行人工周期，月经比较规律。近3年来，大出血3次，前2次仍采用刮宫止血，此次流血50余日，曾服中药汤剂、云南白药、三七粉、注射止血针等均无效。现头晕心悸，面色㿠白，心烦自汗，纳差口渴，腰酸疲乏，舌苔淡黄腻、中微剥尖刺，脉象细数。此证由于素体肾气虚弱，又复经期努力伤气，遂致崩漏不止，血去过多，气阴更耗。治以补气养阴，固摄冲任，故先采用补中益气汤加减。处方：

炙黄芪15克　人参6克　白术9克　炙甘草6克　升麻3克　生地12克　白芍9克　阿胶12克　赤石脂15克　禹余粮15克　生牡蛎15克　河车粉3克(冲服)

8剂。

二诊(1962年7月7日)

服上药3剂血止，后又连服5剂，头晕、心悸、气短减轻，口干喜饮，舌苔白稍腻、质淡尖红刺，脉细滑数尺弱，再从前法加减。处方：

黄芪15克　炙甘草6克　升麻3克　大生地12克　白芍9克　阿胶12克　生牡蛎15克　赤石脂15克　禹余粮15克　川石斛12克　河车粉3克(冲服)

6剂。

三诊(1962年7月28日)

头部痛晕渐平，时觉目眩，舌苔根薄白、质淡中微裂，脉左细微滑、尺沉细、右细弦微数。证属气阴两虚，脾肾尤亏。治以补气阴，强脾肾，以固冲任。处方：

党参9克　白术9克　炙甘草3克　山药9克　熟地12克　山茱萸6克　阿胶9克　艾叶4.5克　生杜仲9克　川断12克　女贞子9克　禹余粮15克

6剂。

另：河车粉90克，每日3克，分2次服。

四诊(1962年9月14日)

月经于9月14日来潮，量多，状如小便，不能控制，色鲜红，挟有少许血块，少腹冷痛，口干腰酸，舌苔薄白腻、中裂，脉象细数。证属气阴重伤，冲任不固。治以益气养阴，固摄冲任。处方：

人参6克　白术9克　炙甘草3克　熟地12克　白芍9克　阿胶12克　艾叶4.5克　龟甲胶12克　赤石脂15克　禹余粮15克　生龙骨15克　生牡蛎15克　海螵蛸

15 克　河车粉 3 克(冲服)　仙鹤草 9 克

7 剂。

五诊(1962 年 9 月 20 日)

药后出血止,经行 9 日,精神尚好,略感头晕目花,口干,舌苔薄黄腻,脉象细数。病延日久,流血过多,气血两虚。治以补气血,强冲任。处方:

人参归脾丸 10 丸,每晚服 1 丸。河车粉 30 克,早晚各服 1.5 克。

六诊(1962 年 9 月 29 日)

精神渐振,余无不适,舌苔中裂、根黄腻,脉细微数。治以补肝肾,固冲任。处方:

地黄 12 克　白芍 9 克　女贞子 9 克　沙苑子 9 克　桑寄生 12 克　龟甲胶 6 克　生龙骨 15 克　生牡蛎 15 克　砂仁 1.8 克　橘皮 3 克　夜交藤 12 克

6 剂。

另:河车粉 30 克,早晚各服 1.5 克。

七诊(1962 年 10 月 13 日)

近 3 日来,阴道流水样分泌物,量多,腰酸溲频,舌苔薄黄、中裂,脉象细弦。气阴两虚,冲任不固,仍守前法加减。处方:

地黄 12 克　白芍 9 克　女贞子 9 克　金樱子 9 克　桑螵蛸 12 克　川断 12 克　生牡蛎 15 克　制香附 6 克　阿胶珠 9 克　橘皮 3 克

6 剂。

另:河车粉 30 克,早晚各服 1.5 克。

八诊(1962 年 10 月 23 日)

月经于 10 月 20 日来潮,量中等,色红,腰酸减轻,腹部尚舒,小溲仍多,舌苔薄黄、中裂,脉象细弦,仍从前法加减。处方:

地黄 12 克　白芍 9 克　女贞子 9 克　金樱子 9 克　桑螵蛸 12 克　川断 12 克　生牡蛎 15 克　阿胶珠 9 克　橘皮 3 克　赤石脂 15 克　禹余粮 15 克

6 剂。

九诊(1962 年 10 月 26 日)

此次行经 5 日净,色量正常,今日又挟感冒,头痛,咽喉干痛,舌苔薄黄、中裂,脉象细数。拟急则治标,先祛风热。处方:

银翘解毒丸 4 丸,每日上下午各服 1 丸。

【小结】此例属于崩漏,病因由于素体先天不足,肾气又弱,冲任调节失常,遂时崩时漏,病逾 5 年,以致气阴虚损已甚,故治法以大补元气,使气旺而能摄血,后以补脾肾,固冲任,继再补肝强肾,兼摄冲任,治疗 4 个月,得到逐渐向愈。

病案 2　宛某,女,17 岁,未婚(广安门医院)。

初诊(1962 年 8 月 18 日)

月经过多已 3 年,14 岁月经初潮时,参加剧烈运动,遂致月经淋沥不止,持续 5 个月之久，尔后又复停经5个月复来，周期40～60日，末次月经7月5日，量多，下大血块，头晕目花，心慌失眠，倦怠无力，口干纳差，流血20日时，曾服补气养血、止血之剂，出血至今已43日，仍未得止，面色苍白无神，舌苔薄白尖刺，脉细微数。此证由于劳伤气血，损伤冲任，不能约制经血，病久气血两虚，当防暴下，而致气从血脱，急以大补元气，固摄冲任。处方：

朝鲜人参6克　白术6克　山药9克　炙甘草3克　熟地12克　山茱萸6克　菟丝子9克　五味子6克　乌梅炭6克　生龙骨15克　禹余粮15克　赤石脂15克　伏龙肝30克(煎汤代水)

6剂。

另：河车粉9克，早晚各服1.5克。

二诊(1962年8月24日)

药后，次日血止，诸恙悉减，舌苔薄白、尖刺，脉细微数，药既应病，仍从前法加减。处方：

红人参6克　白术6克　山药10克　炙甘草3克　熟地12克　山茱萸6克　五味子6克　赤石脂15克　禹余粮15克

6剂。

三诊(1962年8月30日)

症状日见好转，舌苔薄白，脉象细软。治以补气养阴。处方：

人参6克　白术6克　山药9克　炙甘草3克　熟地12克　山茱萸6克　五味子6克　阿胶12克　生牡蛎15克　白芍9克

5剂。

四诊(1962年9月6日)

月经于8月24日来潮，量稍多，4日后血量渐少，8日净，舌苔薄白，脉象细软，病渐好转，仍从前法。处方：

人参6克　麦冬9克　五味子6克　熟地12克　白芍9克　生牡蛎15克　阿胶12克　山药12克　女贞子9克

5剂。

另：河车粉60克，每日早晚各服1.5克。

以后月经按期来潮，色量正常，余无不适。

【小结】此例由于月经初潮，参加剧烈运动，以致冲任损伤，经血淋沥，持续5个月之久，于是气血虚损，故治法以大补气血为主，使气能摄血，冲任得固，月经渐趋正常，此为治本之法。

病案3　孙某，女，24岁，已婚(广安门医院)。

初诊(1958年3月26日)

近6年来月经不规律，周期8～15日，持续时间延长，10～20日净，前10余日量少，色淡红，后4日量稍多，有小血块，23岁结婚，未孕，末次月经3月6日来潮，至3月21日净，腹部微痛，纳食、二便正常，舌苔薄腻、中微光剥，脉左沉细、右沉弦。此证由于出血过久，气血两虚，冲任固摄无权。治法以补气养血，固摄冲任。处方：

补中益气丸180克，每晨服6克。人参归脾丸180克，每晚服6克。

二诊（1958年6月21日）

患者服药后，于4月8日来月经，14日净，又服十全大补丸及人参归脾丸，于5月5日来月经，持续15日净，6月4日又来月经，持续18日净，纳食睡眠尚可，大便干结，舌苔薄白，脉象沉弦。治以补气养血，兼摄冲任。方用圣愈汤合胶艾汤加味。处方：

党参9克　蜜炙黄芪15克　熟地12克　当归9克　白芍9克　川芎3克　艾叶3克　阿胶珠12克　炙甘草3克　龟甲15克

5剂。

三诊（1958年10月30日）

患者近4个月来，始初服补气养血丸剂，并无好转，后改服汤剂，月经应期而至，持续时间缩短，9～10日净，近2日，感下腹稍痛，纳食、睡眠、二便均正常，舌苔薄白，脉象左细右弦。治以补肝肾，强冲任。处方：

左归丸240克，早晚各服6克。

患者以后一直以补心脾，滋肝肾之法，服人参归脾丸及左归丸治疗。于11月6日来月经，持续8日净，12月17日来月经，持续6日即净，以后未来月经，于1959年2月妊娠。

【小结】此例由于漏下日久，气血两虚，冲任又伤，治疗方法，以补气血为主，固冲任为辅，以丸剂汤剂并进，使气血渐复，冲任渐固，调治以来，月经渐趋正常，后即怀孕。

病案4　王某，女，36岁，已婚。

初诊（1974年1月31日）

患者于1973年11月8日出差，因劳累而引起阴道出血，量多，持续时间长，在某医院治疗无效，回北京后，又在某医院住院治疗，血量虽见减少，但持续84日，仍未得止。今日来院初诊，现阴道出血量少，色赭，少腹胀痛，心悸乏力，面浮肢肿，口渴不欲饮，大便偏干，舌苔薄白腻，脉象沉细。治以疏肝清热，健脾宁心。处方：

柴胡6克　白芍9克　丹皮6克　黄芩6克　生龙骨15克　生牡蛎15克　党参12克　白术9克　茯苓12克　薄荷3克　麦冬9克

9剂。

二诊（1974年2月18日）

服上方13剂，心悸乏力好转，阴道出血仍不止，色暗红，曾于2月2日因劳累后，于9日、15日两日，血量加多，面浮肢肿依然，耳鸣咽干，夜寐梦多，腹胀觉凉，大便正常，舌苔淡黄尖刺、边有齿痕，脉象沉细。证属心脾两虚，冲任又伤。治以补心脾，强冲任。处方：

党参12克　茯苓12克　山药12克　熟地12克　麦冬9克　丹皮9克　荆芥炭6

克 生牡蛎18克 白芍12克 茜草根9克 木香6克 赤石脂15克

8剂。

三诊(1974年2月28日)

服上方6剂,阴道出血于2月24日得止(共出血108日),面浮肢肿,晨起为甚,耳鸣减轻,夜寐尚可,口干,食后胃痛,手指发麻,舌质红尖刺、边有齿痕,脉象沉弱。证属脾肾两虚,肝胃不和。治以补脾肾,和肝胃。处方:

党参12克 茯苓12克 山药12克 麦冬9克 白芍12克 木香6克 川断12克 桑寄生15克 木瓜6克 生牡蛎15克 旋覆花6克(包)

12剂。

【小结】 此例由于心脾两虚,冲任损伤,以致藏统失司,而漏下日久,初诊时,兼有肝逆现象,故治法先以疏肝清热,健脾宁心为治,后以健脾益肾,固摄冲任之法,继后再以补脾肾,和肝胃调治,经治疗月余,持续108日之崩漏,得以渐止。患者又于1975年1月8日,因行经时间较长,又来复诊,据述自1974年2月28日后,月经周期正常,血量较少,行经时间尚要10～11日净,又再用前法加减,治疗4个月,月经周期得准,行经4日即净,达到基本正常。

病案5 丛某,女,25岁,未婚。

初诊(1976年2月23日)

末次月经1月28日来潮,5日净,量色正常,净后3日,阴道淋沥出血,量少色褐,至今17日未止,主诉春节劳累失眠引起,余均如常,舌苔中剥尖刺,脉象细弦。证属劳伤心脾,冲任不固。治以补心脾,固冲任。处方:

党参15克 白术9克 茯苓12克 玉竹12克 阿胶珠12克 生白芍12克 麦冬9克 夜交藤12克 五倍子3克 侧柏炭12克

6剂。

二诊(1976年3月4日)

服药3剂后,阴道出血于2月26日得止,后又出血1日,现无不适,舌苔薄腻、边尖刺,两边略有齿痕,脉象细弦。治以补心益肾。处方:

党参15克 白术9克 茯苓12克 玉竹12克 地黄15克 生白芍12克 阿胶珠12克 生牡蛎15克 麦冬9克 侧柏叶12克

6剂。

三诊(1976年4月5日)

阴道出血净后1周,月经于3月4日又来潮,5日净,量中等,色正常,下腹隐痛,月经净后7日,阴道又淋沥出血,9日始净,现小便频数,余均如常,舌根黄腻、中剥边尖刺,脉象细弦,仍从前法。处方:

党参12克 茯苓12克 山药12克 制香附6克 黄芩6克 地黄12克 白芍9克 阿胶珠12克 麦冬9克 覆盆子9克

6剂。

四诊(1976年4月15日)

此次月经延期9日，于4月13日来潮，今日行经第三日，量中等，于4月5日感受外邪，至今未愈，舌苔薄白、边尖刺，脉细微浮。治当先祛风热，兼顾冲任。处方：

桑叶9克　薄荷3克　荆芥6克　桔梗6克　生甘草6克　杏仁12克　丹皮9克　橘皮6克　益母草12克

6剂。

【小结】此例属于漏症，病属劳伤心脾，心主血，脾统血，心脾受伤，失其主宰统摄之权，以致月经淋沥不止，故治法以补益心脾为主，兼固冲任，继后症状，有下腹隐痛，小溲频数，此系血不养肝，肝不敛气，则下腹隐痛，肾虚则封藏不固，于是小溲频数。故治法以补心脾，益肝肾，最后因又挟外邪，又值经行，故治法先祛风热，兼顾冲任，此后未来复诊。于1976年10月去信访问，回信云：月经于4月13日来潮，5日净，之后月经从此正常，由此可见，此症原因，主要在于心脾，其次在于肝肾，若能使心强脾健，肝柔肾固，四经功能恢复，则病亦自能向愈。

第六节　闭　经

钱伯煊在治疗闭经方面，主要以益心脾、补肝肾、调冲任立法，疗效尚好，因为月经不来，乃“血病也”，而心、脾、肝、肾与血关系密切，《素问·阴阳别论篇》谓：“二阳之病发心脾，有不得隐曲，女子不月。”二阳指阳明大肠及胃也，胃为仓廪之官，主纳水谷，此病由于心脾所发，忧思善虑，伤及心脾，心不生血，脾失健运，胃不受纳，故谓胃病发于心脾也，由于纳谷衰少，无以化生精微，灌注经脉，而血脉遂枯，月事不得以时下，因此可见心脾与经闭有很大关系，但此症也有在于肝肾，因肝为藏血之脏，又主疏泄，若藏血不足，疏泄失常，遂致血虚气滞而致闭经，肾藏精，月经之源，全赖肾精以施化，若肾精乏，无以濡养肝脏，肝不藏血，无以下注于血海，血海空虚，遂致月经不至，因此肝肾与闭经，也有一定的影响。

病案1　张某，女，23岁，未婚。

初诊(1971年6月29日)

闭经半年，末次月经于去年12月份来潮，量少色褐，以前月经周期为30～60日，8日净，量中等，有痛经，经前腰酸，曾服己烯雌酚、当归浸膏片、白凤丸、艾附暖宫丸等均无效，现感腰痛，少腹寒痛，白带量多气味腥，舌苔淡黄腻、中裂尖刺，脉细软尺弱。脉症参合，此属先天肾虚，又因劳倦伤脾，不能运化水谷而生精微，于是营血不足，无以下注于冲脉，冲为血海，血海空虚，而致经闭。治法以补肝益肾，理气调经。处方：

茯苓12克　山药12克　当归12克　川芎6克　赤芍、白芍各9克　制香附6克　牛膝9克　焦三仙12克　川断12克　桑寄生12克

8剂。

二诊(1971年7月13日)

停经半年,服上方8剂,月经于7月9日来潮,今日未净,量多,色始黑后红,经前腹痛,舌苔淡黄、中裂尖刺,脉象细软,月经已行,仍从前法加减。处方:

茯苓12克　木香6克　山药12克　川断12克　桑寄生12克　艾叶3克　乌药6克　当归9克　制香附6克　郁金6克

8剂。

三诊(1971年10月4日)

8月份月经错后来潮,经期腹痛,9月份月经先期10日,于9月12日来潮,6日净,量少,9月28日月经又行,2日净,色褐,腰酸,口渴思饮,舌苔黄腻、边尖红,脉象细软,自服补肝益肾、理气调经之剂,月经能自动来潮,但最近两次,经行先期。此乃病久阴虚血热,以致血热妄行。治以养阴清热。处方:

地黄15克　白芍9克　丹皮9克　女贞子12克　墨旱莲12克　白薇9克　川断12克　枸杞子12克　藕节12克　白茅根30克

6剂。

四诊(1971年11月19日)

服养阴清热之药6剂,月经周期已得正常,于10月29日来潮,6日净,量中色红,有小血块,下腹冷痛,有时腹胀,腰酸,大便晨稀,舌苔白腻微黄、中裂尖刺,脉左软、右细弦。病情虽有所好转,但脾肾两虚,下焦寒凝。治以健脾补肾,佐以温经。处方:

白术9克　茯苓12克　木香6克　赤芍、白芍各9克　山药12克　五味子6克　川断12克　桑寄生12克　艾叶6克　制何首乌12克

8剂。

另:八珍益母丸20丸,每早服1丸。艾附暖宫丸20丸,每晚服1丸。

【小结】此例由于脾肾两虚,营血不足,冲任失养,血海空虚,而致经闭,故先用补肝益肾,理气调经之法,后因转为月经先期,故用养阴清热为治,最后月经渐复正常,但因便稀腰痛,下腹寒痛,再用健脾补肾,佐以温经,治疗将及半年,得以全愈。

病案2　乔某,女,成人,已婚。

初诊(1971年4月1日)

闭经3个月,结婚10年未孕,以往月经周期为1～8个月,4日净,量不多。现感全身作胀,心烦易怒,小腹胀滞,腰酸,舌苔薄白尖刺,脉左沉软、右沉细滑。证属血虚肝旺,冲任失调。治以养血疏肝调经。处方:

当归9克　赤芍9克　丹参12克　制香附9克　木香6克　川楝子9克　木瓜6克　牛膝9克　乌药6克　覆盆子12克　泽兰9克

8剂。

二诊(1971年4月16日)

月经未至,午后手足心觉热,心烦易怒,下腹作痛,舌苔淡黄尖刺,脉左细软、右沉滑。

再从前法加减。处方：

当归 12 克　赤芍 9 克　生地、熟地各 9 克　丹参 12 克　丹皮 9 克　鸡血藤 12 克　茯苓 12 克　牛膝 9 克　制香附 9 克　益母草 12 克

8 剂。

三诊(1971 年 5 月 17 日)

屡用养血疏肝调经之法，月经于 4 月 30 来潮，4 日净，量中等，始 2 日色淡，后 2 日正常，舌苔薄白，脉象沉细。月经已至，再予原法调理，以期巩固。处方：

生地、熟地各 12 克　当归 9 克　白芍 9 克　川芎 6 克　鸡血藤 12 克　泽兰 9 克　桂枝 6 克　狗脊 12 克　牛膝 9 克

8 剂。

【小结】此例由于肝脏血少，失其疏泄之常，经脉受阻，而致经闭，治法以养血疏肝调经为主，使营血渐充，肝气得调，气血通畅，故月经以时而下。

病案 3　毕某，女，41 岁，已婚，干部。

初诊(1972 年 7 月 12 日)

主诉闭经 20 年。患者于 20 年前，足月分娩时，流血过多，后即闭经，行人工周期治疗。素患糖尿病、高血压病，4 年前发现垂体瘤，采用放射治疗 1 月余，同年停人工周期，月经不行。今年 4 月份始感乳房胀痛，并有周期性乳头流血现象，约 30 日 1 次，每次持续 7～8 日，末次乳头出血为 5 月 14 日，6 日净，胁痛腹痛，咽干、口苦、口渴，潮热汗多，手足心觉热，头晕头痛，腰痛溲多，尿糖(＋＋＋)。今因外感，咳嗽痰多，咽干且痛，舌苔薄白、质红，脉象细弦。证属肝肾阴虚，风热袭肺。先以祛风宣肺，清热化痰。处方：

桑叶 9 克　桔梗 6 克　生甘草 3 克　杏仁 12 克　土贝母 12 克　旋覆花 9 克(包)　橘皮 6 克　竹茹 9 克　香橼皮 6 克　玄参 9 克

8 剂。

二诊(1972 年 7 月 26 日)

外感已减，余恙如前，乳头出血未作，月经仍闭，舌苔薄白根腻，脉象小软微数。治以养阴清热，理气调经。处方：

生地 12 克　麦冬 9 克　丹皮 9 克　赤芍、白芍各 9 克　桔梗 6 克　当归 9 克　生牡蛎 15 克　旋覆花 9 克(包)　柴胡 6 克

8 剂。

三诊(1972 年 8 月 10 日)

月经未至，乳房胀痛，口渴咽干，汗多，舌苔淡黄腻、根垢尖刺，脉细软微数。年久经闭，当重于治本，故以补肝肾，调冲任为法。处方：

生地、熟地各 15 克　白芍 12 克　山药 12 克　五味子 9 克　丹皮 9 克　当归 12 克　生龙骨、生牡蛎各 15 克　丹参 9 克　沙苑子 9 克　旋覆花 9 克(包)

8 剂。

之后根据上方加减，连服24剂。

四诊(1972年10月24日)

月经于10月21日来潮，今日未净，量中，色红，经前乳房胀，乳头痛，少腹刺痛，尿糖(++)，舌苔黄腻根垢，脉象沉细。拟以疏肝益肾为治。处方：

制香附6克　川楝子9克　丹皮9克　茯苓12克　山药12克　柏子仁12克　川断12克　桑寄生15克　枸杞子12克　当归9克

10剂。

五诊(1972年12月11日)

月经于12月9日来潮量少、色黑，今日未净，余无不适，舌苔薄黄腻、尖红，脉象沉弱，月经已行，但错后量少。此乃气血两虚，冲任失养。治以补气血，调冲任为治。处方：

党参12克　茯苓12克　山药12克　当归12克　白芍9克　丹参12克　柏子仁12克　鸡血藤12克　牛膝9克　益母草12克

8剂。

六诊(1973年1月29日)

月经于1月9日应时而来，第三日始多，色鲜红，7日净，经期右少腹痛，现头晕纳差，血压150/100毫米汞柱，尿糖(++)～(+++)，舌苔薄白腻，脉象沉软。治以健脾和胃，平肝益肾。处方：

黄芪12克　茯苓12克　山药12克　橘皮6克　清半夏9克　泽泻9克　枸杞子12克　菊花9克　牛膝9克　桑寄生15克

8剂。

患者于1973年7月18日来院，自述5月份去上海复查，垂体肿瘤未见增大，近几月来，月经已能自然来潮。

【小结】此例由于产后失血过多，而致肝肾受伤，肝病则气失条达，肾病则不能施化精血，故冲任空虚，月经久闭。治疗重点，在于补肝强肾，以养冲任，使肝血肾精，得以充盈，冲任乃得濡养，故月经按月来潮，经治疗1年后，而月经竟能自行。

病案4　刘某，女，26岁，未婚(广安门医院)。

初诊(1961年5月22日)

闭经5年，平素月经量多，质稀，周期30～60日，7日净，5年前因生活环境改变而停经，经闭后身体显著发胖，血压增高，伴有糖尿病，记忆力减退，毛发脱落。1960年在首都医院内分泌科检查，诊断为库欣综合征，1961年三四月，又在该院进行垂体放射治疗，刻诊：头晕目眩，耳鸣心悸，胸闷腹胀，腰腿酸痛，面色微赤，舌苔薄白、前半花剥，脉象沉细。证属肾虚肝旺，气失条达，冲任失养，血海空虚。治以养血调气，方用四物汤合柏子仁丸加减。处方：

熟地12克　白芍9克　全当归9克　川芎6克　龟甲15克　制香附6克　柏子仁12克　川断12克　牛膝9克　橘皮6克　郁金6克　泽兰9克

6剂。

另：舒肝丸14丸，早晚各服1丸。

二诊(1961年6月8日)

月经未至，倦怠乏力，白带稍多，喉间有痰，舌苔薄白腻、根微黄、前半有裂纹、边有齿痕，脉左细弱、右细，重按略滑。此乃血虚气滞，兼挟痰湿。治以养血调气，兼化痰湿。处方：

熟地12克　当归9克　白芍9克　川芎4.5克　制香附6克　苍术6克　橘皮4.5克　制半夏6克　牛膝9克　桑寄生12克　鸡血藤12克　泽兰9克

12剂。

三诊(1961年7月21日)

月经于7月6日来潮，量多，色红，腰腹痛不甚明显，头晕得止，腹部微胀，经前关节酸痛，舌苔薄白，脉象细弦，再从前法化裁。处方：

柏子仁12克　泽兰9克　卷柏9克　白芍9克　制何首乌6克　牛膝9克　川断12克　生地12克　当归9克

6剂。

四诊(1961年7月25日)

月经虽通，仍有血虚肝旺之象，头晕间作，倦怠无力，口渴思饮，小溲色黄，舌苔薄腻、中裂，脉左沉细、右细微滑。治以养血柔肝。处方：

制何首乌12克　地黄12克　白芍9克　枸杞子9克　菊花6克　丹参9克　牛膝9克　车前子12克　橘皮3克　清半夏9克

6剂。

月经又于1961年8月10日来潮，量中等，4日净，除经前稍有腹痛外，余无不适，月经已能如期而至，故未再服药。

【小结】此例由于血虚，肝失所养，疏泄不利，致气滞血凝，故月经久闭，采用养血理气调经之法为治，后再兼化痰湿，使气血调和，血海渐充，月经应期来潮。

病案5　徐某，女，30岁，已婚(广安门医院)。

初诊(1961年4月20日)

闭经1年半，妊3产3，1958年末次分娩，臀位产出后，流血约750毫升，哺乳8个月，停乳4个月后，月经来潮，血量逐次减少，5个月后经闭，1959年10月份最后一次来潮，仅流少量血性分泌物，经闭迄今，其间曾做人工周期，能按期来潮。1959年10月做基础代谢为－5.6%，子宫内膜检查无结核。1960年5月黄体酮试验(－)，6月连续检查宫颈黏液半个月，均无结晶出现，某医院初步诊断为卵巢功能低下性经闭，怀疑希恩综合征初期。目前症状头晕眼花，四肢无力，体重日减，腰腿酸软，性欲减退，面色萎黄，舌苔薄黄多刺，脉象沉细。证属血虚经闭，由于肝肾两虚，营血衰少，血海空虚，而致经闭。治法以补益肝肾，佐以调经，方用四物汤合柏子仁丸加减。处方：

干地黄12克　当归9克　白芍9克　川芎4.5克　龟甲15克　柏子仁12克　泽兰9克　川断12克　桑寄生12克　牛膝9克　橘皮3克　谷芽12克

4剂。

二诊(1961年4月25日)

曾于4月21日阴道出血少许,服药后腿膝稍觉有力,仍感腰痛疲惫,右胁隐痛,胃纳转佳,夜寐尚安,二便如常,舌苔黄微剥、边刺,脉象沉细。月经有来复之象,仍从前法,更进一筹。处方:

当归9克　白芍9克　干地黄12克　川芎6克　柴胡6克　制香附6克　卷柏9克　柏子仁12克　川断12克　泽兰9克　生牛膝9克　净乳香、没药各3克

6剂。

三诊(1961年5月5日)

右胁隐痛,臀部胀坠,腿软无力,舌苔糙白、中微剥边刺,脉左沉细、右细弦。血虚气滞,经脉不通,仍从前法,加以通经消瘀之剂。处方:

熟地12克　当归9克　赤芍6克　丹参9克　桃仁9克　红花3克　卷柏9克　牛膝9克　制香附6克　青皮6克　橘皮3克

用此方连服1个月。

四诊(1961年6月13日)

月经于6月6日来潮,量多色红,无血块,今尚未净,月经初来时感觉阴道下坠,臀部胀滞,手足心热,纳差少寐,近挟感冒,咳嗽咽痛,舌苔薄黄微垢、边尖有刺,脉细。月经已能自动来潮,当前兼有外感。宜先祛风清热,宣畅肺气,佐以和胃益肾。处方:

荆芥炭6克　桑叶9克　紫菀3克　桔梗6克　生甘草3克　杏仁9克　扁豆衣9克　橘皮3克　谷芽12克　桑寄生12克　川断12克　枇杷叶9克

6剂。

五诊(1962年1月16日)

相继服中药后,月经每月均能来潮,量少,2日左右干净,经期腰酸,臀部发胀,头晕目眩,午后倦怠,舌苔黄中微垢、微剥边有刺,脉象沉细。治宜补肝肾,调冲任。处方:

地黄12克　白芍9克　菊花6克　金樱子9克　丹参9克　黑栀子9克　橘皮3克　川石斛12克　黑豆15克　川断12克　桑寄生12克　泽兰9克

6剂。

【小结】此例病因,由于肝肾两虚,营血衰少,无以下注于冲脉,冲为血海,血海空虚,而致经闭。故治法以补肝肾为主,后有气滞现象,故再加调气化瘀之剂,因势利导,治疗半年余,月经渐复正常。

病案6　蔡某,女,32岁,已婚(广安门医院)。

初诊(1962年4月28日)

闭经半年,1956年在南方足月顺产一女孩,产后子宫出血不止,第四十六日后出血始止,

以后月经每月来潮两次，量多，色鲜红，并有少许血块，月经前后小腹坠痛且胀，喜热喜按。1961年3月底至水库劳动，月经当月来潮1次，7日净，后即闭经4个月，注射黄体酮及服中药，来潮一次后，闭经至今，顷诊腹胀腰酸，头晕眼花，胸胁胀痛，四肢清冷，倦怠纳差，夜寐尚安，两颧略赤，舌苔薄白、中有刺、边有齿痕，脉左细尺弱、右细弦。病由产后失血过多，血虚无以灌注冲任，又因行经受寒，而致寒气凝阻，月经不行，治以养血调经，益肾温经。处方：

干地黄12克　白芍9克　泽兰9克　柏子仁12克　卷柏6克　牛膝9克　橘皮3克　桑寄生12克　川断9克　官桂3克　炙甘草3克　大枣3枚

6剂。

间日服1剂。

二诊（1962年5月10日）

服上方后，月经于昨日来潮，量少色淡，无血块，经前小腹胀痛，腰酸，头晕倦怠，胸闷纳差，舌苔中薄白、根淡黄、边尖有刺、且有齿痕，脉细弦迟弱。证属肝胃不和，寒气凝阻。治以补气健胃，温经散寒。处方：

吴茱萸3克　赤芍9克　人参4.5克　桂枝4.5克　紫苏梗6克　清半夏6克　橘皮6克　谷芽12克　炙甘草3克　大枣3枚

3剂。

三诊（1962年5月30日）

头痛少寐，余尚平稳，舌根薄黄、中剥边尖刺、质稍绛，脉象细弦、左尺稍弱。现值经前，治以养血调经。处方：

地黄12克　白芍9克　丹参9克　川断12克　生牡蛎15克　阿胶12克　泽兰9克　卷柏6克　牛膝9克　橘皮3克　谷芽12克

5剂。

四诊（1962年6月6日）

月经今日来潮，量仍不多，色淡，腹部尚舒，舌苔净、中剥质微绛，脉左细尺弱、右细弦。治以益气血，调冲任，再用丸剂常服。处方：

八珍益母丸30丸　麦味地黄丸30丸

服法：经前早晚各服1丸。

【小结】此例由于产后流血过多，以致冲任损伤，血海空虚，尔后过劳受寒，遂致经闭，始用补肝肾，调冲任之法，继用温经散寒，后再补气血，益肝肾，调冲任，使气血充，肝肾强，寒气解，冲任调，月经渐复正常。

病案7　朱某，女，24岁，未婚（广安门医院）。

初诊（1961年11月28日）

闭经年余，以往月经周期30日，7日净，量多，末次月经去年9月份，现头痛耳鸣，心悸，胸闷胁痛，腰腿酸痛，泛酸纳差，颧赤易汗，夜寐多梦，小便频数，舌苔白、中剥有刺，脉细促数。证属气血虚损，经脉失养。以致月经不行。治以补气养血，以濡经脉，方用炙甘草汤加减。处方：

炙甘草 3 克　麦冬 6 克　桂枝 4.5 克　阿胶 12 克　白术 9 克　五味子 6 克　大枣 3 枚人参 6 克　清半夏 6 克　川断 12 克　桑寄生 12 克　白芍 9 克

6 剂。

二诊(1961 年 12 月 5 日)

精神较振，腰酸减轻，少腹作胀，自汗少寐，胃纳渐佳，二便如常，舌苔薄白腻、根微黄，脉象细数，再从前法加减。处方：

白术 9 克　炙甘草 3 克　白芍 9 克　五味子 6 克　生牡蛎 15 克　磁石 15 克　丹参 9 克　制香附 6 克　木香 4.5 克　小茴香 3 克　阿胶 12 克　大枣 3 枚

12 剂。

三诊(1961 年 12 月 19 日)

经闭年余，服药 18 剂，月经昨晚至，量多，色鲜红，挟有少量血块，腰腹酸痛缓解，心悸烦躁，水肿自汗，舌苔薄白，脉象沉细。药既应病，再从前法加减。处方：

白术 9 克　扁豆衣 9 克　白芍 9 克　五味子 9 克　生牡蛎 15 克　磁石 15 克　丹参 9 克　黄芪 9 克　川断 12 克

6 剂。

四诊(1962 年 1 月 4 日)

上次经行 5 日净，自汗已减，头晕腰酸，腹稍胀，舌苔薄白，脉象沉细，今值经前。治以养血调经。处方：

柏子仁 9 克　川断 12 克　白芍 9 克　丹参 9 克　制香附 6 克　橘皮 3 克　浮小麦 15 克　卷柏 9 克　泽兰 9 克　远志 6 克　夜交藤 12 克

6 剂。

以后宗此法治疗两个月，月经于 1 月 17 日、2 月 14 日均能正常行经。

【小结】此例由于气血虚损，经脉失养，以致经闭年余，治病必求其本，故采用补气养血为治，以后病情好转，再用养血调经，治疗 3 个月，月经渐复正常。

病案 8　王某，女，20 岁，未婚。

初诊(1976 年 5 月 6 日)

闭经 3 年，刻诊下腹作痛，口干欲饮，面浮心烦，便干溲少，舌苔薄腻，脉象细软。证属脾气虚，肝气逆，兼有瘀阻。治以健脾疏肝，佐以化瘀。处方：

党参 12 克　白术 9 克　茯苓 15 克　麦冬 9 克　丹参 12 克　丹皮 9 克　桃仁 9 克　鸡血藤 15 克　灯心 1.8 克　制香附 6 克　延胡索 9 克

9 剂。

二诊(1976 年 5 月 20 日)

上方服 9 剂，诸恙如前，舌苔薄黄，脉象细软。证属血虚气滞，冲任失调。治以养血理气，活血调经。处方：

地黄 15 克　当归 12 克　川芎 6 克　赤芍、白芍各 9 克　桃仁 9 克　莪术 6 克　制香附 6 克　茯苓 12 克　牛膝 9 克　川断 12 克

9 剂。

三诊(1976 年 6 月 10 日)

服上方后,月经于 6 月 5 日来潮,行经 3 日,量不多,色红,下腹痛,头晕,舌苔中根薄黄腻、边有齿痕,脉左细软,右细弦。现值经后。治以养血平肝,佐以调气。处方:

地黄 12 克　白芍 9 克　当归 12 克　丹参 12 克　制香附 6 克　川楝子 9 克　香橼皮 6 克　枸杞子 12 克　菊花 6 克　牛膝 9 克

9 剂。

【小结】此例属于闭经,兼患痛经,主要为血虚气滞,冲任失调所致。气为血帅,气滞则血亦滞,血滞则瘀积,故治法以养血理气,化瘀调经,治疗之后,月经得以来潮,后症见头晕,此系肝脏血少,阳气上逆,故治法以养血平肝,佐以调气。此证虚实参半,故以虚则补之,实则攻之之法,所以获效较速。

病案 9　蔡某,女,20 岁,未婚。

初诊(1976 年 4 月 8 日)

闭经 5 月余,有时心烦,神疲纳差,舌苔薄黄、质红尖刺中裂,脉象细弦。证属心血虚,心阳亢,冲任失调。治以养血宁心,活血调经。处方:

生地 15 克　当归 12 克　丹皮 9 克　丹参 12 克　桃仁 9 克　泽兰 12 克　茺蔚子 12 克　生牛膝 9 克　鸡血藤 15 克　赤芍 9 克

9 剂。

二诊(1976 年 4 月 22 日)

服上药后,胃纳较前增多,心烦已除,月经尚未来潮,白带不多,舌苔中剥、边尖刺,脉左细右软。治以补气血,调冲任。处方:

党参 12 克　白术 9 克　茯苓 12 克　甘草 6 克　地黄 12 克　当归 12 克　白芍 9 克　川芎 3 克　鸡血藤 15 克　泽兰 12 克

9 剂。

另:益母草膏 2 瓶,早晚各服一调羹,开水冲服。

三诊(1976 年 5 月 13 日)

闭经 6 月余,自觉全身发热,晨醒出汗,胃纳又差,大便偏稀,舌苔中黄微剥边腻,脉象细濡。治以养阴清热,和中调经。处方:

丹参 12 克　丹皮 9 克　牡蛎 15 克　赤芍、白芍各 9 克　橘皮 6 克　制香附 6 克　茯苓 15 克　鸡血藤 15 克　木香 6 克　黄芩 6 克

9 剂。

四诊(1976 年 5 月 27 日)

服上方 9 剂,月经于 5 月 21 日来潮,量 3 日较多,色鲜红有血块,6 日净,少腹作痛,腰

痛，嗜睡泛恶，现月经已净，昨晨鼻衄，舌苔黄根垢，脉象细软。治以健脾和胃，疏肝清热。处方：

党参12克　茯苓12克　山药12克　橘皮6克　竹茹9克　黄芩6克　木香6克　女贞子12克　佛手6克　扁豆9克

9剂。

五诊(1976年6月11日)

头晕，纳差，自汗，舌苔黄中垢微剥，脉象细迟，现值经前。治以平肝和胃，理气调经。处方：

白芍9克　枸杞子12克　菊花6克　生牡蛎15克　橘皮6克　制香附6克　川楝子9克　乌药6克　鸡血藤12克　牛膝9克

9剂。

六诊(1976年7月5日)

经治疗后，月经已得正常，此次月经于6月24日来潮，6日净，量不多，色紫红，少腹仍痛，心烦纳少，舌苔薄黄、中微剥、质红边刺，脉象细软。治以疏肝清热，宁心和胃。处方：

制香附6克　川楝子9克　橘皮6克　乌药6克　丹皮9克　丹参12克　麦冬9克　木香6克　茯苓12克　扁豆9克

9剂。

【小结】此例由于心血虚，心阳亢，冲任失调，心主血，血虚则血海无余而不下，以致经闭，故治以补气血，调冲任，后出现全身发热，晨醒自汗，此系阴虚阳亢，改用养阴清热，和中调经，此后月经得通，按月来潮。

第七节　痛　经

钱伯煊治病，特别强调辨证论治这个原则。在治疗痛经方面，认为首先要分清虚实，在实证方面，多见于气滞、寒凝两类，气滞、寒凝，都能使血流不畅，积而为瘀，瘀阻则不通，不通则痛。

气滞治法：以疏肝调气为主，所谓气行则血行，气滞则血滞，但使用调气药，要用入血分的气分药，才能直达病所，效力较速。

寒凝治法：则以温经散寒为主，都采用温经汤(《金匮要略》方)加减，如寒甚而痛势剧烈，改用吴茱萸汤(《证治准绳》方)加减。

如腹痛拒按，都酌加化瘀之剂，方用失笑散(验方)。

虚证方面，主要由于血去肝失所养，失其疏泄之常，治法以养血疏肝为主，方用芍药甘草汤合抑气散(《伤寒论》方、严用和方)。

病案 1 金某，女，21岁，未婚。

初诊（1973年1月23日）

痛经6年，月经周期尚准，量多少不等，经前即下腹疼痛，脘部亦痛，腹冷喜按，痛甚时不能工作，末次月经于1月3日来潮，舌苔薄白，脉象细滑。曾因伤于寒湿，寒凝气滞，肝胃不和。治以温经散寒，调和肝胃。处方：

当归9克　川芎4.5克　赤芍、白芍各9克　肉桂3克　吴茱萸3克　狗脊12克　桑寄生15克　乌药6克　青皮、橘皮各6克　制半夏6克　木瓜9克　木香6克

12剂。

二诊（1973年2月28日）

月经于2月21日至，5日净，量中等，色红有血块，脘腹痛均有所减轻，舌苔薄白、边有齿痕，脉沉细滑。再以温经调气化瘀为治。处方：

620丸30丸，早晚各服1丸。

【小结】患者痛经发于经前和行经期间，属于实证，其生活于寒冷环境之中，起居不慎，寒邪客于下焦，血为寒凝，气失运行之常，因此作痛。采用温经散寒之法，使寒邪散，气血通，痛亦渐愈。

【附】620丸组成：当归150克　白芍120克　柴胡30克　益母草120克　山楂炭120克　羌活24克　桂枝30克　橘皮90克　官桂皮240克　川芎30克　五灵脂60克　蒲黄30克　天仙藤90克　延胡索90克　小茴香15克　香附45克　高良姜15克　南星15克

上药研末，炼蜜为丸，丸重9克，早晚各服1丸。

功能：温阳散寒，理气化瘀。

病案 2 王某，女，26岁，已婚（广安门医院）。

初诊（1961年9月25日）

痛经7年，结婚一年余未孕，症由7年前，经期涉水后发生腹痛，腰部酸痛，末次月经9月1日来潮，量多，色鲜红有块，小腹持续性疼痛、阵发性加剧，出冷汗，痛甚则头晕目眩，服止痛药后1小时可缓解，腹部喜按喜热，流血多时则不痛，经后4日无明显原因晕倒一次，现感心慌胸闷，胃纳差，失眠，舌苔薄白中稍黄，脉沉细弦。证属肝肾两虚，胞宫积寒，冲任调节失常，患病日久。治法先以补肝益肾，调气温经。处方：

地黄12克　白芍9克　生龙齿15克　生牡蛎15克　金樱子9克　橘皮3克　制香附6克　川楝子9克　小茴香3克　艾叶4.5克　川断12克　五味子6克

6剂。

二诊（1961年10月4日）

药后精神转佳，夜寐多梦，纳差，月经逾期4日未至，下腹胀坠，头晕腰痛，心情急躁，舌苔薄白腻，脉沉细而弱。治以补气以健脾胃，养血以滋肝肾，兼以调气温经。处方：

红人参6克　白术9克　炙甘草3克　当归9克　白芍9克　川芎4.5克　艾叶6

克　制香附 6 克　小茴香 3 克　干姜 3 克　磁石 15 克　狗脊 12 克　谷芽 12 克　五味子 6 克

6 剂。

三诊(1961 年 10 月 11 日)

月经于 10 月 5 日来潮,行经 6 日,今日已净,量多有血块,腰酸痛,腹未痛,烦躁易怒,4 日前因暴怒曾昏倒 1 次,持续约 2 分钟,醒后全身无力,近日寐安,小便频数,大便干结,2～3 日 1 次。舌苔中微光边稍腻,脉左细涩、右细滑。治以养血平肝,调气解郁。处方:

地黄 12 克　白芍 9 克　当归 9 克　生龙齿 15 克　远志 6 克　郁金 3 克　合欢皮 9 克　五味子 6 克　川断 12 克　桑寄生 12 克　石斛 12 克　麦冬 6 克

6 剂。

【小结】此例由于肝肾阴虚,阳气上越,阳亢则头晕,加以胞宫积寒,血凝气滞,经行不畅,以致作痛,故用养肝滋肾,温经调气之法,使阴平阳秘,气血通调,故痛经得止。

病案 3　林某,女,20 岁,未婚(广安门医院)。

初诊(1957 年 6 月 25 日)

痛经 4 年,月经周期尚准,量少,色紫红或淡红,经前 2 日开始腹部胀痛,腰痛、乏力、纳差,来潮第一日下腹痛甚,需服止痛药,重时昏倒,得热可缓,肢冷、心慌、头晕,末次月经 6 月 15 日,5 日净,量少,色紫红有血块,下腹剧痛,行经第一日因痛昏倒,症状气短心慌,嗜睡多梦,大便秘结,3～4 日一行,舌苔薄白、中微剥,脉左沉弦、右沉细。证属气血两虚,阳气失宣,现值经后,治以温补气血。处方:

十全大补丸 20 丸,早晚各服 1 丸。

二诊(1957 年 7 月 9 日)

药后诸症悉减,舌苔薄白,脉象沉细,现值经前。治以养血调气,温经化瘀。处方:

当归 9 克　川芎 6 克　丹参 9 克　制香附 6 克　泽兰 9 克　吴茱萸 3 克　桂枝 4.5 克　延胡索 9 克　黑豆 12 克

6 剂。

另:琥珀散 30 克,每晚服 6 克。

三诊(1957 年 8 月 3 日)

月经逾期 12 日,于 7 月 27 日来潮,4 日净,量较前多,经期腹胀明显,但无腹痛,泛恶纳差,头痛较甚,腰腿酸痛,舌苔薄白,脉左沉滑、右沉细。此乃血虚肝旺,气瘀交阻所致,现在经后,治以养血理气,调经化瘀。处方:

八珍益母丸 30 丸,每晚服 1 丸。

另:琥珀散 60 克,月经前 2～3 日开始服,每晚服 6 克。

四诊(1957 年 10 月 18 日)

月经于 10 月 8 日来潮,量不多,色正常,5 日净,经前下腹胀痛,经期腰部酸痛,关节痛,行经第二日腹痛更甚,不能坚持上课,喜按喜热,现感口干,腰痛,舌苔薄白中剥,脉象沉细，现值经后，主以温经。处方：

温经丸180克，早晚各服6克。

另：肉桂末3克，细辛末3克，琥珀末6克，三味相和，行经期间每日早晚各服1.5克。

五诊(1957年11月25日)

月经于11月19日来潮，逾期11日，6日净，色量正常，行经开始2日，腰腹微痛，目涩，腿酸，舌苔薄白中剥，脉象沉弦。现在经后，治以益气血，调冲任。处方：

八珍益母丸20丸，每晚服1丸。

【小结】此例由于气血两虚，阳气失宣，兼有积瘀，故采用调补气血，温经化瘀之法，治疗将及半年，基本达到痊愈。

【附】

1. 琥珀散(《普济方》) 主治：瘀阻气滞，痛经、闭经等证。

功能：养血祛瘀，温经行气。

方剂：三棱30克，莪术30克，赤芍30克，刘寄奴30克，牡丹皮30克，熟地黄30克，当归30克，官桂30克，乌药30克，延胡索30克。

制法：三棱、莪术、赤芍、当归、官桂，用乌豆1升，生姜250克，切片，米醋2升同煮至豆烂为度，焙干入其余五味，同为细末，每服6克，温酒调下，食前服。

2. 温经丸(即温经汤《金匮要略》方) 主治：月经不调，痛经，虚寒不孕，下腹寒痛等证。

功能：温经散寒，益气养阴。

方剂：吴茱萸、当归、桂枝、生姜、川芎、白芍、麦冬、阿胶、半夏、人参、甘草、丹皮等分。上药共研为末，清水泛丸，丸如梧桐子大，早晚空腹时各服6克。

注：如偏于瘀阻，采用琥珀散为宜，如寒凝体质较弱，采用温经丸为宜，如痛势剧烈，加用肉桂末、细辛末、琥珀末，效力更速。

病案4 赵某，女，成人，已婚(广安门医院)。

初诊(1958年12月4日)

痛经3年，17岁月经初潮，便有轻度痛经，月经周期准，量多。结婚后，痛经加剧，曾流产1次，后未孕，经期腰痛，出冷汗，下腹凉且胀喜按，得热则减，痛甚时不能坚持工作，末次月经11月16日，舌苔薄白，脉象沉细。证属虚寒相搏。治以温经为法，温经汤加减。处方：

吴茱萸3克 丹皮6克 党参9克 当归9克 白芍9克 肉桂3克 川芎3克 炙甘草3克 麦冬6克 阿胶9克 干姜6克 小茴香3克 沉香末1.8克(冲)

5剂。

二诊(1958年12月19日)

月经12月11日来潮，量不多，腰痛减，现左下腹痛，舌苔净，脉沉细。经后腹痛属虚，当补气血，佐以温经。处方：

党参9克 白术9克 炙甘草3克 当归9克 白芍9克 川芎3克 山药9克

干姜 3 克　艾叶 3 克　小茴香 3 克

4 剂。

三诊(1959 年 1 月 6 日)

左下腹痛,受凉加重,余如常,舌苔薄白,脉象沉细,现值经前。治以养血调气温经。处方:

温经丸 90 克,每晚服 9 克。

另:肉桂末 9 克,沉香末 9 克,每日各 1.8 克,分 2 次服(经期服)。

四诊(1959 年 1 月 17 日)

左下腹已不痛,月经于 1 月 15 日来潮,腹未痛,下腹仍冷,纳好,便调,舌苔薄白,脉象沉细。仍以养血温经为治。处方:

熟地 12 克　当归 9 克　白芍 9 克　川芎 3 克　肉桂 3 克　干姜 3 克　艾叶 3 克　制香附 6 克　小茴香 3 克

6 剂。

【小结】此例属于虚寒相搏,故以温经祛寒之法,方用《金匮要略》温经汤主治,治疗月余,痛经逐渐好转。钱伯煊治疗虚寒性痛经,常用温经汤为主,酌加肉桂末、沉香末,效果较好。

病案 5　唐某,女,18 岁,未婚(广安门医院)。

初诊(1957 年 8 月 23 日)

痛经 1 年余,近 4 个月来加重,患者 14 岁初潮,周期不规律,无痛经,自 1956 年 6 月开始,月经量多,色不正,下腹冷痛,腰酸,乏力,头昏,甚则昏倒,心悸,泛恶。从 1957 年 5 月份起痛经加剧,月经于昨日来潮,量多,色黑,有大血块,下腹胀痛,腰及肛门抽痛,出冷汗,心悸,泛恶,舌苔白腻根黄、尖有刺,脉象沉弦。证属肾气不足,以致冲任虚寒,气血凝滞,引起痛经诸症,现值经期。治以养血调气,温经散寒,佐以化瘀。处方:

当归 9 克　川芎 3 克　桂枝 3 克　白芍 6 克　炙甘草 3 克　生姜 6 克　大枣 2 枚　蒲黄 6 克　五灵脂 12 克　川断 12 克　艾叶 3 克　小茴香 3 克

4 剂。

二诊(1957 年 8 月 28 日)

末次月经 8 月 22 日来潮,7 日净,腹痛减轻,腰部仍酸,头晕目眩,心烦烘热,纳差便结,舌苔薄白,脉左沉细尺弱、右沉迟弦。治以补肝益肾,佐以和胃。处方:

当归 9 克　白芍 9 克　木香 6 克　青皮 6 克　杜仲 12 克　川断 12 克　龟甲 15 克　牡蛎 15 克　橘皮 6 克　谷芽 12 克　肉桂 3 克　扁豆衣 9 克

4 剂。

杞菊地黄丸 120 克,每晨服 6 克。人参养荣丸 120 克,每晚服 6 克。

三诊(1957 年 10 月 28 日)

月经于 9 月 19 日与 10 月 19 日相继来潮,量均不多,腹痛减轻,舌苔薄黄尖刺,脉象沉细。治以疏肝益肾。处方：

四制香附丸 90 克，每晨服 6 克。杞菊地黄丸 90 克，每晚服 6 克。

后以上方连服 2 个月。

四诊（1957 年 12 月 28 日）

月经于 12 月 24 日来潮，量正常，色黑，有小血块，腹不痛，余无不适，舌苔薄白，脉象沉细。治以温经强肾。处方：

温经丸 120 克，每晨服 6 克。左归丸 120 克，每晚服 6 克。

【小结】 此例由于肾气不足，冲任调节失常，于是月经量多，而致血虚，风冷乘虚袭入胞宫，以致冲任虚寒，气血凝滞，遂致下腹胀痛，故治法先用养血调气，温经散寒，继后又用补肝益肾，后再用疏肝益肾，使肾气渐盛，肝气得舒，寒气得散，经调治 4 个月，逐渐好转而愈。

病案 6　李某，女，成人，已婚。

初诊（1962 年 6 月 19 日）

痛经 5 年，结婚 10 年未孕。1952 年结婚后，始则白带多，少腹隐痛。1957 年少腹痛加重，经期尤甚，喜热喜按，腰酸腿软，月经周期 20～24 日，2 日净，量少，色淡黄，有黑血块，夹杂腐肉样物，多方治疗未愈。现头晕烦躁，目涩目花，午后脘胀嗳气，四肢酸麻，口不干、喜热饮，末次月经 5 月 30 日，舌苔中根厚腻、边有齿痕、尖微剥，脉左沉细微弦尺弱、右细弦尺微弱。证属肾虚肝旺，气失条达，下焦积寒。治以疏肝益肾，温经祛寒。处方：

吴茱萸 3 克　肉桂 3 克　当归 9 克　熟地 12 克　制香附 6 克　艾叶 6 克　白术 9 克　小茴香 3 克　桑螵蛸 12 克　木瓜 6 克　桑寄生 12 克　生牡蛎 15 克

5 剂。

二诊（1962 年 6 月 26 日）

今日月经来潮，量多，色红，有瘀块，少腹觉冷，痛势减轻，喜暖喜按，腰酸，口干喜热饮，舌苔淡黄腻中根垢，脉左细弦、右沉细、两尺弱。仍从前法。处方：

吴茱萸 3 克　当归 9 克　熟地 12 克　菟丝子 9 克　山茱萸 6 克　山药 9 克　杜仲 9 克　小茴香 3 克　白术 9 克　干姜 3 克　白芍 9 克　沉香末 1.2 克（另调服）

3 剂。

另：温经丸 120 克，早晚各服 6 克（汤药服完后服）。

三诊（1962 年 7 月 27 日）

月经于 7 月 23 日来潮，3 日净，量少，色黑，有小血块，下腹冷痛，喜热喜按，腰酸减，舌苔薄白腻、边有齿痕，脉左沉细滑、右沉细。治以温补肝肾。处方：

金匮肾气丸 180 克，早晚各服 6 克。

四诊（1962 年 9 月 10 日）

月经 8 月 21 日来潮，3 日净，量较多，色红，腰腹痛均大减，现头晕少寐，口干欲饮，腹冷减轻，舌苔淡黄、边有齿痕、质淡，脉左沉细微弦、右沉细、两尺弱。治以补益肝肾，佐以宁心。处方：

地黄 12 克　川断 12 克　桑寄生 12 克　菟丝子 9 克　白芍 9 克　小茴香 3 克　阿胶 12 克　丹皮 6 克　枣仁 12 克　远志 6 克

6 剂。

另：金匮肾气丸 180 克，早晚各服 6 克。

五诊(1962 年 9 月 24 日)

月经于 9 月 18 日来潮，量色均较前好，腹不痛，腰稍酸，口干欲饮，夜寐梦多，舌苔薄白、边有齿痕，脉左沉细微弦、右细弦。治以健脾宁心益肾。处方：

地黄 12 克　川断 12 克　狗脊 12 克　沙苑子 9 克　党参 9 克　白术 9 克　白芍 9 克　扁豆 9 克　橘皮 3 克　枣仁 12 克　远志 6 克　生牡蛎 15 克

6 剂。

另：金匮肾气丸 180 克，早晚各服 6 克(汤剂服完后，续服丸药)。

【小结】此例由于肾虚肝旺，气失条达，下焦寒凝，故采用疏肝益肾、温经散寒之法，后再温补肝肾，最后健脾益肾，使脾健肾强，气血温和，故痛经得愈。

病案 7　李某，女，40 岁，已婚。

初诊(1958 年 7 月 23 日)

主诉半年来经期腹坠痛，患者孕 5 产 4，自然流产 1 次，初潮后月经正常，经期无腹痛，自初产后经期腹痛，时重时轻。近半年来月经规律，5 日净，血量多，色黑紫，有血块，经期小腹坠痛，头晕失眠，乳房胀痛，平时纳差，大便干，小溲黄，末次月经 7 月 12 日，舌苔薄黄根腻、边有刺，脉沉细迟。证属气血两虚，冲任又伤，气虚则脾运不健，血虚则阳气上逆。治以补气健脾，养血平肝，八珍汤加味。处方：

党参 9 克　白术 6 克　茯苓 9 克　炙甘草 3 克　当归 9 克　川芎 3 克　熟地黄 12 克　白芍 9 克　远志 6 克　枣仁 9 克　枸杞子 9 克　旋覆花 9 克(包)　泽泻 9 克　天冬 9 克

4 剂。

二诊(1958 年 7 月 30 日)

诸症如前，舌苔白腻根垢边刺，脉细迟。治以益气养阴，平肝和胃。处方：

党参 9 克　白术 6 克　茯苓 9 克　炙甘草 3 克　当归 9 克　白芍 9 克　枸杞子 9 克　川石斛 9 克　泽泻 9 克　橘皮 3 克　谷芽 15 克　沙苑子 9 克

5 剂。

三诊(1958 年 8 月 7 日)

服药后，精神、饮食、睡眠均有好转，大便仍稍干，舌苔淡黄微垢，脉左沉迟弱、右沉细弱，月经将至。治以补气养血。处方：

党参 9 克　白术 6 克　茯苓 12 克　炙甘草 3 克　熟地黄 12 克　当归 9 克　白芍 9 克　川芎 3 克　橘皮 3 克　泽泻 9 克

6剂。

四诊(1958年8月16日)

月经逾期4日未至,食欲好,睡眠差,小便后小腹胀,大便干,舌苔中白边有刺,脉象沉细。治以益气养血,佐以温经化瘀。处方:

党参9克　生黄芪12克　熟地黄12克　当归9克　白芍9克　川芎4.5克　肉桂3克　艾叶3克　蒲黄6克　五灵脂12克　丹参9克　沉香末1.8克(冲)

6剂。

五诊(1958年8月28日)

月经8月18日来潮,持续5日净,经期腹未坠痛,血块小且少,纳食好,睡眠差,大便干,舌苔中黄边有刺,口微干,脉沉细弱。治以补肝肾,益心脾。处方:

熟地黄12克　山茱萸9克　枸杞子9克　生龟甲15克　枣仁12克　丹参9克　柏子仁12克　川断12克　远志6克　天冬9克　浙菊6克

6剂。

【小结】此例系产后所得,主要病因为产后气血两虚,冲任受伤,故治法以补气血,强冲任,后因月经过期,再加以温经化瘀,最后改用补肝肾,益心脾为治,治疗月余,诸恙渐见好转,得以痊愈。

病案8　史某,女,32岁,已婚。

初诊(1957年3月9日)

经期腹痛近4年,11年继发不孕。患者初潮14岁,月经周期正常,经色红,无血块,无痛经,21岁结婚后患附件炎,1953年及1956年曾有急性发作史,月经周期正常,量少,色淡,有血块,经期第一日下腹绞痛且胀,重时需休息1～2日,同时腰痛加剧,平时左侧下腹痛,肛门周围坠痛,行走更甚,末次月经2月15日,持续10日净,舌苔淡黄腻、尖有刺,脉象左沉细尺弱,右沉弦尺弱。证属肝失条达,脾肾又亏。治以疏肝调气,益脾强肾,方用十全大补汤合抑气散加减。处方:

党参9克　白术6克　茯苓9克　炙甘草3克　肉桂3克　熟地黄12克　当归9克　川芎6克　白芍9克　制香附6克　延胡索9克　丹皮6克　杜仲12克　五灵脂12克　橘皮3克

6剂。

二诊(1957年3月19日)

月经于3月17日来潮,色鲜红,量不多,无血块,经前稍有轻微下腹痛,来潮后腹未痛,腰稍酸,纳食,二便均佳,夜寐多梦,舌苔薄白、尖有刺,脉左沉细、右沉弦、两尺弱。治以温补气血。处方:

十全大补丸150克,每晚服9克。

三诊(1957年5月18日)

月经于4月15日来潮,持续7日,量中等,色红,腹未痛,腰稍酸,续服上药,月经于5

月12日来潮，持续6日净，量不多，色红，有小紫血块，腹腰均未痛，但头晕心烦易怒，纳食、二便、睡眠均正常，舌苔白腻，脉左沉细而弱、右沉弦。症由心肝血少。治以养心血，滋肝阴。处方：

熟地黄12克　当归9克　白芍9克　丹参9克　枣仁12克　远志6克　桂圆肉12克　炙甘草3克　小麦12克　大枣4枚　橘皮3克

6剂。

四诊(1957年6月10日)

月经即将来潮，心烦易怒症状减轻，但感神倦嗜睡，余均正常，舌苔薄白，脉左细软而涩、右弦滑。目前月经将至，治以养血调气。处方：

当归9克　熟地黄12克　川芎4.5克　白芍9克　制香附6克　延胡索9克　丹皮6克　丹参9克　益母草9克　远志6克　醋柴胡3克　川断12克

5剂。

【小结】此例主要病因，由于肝失疏泄，气失调达，兼之脾肾又虚，故治法以疏肝调气，健脾益肾，方剂采用十全大补汤合抑气散加减，继后症见头晕心烦易怒，故再用宁心滋肝之法，最后月经将至，以养血调气，治疗3月余，基本痊愈。

病案9　杨某，女，26岁，已婚。

初诊(1976年2月6日)

痛经，月经周期24～25日，6日净，量中等，色正常，有血块，经期少腹疼痛颇剧，腰痛，大便偏稀，每日1次，头晕，纳差，末次月经于1月15日来潮，6日净，平时无不适，结婚半年，未怀孕，舌苔白腻中垢，脉象细弦。病属寒凝气滞，治以调气温经。处方：

制香附6克　延胡索6克　当归9克　川芎6克　细辛3克　吴茱萸3克　沉香片3克　紫苏梗6克　乌药6克　六曲12克　小茴香3克　艾叶3克

12剂。

二诊(1976年2月16日)

服上方12剂，痛经依然，月经于2月13日来潮，量中等，色正常，腹痛腰痛，不能坚持工作，今行经第四日，痛势稍减，舌苔中淡黄、边白腻，脉象沉细，寒气凝结。治以温经散寒，理气止痛。处方：

桂枝6克　赤芍9克　炙甘草6克　生姜6克　细辛3克　吴茱萸3克　制香附6克　青皮6克　乌药6克

6剂。

三诊(1976年3月8日)

服上方6剂，末次月经2月13日来潮，现月经即将来潮，腰腹不适，腿酸，纳差，舌苔淡黄腻微垢，脉象沉细。治以调气温经，和胃益肾。处方：

柴胡6克　制香附6克　延胡索6克　青皮6克　橘皮6克　吴茱萸3克　川楝子9克　狗脊12克　焦三仙18克　牛膝9克

6剂。

另：肉桂末12克，沉香末12克，琥珀末12克，三味调和，在经行腹痛时加服3克，早晚各1.5克，痛止停服。

四诊（1976年3月22日）

月经于3月10日来潮，痛经明显减轻，且能坚持工作，腰背痛、腿酸均见减轻，现咽痛有痰，轻微咳嗽，舌苔淡黄腻、中垢边刺，脉细。目前由于阴虚有痰，治法先以养阴化痰。处方：

麦冬9克　玄参9克　桔梗6克　杏仁9克　橘皮6克　茯苓12克　狗脊12克　川断12克　桑寄生15克　牛膝9克

6剂。

五诊（1976年4月5日）

月经于昨晚来潮，少腹痛轻，腰部稍痛，咽痛口干，泛恶有痰，胃脘不适，舌苔淡黄腻中垢，脉细，现值经行。治以养阴清热，理气运中。处方：

麦冬9克　玄参9克　桔梗6克　杏仁12克　制香附6克　青皮6克　橘皮6克　木香6克　枳壳6克　竹茹9克

6剂。

另：沉香末0.9克，琥珀末1.8克，腹痛时加服以上两味，开水送下。

六诊（1976年5月10日）

上次月经4月4日来潮，痛势大减，量色正常，现月经逾期6日，胃脘不适，泛恶畏寒，嗜睡，舌苔薄白腻，脉左细滑、右细软。治以理气和中。处方：

紫苏梗6克　橘皮6克　砂仁壳3克　茯苓12克　山药12克　生姜6克　大枣4枚　川断12克

6剂。

七诊（1976年5月21日）

停经47日，尿妊娠试验阳性，现自觉泛恶胸闷，神疲乏力，有时右下腹作痛，大便2～3日一行，舌苔黄腻微垢，脉左弦滑，右弦。治以调和肝胃，佐以益肾。处方：

白芍9克　橘皮6克　竹茹9克　佛手6克　大腹皮9克　香橼皮6克　紫苏梗6克　山药12克　川断12克　桑寄生15克

6剂。

【小结】此例主要病因由于寒瘀凝结，气失调达，故治法温经散寒，调气止痛，初两诊效果不显，后加服桂香琥珀散，痛经明显减轻，又因咽痛，咳嗽有痰，此系阴虚而挟痰热，先以养阴清热化痰，经行时，再加调气药物，终使痛经得愈而妊娠。

病案10　王某，女，25岁，未婚。

初诊（1976年4月19日）

痛经，月经周期30日，3～4日净，量中色黑，经期少腹疼痛颇剧，腰痛，心慌，泛恶，面有黑斑，便溏次多，末次月经4月4日来潮，4日净，舌苔薄黄边刺，脉象细弦。证属瘀阻气凝，脾肾又虚。治以调气化瘀为主，兼益脾肾。处方：

制香附6克　川楝子9克　延胡索9克　乌药6克　莪术6克　茯苓12克　橘皮6克　木香6克　川断12克　桑寄生15克

9剂。

二诊（1976年4月30日）

月经即将来潮，面发红点，少腹寒冷作痛，似月经欲来之状，舌苔薄腻有刺，脉细。证属血虚气滞，兼有瘀阻，现在经前，治以养血，调气，化瘀。处方：

熟地黄12克　当归9克　川芎6克　赤芍、白芍各9克　制香附6克　三棱6克　莪术6克　延胡索9克　木香6克　乌药6克

9剂。

三诊（1976年5月14日）

服上方后，月经于5月7日来潮，3日净，量不多，色黑有块，少腹疼痛明显减轻，腰仍酸痛，舌苔微黄、边尖刺，脉细。治以养血调气，佐以化瘀。处方：

熟地黄15克　当归12克　川芎6克　赤芍、白芍各9克　桃仁9克　红花3克　制香附6克　鸡血藤15克　川断12克　桑寄生15克

9剂。

四诊（1976年6月3日）

经治疗后，少腹痛止，仅感觉凉，面部红点依然，舌苔薄黄、边尖刺，有齿痕，脉细。现在经前，仍从前法。处方：

熟地12克　当归12克　川芎12克　赤芍、白芍各9克　莪术6克　桃仁9克　艾叶3克　制香附6克　丹皮9克　生蒲黄6克

9剂。

【小结】此例痛经，主要病因由于血虚气滞，兼有瘀积，症见月经色黑，面部并有黑斑，此系瘀积现象，气滞则血亦滞，滞则积而为瘀，故治法先以调气化瘀为主，方剂采用四物汤加味，继后痛势得减，但经色仍黑，故再采用桃红四物汤加味，以养血化瘀为治，逐渐得以痊愈。

病案11　侯某，女，40岁，已婚。

初诊（1976年4月16日）

5年来下腹经常疼痛，左侧尤甚，经期加剧，腰酸带多，月经周期正常，量多，色褐有块，末次月经4月2日来潮，6日净，舌苔黄满刺，脉左细弦、右沉软。证属肝郁气滞，阴虚血热。治以疏肝调气，养阴清热。处方：

柴胡6克　白芍9克　丹皮9克　川楝子9克　乌药6克　蒲公英12克　生牡蛎15克　贯众15克　川断12克　椿根皮12克

6剂。

二诊(1976年4月29日)

现月经即将来潮,乳胀腰痛,舌苔薄黄腻、边尖刺,脉象沉细。现在经前,治以健脾,疏肝,益肾。处方:

党参15克　白术9克　山药12克　地黄12克　白芍12克　木香6克　生牡蛎30克　制香附6克　乌药6克　阿胶珠12克　艾炭3克

9剂。

三诊(1976年5月13日)

月经于5月2日来潮,7日净,血量较前减少,经期少腹仍疼痛颇剧,腰痛,卧床不能坚持工作,疼痛持续4日,大便溏薄,日2～3次,口干不欲饮,神疲乏力。现月经虽净,但少腹及腰仍感疼痛,舌苔淡黄腻、边尖刺,有齿痕,脉左细弦、右细。治以疏肝清热,和脾益肾。处方:

柴胡6克　白芍9克　白术9克　茯苓12克　甘草6克　制香附6克　黄芩6克　木香6克　乌药6克　桑寄生15克

9剂。

四诊(1976年5月27日)

服上方6剂,少腹及腰仍感疼痛,腹胀带多,大便偏稀,每日1次,现月经又将来潮,舌苔薄白、边尖有红刺,脉象沉细。治以健脾,益肾,疏肝。处方:

党参15克　白术9克　茯苓12克　炙甘草6克　山药15克　旋覆花6克(包)　木香6克　川断12克　桑寄生15克　贯众12克

9剂。

五诊(1976年6月11日)

服上方9剂。此次月经延后8日,于昨日来潮,量不多,少腹不甚痛,仅感腰痛,舌苔糙黄垢、边尖刺,脉左细弦、右细软,现值经行。治以健脾,疏肝,益肾。处方:

党参15克　白术9克　升麻3克　橘皮6克　山药12克　黄芩6克　木香6克　乌药6克　川断12克　桑寄生15克

9剂。

六诊(1976年7月2日)

上次月经于6月10日来潮,9日净,痛经明显减轻,能坚持工作,经净后,少腹及腰痛亦见好转,舌苔淡黄腻有刺,脉左沉细弦、右细软。治以健脾疏肝,益肾调经。处方:

党参15克　白术9克　茯苓12克　柴胡6克　川楝子9克　制香附6克　生牡蛎15克　女贞子12克　白芍9克　墨旱莲12克

9剂。

【小结】此例病因,由于肝、脾、肾三经同病,肝失疏泄,气失调达,故少腹常痛,经行尤甚,脾主统血,脾弱则统摄无权,故月经量多,腰为肾之府,肾虚则腰痛,根据以上症状,治法以健脾疏肝补肾,经治疗后,诸恙逐渐好转,达到痊愈。

第八节　经行吐衄

经行吐衄，又名逆经。病由肝火上逆，血热妄行，如上冲于肺，则为鼻衄，如热蒸于胃，则为吐血或齿血，往往每在经前或行经期间，发现吐衄，此乃血不从冲脉而下，反之上冲于肺胃，故发现吐衄之后，月经来时渐少，甚致停止不行，治疗方法，以养血平肝，凉血清胃，使肝平火降，则吐衄自止，月经亦能得调，用药方面，必须再加牛膝一味，使其引导诸药下行。

病案　马某，女，16岁，未婚。

初诊(1958年12月2日)

初潮15岁，周期尚准，行经11日始净，血量多，色正常，经期腹痛，并常有鼻衄。衄血多时，经血即减少。曾闭经6个月，但每月衄血甚多。末次月经于11月15日来潮，量少，仅2日，经后时感头痛，全身酸软，心中烦热，少腹胀滞，腰痛，纳食尚可，二便正常，舌苔薄白，脉左细弦、右细弦数。证属肝火上逆，血热妄行，而致逆经。治以平肝凉血，引血归经。处方：

生地9克　丹皮6克　白芍9克　泽兰6克　黑栀子6克　菊花6克　制香附6克　当归9克　川楝子9克　益母草12克　荆芥炭4.5克　生牛膝6克

3剂。

二诊(1958年12月6日)

头痛及腹胀渐减，但仍觉全身酸楚，疲惫无力，腰痛，食后脘胀，嗳气时作，大便溏薄，每日4～5次，舌光，脉细弦数。治以疏肝益肾，健脾运中。处方：

干地黄9克　丹皮6克　白芍9克　泽兰6克　制香附9克　党参9克　白术9克　茯苓9克　益母草12克　荆芥炭4.5克　枳壳6克

4剂。

三诊(1959年1月15日)

近2个月来，月经未至，曾经鼻衄2～3次，胃脘尚舒，二便正常，舌苔薄白，脉象沉弦。治以养血清热。处方：

干地黄12克　当归9克　白芍9克　泽兰9克　丹皮9克　女贞子9克　藕节12克　生牛膝9克　益母草12克　地骨皮9克

6剂。

四诊(1959年1月24日)

月经于1月19日来潮，量不多，色黑无血块，持续3日净，腹部微痛，未有鼻衄，遍体酸痛，舌苔薄白，脉象细数。治以养血清营，导热下行。处方：

生地12克　当归9克　白芍9克　丹参9克　地骨皮9克　生牛膝6克　白茅根15克　藕节12克

4剂。

五诊(1959 年 1 月 31 日)

诸症均减,鼻衄未作,舌洁有刺,脉细弦数。治以养阴清热。

处方:知柏地黄丸 120 克,每晚服 6 克。

【小结】 此例由于肝火上逆,血热上冲,而致逆经,治法先以平肝凉血,导热下行,后再疏肝益肾,健脾运中,后因月经不至,又见鼻衄,故再从前法,兼调冲任,治疗将及 2 个月,最后鼻衄未作,改用养阴清热,使其巩固。

第九节 经行昏厥

经行昏厥,其主要病因,多由于平素血虚肝郁,郁则生火,经行之际,肝血不足,遂致气火亢逆,发生昏厥,治以养血平肝,调气解郁,使肝有所养,火能下降,气能调达,则郁结可解,不致上逆而为患。

病案 韩某,女,21 岁,未婚。

初诊(1974 年 12 月 16 日)

初潮 13 岁,月经正常,1968 年起月经失调,周期 1～3 个月,6 日净,量不多,色淡,行经期间,少腹作痛,突然昏倒,冷汗淋漓,自觉全身有下沉感,大小便欲解不得,最近 3 次昏倒,每发于经前,发作后即来潮,现月经 1～2 个月来 1 次,6 日净,量不多,色淡,经期情绪不宁,急躁欲哭,纳差少寐,大便干结,2～3 日一行,末次月经 11 月 28 日来潮,6 日净,舌苔淡黄腻质红,脉象沉迟。证属血虚肝郁,阳气亢逆。治以养血平肝,调气解郁。处方:

地黄 12 克　白芍 9 克　川芎 3 克　远志 6 克　合欢皮 12 克　郁金 6 克　制香附 6 克　白薇 9 克　丹皮 9 克　鸡血藤 12 克

6 剂。

二诊(1974 年 12 月 23 日)

服上方 4 剂,情绪较宁,纳食增加,舌苔淡黄、质红尖刺,脉细,经期将临。治以养血调气。处方:

地黄 15 克　当归 9 克　白芍 9 克　川芎 3 克　制香附 6 克　泽兰 12 克　甘草 6 克　鸡血藤 12 克　丹皮 9 克　远志 6 克　牛膝 9 克

6 剂。

三诊(1974 年 12 月 30 日)

昨晨少腹剧痛,冷汗淋漓,胸痞泛恶,自觉全身下沉无力,但未昏厥,1 小时后月经来潮,量不多,色初黑后红,无血块,今日少腹痛止,但觉腰酸,头痛面浮,胃不思纳,大便干结,3 日一行,舌苔灰黄垢腻,脉左沉细、右细弦。现值经行,治以疏肝益肾,清热和胃。处方:

地黄 15 克　当归 9 克　赤芍、白芍各 9 克　川楝子 9 克　丹皮 9 克　橘皮 6 克　竹茹 9 克　川石斛 12 克　川断 12 克　桑寄生 15 克

6剂。

四诊(1975年1月3日)

末次月经1974年12月29日来潮,5日净,血量较前增多,全身自觉下沉无力,较前减轻,时间亦缩短,大便得畅,神疲乏力,水肿依然,四肢发冷,胃纳仍差,舌苔薄黄腻、边尖略红,脉左沉细、右细弦。治以健脾和胃为主,兼益肝肾。处方:

党参12克　白术9克　扁豆9克　甘草6克　橘皮6克　山药12克　白芍9克　地黄12克　生谷芽15克

6剂。

五诊(1975年1月10日)

服上方5剂,精神较振,胃纳渐增,劳则面浮肢肿,大便干结,3日一行,舌苔薄黄腻,脉沉细微滑。治以益气养阴,佐以清热。处方:

北沙参12克　麦冬9克　玉竹12克　茯苓12克　扁豆9克　花粉12克　知母9克　地黄12克　白芍9克

6剂。

六诊(1975年2月24日)

末次月经1月30日来潮,6日净,周期已准,且性情急躁,四肢发凉,冷汗淋沥,全身下沉等症状均已消失,但行经期间,面浮肢肿依然,舌苔淡黄腻有刺,脉沉细滑。现值经前,治以养血平肝,理气清热。处方:

地黄12克　白芍9克　生龙骨15克　生牡蛎15克　丹皮9克　制香附6克　川楝子9克　青皮、橘皮各6克　鸡血藤12克　牛膝9克　茯苓12克

6剂。

七诊(1975年3月7日)

月经于3月2日来潮,3日净,量较前多,色红,少腹稍痛,昏厥未作,水肿减轻,舌苔薄黄腻,脉细。仍从前法加减。处方:

地黄12克　白芍9克　生龙骨15克　生牡蛎15克　丹皮9克　制香附6克　川楝子9克　鸡血藤12克　茯苓12克　瓜蒌15克　知母9克

6剂。

【小结】此例由于血虚肝郁,阳气亢逆,故治法以养血平肝,调气解郁为主,使气调血和,月经渐趋正常,后再益气养阴,亢阳得以渐平。《素问·生气通天论篇》谓:"阴平阳秘,精神乃治。"后因水肿明显,改用调补气血之法,最后以养血平肝,理气清热调治,经治疗两月余,诸恙悉减,得到痊愈。

第十节　经行泄泻

经行泄泻,其主要病因,多由于平素脾肾阳虚,每值经行,肝藏血少,于是肝失疏泄,脾

失健运，遂致阳气不振，发生泄泻，治疗方法，以健脾温肾为主，疏肝为辅，如泄泻不止，治法再以补中益气，佐以温补肾阳，使中气得振，清阳得升，则经行泄泻才能自愈。

病案 金某，女，33岁，已婚。

初诊（1976年2月18日）

每值经行，大便泄泻，日有4～5次，腹部作胀，肠鸣，嗳气多，上次月经先期10日，量多有块，此次月经于2月15日来潮，今未净，腹痛腰酸，舌苔薄白腻、根微剥，脉象沉细。证属脾肾阳虚，肝气横逆。治以温补脾肾为主，疏肝调气为辅。处方：

党参15克　白术12克　茯苓12克　炙甘草6克　菟丝子12克　补骨脂9克　山药12克　木香6克　砂壳3克　艾叶3克

6剂。

二诊（1976年2月25日）

服上药后，腹胀减，嗳气多，大便仍稀，每日1～2次，舌苔薄白腻、根剥，脉象沉软。治以温补脾肾，佐以疏肝。处方：

党参15克　白术12克　炮姜6克　炙甘草6克　菟丝子12克　补骨脂9克　吴茱萸3克　木香6克　狗脊12克　橘皮6克

6剂。

三诊（1976年3月8日）

服上方6剂，腹部仍胀，肠鸣辘辘，大便仍稀，每日1～2次，口渴，舌苔中根光剥、边淡黄腻，脉象细软。现在经前，仍从前法。处方：

党参15克　白术12克　姜炭6克　炙甘草6克　山药12克　菟丝子12克　木香6克　橘皮6克　狗脊12克　桑寄生15克

6剂。

四诊（1976年3月18日）

此次月经周期复常，于3月13日来潮，5日净，量色正常，下腹仍痛，经期泄泻减少，仅1次，平时大便亦较正常，每日1～2次，有时成形，右胁有时作痛，寐则盗汗，舌苔中根光剥质红，脉象沉弱，病有好转。

仍服前方6剂。

五诊（1976年4月9日）

此次月经先期7日，4月6日来潮，量较多，色黑，下腹仍痛，腰酸便泻，每日2次，肠鸣辘辘，舌苔中根光剥、边腻，脉沉细软。治以温补脾肾。处方：

党参15克　白术12克　炮姜6克　炙甘草6克　补骨脂6克　菟丝子12克　木香6克　狗脊12克　桑寄生15克　山药12克

9剂。

六诊（1976年4月22日）

末次月经4月6日来潮，5日净，量较多，色先黑后暗红，经后下腹疼痛减轻，大便泄泻未止，每日 2～3 次，肠鸣，白带较多，舌苔中根光剥、边腻，脉沉细软。治以补中益气，温补肾阳。处方：

党参 15 克　白术 12 克　黄芪 12 克　炙甘草 6 克　升麻炭 3 克　巴戟天 6 克　补骨脂 6 克　菟丝子 12 克　木香 6 克　大枣 6 枚

9 剂。

七诊(1976 年 5 月 6 日)

前用补中益气，温补肾阳之法，诸恙均见转机，此次月经于 5 月 2 日来潮，5 日净，量较前减少，色红，下腹疼痛亦减，大便次数明显减少，1～2 日一行，但不成形，关节酸楚，舌苔中根光剥、边淡黄腻，脉沉细软，仍从前法。处方：

党参 15 克　黄芪 12 克　白术 12 克　桂枝 6 克　白芍 9 克　炙甘草 6 克　防风炭 6 克　菟丝子 12 克　川断 12 克　山药 12 克　大枣 6 枚

9 剂。

【小结】此例属于经行泄泻，主要病因由于命门火衰，未能蒸发脾阳，脾弱不能统血，血虚肝失所养，失其疏泄之常。通过辨证，病在肝、脾、肾三经，主要在于脾肾，故治法以温补脾肾为主，疏肝调气为辅，病情始初并不见效，后再采用补中益气，以升清阳，温补肾阳，以壮命火立法，诸恙逐渐得以向愈。

第二章　妊娠病

第一节　妊娠恶阻

恶阻，又名妊娠呕吐，是妊娠初期影响孕妇饮食的一种临床表现。其原因是妇女怀孕之后，血聚胞宫，以养胎元，遂致血不养肝，肝气易逆而犯胃，或肝胃不和，痰气凝滞，或脾胃虚弱，升降失常，都能使气从上逆，胃浊不降，发生呕吐。又因孕妇体质之强弱，以及呕吐程度之轻重，而致耗伤津液之多寡，又可出现各种不同之兼证，如病情较重，恶心呕吐剧烈，应当根据不同的症状，进行治疗，否则可能使孕妇体力衰弱，形肉消瘦，或诱发其他疾病。

钱伯煊治疗此症，根据患者具体情况，通过辨证，多数采用平肝降逆、调气和胃、清热化痰、益气温中、养阴生津等法施治，用药精简，使患者易于接受，不致服药即吐，疗效尚好。

病案 1　关某，女，32 岁，已婚。

初诊（1959 年 11 月 30 日）

妊娠 6 周，头晕泛恶，呕吐经常发作，11 月 4 日因呕吐甚，曾经住院治疗，现感胃脘不适，频频泛恶，呕吐酸水及苦水，口干不思饮，夜来失寐，便闭溲少，舌苔中黄、边微白，脉细弦微数。证属肝旺气逆，胃浊不降。治以平肝理气，降浊和胃，方用戊己丸合二陈汤加减。处方：

黄连 1.8 克　生白芍 9 克　橘皮 3 克　姜半夏 6 克　茯苓 12 克　旋覆花 6 克（包）　北秫米 9 克

3 剂。

二诊（1959 年 12 月 3 日）

头晕渐平，呕吐犹作，口干喜饮，大便干结，舌苔根黄质绛，脉细弦滑。治以理气和胃，清热化浊，方用橘皮竹茹汤加减。处方：

橘皮 3 克　竹茹 6 克　生姜 6 克　乌梅 3 克　知母 6 克　茯苓 9 克　枇杷叶 9 克

2 剂。

三诊（1959 年 12 月 14 日）

胃脘不适，食后即吐，涎唾甚多，口干而苦，便干溲黄，舌苔黄腻，脉细弦微数。治以调肝胃，降逆气，再从原方加减。处方：

黄连 1.8 克　生白芍 9 克　橘皮 3 克　竹茹 6 克　茯苓 9 克　姜半夏 6 克　旋覆花 6 克（包）　芦根 15 克　生姜 2 片

2 剂。

四诊(1959 年 12 月 18 日)

2 日来呕吐未作,胃纳尚可,头部微晕,夜寐尚安,口渴思饮,大便 5 日未行,舌苔薄黄,脉象细滑。拟以调和肝胃,佐以清热润肠。处方:

橘皮 3 克　竹茹 6 克　茯苓 9 克　旋覆花 6 克(包)　生白芍 6 克　生姜 2 片　柏子仁 9 克

3 剂。

【小结】此例由于肝旺气逆,胃浊不降所致,故采用平肝降逆、和胃化浊之法,以戊己丸、二陈汤、橘皮竹茹汤三方先后加减主治,使肝平胃和,浊气不致上逆,则呕吐能止,经过治疗 4 次,逐渐得到平复。

病案 2　阎某,女,成人,已婚。

初诊(1958 年 4 月 8 日)

现妊娠 58 日,近旬余来,泛恶呕吐,不能进食,食入则吐,头晕神倦,失眠,二便俱少,舌苔薄黄腻、尖刺,脉象滑数。证属肝逆犯胃。治以平肝和胃,以降逆气,用苦辛法,拟戊己丸合橘皮竹茹汤加减。处方:

黄连 1.5 克　吴茱萸 1.5 克　生白芍 9 克　清半夏 6 克　代赭石 9 克　橘皮 3 克　竹茹 6 克　生姜 2 片

4 剂。

二诊(1958 年 4 月 12 日)

症状如前,服药即吐,依然失眠,便干溲少,舌苔白腻,脉沉滑数。治以和胃降浊,秫米半夏汤主之。处方:

秫米 15 克　清半夏 9 克

3 剂。

三诊(1958 年 4 月 16 日)

服上药后,呕吐得止,头晕亦平,渐可饮水进食,时觉胃中灼热,食后痞闷,夜仍失眠,大便干结,小溲黄少,舌苔薄白、中根微腻,脉象滑数、左大于右。治以清热和胃,拟以秫米半夏汤加味。处方:

北秫米 15 克　清半夏 6 克　白术 6 克　茯苓 9 克　谷芽 9 克

3 剂。

四诊(1958 年 4 月 19 日)

上药服后又吐,不能进食,头晕得止,依然失眠,大便仍干,小溲仍少,舌苔薄白边绛,脉象滑数。由于浊气上逆,胃气不和。治以和胃降浊,秫米半夏汤主之。处方:

北秫米 15 克　清半夏 9 克

3 剂。

五诊(1958 年 4 月 22 日)

服药后呕吐未作,但胃部觉热,口渴,夜仍少寐,头部又晕,舌苔薄白、根微黄,脉沉滑数，此属阴虚内热，胃气不和。治以养阴和胃，方用麦门冬汤加减。处方：

麦冬 6 克　北沙参 9 克　北秫米 12 克　清半夏 6 克　大枣 3 枚

2 剂。

六诊(1958 年 4 月 25 日)

服上药后未吐，已能食水果及酸味食物，胃中仍热，夜寐不宁，大便不畅，舌苔薄白腻，脉象滑数、左大于右。治以和胃清热，方以秫米半夏汤加味。处方：

北秫米 15 克　清半夏 6 克　竹茹 6 克　生白芍 6 克

4 剂。

七诊(1958 年 4 月 30 日)

服药后，呕吐未作，略可进干食，食后稍感胃脘不适，少寐，大便仍干，小溲尚少，舌苔薄黄腻，脉沉滑数。治以和胃调气。处方：

北秫米 15 克　清半夏 6 克　橘皮 3 克　竹茹 9 克

4 剂。

【小结】此例由于肝逆犯胃，气从上逆，浊阴不能下降，以致发生呕吐，故治法以平肝和胃，降气泄浊，方用戊己丸合橘皮竹茹汤加减，药后呕吐不止，改用和胃降浊之法，方用秫米半夏汤，呕吐得止，稍可饮食，继后症见头晕胃热口渴，治以养阴和胃，方用麦门冬汤加减，最后以调气和胃为治，使肝逆渐平，胃气渐和，故呕吐得止，诸恙得安。

病案 3　张某，女，28 岁，已婚。

初诊(1959 年 4 月 15 日)

妊娠 2 月余，近 1 个月来，泛恶呕吐逐渐加重，食入顷刻即吐，并吐苦水及酸水。近 3 日来，饮食难进，口干欲饮，头晕心慌，胸闷气短，胃脘及胸中灼热，烦躁不宁，睡眠亦差，大便已 8 日未通，小溲短赤，舌苔黄腻质绛，脉左虚细、右弦滑。证属肝阴虚，肝气逆，脾胃升降失常，用敛肝和中之法为治。处方：

生白芍 9 克　乌梅 3 克　五味子 6 克　旋覆花 6 克(包)　川石斛 12 克　北秫米 9 克

1 剂。

二诊(1959 年 4 月 16 日)

服药后，呕吐依然，胃脘及胸中灼热得止，但口干喜热饮，头晕心慌均减，今晨进流质未吐，大便仍闭，晨起腹痛，舌苔薄黄，脉左细弦、右弦微滑。治以养阴和胃。处方：

北秫米 12 克　清半夏 6 克

2 剂。

三诊(1959 年 4 月 17 日)

昨午呕吐 1 次，至今未再吐，胃脘作痛，胸部及中脘觉热，口干喜饮，头晕得止，夜寐稍宁，大便旬日未解，舌苔薄黄，脉细弦微数。治以养阴清热，化痰和胃。处方：

北秫米 9 克　清半夏 6 克　竹茹 9 克　枇杷叶 9 克　芦根 15 克　麦冬 9 克

2剂。

四诊(1959年4月20日)

3日来呕吐未作,泛恶渐止,昨晚曾呕吐1次,自觉心慌,胸中尚觉灼热,脘部作痛,口干不喜饮,大便通而不畅,舌苔薄白中剥,脉左细弦微滑、右沉细弦。治以益气和胃,温中降逆。处方:

干姜1.8克　党参6克　清半夏6克　北秫米12克

2剂。

五诊(1959年4月22日)

昨晚呕吐1次,晨起作泛,呕吐酸水,胃脘灼热且痛,口干喜饮,夜寐尚安,大便又3日未行,舌苔薄黄,脉左细弦微滑、右弦滑。治以平肝理气,清热和胃。处方:

生白芍9克　竹茹6克　北秫米12克　天花粉9克　橘皮3克

3剂。

六诊(1959年4月24日)

近4日未吐,仍感胸脘灼热,至晚增重,胃脘时痛,但不泛恶,口干,纳食尚可,睡眠较差,心悸,大便干燥,舌苔薄黄边有刺,脉左细弦微滑、右弦滑。治以清热理气,和胃安神。处方:

橘皮3克　竹茹6克　枇杷叶6克　远志6克　北秫米12克　茯神6克　天冬6克

3剂。

【小结】此例由于肝阴虚,肝气逆,脾胃升降失常,故先用敛肝,和中之法,继用养阴和胃,后用益气温中,使肝胃协调,呕吐得止。

病案4　郭某,女,成人,已婚。

初诊(1959年6月18日)

现妊娠1个半月,停经30日即有泛恶呕吐,近4日加重,不能饮水进食,呕吐黄水,头晕,大便干燥,舌苔薄腻、根微黄垢,脉软滑微数。证属肝胃气逆,痰浊不降。治以和肝胃,降痰浊。处方:

北秫米12克　清半夏9克

2剂。

二诊(1959年6月20日)

入院后,服药仍吐,心中烦热,口干且苦,但喜热饮,胃脘作痛,少腹胀坠,舌苔淡黄腻、根微垢,脉左细弦数,右滑数。证属痰湿中阻,胃浊不可下降。治以益气温中,化痰降浊。处方:

党参3克　干姜3克　清半夏3克

三味研末,早晚各服1.5克,服前再加生姜汁4滴,调和徐服。

服上药后,呕吐止,诸恙渐安,以后未再服药。

【小结】此症由于痰湿中阻,阳气失宣,故用补气温中化浊之法,方剂采用《金匮要略》的干姜人参半夏丸,改为散剂,药后呕吐得止。

第二节 保 胎

《素问·六节藏象论篇》谓“肾者，主蛰，封藏之本，精之处也”。任主胞胎，肾与任脉相系，胎系于肾，故保胎首先以强肾为主，肾强则任脉亦强，如此则胎能巩固。脾为生化之源，气血之本，若脾气健旺，气血充盈，则又能供养胎儿生长，反之，如果孕妇素体虚弱，气血两亏，脾运不健，肝肾又虚，往往发生腰痛下血、腹部坠痛等症状，如此则最易引起流产，治疗方法，应当采取补气血，益脾肾，和肝胃，兼固胎元，以期达到妊娠足月，而顺利分娩。

钱伯煊治疗此症，首先从辨证着手，如气血两虚者，治以补气养血，采用十圣散，或泰山磐石饮；气虚者，主以补气，方用补中益气汤加减；脾弱肾虚者，治以健脾补肾，方用千金保孕丸合四君子汤；如有热象，再加黄芩、知母；如有气滞，再加橘皮、木香，总之以补肝肾为主，健脾胃为辅。从上所述，都是治本之法，所谓治病必求其本，因此无论胎漏、胎动不安、滑胎等，经治疗后，往往都能足月而顺利分娩。

病案1 徐某，女，成人，已婚。

初诊(1959年8月26日)

2年前曾连续流产2次，现妊娠已6月余，在妊娠2个月时，开始腰痛，腹痛下坠，白带较多，阴道有少量出血，经中药治疗后好转，现感腰酸腹痛，带下绵绵，大便溏薄，舌苔薄白腻，脉左弦数、右滑数。治以补中益气，疏肝强肾。处方：

黄芪15克 白术9克 山药9克 菟丝子9克 桑螵蛸12克 升麻3克 木香6克 五味子6克 生杜仲12克 川断12克

5剂。

二诊(1959年8月31日)

腹部仍痛，腰酸下坠，似有便意，舌苔黄腻，脉左弦滑数、右弦数，仍从前法。处方：

黄芪15克 白术9克 山药9克 菟丝子6克 升麻3克 五味子6克 木香6克 生杜仲12克 川断12克 桑螵蛸12克

5剂。

三诊(1959年9月9日)

活动后有腹痛。腹胀及腰酸已减，少寐，口干齿痛，舌苔薄白，脉左滑数、右细数。治以补气养阴，佐以清热。处方：

黄芪15克 党参9克 山药9克 茯苓9克 木香6克 川断12克 生杜仲12克 桑螵蛸9克 黄连3克 菊花6克

3剂。

四诊(1959年9月11日)

有时仍感腹痛，腰酸及腹胀皆减，夜寐不安，舌苔薄白腻，脉左细数、右细滑数，仍从前法加减。处方：

黄芪15克　山药9克　天冬6克　黄芩6克　知母9克　生杜仲12克　川断12克　生阿胶15克　桑螵蛸12克　磁石15克

4剂。

五诊(1959年9月24日)

腹痛且坠，劳则尤甚，少寐，腰酸，带下绵绵，便溏溲频，舌苔薄白，脉细滑数。治以健脾强肾，佐以疏肝宁心。处方：

党参12克　白术9克　菟丝子9克　生杜仲12克　川断12克　桑螵蛸12克　木香6克　茯神12克　远志6克　黄芩4.5克

6剂。

后以上方，续服半个月。

六诊(1959年10月26日)

昨晚腹痛频作，腰酸流黄带，便溏，舌苔白微腻，脉左弦数、右滑数。治以健脾强肾，以固胎元。处方：

白术9克　山药9克　菟丝子9克　莲肉12克　木香6克　五味子6克　生杜仲12克　桑寄生12克　大枣4枚

10剂。

七诊(1959年11月9日)

腹痛时作，腰痛带多，大便正常，小溲色黄，舌苔薄黄，脉弦滑数。治以调补肝肾，佐以健脾。处方：

山药12克　当归9克　白芍9克　川芎6克　白术9克　茯苓9克　川断12克　桑寄生12克　灯心1.8克

5剂。

【小结】妊娠下血，病名胎漏，往往易于引起流产。此例由于中气不足，肝失条达，肾阴又虚，故始用补中益气，疏肝益肾之法，后再以健脾强肾为治，治疗将及3个月，患者气血渐复，胎元渐固，于11月24日，正常分娩一男孩。

病案2　孙某，女，31岁，已婚。

初诊(1976年2月18日)

结婚4年不孕，功能性子宫出血10年余，经治疗后，现已怀孕2月余，怀孕40日时，曾见红7日，目前腹痛腰酸，胸闷心慌，带多色黄，有时泛恶，寐差便艰，舌苔白腻、尖有瘀点，脉象沉细。证属肝气逆，脾气弱，心肾又虚。治以调肝脾，益心肾。处方：

党参12克　白术9克　茯苓12克　山药12克　麦冬9克　橘皮6克　紫苏梗6克　川断12克　桑寄生15克　大枣4枚

6剂。

二诊(1976年2月26日)

服上药6剂，诸恙均见减轻，劳则午后少腹隐痛，腰酸，胃纳正常，空腹仍欲泛恶，舌苔白腻、尖有瘀点，脉左软微数、右细软微数。证属脾胃不健，肝肾又虚。治以健脾胃，补肝肾。处方：

党参 12 克　白术 9 克　茯苓 12 克　山药 12 克　玉竹 12 克　橘皮 6 克　木香 6 克　川断 12 克　桑寄生 15 克　狗脊 12 克

6 剂。

三诊(1976 年 3 月 11 日)

妊娠 3 个月，服上药后，少腹痛止，有时腰酸，咽干，鼻干如塞，胃纳二便如常，舌苔薄白腻、尖有瘀点，脉左软滑、右细滑。证属肺气弱，肾阴虚。治以补气养阴，以固胎元。处方：

党参 12 克　白术 9 克　山药 12 克　麦冬 9 克　橘皮 6 克　川断 12 克　桑寄生 15 克　玉竹 12 克

6 剂。

【小结】此例胎漏，乃因肝气之逆，脾气之虚，心肾不交所致。故治法以和肝脾，补心肾，固胎元，使肝气平，脾气旺，胞胎得养，而顺利分娩。

病案 3　黄某，女，成人，已婚(广安门医院)。

初诊(1956 年 2 月 23 日)

有 2 次流产史，均在妊娠 2 个多月时，此次又妊娠 2 月余，自感腰髋皆痛，腹部经常作胀，头晕，大便干燥，有时便血，舌中剥，脉象滑数。证属肝肾两虚，治以滋养肝肾，以固胎元，方用千金保孕丸加味。处方：

山药 9 克　杜仲 12 克　川断 12 克　白术 9 克　龟甲 15 克　牡蛎 15 克　白芍 9 克　女贞子 9 克　阿胶 9 克　黄芩 6 克　砂仁 6 克　桑寄生 15 克

6 剂。

二诊(1956 年 3 月 23 日)

妊娠 3 月余，腰腿酸痛，食后胃部微痛，有时腹部作痛，舌中微剥，脉左滑数、右弦数。证属肝肾两虚，脾胃不健。治以补肝滋肾，健脾和胃。方用千金保孕丸合香砂六君子汤加减。处方：

党参 9 克　白术 9 克　山药 9 克　川断 12 克　桑寄生 15 克　五味子 6 克　白芍 9 克　橘皮 6 克　砂仁 3 克　木香 6 克　莲肉 12 克　苎麻根 12 克

8 剂。

三诊(1956 年 4 月 9 日)

妊娠 4 个月，时有腰腿疼痛，肩关节酸麻，舌苔微剥，脉左濡滑数、右弦微数。肝主筋，肾主骨，肝肾两虚，筋骨失养。治以滋补肝肾，千金保孕丸加味。处方：

干地黄 15 克　麦冬 9 克　白术 9 克　山药 12 克　木瓜 9 克　橘皮 6 克　砂仁 3 克　生杜仲 12 克　川断 12 克　白芍 9 克　桑寄生 15 克

8 剂。

四诊(1956年6月1日)

妊娠5月余,夜寐不长,肩酸髋痛,手掌心热,小溲色黄,舌苔微黄中剥,脉弦滑数。由于肝肾两虚,心脾又弱。治以滋肝肾,养心脾。方拟四物汤合千金保孕丸加减。处方:

熟地12克　当归9克　白芍9克　白术9克　茯神12克　天冬9克　枣仁12克　五味子6克　远志6克　龙眼肉12克　川断12克　生杜仲12克

8剂。

【小结】 此例由于肝肾两虚,心脾又弱,故治法以补肝肾,益心脾为主,治疗至妊娠5月余,后于1956年9月18日足月顺产一女孩。

病案4　刘某,女,28岁,已婚(广安门医院)。

初诊(1961年9月22日)

孕2产0,婚后流产、早产各1次,1次为妊娠6个月早产(双胎),1次妊娠3个半月流产,现又怀孕3个月,于停经40日有反应,曾服中药保胎,于9月上旬,曾在妇产医院住院12日保胎,现腹部隐痛下坠,腰部酸痛,气短纳差,夜寐多梦,二便如常,舌苔黄腻、边有刺,脉左细数尺弱、右细数微弦。由于早产流产,气阴两伤,气虚则胎元不固,阴虚则胞脉失养。治以补中益气,养阴滋肾,方拟补中益气汤合千金保孕丸加减。处方:

黄芪12克　党参9克　炙甘草3克　橘皮3克　升麻6克　熟地12克　白芍9克　艾叶4.5克　阿胶12克　山药9克　生杜仲12克　川断12克　白术6克

5剂。

二诊(1961年9月28日)

腹痛下坠,腰酸渐减,有时腹胀,大便干结,小溲频数,夜寐梦多,头晕乏力,舌苔淡黄腻、根有刺,脉细软微弦。治以健脾胃,补肝肾。处方:

党参9克　白术9克　山药9克　艾叶4.5克　菟丝子9克　金樱子9克　木香4.5克　砂仁1.8克　川断12克　生杜仲12克　谷芽12克　大枣3枚

6剂。

三诊(1961年11月1日)

服上方10余剂,腹部仍时有隐痛,腰部酸痛,小溲频数,眠差,纳食正常,舌苔黄有刺、根微垢,脉左细数、右弦数。治以补肝强肾,佐以理气清热。处方:

白芍9克　五味子9克　麦冬9克　阿胶12克　黄芩6克　白术6克　桑螵蛸12克　金樱子9克　川断12克　桑寄生12克　紫苏梗6克　芦根15克

6剂。

四诊(1962年1月10日)

连服上方月余,自感腹坠胀痛及腰酸均减轻,唯近1周来,又感右侧腰痛较甚,胃脘仍痛,影响睡眠,时有胎动不安,腿足水肿,经常抽筋,纳食一般,大便正常,小溲混浊,舌苔黄边有刺,脉左细数、右弦数微滑。治以和肝胃,补脾肾。处方:

川石斛12克　橘皮3克　竹茹9克　旋覆花6克(包)　木瓜9克　生杜仲12克

川断12克　桑寄生12克　黑豆15克　干地黄12克　狗脊12克　金樱子9克

6剂。

五诊(1962年1月25日)

近半月来,腰酸加重,睡眠亦受影响,1周来腹坠溲频,入夜尤甚,21日曾在外院检查,诊断为先兆早产,近日反胃吐酸,大便正常,舌苔根黄有刺,脉左细数、右细弦数。治以补肝肾,健脾胃,兼固胎元。处方:

熟地12克　白芍9克　麦冬9克　阿胶12克　菟丝子9克　金樱子9克　砂仁1.8克　木香4.5克　木瓜9克　狗脊12克　川断12克　生杜仲12克

6剂。

【小结】此例曾因早产及流产,以致气阴受伤,胎元不固,胎动不安,主要表现为腰痛腹痛下坠。腰为肾之府,胎系于肾,肾虚故腰痛,气阴两虚,胎元不固,胞脉失养,故腹痛下坠,治法首先在于强肾,肾强则胎固,其次兼调肝脾,治疗半年,诸恙渐安,未再服药,后于1962年3月,足月顺产一男孩。

病案5　赵某,女,成人,已婚。

初诊(1959年3月1日)

婚后21年,先后流产早产11次,均在妊娠2～7个月时发生,虽屡次积极进行治疗,但仍不能避免流产,现尚无子女,今又妊娠2月余,仍恐流产,于2月13日入院保胎,近感坐久腰酸,汗多,口干不喜饮,小溲频数,胃纳尚佳,舌苔淡黄腻,脉左寸关细滑、尺弱,右沉细滑。由于屡次早产及流产,遂致肾阴受伤,胎系于肾,肾虚则胞胎不固,酿成滑胎。治法当以补肾为主,以固胎元。处方:

熟地12克　山茱萸9克　山药9克　当归9克　生杜仲12克　川断12克　菟丝子9克　龙骨12克　生牡蛎15克　阿胶珠12克

4剂。

二诊(1959年3月6日)

服药后,腰酸溲频得减,时有头晕目眩,心烦易怒,汗多,舌苔边白腻、中黄,脉细微弦、左尺尤弱。证属肝肾阴虚,脾胃气弱。治以补气以健脾胃,养阴以滋肝肾。方拟补中益气汤合千金保孕丸。处方:

党参9克　黄芪12克　白术9克　升麻2.4克　柴胡2.4克　炙甘草3克　当归9克　橘皮3克　山药9克　川断12克　生杜仲12克

3剂。

三诊(1959年3月16日)

又按上方续服数剂,诸恙均减,现时有腰痛,少腹觉冷,白带多,舌苔黄,脉左沉微滑、右细弱。治以补脾强肾。处方:

黄芪15克　白术9克　山药9克　升麻3克　二仙胶12克　生杜仲12克　川断9克　菟丝子9克　熟地12克

4剂。

又服上方10余剂，腰酸腹冷均减，于4月1日出院。

四诊(1959年6月29日)

再次住院，患者已妊娠28周，因前数胎早产时间，均在6～7个月，故来住院保胎，现无不适，腰部不酸，腹部尚舒，眠食二便均正常，舌苔黄腻微垢，脉象沉滑，治以补气血，固胎元，方拟泰山磐石饮合千金保孕丸加减。处方：

黄芪12克　党参6克　白术9克　山药9克　熟地12克　当归9克　白芍9克　川断12克　生杜仲12克　砂仁1.8克　黄芩6克

4剂。

【小结】此例由于屡次流产及早产，气阴损伤，故采用补气健脾、养阴强肾之法治疗，于妊娠37周，估计胎儿可以存活，在9月1日用药物及剥膜引产，分娩一女孩。

病案6　激某，女，成人。

初诊(1959年9月14日)

孕4产0，第一、第二胎为早期流产，第三胎保胎至6个月时又流产，现妊娠2月余，此次孕后，常感腰酸，纳差，大便3日未解，现住院治疗，住院前4日，有少量阴道出血，住院后血止，舌苔黄微垢、中剥边尖有刺，脉左滑微数、右细。证属肝肾两亏，胞脉不固。治以补肝肾以固胎元，方用千金保孕丸加味。处方：

白术9克　山药9克　茯苓9克　菟丝子9克　桑寄生12克　生杜仲12克　艾叶3克　阿胶珠12克　黄芩6克　川断12克

3剂。

二诊(1959年9月23日)

又服前方2剂，近日经常腰痛，腹部阵痛下坠，气短口渴，大便干燥，眠食正常，舌苔黄厚腻，脉细、左微滑尺弱。治从前法加减。处方：

党参9克　山药9克　木香6克　砂仁1.8克　白芍9克　川断12克　杜仲12克　桑寄生12克　菟丝子12克　黄芩6克　远志6克　柏子仁9克

2剂。

患者服上方20余剂，腹痛腰酸明显减轻，唯胃纳较差，并有泛恶呕吐，再以前法加调气和胃之剂。

三诊(1959年10月26日)

服药后，泛恶呕吐渐减，腰背稍酸，小腹稍感坠痛，仍觉口干，纳差，大便昨行3次尚调，小便如常，夜寐不宁，舌苔薄白、中光剥质绛，脉象滑数。治以补益肝肾，以固胎元。处方：

当归9克　熟地12克　白芍9克　川芎3克　艾叶3克　阿胶珠12克　生龙齿15克　白术9克　黄芩6克　橘皮3克　生杜仲12克

2剂。

服上药后，腰酸腹痛得减，加用调和肝胃之剂，泛恶呕吐得止，后服养阴清热安胎之剂治疗。

四诊(1959 年 11 月 12 日)

诸恙渐安，夜寐亦宁，纳食二便均得正常，舌苔淡黄腻、尖绛有刺，脉象软滑。仍以养阴清热，以固胎元。处方：

玄参 9 克　麦冬 9 克　五味子 6 克　阿胶珠 15 克　杜仲 12 克　川断 12 克　菟丝子 12 克　桑寄生 12 克　当归 9 克　白芍 9 克　山药 9 克　生牡蛎 15 克

5 剂。

另处丸方如下。

菟丝子 60 克　杜仲 60 克　川断 60 克　山药 60 克　阿胶珠 60 克　当归 60 克　白芍 60 克　熟地 60 克　玄参 60 克　麦冬 60 克　五味子 30 克　茯神 60 克　生牡蛎 60 克

上药各研细末和匀，炼蜜为丸，每丸重 6 克，早晚各服 1 丸。

【小结】此例由于屡次流产，气阴两虚，阴虚则肝肾失滋，气虚则脾胃不健，故治法先以补肝肾、健脾胃，后再用养阴补肾、清热固胎之法，连服上列汤剂和丸剂，情况稳定，于 1960 年 4 月 9 日安然分娩。

注：此例曾用过西药黄体酮、维生素 E 及镇静药治疗。

病案 7　高某，女，成人，已婚。

初诊(1959 年 7 月 9 日)

患者既往流产及早产 2 次，第一次 7 个月早产，第二、第三胎均为早期流产，现又妊娠 55 日，昨日感觉腰酸，并下腹阵痛，今日痛势较重，但未出血，舌苔黄微垢，脉象细数。证属气血两虚，胎元不固。治以补气血以固胎元，方用十圣散合千金保孕丸。处方：

党参 9 克　黄芪 15 克　白术 9 克　炙甘草 3 克　山药 9 克　熟地 12 克　当归 9 克　白芍 9 克　川芎 3 克　川断 12 克　砂仁 1.8 克　杜仲 12 克

4 剂。

二诊(1959 年 7 月 23 日)

服药后腹痛得止，于 7 月 11 日上班后，阴道有出血，继续服中西药后血止，于 7 月 20 日因又有粉红色分泌物，且有腹部阵痛，出血已 3 日未止，随即住院，舌苔黄腻根垢，脉象弦滑。治以健脾、补肝、益肾，兼固冲任，方用胶艾汤合千金保孕丸加味。处方：

白术 6 克　山药 9 克　熟地黄 12 克　当归 6 克　白芍 9 克　川芎 3 克　艾叶 3 克　阿胶珠 9 克　炙甘草 3 克　黄芩 6 克　生杜仲 12 克　川断 12 克

2 剂。

三诊(1959 年 7 月 24 日)

阴道流血减少，腰腹不痛，睡眠稍差，舌苔薄黄腻，脉象弦滑，仍从原法加减。处方：

白术 6 克　山药 9 克　熟地黄 12 克　白芍 9 克　艾叶 3 克　阿胶珠 12 克　黄芩 6 克　生杜仲 12 克　川断 12 克

3剂。

患者于7月26日出血得止，再以补肝益肾，健脾和胃之法，调理至8月18日出院。

四诊(1959年10月23日)

患者出院后，仍来门诊治疗，于10月20日，因工作稍劳又有腹坠及阴道出血现象，于10月21日再行住院，又服健脾补肾之剂，昨晚出血渐少，今晨未见，腰酸腹坠，口干，舌苔白腻，脉沉滑微数。治以补中益气，强肾固胎。处方：

黄芪12克　党参9克　当归9克　白术9克　升麻3克　炙甘草3克　山药12克　杜仲12克　川断12克　橘皮3克　菟丝子9克　桑螵蛸12克

3剂。

服药后，阴道出血于10月24日止，腰酸腹坠消失，再守前方，继续服药至10月30日出院。

五诊(1959年11月2日)

患者出院当晚，又复腹坠，次晨阴道有少量出血，又急诊入院，昨日阴道出血不多，腹部隐痛，腰酸纳差，口干不思饮，舌苔中糙黄，脉象左滑数、右细数微滑、尺弱。治以健脾固肾，佐以清热。处方：

党参9克　白术9克　川断12克　桑寄生12克　砂仁1.8克　木香6克　桑螵蛸12克　黄芩6克

3剂。

六诊(1959年11月11日)

阴道出血于11月3日止，近日时有鼻衄，坐久腰酸，眠差，舌苔白腻、中微黄，脉左弦滑数、右细弦数，仍从前法加减。处方：

白术9克　山药9克　茯神9克　墨旱莲9克　女贞子9克　橘皮3克　杜仲12克　川断12克

5剂。

出院时，另处丸方续服。

熟地60克　山药60克　白术60克　白芍60克　当归60克　墨旱莲60克　女贞子60克　橘皮30克　杜仲60克　川断60克　黄芩30克　阿胶珠60克

上药为末，炼蜜为丸，每丸重6克，每日早晚各服1丸。

【小结】此例始初腰酸腹痛，阴道出血，治以补气血，固胎元，继后出血时作时止，腹坠，采用补中益气，强肾固胎，佐以清热之法，治疗将及半年，诸恙渐安，于1960年2月24日，足月分娩一男孩。

病案8　龚某，女，28岁，已婚(首都医院)。

初诊(1959年4月10日)

习惯性流产3次，现又妊娠6个多月，近2个月来，阴道有不规则陈旧性出血，色暗紫，量中等，腰酸，腹痛下坠，纳食，睡眠，二便均正常，舌苔淡黄腻、中光，脉左细软微滑、右弦滑数。证属肝肾阴虚，肠胃蕴热所致。治以养阴清热，方用胶艾汤加味。处方：

干地黄 12 克　当归 9 克　白芍 9 克　川芎 3 克　艾叶 3 克　生阿胶 12 克　生甘草 3 克　黄芩 6 克　知母 9 克　藕节 12 克

4 剂。

二诊(1959 年 4 月 17 日)

服药后，阴道出血已止 3 日，腰酸，舌苔薄黄、尖微红，脉细滑数、尺弱。拟再养肝补肾，以固胎元。处方：

干地黄 12 克　当归 9 克　白芍 9 克　生阿胶 12 克　生龟甲 15 克　川断 12 克　杜仲 12 克　山药 9 克　桑寄生 12 克　橘皮 3 克

3 剂。

三诊(1959 年 4 月 20 日)

近日来未见出血，腰酸亦减，夜来少寐，舌苔薄白，脉弦滑、左尺弱。治以补益肝肾，以固胎元。处方：

干地黄 12 克　当归 9 克　白芍 9 克　阿胶珠 12 克　生龟甲 15 克　川断 15 克　杜仲 9 克　山药 9 克　桑寄生 12 克　远志 6 克

4 剂。

【小结】患者有习惯性流产史，此次从妊娠 4 个月起，阴道即有不规则陈旧性出血，延续 2 个月，主要病因由于阴虚血热，故采用养阴清热之法，服药 4 剂，阴道出血即止，后再用补肝强肾，以固胎元之法，而诸恙渐安，后遂足月分娩。

第三节　妊娠水肿

妊娠水肿，主要病因由于脾弱积湿，气失运行所致。治疗方法，以益气健脾为主，佐以化湿，方用香砂六君子汤加减。如小溲不多，改用化湿利水之法，方用白术散或五皮饮加味；如肿势较甚，小溲甚少，方用天仙藤散加减，使小溲增多，则肿势可消。但用利水之剂，不能用滑利之药，恐伤及于肾，而致影响胎元，因胎系于肾，肾伤则胎元不固，故在临诊时，需要特别慎重，以免有顾此失彼之弊。

病案 1　周某，女，33 岁，已婚。

初诊(1959 年 7 月 2 日)

孕 1 产 0，预产期 1959 年 8 月 2 日，现孕 36 周，在妊娠 3 个月时，即有下肢水肿，休息后消失，妊娠 28 周时下肢水肿较甚，至妊娠 36 周时下肢水肿更甚，最近 2 周内，体重增加 4.4 千克，血压升至 140/110 毫米汞柱(基础血压 100/80 毫米汞柱)。西医诊断：妊娠肾病Ⅰ°。

刻诊腿足水肿，神疲乏力，食后脘胀，二便正常，稍劳腰痛，睡眠一般，胸闷(左肺已切除)，舌苔薄白、中微淡黄，脉左沉弦微滑、右沉滑。证属脾弱积湿，气失运行。治以益气健脾，佐以化湿。处方：

党参 6 克　白术 9 克　连皮苓 12 克　炙甘草 3 克　橘皮 3 克　木香 6 克　砂仁 3 克　黄芩炭 6 克　五加皮 6 克　桑寄生 12 克

2 剂。

服药后，诸症皆减轻，再服上方 5 剂。

二诊（1959 年 7 月 8 日）

服上药 7 剂，肢肿消退，胃纳较振，胸膈痞闷，夜寐不安，舌苔薄白，脉左细微弦、右弦滑。证属血虚肝旺，气失运行。治以养血平肝，理气安神，方用钩藤汤加减。处方：

当归 9 克　白芍 9 克　钩藤 9 克　桔梗 6 克　茯神 9 克　青木香 9 克　扁豆衣 9 克　川石斛 12 克　黄芩炭 6 克　桑寄生 12 克

2 剂。

【小结】此例病因，由于脾弱积湿，气失运行，兼之血压又高，故治法先以健脾理气为主，继后再以养血平肝，主要调治肝脾，使肝平脾健，因此在产前未再水肿，血压亦趋正常，于 1959 年 7 月 25 日平安分娩。

病案 2　孟某，女，成人，已婚。

初诊（1959 年 4 月 20 日）

孕 3 产 2，预产期 1959 年 5 月 10 日。近两周来下肢水肿（＋＋），小便黄少，体重 67.2 千克，尿蛋白（－），血压 130/106 毫米汞柱，西医诊断：妊娠肾病Ⅰ°。

刻诊腿足水肿，大便溏薄，每日 2～3 次，眠食尚可，舌苔白腻，脉左沉滑、右滑细弱。证属脾肾两虚，水湿停积。治以健脾益肾，利水化湿。处方：

黄芪 9 克　白术 9 克　茯苓皮 12 克　炙甘草 3 克　山药 9 克　猪苓 9 克　防己 6 克　五加皮 9 克　生杜仲 12 克　川断 12 克　木香 6 克　菟丝子 9 克

2 剂。

二诊（1959 年 4 月 22 日）

服药后水肿稍退，小便增多色黄，便溏，每日 1～2 次，检查体重稍降，血压正常，舌苔薄白腻、中微黄，脉左细滑弱、右沉滑。病情稍见转机，再从前法加减。处方：

白术 9 克　茯苓皮 12 克　山药 9 克　生杜仲 12 克　川断 12 克　木香 6 克　菟丝子 9 克　猪苓 9 克

5 剂。

三诊（1959 年 5 月 8 日）

停药数日，水肿又甚，足背肿胀而痛，体重 66.8 千克，血压正常，尿蛋白（－），大便溏薄，每日 2～3 次，小便黄，舌苔白腻，脉右沉滑、左细滑。治以健脾祛湿，方用白术散合五皮饮加减。处方：

白术 9 克　茯苓皮 12 克　猪苓 9 克　车前子 12 克　大腹皮 9 克　桑白皮 9 克　橘皮 3 克　木香 6 克　荷叶 12 克

3剂。

四诊(1959年5月11日)

服药后,水肿稍退,纳食睡眠正常,便溏,每日2～3次,小溲仍少,检查体重66.7千克,血压正常,尿蛋白(—),舌苔淡黄腻,脉沉滑左细。治以健脾利水。处方:

白术9克　茯苓皮12克　猪苓9克　车前子12克(包)　大腹皮9克　桑白皮9克　橘皮3克　木香6克　防己6克　炙甘草3克

3剂。

五诊(1959年5月14日)

临预产期近,水肿加重,口渴喜饮,尿量正常,体重68.7千克,血压正常,尿蛋白(—),舌苔淡黄腻,脉左沉细滑、右沉滑。治以理气行水,方用天仙藤散加减。处方:

天仙藤9克　制香附6克　橘皮3克　炙甘草3克　乌药9克　木瓜6克　茯苓皮12克　车前子12克

4剂。

六诊(1959年5月18日)

前进理气行水之剂后,肿势大消,足背微肿,小溲增多,口渴渐解,体重67千克,血压正常,尿蛋白(—),舌苔薄黄,脉左细弱而滑、右弦滑,再从原法加减。处方:

白术9克　山药9克　茯苓9克　橘皮3克　天仙藤9克　炙甘草3克　制香附6克　炒牛膝6克

2剂。

【小结】此例病因,由于脾肾两虚,水湿停积,故采用补脾肾、化水湿之法,继后用健脾化湿,理气行水为治,治疗1个月,水肿完全消退,于1959年5月21日平安分娩。

第四节　先兆子痫

先兆子痫,此症往往在妊娠8～9月时,发生头痛头晕、目花泛恶、血压较高等现象,其主要原因,由于母血供应胎儿,以致肝藏血少,肝阳亢越,内风暗旋。治疗方法,先以平肝息风,清热宁心,使肝平心清,风息火降,如此则不致形成子痫,达到足月平安分娩。

病案1　张某,女,成人,已婚。

初诊(1959年5月12日)

初产妇,孕36周,孕妇于妊娠初期无泛恶呕吐,至妊娠30周时,开始有头晕头痛,眼花,在门诊治疗,近日症状加重,血压增高而入院,西医诊断:妊娠肾病Ⅲ°。现自觉头晕颇甚,口渴喜饮,肢肿,夜寐多梦,大便干结,小便正常,血压150～200/110～130毫米汞柱,尿蛋白(—),体重53.5千克,舌苔黄腻中剥,脉象弦滑。证属肝阳亢越,内风蠢动,治以平肝息风,拟钩藤汤合羚角琥珀散加减。处方:

桑叶6克　菊花6克　钩藤6克　白芍9克　石决明15克　黄芩6克　夏枯草6

克　当归9克

1剂。

另：羚角琥珀散3克，分2次，早晚各服1次。

次日，头仍晕，口渴减，大便不干，睡眠安，舌苔糙薄黄，脉弦滑，血压150～200/100～120毫米汞柱，仍服前方及羚角琥珀散6克，每服1.5克，4小时服1次。

二诊(1959年5月14日)

汤散并进后，血压较为平稳，今天血压波动在120～170/86～120毫米汞柱，仍觉头晕目眩，口渴思饮，腰部稍酸，纳食、睡眠、小便均正常，舌苔薄黄腻，脉象弦滑。治以平肝宁心，祛风清热。处方：

钩藤9克　玄参9克　当归6克　桑寄生12克　菊花6克　黄芩6克　白薇9克　牛膝9克　丹皮6克　白蒺藜9克

2剂。

另：平肝散6克，每日3次。

三诊(1959年5月15日)

服上药后，头晕稍减，血压偏高，150～160/100～110毫米汞柱，时觉烘热汗出，口仍干，舌苔薄黄腻，脉象滑而有力。治以养血祛风，平肝清热。处方：

钩藤9克　玄参9克　当归9克　天麻6克　桑寄生12克　菊花6克　生龙齿15克

3剂。

四诊(1959年5月18日)

血压140～180/100～130毫米汞柱，头部仍晕，口渴喜饮，胃纳稍差，小便黄少，睡眠尚安，舌苔淡黄腻边刺，脉象弦滑。治以镇肝，息风，清热。

处方：羚角琥珀散，每次3克，每日3次，连服2日。

后仍以羚角琥珀散，每日4次，每次1.5克。

【小结】此例由于肝阳亢逆，内风蠢动，故以平肝息风、清热宁心之法，方用钩藤汤加减，再加羚角琥珀散及平肝散，症状仍有头晕烘热，口渴喜饮，血压维持在130～170/94～120毫米汞柱，体重减少2.5千克，经过治疗，病情未发展，于妊娠37周时，在5月23日，以药物加剥膜引产，当日平安分娩，产后又再调理，血压正常，康复出院。

病案2　王某，女，成人，已婚(首都医院)。

初诊(1959年5月11日)

初产妇，妊娠37周，预产期1959年6月6日，孕妇于妊娠早期泛恶，呕吐不甚，未做产前检查，于4周前第一次在某医院测量血压130/100毫米汞柱，6日前因剧烈头痛，曾住某医院治疗，住院期间血压150～190/110～120毫米汞柱，尿蛋白(＋＋)，水肿较甚，经治疗后，水肿消失，血压仍高，而转诊住院，西医诊断：先兆子痫。入院时症状，头痛头晕颇甚，经常鼻衄，口渴喜饮，水肿(＋)，血压180/120毫米汞柱，尿蛋白(＋＋)，舌苔黄腻，脉象弦滑微弱。证属心肝血少，风阳上扰。治以镇肝息风，清热宁心。处方：

羚角琥珀散 3 克，每 6 小时服 1 次。

二诊（1959 年 5 月 12 日）

服羚角琥珀散后，血压稍有下降，曾经鼻衄一次，少寐多梦，头晕稍减，腰部微酸，便干溲少，舌苔黄腻，脉象左沉弦滑、右细弦滑微数。仍从前法增减，方用羚角琥珀散及钩藤汤加减。处方：

钩藤 9 克　当归 9 克　桔梗 3 克　桑寄生 12 克　茯神 9 克　玄参 9 克　菊花 6 克　黄芩 6 克　生龙齿 15 克　灵磁石 15 克　牛膝 6 克

1 剂。

另：羚羊角粉 1.2 克，琥珀粉 1.8 克，二味相和，装入胶囊，分 2 次服。

三诊（1959 年 5 月 13 日）

昨日血压升降在 150～198/110～130 毫米汞柱，仍感头痛，口渴减轻，夜寐易醒，二便正常，舌苔黄腻、边白腻，脉象弦微滑、两尺弱。治以育阴潜阳，和胃安神。处方：

生鳖甲 15 克　生龟甲 15 克　生牡蛎 15 克　橘皮 3 克　制半夏 6 克　朱茯神 9 克　炙甘草 3 克　炒牛膝 6 克　大腹皮 9 克

1 剂。

另：羚角琥珀散 3 克，6 小时 1 次。

四诊（1959 年 5 月 14 日）

昨日夜寐不安，今日头痛加重，血压仍高，波动在 150～190/110～140 毫米汞柱，呕吐 1 次，二便正常，舌苔中黄边腻，脉象弦弱微滑而数。治以养血安神，镇肝息风。处方：

当归 9 克　白芍 9 克　天麻 6 克　钩藤 9 克　朱茯神 12 克　远志 6 克　白薇 9 克　桑寄生 12 克

1 剂。

另：羚羊角粉 1.2 克，分 2 次服。

五诊（1959 年 5 月 15 日）

服药后，血压较平，在 160～170/100～130 毫米汞柱，头痛亦减，昨夜尚可入睡，今晨未曾泛恶，稍可进食，胃脘胀滞，小溲色黄，舌苔中黄、边白腻，脉象滑数、左细。治以敛肝祛风，宁心和胃。处方：

钩藤 9 克　桑寄生 12 克　桔梗 3 克　茯神 9 克　当归 9 克　橘皮 6 克　制半夏 9 克　远志 6 克

2 剂。

【小结】产妇于 5 月 14 日行剥膜引产，并配西药肼苯哒嗪、鲁米那、吗啡、哌替啶等，于 5 月 17 日平安分娩，当时血压 160/106 毫米汞柱，以后用养血清热、健脾和中之法，服药 16 剂，血压维持在 120～150/80～100 毫米汞柱，仍偶有头痛汗多、便溏等症，于 6 月 8 日出院，出院前测量血压为 114～120/70～74 毫米汞柱。

第五节 子 痫

子痫的发生，往往在妊娠后期，或在分娩期间，突然发生头痛剧烈，头旋眩晕，遂致昏迷，两目上窜，四肢抽搐，牙关紧闭，少顷渐平，继后复作，若不急治，母子都有生命之危。主要病因由于肝藏之血，营养胎儿，肝血不充，遂致肝阴不足，肝阳上亢，肝旺生火，热极生风，风火交炽，侵犯心包。治疗方法，以镇肝息风、清心降火为主，方剂采用钩藤汤加减，再加羚羊角粉。如昏迷甚者，可加至宝丹；如体质较弱，治法改用育阴潜阳，息风泻火，再加羚羊角粉、犀角粉、安宫牛黄丸、至宝丹，在此一发千钧之际，必须详细辨证，迅速治疗，才能达到转危为安。

病案1 白某，女，成人，已婚(301医院)。

初诊(1959年7月30日)

孕1产0，孕36周，预产期1959年8月24日，孕妇于妊娠7个月开始，下肢水肿，8个月时加重，近1周来水肿更加明显。近2日来头痛，昨又加剧，今晨头痛剧烈，骤然昏迷，倒仆于地，四肢抽搐，两目上窜，口吐涎沫，先后发作3次，每次持续1～2分钟，遂来院，西医诊断：产前子痫。测量血压170/110毫米汞柱，水肿(＋＋)，神志半清醒，即给注射吗啡一支，服羚角琥珀散3克，以后逐渐清醒。现嗜睡，尚可对答问话，血压下降至145/110毫米汞柱，口干喜饮，大便干燥，全身水肿，下肢尤甚，小溲量少，舌苔黄腻中微垢，脉左弦滑、右细弦。治以镇肝息风，清心利水。处方：

钩藤9克　桔梗6克　玄参9克　桑寄生12克　茯苓皮12克　桑白皮12克　猪苓9克　泽泻9克　石菖蒲6克　陈胆星3克　葛根6克　薏苡仁12克

1剂。

另：羚角琥珀散3克，6小时服1次。

二诊(1959年7月31日)

神志清醒，未再抽搐，自觉头晕目眩，嗜睡，血压170/120毫米汞柱，下肢肿胀，大便干结，小溲短赤，舌苔淡黄垢腻、边白，脉左弦数、右弦滑数。治以镇肝息风，豁痰化湿。处方：

钩藤9克　天麻6克　橘皮3克　制半夏9克　陈胆星6克　天竺黄9克　蝉蜕6克　苍术6克　防己6克　五加皮9克　茯苓皮12克　大腹皮9克　薏苡仁15克　杏仁12克

1剂。

另：羚羊角3克(镑片，另煎)用水500毫升，煎至100毫升，分两次服。

琥珀末3克，分两次服。

【**小结**】此例病因，始初水湿泛滥，继后心肝阳亢，肝风内动，致子痫发生。治法以镇肝息风，清心利水，经治疗后，虽血压较高，但神志渐清，未再抽搐，即行引产，安然分娩，产后血压仍偏高，续用养血平肝、健脾和中之法，服药10余剂，水肿消失，血压稳定，小溲增多，纳食睡眠如常，于8月21日平安出院。

注：治疗中，曾用盐酸氯丙嗪、鲁米那、水合氯醛等西药。

病案2　戴某，女，31岁，已婚(首都医院)。

初诊(1960年2月13日)

上午8时，患者孕4产3，孕38周，预产期1960年2月28日，妊娠4个月时，曾做卵巢囊肿切除术，于33周时，测血压为120/90毫米汞柱，于1周前，曾在某医院复查血压为146/100毫米汞柱，尿蛋白(++)，昨晚因腹痛来院。西医诊断：产前子痫。在急诊时头痛骤剧，曾抽搐4次，口唇青紫，牙关紧闭，口吐白沫，舌尖咬破，血压170/140毫米汞柱，下肢水肿(+)，以镇静降压西药处理后住院，入院后又复抽搐4次，现昏睡，血压206/142毫米汞柱，脉搏110次/分，呼吸慢，体温38℃，舌质红少苔，脉弦滑数。证属阴虚阳亢，肝风内动，痰热交炽，蒙蔽心窍。治法急以镇肝息风，清心泻热，豁痰开窍。处方：

至宝丹1粒，研末，羚角琥珀散3克。两味开水化后，立即鼻饲。

羚羊角粉1.2克，竹沥30克，两味同服。

天竺黄9克　郁金6克　石菖蒲6克　远志6克　陈胆星6克　礞石12克　地龙6克　蝉蜕6克　钩藤9克　桔梗6克

1剂。

二诊(1960年2月13日)

下午8时，产妇于下午1时40分，在昏睡中低位产钳助产分娩，现仍昏睡，体温40℃，喉期痰声辘辘，口鼻有出血，右下肢麻痹，下午7时半用人工冬眠。治以育阴潜阳，息风泻火。方用大定风珠汤加减。处方：

生鳖甲18克　生龟甲18克　生牡蛎30克　鲜生地30克　白芍9克　麦冬9克　生甘草6克　生石决明18克　灵磁石18克　地龙9克　玄参12克　滑石15克　淡竹叶6克　牛膝9克

1剂。

另：羚羊角粉1.5克，犀角粉1.5克，西洋参9克。煎水200毫升，每2小时服20毫升。

安宫牛黄丸、至宝丹，每6小时服1丸，交替使用。

三诊(1960年2月14日)

今日上午9时，产妇仍昏睡未醒，人工冬眠中，血压120/90毫米汞柱，体温35.5℃，舌苔薄白，脉细弦尺弱。治以育阴潜阳，豁痰开窍。处方：

生地黄15克　天冬9克　玄参9克　生龙齿30克　生牡蛎30克　生石决明30克　丹皮9克　生牛膝9克　远志6克　石菖蒲6克　郁金6克　天竺黄9克　淡竹叶9克　灯心3克

1剂。

另:《太平惠民和剂局方》牛黄清心丸,早晚各服 1 丸。

四诊(1960 年 2 月 14 日)

下午 6 时半,服药后,于今日下午 2 时半产妇神识恢复清醒,可以简单答话,3 时半为促进尿量,做肾区拔火罐,至 6 时半,半日排尿量 200 毫升,左侧上下肢举动灵活自如,右上下肢不能举动,瞳孔反射有进步,足肿减退,舌苔薄白,脉弦滑数有力。再以原法加利水之剂。处方:

生地黄 15 克　白芍 9 克　生龙齿 30 克　生牡蛎 30 克　远志 6 克　沙参 9 克　石菖蒲 6 克　郁金 6 克　木香 6 克　橘皮 3 克　茯苓皮 12 克　车前子 15 克(包)　泽泻 9 克　僵蚕 9 克

1 剂。

五诊(1960 年 2 月 15 日)

血压 144/98 毫米汞柱,于今晨 4 时做最后一次人工冬眠,右上下肢已能自举,但较健时为弱,口角不歪,夜间 4 小时尿量 120 毫升,自述咽痛,心中烦热。去胃管,服胖大海及橘子水代茶,舌苔薄白,脉弦滑数。治以育阴潜阳,平肝豁痰。处方:

生地黄 15 克　白芍 9 克　玄参 9 克　麦冬 9 克　生龙齿 30 克　生牡蛎 30 克　紫贝齿 30 克　天竺黄 9 克　石菖蒲 6 克　远志 6 克　生牛膝 6 克　桔梗 6 克

1 剂。

六诊(1960 年 2 月 16 日)

神志清楚,两侧上下肢活动如常,自觉口干,手指作胀,昨日尿量为 1 400 毫升,血压 140～150/90～100 毫米汞柱,体温 37.2℃,口唇生疱疹,舌苔薄黄,少液,脉弦滑数。治以平肝潜阳,养阴生津。处方:

生石决明 24 克　紫贝齿 15 克　生龙齿 15 克　生牡蛎 15 克　钩藤 9 克　生地 15 克　玄参 9 克　麦冬 9 克　白芍 9 克　川石斛 15 克　茯神 12 克　木瓜 9 克

2 剂。

【小结】此例为严重子痫,当时病情危急,故用中西医结合治疗。在中医方面,治法以镇肝息风,清心泻火,豁痰开窍,产后再用育阴潜阳、息风泻火之法,神志渐得清醒,后再以平肝潜阳,养阴生津为治,病情日见好转,于 3 月 7 日平安出院。

病案 3　王某,女,成人,已婚(首都医院)。

初诊(1958 年 4 月 23 日)

初产妇,未做产前检查,昨晚在家分娩,胎儿拔露时,发生抽搐,夜间 12 时牙关紧闭,又连续抽搐 5 次,分娩一活婴,胎盘娩出顺利,出血不多,但产后又抽搐 5 次,昏睡,即送住院,入院诊断,产时子痫,血压 170/140 毫米汞柱,体温 38.4℃,尿蛋白(＋＋＋),神志不清,全身四肢水肿,舌苔黄尖绛,口唇干燥,脉细弦滑数。证属心肝阳亢,心阳亢则火炎于上,肝阳亢则风自内生,风火交炽,筋脉抽搐,证属子痫。治法急以镇肝息风,清心泻火,方用羚角琥珀散及钩藤汤加味。处方:

钩藤 9 克　当归 9 克　桑寄生 12 克　玄参 9 克　桔梗 6 克　茯神 12 克　陈胆星 6 克　远志 6 克　石菖蒲 6 克　天竺黄 9 克

1 剂。

羚角琥珀散 3 克，分 2 次服(药用胃管送下)。

二诊(1958 年 4 月 24 日上午)

产妇抽搐未作，昨日下午 3 时神志渐清，已能回答简单言语，今始神志清楚，汗多口渴，恶露少，夜寐不安，舌苔糙黄中垢，脉左沉滑数、右细弦数。心肝之阳，尚未平息。治以平肝潜阳，清心豁痰，佐以化瘀。处方：

生龙齿 30 克　生牡蛎 30 克　当归 9 克　白芍 9 克　玄参 9 克　钩藤 9 克　煅礞石 12 克　天竺黄 12 克　生牛膝 9 克　桑寄生 12 克　生蒲黄 6 克　五灵脂 12 克

1 剂。

三诊(1958 年 4 月 24 日下午)

神志清醒，自汗淋漓，恶露较多，有紫血块，嗜睡，舌苔黄腻、中根垢，脉细数而弱，左部尤甚，体温 38.4℃，血压 160/110 毫米汞柱。治以补气养血以固本，平肝息风以治标。处方：

生黄芪 15 克　党参 9 克　白术 9 克　茯神 9 克　五味子 6 克　当归 9 克　白芍 9 克　钩藤 9 克　桑寄生 12 克　淮小麦 12 克　大枣 4 枚

1 剂。

四诊(1958 年 4 月 25 日)

汗出渐少，口唇周围有疱疹，大便干结，体温 38℃，血压 160/110 毫米汞柱，恶露未净，纳食一般，睡眠尚可，舌苔黄垢腻，脉象细数。治以补气血，清营热。处方：

生黄芪 12 克　生地黄 12 克　当归 9 克　白芍 9 克　白薇 9 克　瓜蒌 15 克　知母 9 克　钩藤 9 克　桑寄生 12 克　牛膝 6 克

1 剂。

五诊(1958 年 4 月 26 日)

大便得通，血压及体温亦降至正常，恶露少而不尽，唇部疱疹作痛，舌苔中垢已化、边黄腻，脉细弦数。治以养血清热。处方：

生地黄 12 克　当归 9 克　白芍 9 克　白薇 9 克　丹皮 9 克　知母 9 克　生甘草 6 克　牛膝 6 克

1 剂。

六诊(1958 年 4 月 27 日)

诸恙均减，体温正常，但小便不利，舌根黄腻，脉细弦微数。治以养血清热，通利膀胱。处方：

生地黄 12 克　当归 9 克　白芍 9 克　白薇 9 克　丹皮 9 克　生甘草 6 克　滑石 12 克　车前子 12 克(包)

2剂。

另：琥珀末1.8克，分2次冲服。

【小结】此例在临产时突然发生子痫，来势凶猛，险象环生，急用镇肝息风、清心泻火之法，服药后，神志渐清，抽搐未作，再以平肝潜阳，清心豁痰，后再用补气养血、平肝息风，患者血压渐趋正常，症见小便不利，再从养血清热利水之法调治，至5月4日痊愈出院。

注：患者入院时，曾用吗啡及硫酸镁注射，后又用青霉素、链霉素。

【附】

1. 至宝丹(《太平惠民和剂局方》)　组成：犀牛角，玳瑁，琥珀，雄黄，朱砂，龙脑，麝香，西牛黄，金箔，银箔，安息香。

服法：每服1丸，化烊温开水调服。

功能：开窍镇痉，泻火解毒。

2. 安宫牛黄丸(《温病条辨》)　组成：牛黄，郁金，犀牛角，黄芩，黄连，栀子，雄黄，朱砂，梅片，麝香，珍珠。

服法：每服1丸，化烊温开水调服。

功能：开窍止痉，泻火豁痰。

3. 牛黄清心丸(《太平惠民和剂局方》)　组成：西牛黄，羚羊角，犀牛角，麝香，冰片，腰黄，黄芩，蒲黄，金箔等。

服法：每服1丸，化烊温开水调服。

功能：清心泻火，镇肝息风，开窍止痉。

4. 羚角琥珀散(自订方)　组成：羚羊角、琥珀、天竺黄、天麻、蝉蜕、地龙等分，共研细末和匀。

服法：每日1～4次，每次服1.5～3克。

功能：镇肝定痉，息风宁心(具有降压止痉作用)。

5. 平肝散(自订方)　组成：黄芩、夏枯草、炒牛膝、白薇、当归、菊花等分，共研细末和匀。

服法：每日1～3次，每次服6～9克。

功能：平肝清热。

附注：以上两方，亦可根据病情需要，改为汤剂。

第三章　产 后 病

第一节　产后血晕

产后血晕，此症主要病因，由于产后血夺阴损，心肝之阳亢逆，又有恶露不下，瘀血上冲，前者属虚，后者属实，两者都能发生血晕。治疗方法，虚证：根据虚则补之，应大补气血，以防暴脱，方用当归补血汤合生脉散为主；实证：根据实则泻之，应养血化瘀，使积瘀下行，方用生化汤加减，再加失笑散，此外再可用醋炭法，以炭烧红，置在盆内，将醋洒之，将炭盆置产妇旁而熏之，神志亦能渐清，通过辨证，内外兼施，才能达到转危为安。

病案　王某，女，37岁，已婚(北京邮电医院会诊)。

西医诊断：① 早期破水。② 重度感染。③ 中毒性休克。

初诊(1956年4月25日下午)

患者孕8产7，预产期1956年5月23日，于当年4月20日早期破水，入院待产。4月24日上午发现脐带一度脱出，进行还纳，至下午体温高达40.1℃，即给奎宁引产，晚8时产一死婴，产时出血100毫升，产后1小时，阴道又出血约300毫升，血压即下降至54/30毫米汞柱，立即输血700毫升，并给升压西药，血压略见回升至90/60毫米汞柱，患者表现烦躁不安，神志时清时昧，面色紫绀，肢体微肿，大便燥结，小溲甚少，自觉舌尖麻木发凉，颜面及口唇抽动，背部发现散在性小出血点，在此期间，患者体温下降至37～38℃，舌苔黄腻，脉细滑数。证属产后血夺，阳气上逆，郁冒无汗，遂致肝风内动，神志昏迷。病属产后血晕，治以养血平肝，交通心肾。处方：

当归12克　川芎6克　生龙齿15克　远志6克　橘皮6克　法半夏6克

1剂。

另：肉桂末0.9克、琥珀末1.5克，二味相和，温开水调服。

二诊(1956年4月26日)

神志渐清，面赤胸痞，满腹胀痛，遍体水肿，大便溏薄，小溲仍少，舌苔黄腻，脉细弦数、两尺虚弱，心肾两虚，肝脾不和，三焦气化失宣，膀胱通利违常。治法先以通利三焦，温化膀胱，取洁净府之法，方用五苓散加味。处方：

猪苓9克　茯苓9克　泽泻9克　车前子15克(包)　制香附6克　郁金6克　白术6克

1剂。

另：肉桂末0.9克，沉香末0.9克，琥珀末1.8克。

三味相和，温开水调服。

三诊(1956 年 4 月 27 日)

服药后,小溲渐利,又增咳嗽气急,胸痞腹痛,腰部疼痛,遍体仍肿,大便溏薄,舌苔薄腻,脉象细滑,左尺右寸俱弱,脾肾两伤,肺气又逆。治法先以肃肺降气,兼益脾肾,方用旋覆代赭汤加减。处方:

旋覆花 9 克(包)　代赭石 24 克　炙甘草 3 克　白术 9 克　连皮茯苓 15 克　桔梗 6 克　浙贝母 9 克　化橘红 6 克　川断 9 克　桑寄生 15 克

1 剂。

另:伽南香 0.6 克,锉末调服。

四诊(1956 年 4 月 28 日)

咳嗽稍减,胸脘仍痛,食后痞闷胀痛更甚,面浮肢肿,大便溏薄,小便尚利,舌苔薄白,脉细弦滑、左尺弱。分析症状,由于肺逆则咳,肝逆则胀,脾胃不和,肝肺气逆,升降不利,三焦失宣,以致咳逆胀满,治以降肺气,疏肝气,和脾气,仍拟旋覆代赭汤合二陈汤加减。处方:

旋覆花 9 克(包)　代赭石 24 克　橘皮 6 克　法半夏 6 克　连皮茯苓 15 克　浙贝母 15 克　木香 4.5 克　通草 3 克　郁金 6 克

2 剂。

另:肉桂末 0.9 克,调服。

五诊(1956 年 5 月 3 日)

服上方 2 剂后,咳嗽得减,小溲通利量多,胃脘仍痛,得食尤甚,夜寐不安,四肢酸痛,间或作麻,大便溏薄,舌苔根黄微垢,脉象细弦、两尺弱。证属肝气上逆,脾胃不健。治以疏肝健脾,温中和胃。处方:

制香附 6 克　木香 6 克　橘皮 6 克　乌药 6 克　木瓜 9 克　荜茇 1.8 克　青皮 6 克　法半夏 9 克

2 剂。

另:肉桂 0.6 克、吴茱萸 1.2 克,二味研末相和,分 2 次调服。

六诊(1956 年 5 月 5 日)

服药 2 剂后,脘痛得减,胃纳较振,但满腹作痛,转侧尤甚,遍体疼痛,畏寒自汗,大便次多,时结时溏,脉左细弦数、右细软数。产后气血两虚,营卫失谐,肝脾不和,筋络失滋。治以补气血,和肝脾,调营卫为法。处方:

红人参 6 克　白术 9 克　茯苓 15 克　炙甘草 3 克　熟地 15 克　砂仁 3 克　炮姜 3 克　桂枝 4.5 克　当归 9 克　川芎 6 克　木香 6 克　五味子 4.5 克

2 剂。

【小结】此例始因产后血夺阴损,以致肝风内动,神志时清时昧,当时病情危急,脉搏快,呼吸急促,肺部有啰音,白细胞计数升高 16.5×10^9/升,中性粒细胞百分比 87%,尿蛋白(++++),有颗粒管型及红白细胞,二氧化碳结合力 14 容积%,非蛋白氮 133 毫克%

等呈重度感染及中毒性休克状态，故用中西医结合治疗。在中医治疗中，采用养血息风、交通心肾之法，神志得清，后症见满腹胀痛，遍体水肿，小溲不利，治以通利膀胱气化为主，药后小便得利，又见咳嗽气急，腰痛便溏，治以肃肺降气，兼益脾肾，最后以补气血，和肝脾，调营卫之法，进行调理，诸恙渐愈，于5月31日出院。

第二节 产后肝厥

此症由于产后血夺阴损，虚阳亢逆，症见神志昏迷，治法急用扶正开窍，清心镇肝，俟神志渐清，再用补益肝肾，以制亢阳，凡治疗产后病，宜采用标本兼施之法，如标病急，先治标，次治本，若本病急，则先治本，兼治标，分清主次，才能达到转危为安。

病案 王某，女，41岁，已婚(首都医院会诊)。

西医诊断：前置胎盘，肝昏迷。

病史：孕7产6，预产期1959年3月初，患者妊娠8个月，产前大出血，于1959年3月2日急诊入院，入院后在输血中做内倒转及臀牵引术，手术前后共出血2 100毫升，3月3日下午3时产妇呈昏迷状态，血压140/100毫米汞柱，体温37.5摄氏度，经内科、脑系科会诊，考虑肝昏迷，患者过去有传染性肝炎史。

初诊(1959年3月4日)

神志昏迷，面目肢体皆肿，腹部膨大，舌苔花剥糙黄无津，脉细软数。证属肝厥。急用扶正开窍，清心镇肝之法。处方：

羚羊角粉1.5克　苏合香丸1丸研细　人参9克

文火浓煎200毫升，送上药，分4次服，每隔3小时服1次。

二诊(1959年3月5日)

患者昨日下午1时服中药后，至3时手足伸动，口不张，闻声可睁眼，下午4时服第二次中药，至晚8时可以张目看人，但不语，至夜半神志渐清，舌苔糙黄少津，脉象左虚大而数、右细数无力。证属营血大夺，气阴重损，心肝虚阳，不克潜藏。治以补气固本，养阴潜阳。处方：

人参9克　麦冬9克　五味子6克　当归9克　白芍9克　生龙齿30克　生牡蛎30克　枣仁15克　茯神12克　远志6克

1剂。

另：苏合香丸1丸，神志昏迷时，即服半丸，隔4小时不醒，再服半丸，开水化服。

三诊(1959年3月6日)

昨寐尚宁，四肢肿势较退，腹部膨大，大便溏泄，小溲微黄，恶露不多，色暗红，舌垢渐化，津液稍润，舌苔微黄，脉左细弦关大、右沉细。血夺气竭，肝脾两伤。治以补气固本，兼调肝脾。处方：

人参9克　白术9克　连皮苓15克　炙甘草3克　龙齿30克　白芍9克　五味子

6克　木香6克　泽泻6克

3剂。

【小结】此例属于肝厥，证属营血大夺，气阴重伤，心肝虚阳，不克潜藏，病势险危，故急用扶正开窍、清心镇肝之法，服药后，神志逐渐得到清醒。脱离险境后，尚有腹部膨大胀满、小便不多等症，故用疏肝健脾、通利膀胱之法，继续服药10剂，腹胀得减，小便通畅，因肝硬化合并腹水，转内科治疗。

注：住院期间，曾用西药谷氨酸钠、金霉素等治疗。

【附方】

苏合香丸(《太平惠民和剂局方》)

苏合香　麝香　安息香　犀角　冰片　沉香　丁香　白檀香　青木香　荜茇　制乳香　制香附　白术　煨诃子　朱砂

服法：每服1丸，化烊开水调服。

功能：宣郁开窍。

第三节　产后头痛

产后头痛，此证病因，由于血夺阴损，虚阳上亢所致，头痛至夜尤甚，夜属阴。阴虚故夜甚，治法以育阴潜阳为主，如兼有自汗者，此系气阴两虚，气虚卫疏故自汗，阴虚阳亢故头痛。治法以补气固卫，养阴潜阳，使卫气得固，亢阳得潜，则头痛可以得止，自汗亦能渐敛，凡治产后诸症，应当考虑体质已虚，宜先治其本，或标本兼施，如此则不致舍本而逐末也。

病案　李某，女，成人，已婚(广安门医院)。

初诊(1959年1月7日)

患者产后3周，于产后2周时感冒，发热头痛，2日即愈，尔后经常头痛，夜间尤甚，但不发热，无泛恶呕吐，口干不欲饮，自汗甚多，纳可便调，恶露未净，量不多，舌苔薄黄，脉沉细数。产后气阴两伤，虚阳上亢。治以补气养阴，以制亢阳。处方：

生黄芪15克　当归9克　白芍9克　生龙齿15克　生牡蛎15克　沙苑子9克　枸杞子9克　浮小麦12克　大枣4枚　荆芥炭6克

5剂。

二诊(1959年1月14日)

药后头痛消失，唯感恍惚，蹲起目眩，汗出渐少，畏热口干，纳差便溏，舌苔黄尖有刺，脉象沉细。治以育阴潜阳，健脾和胃。处方：

党参9克　白术9克　茯苓12克　炙甘草3克　白芍9克　枸杞子9克　生龙齿15克　生牡蛎15克　橘皮3克　木香3克　浮小麦12克　大枣4枚

5剂。

【**小结**】此例由于产后气阴两虚，气虚则卫疏，故自汗甚多，阴虚则阳亢，故头痛夜甚，采用补气固卫、育阴潜阳之法，使气阴来复，故诸恙渐安。

第四节　产后癃闭

癃为小便不利，闭为小便不通，《素问·灵兰秘典论篇》云："膀胱者，州都之官，津液藏焉，气化则能出矣。"说明如膀胱不能气化，则小便不通，留于膀胱而不下，遂致癃闭。

产妇因产程过长，或手术助产，产后每易发生癃闭，主要原因由于产时努力伤气，或失血过多，气随血耗，因而肺脾气虚，不能通调水道，下输膀胱，遂致膀胱气化失宣而窒塞。症见小便点滴不爽，甚则不通，少腹胀满，腰部酸痛。根据钱伯煊治疗此症立法，常以温通气化为主，随症用药，主方以琥珀、肉桂、沉香三味为末相和冲服。方中之琥珀，性平味甘，功能通行水道，散瘀安神，使肺气下降而通利膀胱，具有利小便、通淋闭的作用；肉桂辛甘大热，能补命门相火之不足，温阳通经，蒸发膀胱气化；沉香辛苦而温，能调气降气，下达肾经，三味同用，有温阳通经、助膀胱气化而利小便之功能。

用量：琥珀为主，每日1.5～3克，肉桂0.9～1.8克，沉香0.9～1.8克，可视病情轻重而加减。

服法：三味研末调服，如有热象者，不用肉桂，另用车前子12克，泽泻9克煎汤，将琥珀沉香末调服。

病案1　抑某，女，成人，已婚(301医院)。

初诊(1959年7月8日)

剖腹产手术后第三日，产前血压稍高，无其他不适，术后第一日，一般情况正常，术后导尿1 300毫升，7日上午患者烦躁不安，体温上升，血压下降，同时发现尿少，中午至晚上尿量200毫升，10时至次晨8时小便量50毫升，现患者依然烦躁不宁，腹胀拒按，头汗甚多，不思饮食，小便仍少，大便未解，手足微搐，口角微抽，舌苔中光边黄腻，脉象左细数而弱，右弦数。证属产后血虚肝旺，风阳内动，膀胱气化不利。治以养血平肝，息风潜阳，通利膀胱。处方：

熟地12克　当归9克　白芍9克　川芎3克　灯心1.8克　生龙齿30克　生牡蛎30克　白薇9克　茯苓神各9克　车前子12克(包)　泽泻9克

1剂。

另：肉桂末1.2克，沉香末1.2克，琥珀末2.4克。三味相和分三包，4小时服一包。

二诊(1959年7月9日)

服药后，患者神情转安，小便量增多(导尿)，汗出渐减，体温亦见下降，尚觉头晕，咳嗽，咯痰多沫，大便未解，睡眠不安，舌苔中光边腻，脉左细弦微数、右细弦。治以养血平肝，交补心肾，佐以化痰。处方：

熟地 12 克　当归 9 克　白芍 9 克　川芎 4.5 克　生龙骨、生牡蛎各 15 克　远志 6 克　茯神 12 克　灯心 1.8 克　杏仁 9 克　橘皮 3 克　柏子仁 12 克

2 剂。

三诊(1959 年 7 月 11 日)

药后小便通利，已能自解，尿量较多，大便亦通，诸症渐减，唯仍有咳嗽痰多，口干喜饮，舌中光剥边微黄，脉左细弦微数、右弦滑数。治以补气血，和肺脾。处方：

党参 9 克　黄芪 12 克　茯苓 9 克　炙甘草 3 克　当归 9 克　川芎 3 克　化橘红 3 克　木香 6 克　小麦 12 克　大枣 3 枚

4 剂。

四诊(1959 年 7 月 16 日)

小便自解畅通，体温正常，精神好转，恶露已净，腹胀拒按，胃纳稍差，夜寐多梦，自汗甚多，口渴，咽喉干痛，左上唇稍有抽搐，舌苔光剥，脉象左细弱、右细弦。治以育阴潜阳，兼和肝胃。处方：

北沙参 12 克　麦冬 9 克　生龙齿 15 克　生牡蛎 15 克　白芍 9 克　钩藤 9 克　玄参 9 克　茯苓 12 克　橘皮 6 克　木香 6 克

4 剂。

【小结】 此例病因由于产后血虚阴损，风阳内动，膀胱气化失宣。治法以养血平肝，息风潜阳，温通膀胱气化，药后小便自通，但又症见咳嗽痰多，故治法以补气血，和肺脾，最后以育阴潜阳，兼和肝胃，病情日见好转，后即康复出院。

病案 2　阚某，女，成人，已婚(301 医院)。

初诊(1959 年 6 月 29 日)

初产妇，产后 9 日，自产后起即小便不利，经多次努力后，始能排出，腹胀腰痛，大便干结，眠差，舌苔白腻，脉象细弦。三焦为决渎之官，膀胱为州都之府，今三焦膀胱同病，于是气化失宣，水道不利。治以疏利三焦，温通膀胱。处方：

当归 9 克　柴胡 4.5 克　川芎 4.5 克　白术 9 克　茯苓 9 克　炙甘草 3 克　制香附 6 克　小茴香 3 克　橘皮 3 克

3 剂。

另：肉桂末 2.7 克，沉香末 1.8 克，琥珀末 6 克。三味相和，分六包，每日 2 次，每次 1 包。

二诊(1959 年 7 月 1 日)

服药后小便较通，下腹尚胀，腰酸，便干，恶露多色红，自汗少寐，乳汁不多，胃纳不振，舌苔薄白中微黄，脉象细弦。治以养血疏肝，通利膀胱。处方：

当归 9 克　川芎 6 克　炙甘草 3 克　制香附 6 克　小茴香 3 克　橘皮 3 克　茯苓 9 克　桃仁 6 克　姜黄 3 克　泽泻 9 克　木通 3 克　小麦 9 克

2 剂。

另：肉桂末 2.4 克，琥珀末 3.6 克。二味相和，分 4 包，早晚各服 1 包。

服上药 2 剂后，小便得到畅通。

【小结】 此例由于三焦气化失宣，以致水道不利。故治法以疏利三焦，温通膀胱，用琥珀、肉桂、沉香、小茴香、制香附以温通膀胱，再以逍遥散加减疏利三焦，因此能迅速得到痊愈。

病案 3　刘某，女，成人，已婚（301 医院）。

初诊（1959 年 4 月 8 日）

初产妇，因持续性枕后位，第二产程延长，产后不能自然排尿而来诊。现产后第八日，经用导尿，针灸及中药后，至今晨仍不能自然排尿，下腹胀痛，胃纳不振，大便干结，舌苔黄质绛、边刺，脉象左细弦数尺弱、右滑数。治以养血清热，通利膀胱。处方：

地黄 12 克　通草 3 克　甘草梢 3 克　赤小豆 12 克　滑石 12 克　车前子 12 克（包）　泽泻 9 克　茯苓皮 12 克　桔梗 6 克

1 剂。

另：琥珀末 2.4 克，沉香末 1.2 克，二味相和装入胶囊，分 2 次服。

二诊（1959 年 4 月 10 日）

服药后，已能自然排尿，但有残尿感，胃纳稍增，舌苔薄白，脉象弦数。治以通利膀胱，佐以清热化湿。处方：

瞿麦 9 克　萹蓄 9 克　甘草梢 3 克　滑石 12 克　车前子 12 克（包）　木通 1.8 克　薏苡仁 12 克

3 剂。

另：琥珀末 1.8 克，沉香末 1.2 克。二味相和装入胶囊，分 2 次服。

三诊（1959 年 4 月 13 日）

服上方 3 剂后，尿量渐增，溲时不痛、稍费力，睡眠饮食尚可，舌苔黄腻，脉象弦数，仍服原方 3 剂。

【小结】 此例由于热结膀胱，气化不利，故以琥珀利水通塞，沉香调气降气，再以导赤散、赤小豆、车前子、滑石、泽泻、茯苓皮、瞿麦、萹蓄、桔梗等清热利水，患者共服药 10 剂，已能自然排尿，得以痊愈。

病案 4　李某，女，27 岁，已婚（301 医院）。

初诊（1959 年 6 月 13 日）

初产妇，于 1959 年 6 月 12 日，用胎头吸引器助产分娩，产后不能自然排尿，留置导尿管开放引流，尿量不多。目前无腹胀，舌苔光剥尖刺，脉弦微大。治以养血疏肝，温通膀胱。处方：

地黄 12 克　当归 9 克　白芍 9 克　川芎 6 克　茺蔚子 9 克　桑寄生 12 克　牛膝 6 克　小茴香 3 克

2 剂。

另：肉桂末1.5克，沉香末0.9克，琥珀末2.4克。三味相和，分2次服。

二诊(1959年6月17日)

药后小便渐可自解，但尿时不适，少腹胀滞，头晕汗多，纳食正常，舌苔边白中光，脉细弦数。治以育阴潜阳，通利膀胱。处方：

白芍9克　白薇9克　钩藤9克　茯神12克　桑寄生12克　生牡蛎18克　生杜仲12克　青木香9克　茯苓12克　茺蔚子9克

4剂。

另：琥珀末1.8克，每日2次，每次0.9克，连服4日。

三诊(1959年6月20日)

小便已能自解畅通，汗出渐少，咽干，大便尚结，舌苔光剥，脉象细弦而弱。治以养阴清热。处方：

枸杞子1.5克　地骨皮9克　麦冬9克　生地12克　白薇9克　白芍9克　桑寄生12克　生杜仲12克　生甘草6克　橘皮3克

4剂。

【小结】此例由于产后血虚气滞，膀胱气化失宣。治法先以四物汤养血，再加琥珀、肉桂、沉香、茴香温通膀胱气化，药后小便自然通利，后因症见头晕汗多，故治法以育阴潜阳，通利膀胱，最后以养阴清热之法善后而愈。

病案5　房某，女，成人，已婚(301医院)。

初诊(1959年6月20日)

孕2产1，产后10日来，排尿非常困难，但无尿痛及残尿感，舌苔淡黄，脉象细数尺弱。证属肾阴不足，膀胱气化不利。治以补益肾阴，通利膀胱。处方：

熟地12克　山药9克　茯苓9克　泽泻9克　小茴香3克　牛膝6克　车前子12克(包)　牡丹皮6克　木香6克　木通3克

2剂。

另：肉桂末1.2克，琥珀末1.8克，二味相和，分2次服。

二诊(1959年6月24日)

药后小便已能自解，尚觉通畅，舌苔白腻，脉左细弦、右细弱。治以补气养阴。处方：

黄芪15克　党参9克　山药6克　白术6克　茯苓9克　熟地12克　桑寄生12克　杜仲12克　橘皮6克

5剂。

【小结】此例发生于产后，主要原因由于产后肾阴不足，膀胱气化失宣，肾与膀胱为表里，肾虚则膀胱气化不利，而致癃闭，故以补益肾阴以治本，疏通膀胱气化以治标，标本兼施，小便得以通畅，终以补气养阴，善后而愈。

第五节　产后肾病

产后肾病，主要病因由于产后肾虚，肾虚则肝失所养，肝阳上亢，故见头晕目眩、呕吐、神躁、乏寐等症。肾与膀胱为表里，肾病则膀胱气化不利，症见腰痛，小溲甚少，治疗方法，应用育阴潜阳以治本，温阳化气以治标，此为标本兼施之法也。

病案　关某，女，45岁，已婚(邮电医院会诊)。

初诊(1958年6月17日)

患者孕11产7，因早破水入院，于1958年6月2日下午7时30分经手转儿头分娩，当晚小便通畅，次晨自解，小便不畅，下午2时后寒战，尿少，肾区有压痛，白细胞计数2.23×10^9/升，尿蛋白(＋＋＋＋)，红细胞增多，曾用西药抗生素等治疗，于第六日会诊，头晕呕吐，腹胀腰痛，神躁乏寐，小溲黄少，全日尿量800毫升，血压54/30毫米汞柱，非蛋白氮67％，二氧化碳结合力36容积％，肺有啰音，舌苔白腻中根垢，脉沉弦尺弱。病由产育频繁，气血已伤。此次产后肝肾又虚，阳气失宣。治法以补益肝肾，温阳化气。方用生化汤加味。处方：

当归9克　川芎3克　炮姜炭3克　炙甘草3克　桃仁6克　橘皮3克　连皮茯苓12克　大腹皮6克　泽泻9克　白术6克　生杜仲12克　牛膝9克

2剂。

另：肉桂末3克，沉香末3克，琥珀末3克。三味相和装入胶囊，每隔4小时服1.2克。

二诊(1958年6月19日)

服药后诸恙稍减，纳食好转，神躁得安，夜间能寐，小溲亦通，尿量全日2 400毫升，舌苔白腻、中根微垢，脉象沉弦。治以养血温肾，健脾化湿。处方：

熟地12克　当归9克　川芎3克　白术9克　连皮茯苓12克　炙甘草3克　砂仁1.8克　菟丝子9克　肉桂3克　炮姜炭6克　薏苡仁12克　生杜仲12克　桑寄生12克　大腹皮9克

4剂。

三诊(1958年6月23日)

产后12日，诸恙得减，唯血压尚高为170/110毫米汞柱，坐起头晕，小便尚可，尿量1 800毫升，二氧化碳结合力44容积％，舌苔白腻、中剥微垢，脉象细弦、左尺重按无力。证属产后血虚肝旺，阳气上越。治法以补益肝肾，使阴气渐复，亢阳得潜。处方：

熟地12克　当归9克　沙苑子9克　黑豆12克　焦白术9克　茯苓12克　炙甘草3克　牛膝9克　杜仲12克　桑寄生12克　泽泻9克　橘皮3克　山茱萸6克　山药9克

3剂。

四诊(1958年6月26日)

产后半月,血压稍有下降,血压160/110毫米汞柱,头晕依然,两目昏花,舌苔边白腻、中淡黄微垢,脉象细弦、左尺弱。证属阴虚于下,阳亢于上。治以育阴潜阳,使阴平阳秘。处方:

熟地12克　山茱萸6克　枸杞子9克　龙齿12克　牡蛎12克　龟甲15克　杜仲12克　桑寄生12克　磁石15克　白芍9克　橘皮3克　制半夏6克

6剂。

五诊(1958年7月4日)

产后两旬,诸恙均安,唯尚觉头晕,血压渐趋正常,小溲如常,舌苔淡黄,脉象沉弦。治以补肝益肾,以制亢阳。处方:

熟地12克　山茱萸9克　龙齿15克　牡蛎15克　天麻6克　磁石15克　山药9克　茯苓9克　橘皮3克　桑寄生12克

4剂。

【小结】患者年逾四十,产育频繁,气血两虚,此次产后,肝肾又伤,即患肾炎,当时小溲极少,根据中医理论,肾与膀胱为表里,肾病必然影响膀胱。故治法以补肝强肾,温通膀胱气化,继后症见头晕,血压亦高,此系肾虚肝旺,虚阳亢逆。治以补益肝肾,使阴气渐复,亢阳得以潜藏,会诊5次,中西医结合治疗,基本痊愈而出院。

第六节　产后感受风寒

产后气血两虚,营卫不和,易受风寒侵袭,钱伯煊治疗此症,往往采用温补气血,调和营卫,宣散风寒为治,方用玉屏风散以固卫祛风,桂枝汤以祛风寒而调营卫,八珍汤以补养气血,如阳虚再加熟附子等,因产后诸症,体质已弱,治疗方法,根据具体情况,用标本兼施之法,则邪去而正不伤,才能达到治愈之目的。

病案　马某,女,27岁,已婚。

初诊(1973年8月6日)

产后20日,恶露已净1周,昨日汗出当风,周身发冷,后背尤甚,冷时重被三覆,寒仍不减,口干思饮,纳差便调,舌苔中淡黄腻,脉象沉软。产后气血两虚,风寒乘虚外袭。治法先以养血祛风散寒,调和营卫。处方:

当归12克　赤芍9克　荆芥6克　桂枝6克　甘草3克　橘皮6克　生姜6克　大枣4枚

2剂。

二诊(1973年8月10日)

本人未来,家属代述,服药后,背间恶寒得减,唯右肩畏冷,汗出,治以补气血,调营卫。处方:

党参12克　白术9克　茯苓12克　甘草6克　熟地12克　当归9克　白芍9克　桂枝6克　狗脊12克　川断12克

6剂。

三诊(1973年8月17日)

药后病情有所好转,前日又复畏寒,体温升至38.1℃,昨日下午体温降至正常,但仍畏风恶寒,口干不思饮,舌苔薄白微腻,脉象沉细。治以补气温阳。处方:

生黄芪15克　防风6克　白术9克　党参12克　桂枝6克　熟附子6克　甘草6克　狗脊12克　大枣4枚

4剂。

四诊(1973年8月21日)

病情渐见好转,时或周身畏寒,背部尤甚,汗少,大便干结,舌苔薄白,脉沉细略滑,仍从前法加减。处方:

生黄芪15克　防风6克　白术9克　桂枝6克　生姜6克　白芍9克　甘草6克　熟附子6克　熟地12克　肉苁蓉9克

4剂。

【小结】此例由于产后气血两虚,营卫失谐,风寒乘虚袭入经脉,治法先以养血祛风散寒,兼调营卫,方用桂枝汤加味。根据中医理论,治风先治血,血行风自灭,继后再用补气血、调营卫之法,方用八珍汤加减,最后以补气温阳,方用玉屏风散加味,使气血渐复,营卫渐和,风寒得散,故病情日见好转,逐渐向愈。

第七节　产后关节痛

产后气血两虚,经脉失养,风邪乘虚袭络,以致遍体筋骨酸痛。治法以补气血,祛风邪,调营卫。如症兼汗多畏风,方用玉屏风散为主,以固卫而祛风;如症兼寒热交作,方用桂枝汤为主,以祛风邪而调营卫;如体质较弱,偏于气虚,再加四君子汤以补气。偏于血虚,再加四物汤以补血;如气血并虚,再加八珍汤以补益气血,使气血渐复,风邪渐散,营卫得谐,而病自愈。

病案1　杨某,女,27岁,已婚(广安门医院)。

初诊(1958年6月11日)

产后2个月,曾于产后九朝,汗出当风之后,恶寒身热,头部胀痛,遍体疼痛,手不灵活,足跟及足心均痛,腰痛,两腿屈伸不利,出汗,失眠,舌苔薄白,脉沉细数。证属产后气血两虚,风邪乘虚袭络。治以补气养血,祛风和络,兼调营卫。方用玉屏风散合桂枝汤加味。处方:

生黄芪15克　防风4.5克　白术9克　桂枝6克　赤芍9克　炙甘草3克　当归9克　熟地12克　生姜6克　大枣4枚　威灵仙6克　桑枝15克　川断12克　乳香3

克　木瓜9克

4剂。

二诊(1958年6月17日)

药后寒热已解,自汗未止,遍体关节仍觉酸痛,夜难安眠,舌苔薄白根腻,脉象弦数。由于气虚则腠理不密,血虚则经脉失养。治再补气固卫,养血和络。处方:

党参12克　生黄芪15克　白术9克　茯神9克　麦冬9克　五味子3克　当归9克　白芍9克　桂枝6克　炙甘草3克　淮小麦15克　大枣4枚

6剂。

三诊(1958年6月23日)

药后关节疼痛已减,汗出时肩关节疼痛,舌苔薄白,脉左沉弦、右沉细,仍从原法。处方:

党参9克　生黄芪15克　白术9克　茯苓9克　炙甘草3克　桂枝6克　当归9克　白芍9克　威灵仙6克　乳香3克　桑枝15克　木瓜9克

6剂。

【小结】此例由于产后感受风邪,以致寒热交作,全身关节疼痛。因产后气血两虚,故治法以补气血,祛风邪,和营卫,方用玉屏风散合桂枝汤加味,使风邪由表而达,则正气不伤。经治疗后,关节疼痛,得到基本痊愈。

病案2　宁某,女,27岁,已婚。

初诊(1976年2月11日)

产后20日,全身关节疼痛,恶露未净,乳汁不多。家属来院请拟药方,根据所述症状,拟温经散寒,兼补肝肾为治,方用桂枝汤加减。处方:

桂枝6克　白芍12克　大枣5枚　炙甘草6克　干姜3克　川断12克　桑寄生12克　狗脊12克　鸡血藤15克　秦艽12克

3剂。

二诊(1976年3月11日)

前服桂枝汤加减,全身关节疼痛解除。现唯两手发麻,臂肘无力,乳汁不多,大便偏干,恶露产后30日净,眠食正常,月经于1976年3月5日来潮,量较多,今已少,有时少腹作痛,舌苔淡黄腻、边尖刺中微剥,脉象细软。证属产后气血两虚,治以补气养血,采用八珍汤加味。处方:

党参12克　白术9克　茯苓12克　甘草6克　地黄12克　当归9克　白芍9克　川芎3克　川断12克　桑寄生15克

6剂。

三诊(1976年3月24日)

服药6剂,日间手麻已除,入暮或劳累后,仍感手麻,大便偏干,纳食睡眠如常,舌苔薄白腻、中微剥,脉左细软、右细微滑,仍从前法。处方:

党参12克　白术9克　茯苓12克　甘草6克　橘皮6克　地黄12克　白芍9克　女贞子12克　川断12克　木瓜9克

6剂。

【小结】此例属于产后关节痛，乃产后气血两虚，寒邪乘隙袭络之故。治法先以温经散寒，兼补肝肾，方用桂枝汤加减，因生姜入表，易于发汗，故改用干姜主里，以温经散寒，服药之后，痛势得除，唯乳汁不多，此系气虚不能生血，血虚未能化乳，故治法以补益气血，方用八珍汤加味。三诊之后，诸恙得以渐愈。

第四章　妇科杂病

第一节　不孕症

中医对妇女不孕的病因、病机，主要认为是由于先天不足，以致肾气虚弱，冲任失调，或因胞宫寒凝，或由于劳伤气血，都能使月经紊乱，其他如七情内伤，而使肝气郁结，或六淫外感，而邪伤冲任，以及瘀血停积等，都能引起不孕。

对受孕的机制，认为需赖肾气旺盛，真阴充足，冲任两脉协调，月经按月来潮，才能摄精受孕。

钱伯煊治疗不孕症，因在临床上遇到的，大都由于月经不调所引起。治疗方法：如肝肾两虚，采用补肝强肾；如气血不足，采用补气养血；如下焦寒凝，采用温经散寒；如肝郁气滞，采用疏肝解郁；如瘀血内阻，采用活血化瘀，使月经得到正常，然后才能怀孕。

病案1　李某，女，27岁，已婚。

初诊(1969年9月9日)

结婚3年不孕，患者从未来过月经，20岁时始做人工周期来潮，断续5年，仍不能自行来潮，某医院曾诊断为子宫输卵管慢性炎症，结核性可能大，原发闭经，原发不孕。1967年2月至1968年8月，经中医中药，用调气活血治疗后，月经才能来潮，量少色紫，1～4日即净，偶尔5～6日，并有痛经，现下腹胀痛，腰痛，白带时下，舌苔薄白稍腻、质红，脉左弦右软。证属肝气郁结，疏泄失常，以致气滞血凝。治以疏肝调经为法。处方：

加味逍遥丸180克，早晚各服6克。

二诊(1969年9月30日)

腹痛稍缓，劳则腰痛，白带稍多，头晕少寐，舌苔薄白，脉象细软。治以补益肝肾。处方：

河车大造丸20丸，早服1丸。619丸20丸(本院自制附方于后)，晚服1丸。

三诊(1969年10月27日)

月经昨至，量多色暗红，下腹痛甚，头晕腰痛，纳呆泛恶，舌苔薄白，脉象细软。治以养血调气，佐以和胃。处方：

当归9克　白芍9克　川芎3克　熟地12克　橘皮6克　清半夏9克　制香附6克　艾叶3克　川断12克　蒲黄6克

4剂。

另：加味逍遥丸90克，每日上午服6克，河车大造丸15丸，每晚服1丸，八珍益母丸60丸，早晚各服1丸，汤剂服完，续服丸剂。

四诊(1970年2月23日)

月经1970年1月30日来潮,3日净,于1970年2月9日又来潮,4日净,经行腹痛,腰痛,带多,便秘,舌苔薄白,脉象沉细。治以补气血,益肝肾,调冲任。处方:

党参12克　黄芪12克　山药12克　生牡蛎15克　艾叶3克　生地、熟地各9克　当归9克　川断12克　沙苑子12克　桑寄生15克

8剂。

另:白凤丸10丸,上午服1丸。人参归脾丸10丸,晚上服1丸。

汤剂服完,再服丸剂。

五诊(1970年4月6日)

月经今日来潮,量少色暗红,下腹隐痛,舌苔薄白,脉象沉细。治以健脾疏肝益肾为法。处方:

党参12克　茯苓12克　当归12克　丹参12克　干地黄12克　白芍9克　沙苑子12克　川楝子9克　制香附6克　牛膝9克

6剂。

六诊(1970年5月3日)

月经未至,诸恙尚安,舌苔淡黄,脉象沉细。治以养血理气调经。处方:

干地黄15克　白芍9克　当归12克　川芎6克　丹参12克　制香附6克　川楝子6克　乌药6克　鸡血藤12克　牛膝9克

6剂。

此后服药,均用调补气血之法治之,月经在6、7、8三个月尚准,12月内诊检查,已妊娠4个月,1971年6月10日分娩一男孩。

【小结】此例由于肝肾两亏,精血不足,致使冲任虚弱,胞脉失其濡养,加以情志怫郁,气滞血凝,故月经不能以时而下,而致经闭,故治法先以疏肝调经为主,使肝郁得解,气血运行,然后再以补养气血为治,采用加味逍遥丸、河车大造丸、白凤丸、归脾丸等,再用汤剂并进,病情逐步好转,月经按月来潮,治疗将及两年,得到怀孕。

【附】

619丸方

生地　熟地　阿胶珠　海螵蛸　桑螵蛸　沙参　川断　桑寄生　墨旱莲　白芍　覆盆子　卷柏　女贞子　白薇等分

上药共为末,炼蜜为丸,丸重9克。

功能:补益肝肾。

病案2　张某,女,成人,已婚。

初诊(1971年6月23日)

结婚4年未孕,月经后期,40～50日1次,平素腰腹寒痛,经前乳房作胀,本月月经6月2日来潮,舌苔淡黄腻中剥,脉象沉细。证属肝郁肾虚,寒气凝滞。治以疏肝益肾,温经

散寒。处方：

当归12克　茯苓12克　青皮、橘皮各6克　制香附6克　旋覆花9克(包)　艾叶6克　狗脊12克　桑寄生12克　牛膝9克　益母草12克

8剂。

另：艾附暖宫丸20丸，早晚加服各1丸。

二诊(1971年7月5日)

头晕腰痛，泛恶纳差，舌苔淡黄腻尖刺，脉沉细滑。证属肾虚肝旺，脾胃不和。治以疏肝益肾，健脾和胃，佐以活血调经。处方：

党参12克　茯神12克　青皮、橘皮各6克　旋覆花9克(包)　山药12克　川断12克　桑寄生12克　灯心3克　白芍9克

16剂。

另：益红片200片，每日3次，每次10片(本院自制附方于后)。

三诊(1971年12月31日)

月经于1971年7月28日和1971年9月16日来潮两次，末次月经1971年11月16日，量中等，腹痛乳胀，泛恶纳差，舌苔薄黄尖红，脉象细滑。证属肝胃不和，肾阴又虚。拟以疏肝和胃，佐以益肾。处方：

柴胡6克　制香附6克　橘皮6克　姜竹茹9克　黄芩9克　桑寄生15克　生地12克　菟丝子9克

3剂。

四诊(1972年1月3日)

月经月余未至，口淡无味，喜酸厌油，乳房作胀，舌苔薄黄，脉滑。尿妊娠试验阳性，现已怀孕。治再理气和胃，佐以益肾。处方：

生地12克　黄芩6克　桑寄生15克　苎麻根12克　姜竹茹9克　橘皮6克　川断12克　紫苏梗6克　旋覆花6克(包)

3剂。

以后继续调理，于1972年8月正常分娩。

【小结】此例月经后期，腰痛腹冷喜热，属于肾阳虚而胞宫寒；经前乳胀，经期下腹胀痛，属于肝经气滞。主要病因在于肝肾，由于肝郁气滞，气滞则血亦滞，复以肾气虚而命火衰，不能温养冲任，以致寒气凝滞。治疗方法，以疏肝益肾、温经散寒为治。此后随证加减，以使肾气充盈，肝气条达，气血通畅，胞宫得暖，月经得调，故能受孕。

【附】

益红片方

益母草240克　牛膝90克　茜草60克　泽兰120克　红花60克　川芎60克

上药共为末，制成片剂，每次服10片，每日早晚各服1次。

功能：调经化瘀。

病案 3 张某，女，成人，已婚。

初诊(1970 年 8 月 21 日)

婚后 3 年未孕，月经不调，经行腰腹疼痛，平素少腹阵痛，白带时下，末次月经 1970 年 8 月 11 日，5 日净，量少色暗红，舌苔黄腻，脉象细弦。证属肝失条达，脾肾又虚。治当疏肝，健脾，益肾。处方：

制香附 6 克 木香 6 克 橘皮 6 克 党参 12 克 白术 9 克 茯苓 12 克 甘草 3 克 川断 12 克 沙苑子 12 克

4 剂。

二诊(1970 年 9 月 5 日)

少腹胀滞，头胀不舒，余均如常，舌苔薄白腻，脉象细软。证属气血不足，肝失条达。治以调补气血。处方：

党参 12 克 白术 9 克 当归 9 克 白芍 9 克 川芎 6 克 桂枝 6 克 橘皮 6 克 木香 6 克 牛膝 9 克 紫苏梗 6 克

4 剂。

三诊(1970 年 11 月 12 日)

末次月经 1970 年 10 月 8 日，量少，色始黑后红，腰腹微痛，近日脘痛嗳气，大便溏薄，舌苔薄黄腻中微剥，脉象细软。证属肝旺气逆，脾胃不健。治以疏肝调经，健脾和胃。处方：

制香附 6 克 木香 6 克 丹参 12 克 赤芍 9 克 小茴香 3 克 泽兰 12 克 白术 9 克 山药 12 克 川芎 3 克 青皮、橘皮各 6 克

6 剂。

另：七制香附丸 20 丸，早晚各服 1 丸。

四诊(1971 年 5 月 27 日)

自服上药之后，月经按期来潮，后于 2 月间，月经未至，尿妊娠试验：阳性，现已怀孕 3 个月。时有泛恶呕吐，口干，牙龈出血，舌苔根淡黄，脉软滑数。证属热蕴于胃，肾阴又虚。治以清热和胃，强肾固胎。处方：

橘皮 6 克 竹茹 9 克 白芍 9 克 天冬 6 克 茯苓 12 克 芦根 30 克 山药 12 克 川断 12 克 桑寄生 15 克 莲肉 12 克

10 剂。

【小结】患者性情抑郁，肝失条达，加以思虑伤脾，生化之源不充，以致气血两虚，不能濡养冲任，而使月经后期量少。因此以疏肝健脾益肾之法为治，治疗半年，后即怀孕。

病案 4 王某，女，成人，已婚。

初诊(1972 年 10 月 23 日)

婚后 3 年未孕，15 岁月经初潮后，仅正常行经 2 次，后因高热而致月经不调，月经周期 6 日至 6 个月，6～7 日净，量中等，色暗红有块，月经前后及行经期，腰酸腹痛，两乳胀

痛，平素少腹寒冷，白带甚多，末次月经1972年10月11日，6日净，注射黄体酮后才来潮，舌苔薄黄腻，脉象沉细。病由平素肾气不足，冲任失养，加以肝失条达，寒气凝滞，而致月经紊乱。治法以补气养血，温经散寒。处方：

党参12克　白术9克　当归9克　白芍9克　熟地15克　菟丝子12克　川断12克　桑寄生15克　鸡血藤12克　艾叶6克　制香附6克　吴茱萸3克

8剂。

二诊(1972年11月6日)

末次月经于1972年10月26日来潮，5日净，量中等，色正常，有血块，仍觉心烦易怒，少腹寒冷，夜寐多梦，白带时下，舌苔薄黄微腻，脉象沉细。再守前法加减。处方：

党参12克　白术9克　山药12克　熟地12克　白芍9克　艾叶3克　枸杞子12克　莲肉12克　女贞子12克　吴茱萸3克

8剂。

三诊(1972年12月2日)

月经未至，脐下有手掌大小局部发冷，乳房胀痛，心烦易怒，口渴喜饮，白带减少，舌苔薄白腻、边尖红刺，脉象细弦，此属肝郁气滞，脾肾又虚。治以疏肝解郁，和脾益肾为法。方拟逍遥散合芎归汤加减。处方：

柴胡9克　茯苓12克　白术9克　制香附6克　川芎3克　丹参12克　牛膝9克　白薇9克　丹皮9克　川断12克

8剂。

四诊(1972年12月20日)

月经仍未来潮，妇科检查：子宫增大，现感胃脘隐痛，泛恶呕吐，纳呆，腰酸，乳房作胀，舌苔薄白、根微垢腻，脉细弦微数。证属肝胃气逆，脾肾又虚。治以调肝和胃，健脾强肾。处方：

橘皮6克　茯苓12克　木香6克　生姜6克　白术9克　党参9克　紫苏梗6克　山药12克　川断12克　桑寄生15克　莲肉12克　苎麻根9克

4剂。

五诊(1973年1月8日)

少腹间或作痛，左臀有一小片麻木，延及大腿，舌苔根黄腻、边尖红刺，脉象滑数。妊娠试验阳性，现已怀孕。治拟养血疏肝，益肾固胎。处方：

白芍9克　干地黄12克　山药12克　紫苏梗6克　木香6克　橘皮6克　川断12克　桑寄生12克

4剂。

【小结】此例由于肾气虚寒，冲任失养，以致月经紊乱，因而不孕。故采用温补气血之法，后因肝郁气滞，脾肾又虚。故再以疏肝解郁、和脾益肾为治，治疗5次，月经渐趋正常，后即怀孕。

病案 5 张某，女，29 岁，已婚。

初诊（1972 年 11 月 11 日）

结婚 5 年未孕，月经周期 30 日，7～8 日净，量中等，有痛经史，服中药后减轻，少腹胀痛，腰酸乏力，白带时下，夜寐多梦，心烦易怒，舌苔淡黄腻、中微剥，脉细滑数。妇科检查：盆腔正常。证属肝郁肾虚，湿热下注。治以疏肝益肾，清化湿热。处方：

茯苓 12 克　山药 12 克　桑寄生 15 克　川断 12 克　制香附 6 克　乌药 6 克　柴胡 6 克　薏苡仁 12 克　椿根皮 12 克　贯众 12 克　木香 6 克　黄柏 3 克

16 剂。

二诊（1972 年 12 月 12 日）

诸症悉减，唯腰痛神疲，白带较少，舌苔淡黄腻质红，脉左细软、右细弦。湿热渐化，治以健脾，疏肝，益肾。处方：

党参 12 克　白术 9 克　茯苓 12 克　川断 12 克　山药 12 克　桑寄生 12 克　柴胡 6 克　制香附 6 克　牛膝 9 克　艾叶 6 克　贯众 12 克　川楝子 6 克

16 剂。

三诊（1973 年 1 月 5 日）

月经 1973 年 12 月 19 日来潮，8 日净，经来小腹稍痛，神疲乏力，泛恶纳差，足冷麻木，夜寐不安，舌苔根微黄，脉细弦滑。此系肝气上逆，脾胃不和所致。治以疏肝调气，健脾和胃。

处方：白芍 9 克　柴胡 6 克　旋覆花 9 克（包）　茯苓 12 克　牛膝 9 克　橘皮 6 克　清半夏 9 克　佛手 6 克　木瓜 6 克　远志 6 克

8 剂。

1973 年 3 月 28 日来函，告已怀孕 3 个月，不慎于 1973 年 3 月 20 日跌仆，腰痛迄今未止，要求转方。拟予益肾固胎。处方：

干地黄 12 克　白芍 9 克　制香附 6 克　木香 6 克　紫苏梗 6 克　木瓜 9 克　白术 9 克　山药 12 克　川断 12 克　桑寄生 15 克

8 剂。

【小结】此例由于肝郁气滞，肾阴又亏，湿热蕴于下焦，故用疏肝益肾、清化湿热之法，后再以疏肝调气，健脾和胃，使气血调和，故后即怀孕。

病案 6 牛某，女，27 岁，已婚。

初诊（1970 年 10 月 23 日）

结婚 3 年未孕，月经初潮即不规律，中期出血，1964 年和 1965 年曾大出血两次。近 2 个月来，月经先期 3～5 日，量多，5 日净，月经中期仍出血，末次月经 1970 年 9 月 27 日来潮，7 日净，经前腰酸，腹痛便溏，1970 年 10 月 13 日阴道出血，色褐量少，与白带兼下，1 日净。妇科检查：子宫后位，其余正常，舌苔黄腻有刺，脉象细软。证属脾肾两虚，肝失条达。治以健脾，疏肝，益肾。处方：

山药 12 克　茯苓 12 克　生牡蛎 15 克　沙苑子 12 克　女贞子 12 克　木香 6 克　黄芩 6 克　贯众 12 克　川断 12 克

7 剂。

二诊(1970 年 11 月 5 日)

月经未至，腰痛带下，头晕目涩，心烦咽干，午后潮热，舌苔黄有刺，脉左细软、右沉软。证属阴虚阳亢，热自内生。治以养阴潜阳，佐以清热调经。处方：

干地黄 12 克　当归 9 克　白芍 9 克　丹参 12 克　生龙骨、生牡蛎各 15 克　沙苑子 12 克　柏子仁 12 克　茯苓 12 克　麦冬 9 克　牛膝 9 克

3 剂。

三诊(1970 年 11 月 29 日)

服药后诸症稍平，唯头痛腰痛依然，腹痛且冷，月经于 1970 年 11 月 17 日来潮，量中等，中期未曾出血，舌苔薄白，脉左细软、右细弦。内热已清。拟益肾温经为治。处方：

温经丸 10 丸，上午服 1 丸。滋阴百补丸 10 丸，下午服 1 丸。

以后接服：人参健脾丸 10 丸，早服 1 丸。619 丸 10 丸，晚服 1 丸。

四诊(1970 年 12 月 31 日)

腰部酸痛，少腹胀痛，纳差神倦，带下仍多，便溏每日 2～3 次。舌苔薄白有刺，脉象细软。证属脾肾两虚，肝胃不和。治以健脾益肾，调和肝胃。处方：

党参 12 克　山药 12 克　茯苓 12 克　橘皮 6 克　白芍 9 克　木香 6 克　砂仁 3 克　沙苑子 12 克　贯众 12 克　川断 12 克　桑寄生 15 克

8 剂。

药后诸恙渐减，仍从前法，用药略有增减，间断服药，调治半年，月经渐趋正常，经后偶有赤带。

五诊(1971 年 7 月 12 日)

于 1971 年 7 月 5 日因妊娠 52 日而流产，刮宫后流血，至今未净，血色淡红，量少，少腹疼痛，喜按喜暖，自汗神倦，脘闷泛恶，便溏溲频，舌苔薄白中腻、质淡，脉左弦右软。证属脾肾两虚，肝胃不和，以致冲任不固。拟以补脾肾，和肝胃，调冲任。处方：

党参 12 克　白术 9 克　茯苓 12 克　白芍 12 克　山药 12 克　五灵脂 12 克　蒲黄炭 6 克　清半夏 6 克　益母草 9 克　生龙骨、生牡蛎各 15 克

5 剂。

六诊(1971 年 7 月 17 日)

出血于 1971 年 7 月 15 日得止，现头痛目眩，咽干口渴，自汗乏寐，少腹隐痛，左腿冷痛，舌苔根黄腻、中薄白尖刺，脉左细弦、右弦数。治以补心脾，益肝肾。处方：

党参 12 克　麦冬 9 克　山药 12 克　茯神 12 克　白芍 9 克　五味子 6 克　枸杞子 9 克　木香 6 克　生牡蛎 15 克　木瓜 9 克

8 剂。

七诊(1971 年 9 月 3 日)

末次月经 1971 年 8 月 26 日来潮,头痛目涩,口苦纳差,夜寐多梦,左腿冷痛,大便溏薄,舌苔淡黄腻、中微剥边刺,脉左软、右沉细滑。证属脾胃不健,肝肾又虚。治以健脾胃,益肝肾。处方:

党参 12 克　茯苓 12 克　橘皮 6 克　莲肉 12 克　川芎 4.5 克　沙苑子 9 克　五味子 6 克　桔梗 6 克　木香 6 克　白芍 9 克

8 剂。

八诊(1972 年 7 月 11 日)

又来复诊,近 3 个月来,月经周期 31 日,8 日净,量多,腹痛颇甚,有中期出血 1～3 次,量少,末次月经 1972 年 6 月 10 日,腰痛腹痛,咽痒口苦,咳嗽胸闷,胃纳不思,大便溏薄,每日 2～3 次,舌苔淡黄、根腻尖刺,脉象细软。此系脾胃虚弱,肝肾两亏,兼之肺气失宣。治以健脾胃,益肝肾,佐以宣肺。处方:

白术 9 克　茯苓 12 克　甘草 3 克　橘皮 6 克　扁豆 9 克　丹参 12 克　桔梗 6 克　前胡 6 克　牛膝 9 克　川断 12 克

6 剂。

九诊(1972 年 7 月 20 日)

1972 年 7 月 12 日阴道有淡红色分泌物,头晕泛恶,腹胀纳差,便溏溲频,妊娠试验阳性,舌苔淡黄尖红,脉象细弦,今已怀孕。治当补脾肾,和肝胃,兼固胎元。处方:

党参 15 克　白术 12 克　茯苓 9 克　桑寄生 12 克　川断 9 克　白芍 9 克　黄芩 9 克　仙鹤草 12 克　苎麻根 12 克　紫苏梗 6 克

8 剂。

以后守此方加减,连服 3 个月。

十诊(1973 年 2 月 20 日)

妊娠 8 个月,预产期 1973 年 3 月 17 日,胃纳不振,大便溏薄,溲黄灼痛,舌苔薄白,脉沉软数。治以健脾益肾,兼清下焦湿热。处方:

党参 9 克　白术 9 克　茯苓 12 克　山药 12 克　莲肉 12 克　木香 6 克　泽泻 9 克　桑寄生 12 克　黄芩 6 克　生草梢 6 克

8 剂。

【小结】此例不孕,主要在于肝、脾、肾三经同病,尤以脾虚为甚,脾失健运,故长期便溏,脾不统血,故中期出血。治疗方法,以健脾为主,兼补肝肾,调理 2 年余,虽中间曾流产一次,仍用健脾胃,补肝肾之法,使气血渐复,月经得调,故能再度怀孕。

病案 7　诸葛某,女,成人,已婚。

初诊(1968 年 8 月 12 日)

婚后 5 年未孕,月经正常,否认有结核病史。末次月经 1968 年 7 月 20 日,舌苔薄黄腻,脉象沉细。证属肝郁气滞。治以疏肝调气立法。处方:

柴胡6克　当归9克　制香附6克　橘皮6克　川楝子9克　小茴香3克　乌药6克　牛膝9克　路路通9克　降香3克

6剂。

二诊(1968年8月22日)

月经于1968年8月16日来潮,量多色紫,有黑色血块,5日净,二便如常,舌苔薄白腻,脉象沉细。治以调气化瘀。处方:

柴胡6克　当归9克　川芎3克　橘皮6克　制香附6克　川楝子9克　小茴香3克　牛膝9克　桃仁9克　红花3克　路路通9克

6剂。

三诊(1968年9月19日)

月经于9月10日来潮,第一、第二日量多,有黑血块,下腹不适,6日净,余均如常,舌苔微黄,脉左细软、右细弦。治以养血调气。处方:

干地黄15克　白芍9克　当归9克　川芎3克　柴胡6克　制香附6克　川楝子9克　牛膝9克　小茴香3克　炙甲片3克　路路通9克

6剂。

四诊(1968年10月10日)

月经于1968年10月5日来潮,今日净,量不多,第三日有血块,经行时小腹痛,舌苔薄白尖刺,脉象细软。治拟疏肝调气。处方:

柴胡6克　当归9克　白芍9克　白术9克　茯苓12克　橘皮6克　制香附3克　甘草3克　牛膝9克　路路通9克

6剂。

五诊(1968年10月31日)

月经于1968年10月30日来潮,且有黑色血块,小腹不适,舌苔薄黄腻,脉象沉软。治以养血调气。处方:

熟地12克　当归9克　赤芍9克　丹参12克　制香附6克　橘皮6克　川楝子9克　薏苡仁12克　牛膝9克　路路通9克　炙穿山甲片3克

6剂。

六诊(1968年12月11日)

月经上次来潮后,迄今未行,妊娠试验阳性,未再服药。后于1969年6月5日正常分娩一女孩。

【小结】此例由于气滞瘀阻,故治法以调气化瘀为主,治疗4个月,后即怀孕。

病案8　翁某,女,31岁,已婚。

初诊(1976年3月11日)

结婚5年未孕,月经后期,量少,色黑红有血块,经期少腹胀痛颇剧,胀甚于痛,腰痛,经前乳胀,于1974年取子宫内膜检查,诊为晚期分泌期子宫内膜分泌欠佳,输卵管通液通畅,舌苔淡黄腻、边尖刺，脉细。证属血虚气滞，兼有瘀积。治以养血调气，活血化瘀。处方：

地黄 15 克　当归 12 克　川芎 3 克　赤芍、白芍各 9 克　桃仁 9 克　制香附 6 克　川楝子 9 克　乌药 6 克　鸡血藤 15 克　莪术 6 克

6 剂。

二诊(1976 年 4 月 19 日)

服上方 12 剂，月经延期 15 日，于 1976 年 4 月 4 日来潮，2 日净，量少，色黑有块，少腹胀痛颇剧，腰痛，舌质红、边微黄尖刺，脉左沉滑、右沉弦。仍守前法，更进一筹。处方：

地黄 15 克　当归 12 克　赤芍 9 克　川芎 6 克　桃仁 9 克　牡丹皮 9 克　三棱 6 克　莪术 6 克　川断 12 克　制香附 6 克

9 剂。

三诊(1976 年 5 月 14 日)

月经逾期 10 日，有时乳房作胀，间有腹痛，舌苔薄腻、前半微剥尖刺，脉细。治法仍以养血调气。处方：

地黄 12 克　当归 9 克　白芍 9 克　川芎 3 克　制香附 6 克　黄芩 6 克　木香 6 克　旋覆花 6 克(包)　佛手 6 克　橘皮 6 克

9 剂。

四诊(1976 年 5 月 28 日)

末次月经 1976 年 4 月 4 日来潮，2 日净，至今逾期 24 日，腰痛，口腔又发溃疡，舌苔黄腻、前半微剥、边尖刺，脉象沉细。治以养阴清热。处方：

地黄 12 克　白芍 9 克　玄参 9 克　麦冬 6 克　黄芩 6 克　川断 12 克　桑寄生 15 克　芦根 15 克　生甘草 6 克

3 剂。

五诊(1976 年 7 月 5 日)

服上方 3 剂后，查尿妊娠试验阳性，腹胀腰痛，心烦咽痛，有痰，舌苔黄腻、前半微剥有刺，脉左滑、右细。现已怀孕。治以养阴益肾，清热理气。处方：

麦冬 9 克　玄参 9 克　知母 9 克　木香 6 克　黄芩 6 克　竹茹 9 克　山药 12 克　川断 12 克　桑寄生 15 克　升麻 3 克

9 剂。

【小结】 此例属于月经不调，兼之痛经，以致 5 年不孕。主要原因，由于血虚气滞，兼有瘀积，故治法以养血调气，活血化瘀，继后出现热象，遂于上法中，佐以清热之品，五诊之后，得到怀孕，改用养阴益肾为主，清热理气为辅，使胎元得固，达到安然分娩。

病案 9　刘某，女，31 岁，已婚。

初诊(1975 年 3 月 14 日)

继发不孕 4 年，1970 年 10 月流产后，月经不调，周期 1～3 个月，5 日净，量少，色淡质稀，如洗肉水状，无血块，下腹作痛。末次月经 1975 年 3 月 13 日来潮，今日行经第二日，

量不多，腰酸腿软，全身乏力，胃纳不馨，大便溏薄，舌苔薄白质淡，脉象沉软。证属肝郁肾虚，脾胃不健。治以疏肝益肾，健脾和胃。处方：

制香附6克　延胡索9克　青皮、橘皮各6克　乌药6克　茯苓12克　白术9克　菟丝子12克　川断12克　桑寄生15克

6剂。

二诊(1975年3月31日)

末次月经1975年3月13日来潮，2日即净，量少色淡，近感腹胀，大便稀薄，肠鸣辘辘，下肢水肿，胃纳仍呆，手足不温，夜寐多梦，腰酸，舌苔薄白腻质红，脉左细弦、右沉细。证属脾阳不振，心肾两虚。治以温脾理中，补益心肾。处方：

党参12克　白术9克　姜炭6克　甘草6克　菟丝子12克　橘皮6克　木香6克　狗脊12克　川断12克　大枣4枚

9剂。

三诊(1975年4月2日)

服上方9剂，诸恙均见减轻，现月经逾期8日未至，泛恶，口淡无味，饥不思食，全身乏力，有时腹痛，下肢仍肿，舌苔薄黄，脉象沉滑。治以健脾益肾，调和肝胃。处方：

党参12克　白术9克　茯苓12克　橘皮6克　紫苏梗6克　生姜6克　川断12克　桑寄生15克　谷芽15克

6剂。

四诊(1976年1月19日)

主诉末次月经于1975年3月13日来潮后即怀孕，于12月份分娩一女孩，现产后一月余，恶露未净，量已不多，腰酸腿软，两手关节酸痛，舌苔薄腻质红，脉细。证属产后气血两虚，积瘀未清。治补气养血，佐以化瘀。处方：

党参12克　白术9克　茯苓12克　炙甘草6克　山药12克　熟地12克　川断12克　桑寄生15克　益母草12克

6剂。

【小结】此例属于继发不孕，兼患痛经，月经量少，根据初诊症状，由于肝郁肾虚，脾胃不健。故治法以疏肝益肾，健脾和胃，以后治法，仍守原意，以后月经调而怀孕，于2月分娩一女婴。

病案10　何某，女，35岁，已婚。

初诊(1975年3月24日)

结婚8年，从未怀孕，现月经周期20日一次，7日净，量少色黑，行经期间，少腹作痛，平时稍感疼痛，每发于夜晚，昼间不甚疼痛，经期前后，面部水肿，腹胀腰痛，矢气多，大便干，经前乳胀。末次月经于1975年3月14日来潮，7日净，舌苔薄白腻，脉细。证属脾肾两虚，肝郁气滞。治以健脾，疏肝，益肾。处方：

党参12克　白术9克　茯苓12克　柴胡6克　川楝子9克　小茴香3克　路路通

9克　川断12克　桑寄生15克　木香6克

9剂。

二诊(1975年4月7日)

服上方9剂,诸恙均见减轻,顷诊右胁隐痛,头晕,舌苔薄白,脉细。证属脾气虚弱,肝气怫逆。治以健脾平肝,理气软坚。处方:

党参12克　茯苓12克　地黄12克　白芍9克　枸杞子12克　菊花6克　生牡蛎15克　旋覆花9克(包)　川楝子9克　路路通9克

18剂。

患者在外地工作,要求丸剂治疗。

处方:妇科七号片(本院自制附方于后)5瓶,每日2次,每次10片(汤剂服完后,续服丸剂)。

三诊(1976年5月27日)

服上方18剂,续服妇科七号片5瓶后,月经正常,少腹及腰痛消除,末次月经1975年10月15日来潮后即怀孕,现妊娠7个半月,肢体水肿,盗汗心慌,气短少寐,口干不欲饮,便干溲少,舌苔薄腻、质红,脉象滑数。证属阴虚阳亢,水湿停留。治以育阴潜阳,佐以利水。处方:

生龙骨15克　生牡蛎15克　麦冬9克　玄参9克　夜交藤12克　茯苓15克　泽泻9克　山药12克　川断12克　桑寄生15克

9剂。

【小结】此例不孕患者主要症状,月经先期,量少色黑,平时下腹隐痛,经行痛势加剧,经前乳房作胀,面部水肿,腰痛等。此乃由于肝失疏泄,脾失健运,肾脏又弱,故治法以健脾疏肝益肾为主,使脾健肝调肾强,三经协调,月经亦能正常,因此经过治疗8个月,于1976年7月剖腹产一女孩,产后母女都健。

【附】

妇科七号片

柴胡　黄芩　败酱草　川楝子　赤芍　橘皮　生薏苡仁

上药共为末,制成片剂,每日2次,每次10片。

功能:疏肝调气,清化湿热。

第二节　癥瘕积聚

癥瘕积聚,男女皆有,但由于妇女生理上的特点,发病较多,癥和积是坚硬成形,推之不移,病在血分,瘕和聚是聚散无常,推之移动,病在气分,这是癥瘕积聚的根本区别。西医所称子宫肌瘤、慢性盆腔炎、输卵管阻塞等症,按中医学识,都属于癥瘕积聚范围之内。子宫肌瘤,坚硬成形,其病变特点,是月经先期量多,或淋沥不断,以致气阴两伤,冲任不固。治疗方法，在经前或行经期间，以补气养阴为主，兼固冲任，主要控制月经，不使其如崩如漏；经净后，以软化肌瘤为主，故方中常用龟甲、鳖甲、牡蛎、海螵蛸、昆布、海藻、蛤壳、海浮石等，使肌瘤得以逐渐软化，甚至缩小。慢性盆腔炎、输卵管阻塞等，其症状有下腹痛，或下腹两侧痛，腰酸带下，或兼有包块，或状如索带，其主要病因都由于肝郁生火，脾弱积湿，湿热下注，气化失宣，治疗方法以疏肝调气为主，和脾化湿为辅。

病案1 苏某，女，51岁，已婚。

初诊(1971年8月24日)

患子宫肌瘤10余年，月经先期，15日1次，5～6日净，量多。近1年来，月经周期紊乱，先期15日，或后期50日至90日，3～4日净，量多。末次月经1971年8月2日来潮，3日净，头晕口苦，失眠便秘，舌苔薄黄腻、边有齿痕，脉细滑数。妇科检查：子宫肌瘤如孕8周大小。证属气阴两虚，痰气郁结。治以益气养阴，化痰软坚之法。方用生脉散加减。处方：

北沙参12克　麦冬9克　五味子6克　茯苓12克　夜交藤12克　女贞子12克　昆布12克　海藻12克　生牡蛎15克　土贝母12克　莲肉12克

以上法治疗14个月后，已绝经，宫体亦萎缩。

【小结】此例属于癥积范围，患者已有10余年之久，月经先期量多，遂致气阴重伤。治以补气养阴、化痰软坚之法，调治年余，达到绝经，宫体亦萎缩，肌瘤亦相应缩小，基本达到痊愈。

病案2 刁某，女，43岁，已婚。

初诊(1972年10月10日)

患子宫肌瘤6年，月经量多，出血持续时间长，10余日方能净。末次月经1972年9月28日来潮，12日尚未净，前4日量多色红，有紫色块，现感腹痛腰酸，面浮肢肿，便溏溲频，舌苔白腻质紫暗，且有瘀点，脉弦。妇科检查：子宫肌瘤如孕8周大。证属脾肾两虚，肝气郁结，冲任不固，目前治法以健脾益肾，疏肝解郁，固摄冲任。处方：

党参12克　茯苓12克　山药12克　制香附6克　生牡蛎15克　川断12克　白芍12克　桑寄生12克　女贞子12克　枸杞子12克　莲肉12克　生龙骨15克

经净后加土贝母、海螵蛸等化痰软坚之药，继续治疗。用上法治疗4个月，子宫肌瘤未见增大，月经周期为40～50日，5日净，月经量减少三分之二，临床症状明显减轻。

【小结】子宫肌瘤已有6年之久，经行量多如冲，且又行经时间延长，腹痛腰酸，面浮肢肿，便溏溲频。证属脾肾两虚，肝失条达，冲任不固。治法以健脾益肾，疏肝解郁，固摄冲任，月经后再加软坚药物，治疗4个月，子宫肌瘤得到控制，月经量也减少，患者逐渐得以康复。

病案3 邢某，女，38岁，已婚。

初诊(1970年11月4日)

发现子宫肌瘤半年，月经先期，周期20～23日，7日净，量多色红，有大血块，腹痛腰痛，神疲乏力，夜寐不安，小溲夜频，白带量多，舌苔薄黄有刺，脉象细软。妇科检查：子宫肌瘤如孕12周大。证属脾肾两虚，痰气凝结。治以健脾益肾，理气软坚。处方：

太子参12克　白术9克　山药12克　沙苑子12克　女贞子12克　生牡蛎15克　海藻12克　昆布12克　川断12克　阿胶珠12克　海螵蛸12克

【小结】此例病因，为肝、脾、肾三经同病，影响冲任两脉失司。根据症状分析，月经先期量多，由于脾虚不能统血；腹痛，由于肝失疏泄，气失调达；腰痛，腰为肾之府，肾虚故腰痛，白带量多，由于任脉为病，任脉总督诸阴，阴虚则任脉不固。治疗方法，以健脾补肾为主，调气软坚为辅，治疗4个月，子宫肌瘤已缩小一半，月经周期亦得到正常。

病案4　胡某，女，30岁，已婚。

初诊(1974年12月17日)

妊娠4月余，于1974年11月22日自然流产(死胎)，恶露在产后11日左右干净。于1974年12月14日(流产后第二十二日)在某医院检查子宫复旧情况，发现子宫仍如怀孕10周大，质硬，做超声波检查，确诊为子宫肌瘤。经该院介绍来我院治疗。

刻诊：腰背酸痛，纳差，大便偏稀，舌苔薄白，脉象沉软。治以健脾和胃，益肾软坚。处方：

党参12克　茯苓12克　甘草6克　山药12克　生牡蛎15克　扁豆9克　橘皮6克　昆布12克　川断12克　桑寄生15克

6剂。

另：三七末9克，如月经量多，早晚各加服1.5克，开水调服。

二诊(1975年1月6日)

服上方6剂，月经于1974年12月26日来潮，10日净，前7日量多，有血块，后3日量少，色褐，腰酸，纳差，二便尚调。妇科检查：子宫体前位如孕8周大，舌苔薄白，脉象沉软，仍从前法。

患者将回西安，要求服丸剂。处方：

党参90克　白术60克　茯苓120克　橘皮60克　生牡蛎150克　昆布90克　海藻90克　山药90克　川断120克　桑寄生120克

1料。

上药同研末，炼蜜为丸，丸重9克，早晚各服一丸，经行照服。

三诊(1976年3月1日)

自服汤剂及丸药3个月，检查子宫肌瘤如孕40日大小。11个月后，在解放军某医院检查，子宫已正常大小。现月经周期28～30日，7～9日净，量不多，色黑有小血块，经期少腹不痛，仅感下腹坠冷，大便偏稀，每日1次。末次月经1976年2月15日来潮，8日净，平时腰酸背痛，舌苔薄白、边尖刺，脉象细软。治以健脾强肾，理气软坚，仍拟丸剂。处方：

党参90克　白术90克　茯苓120克　橘皮60克　木香60克　菟丝子90克　山药120克　生牡蛎150克　狗脊90克　桑寄生150克

1料。

上药共研末，炼蜜为丸，丸重 9 克，早晚各服一丸，经行照服。

【小结】 此例子宫肌瘤，主要症状有月经量多，时间延长，腰背酸痛，大便偏稀等。通过脉证合参，证属脾肾两虚，脾主统血，脾虚则统摄无权，故月经量多；腰为肾府，肾虚则腰背酸痛。故治法以健脾补肾，理气软坚，使脾健肾强，子宫肌瘤逐渐软化缩小，如此才能达到治愈之目的。

用药方面：健脾，可以采用党参、白术、茯苓、甘草、山药、扁豆。补肾，可以采用菟丝子、狗脊、桑寄生、川断。调气，可以采用橘皮、木香。软坚，可以采用牡蛎、昆布、鳖甲。采用三七，取其止血，又能化瘀。

病案 5 张某，女，30 岁，已婚。

初诊(1976 年 1 月 8 日)

1973 年剖腹产一胎，胎儿脊椎裂死亡。1974 年 9 月宫外孕，经保守治疗，愈后检查有盆腔炎。近 1 年多，经常腰酸，少腹胀坠且痛，带多，上月曾有一次下腹剧痛。最近检查，附件两侧均可触及条索状增粗，压痛明显，月经周期尚准，血色亦正常。末次月经于 1975 年 12 月 24 日来潮，5 日净，大便稀，每日 2 次，舌苔薄黄中微剥、边尖红有刺，脉象细软。证属肝郁气滞，脾肾两虚。治以疏肝，和脾，益肾。处方：

柴胡 6 克　白术 9 克　茯苓 12 克　甘草 6 克　木香 6 克　乌药 6 克　小茴香 3 克　牡蛎 15 克　川断 12 克

18 剂。

二诊(1976 年 2 月 12 日)

服上方 18 剂，腰痛，少腹胀坠已减，阴天少腹右侧有时仍感疼痛，时痛时止，大便仍稀，每日 2 次，末次月经逾期 5 日，于 1976 年 1 月 29 日来潮，5 日净，舌苔深黄质绛、前半中微剥，脉细。证属肝郁脾虚，中有蕴热。治以疏肝健脾，佐以清热。处方：

柴胡 6 克　白芍 9 克　制香附 6 克　木香 6 克　乌药 6 克　党参 12 克　白术 9 克　茯苓 12 克　黄芩 6 克　六曲 12 克

6 剂。

三诊(1976 年 2 月 23 日)

上方服 6 剂，前几日因未服药，少腹胀坠痛又发作一次，今日痛轻，胃脘灼热不适，大便仍稀，舌苔中根黄垢、质绛、前半微裂，脉象细软。治以疏肝健脾，清热和中。处方：

柴胡 6 克　黄芩 6 克　制香附 6 克　木香 6 克　白术 9 克　茯苓 12 克　甘草 6 克　六曲 12 克　楂炭 12 克　川楝子 9 克

6 剂。

四诊(1976 年 3 月 3 日)

服上方 6 剂，少腹胀坠疼痛已除，胃脘灼热亦减，晨起有痰，大便日 2 次，已成形，月经逾期 4 日未至，舌苔前半薄白、中剥根淡黄，脉软。证属肝脾不和，冲任失调。治以和肝脾，调冲任。处方：

柴胡6克　白芍9克　制香附6克　白术9克　茯苓12克　甘草6克　橘皮6克　鸡血藤12克　泽兰12克　紫苏梗6克

6剂。

五诊(1976年4月5日)

末次月经于1976年3月5日来潮,6日净,量色正常。现月经应期未至,带多,色白质稀,大便近又偏稀,每日2次,便前腹痛,腰部有时酸痛,舌苔薄黄根垢、前半微剥,脉象沉细。治以健脾益肾为主,佐以疏肝。处方:

党参12克　白术9克　茯苓12克　甘草6克　山药12克　制香附6克　木香6克　川断12克　桑寄生15克　生牡蛎15克

6剂。

六诊(1976年4月23日)

月经逾期48日,自觉心烦泛恶,口干欲饮,大便成形,每日2次,舌苔黄腻中垢,脉象细软。尿妊娠试验阳性。怀孕之后,脾胃不和,心肾不交。治以健脾和胃,宁心益肾。处方:

白术9克　茯苓12克　山药12克　橘皮6克　木香6克　黄芩6克　川断12克　桑寄生15克　麦冬9克

9剂。

【小结】 此例主要原因,由于肝郁气滞,脾肾两虚,影响冲任失调,故治法先以疏肝理气为主,佐以健脾益肾。后又现热象,故治法以疏肝和脾,佐以清热,经治疗3个月,诸恙渐愈,最后得到怀孕。

第三节　脏　躁

脏躁,此症主要病因,由于忧虑郁结,于是肝脾受伤,心肾不交,症见悲伤欲哭,惊恐失眠,呵欠频作,甚至神志不宁,行动失常,并有周期性发作,治疗方法,以疏肝和脾,宁心益肾,方剂采用《金匮要略》甘麦大枣汤加味,使忧虑得解,心神得宁,则诸恙可以渐愈。

病案　张某,女,41岁,已婚。

初诊(1976年5月20日)

1972年10月,因子宫内膜异位症,行子宫全摘术,并将左侧卵巢切除。术后经常虚汗淋沥,手足水肿,心跳失眠,悲伤欲哭,周期性发作,每在月中,心烦懊侬,到处乱跑,烘热阵作,胸闷泛恶,纳少寐差,右胁胀痛,二便频数,舌苔薄黄腻,脉象沉细。证属心肾两虚,肝胃不和。治以益心肾,和肝胃。处方:

甘草6克　淮小麦15克　大枣6枚　茯苓12克　合欢皮12克　麦冬9克　橘皮6克　扁豆9克　制香附6克　川断12克

9剂。

二诊(1976年6月10日)

服上方9剂,诸恙均见好转,睡眠亦较前安宁,二便正常,舌苔淡黄腻,脉象沉细。治以健脾,宁心,疏肝。处方:

党参12克　茯苓12克　甘草6克　淮小麦15克　大枣6枚　麦冬9克　旋覆花6克(包)　橘皮6克　莲肉12克　竹茹9克

9剂。

三诊(1976年7月1日)

服药后,诸恙均见改善,上月中旬患病时,仅感心烦胸闷,已不乱走,目前症状,头晕头痛,面浮肢肿,右胁作胀,口渴喜饮,大便偏稀,每日1～2次,两腿酸痛,舌苔薄白、边有齿痕,脉象细软。治以健脾宁心,疏肝益肾。处方:

甘草6克　淮小麦15克　大枣6枚　党参12克　茯苓12克　山药12克　橘皮6克　木香6克　白芍9克　川断9克

9剂。

【小结】此例属于现代医学更年期综合征范畴,患者由于手术之后,阴气受伤,阳气偏亢,根据症状,心悸失眠,烘热自汗,神志不宁,悲伤欲哭,四肢水肿,二便增多,分析以上病情,从中医理论来说,阴虚则阳亢,故心悸烘热;汗为心液,心阳亢则自汗出,心藏神,心营虚则神不宁,而悲伤欲哭;脾主四肢,脾弱则四肢水肿,肾司二便,肾虚故二便增多,病在心、脾、肝、肾四经,且有脏躁现象。故治法根据《金匮要略》治脏躁方法,采用甘麦大枣汤加味,治疗将及3个月,诸恙渐见向愈。

附篇　钱伯煊相关论文选粹

崩漏的辨证与治疗

钱伯煊

崩和漏的区别，经血暴下如冲谓之崩，淋漓不断谓之漏。崩证是有虚有实，漏证是虚多实少，在实践过程中，往往如此，并且可能由崩而转为漏，由漏忽转为崩，这两种证候，原因相同而现象不一，所以古人认为“漏为崩之渐，崩者漏之甚”，因此崩和漏，仅是程度上轻重缓急之不同，在本质上没有什么区别，因此自古以来都是崩漏并称。

现根据本人在实践中的体会，谈谈我对崩漏的辨证与治疗的方法。

一、崩漏的辨证

临证时，对崩漏的辨证，首当分清气虚与阳虚、血虚与阴虚、血热与郁热以及血瘀之不同，只有辨证准确，施治方不致误。故掌握崩漏各种证型的证候特点，在辨证时具有重要意义。现将各证型的症状表现分析如下。

1. 气虚　在崩漏的范围内，气虚是指中气虚弱。脾胃居中，所以脾胃之气，都属中气。气虚的原因，大都由于饮食不节或思虑过度，或努力伤气，均能损伤脾气。望诊每见面白微浮，舌质淡、苔薄白腻边有齿痕；切诊每见细软之脉；症状见气短，畏寒，自汗，四肢肿胀，纳减，便溏，月经量多如冲，经血稀薄等症，若气虚下陷，必兼少腹胀坠。

气虚无以生血，不能荣之于面，故面白微浮。气虚血少，心失所养，心开窍于舌，故舌质淡。脾弱则生湿，故舌苔薄白腻，舌边属脾，脾弱舌边有齿痕。气血两虚，故脉见细软。中气不足，故气短，畏寒，自汗。脾主四肢，脾弱则四肢水肿。脾胃不健，故纳减便溏。气虚不能摄血，月经量多如冲，气虚不能生血，故经血稀薄。脾主升，脾虚不能升阳，则气从下陷。

2. 阳虚　是指脾肾阳虚。肾阳虚则命火衰，火衰则不能蒸发于脾，于是脾阳亦衰，望诊每见面浮，舌质淡；切诊见脉沉软、右部更甚；症状有畏寒肢冷，大便晨泻，腰背酸痛，月经淋漓、量时多时少，血色稀淡等症。

脾气虚则面浮，阳气虚舌质淡。阳虚故脉每见沉软，右脉属气主阳，阳气弱，故右部更甚。阳气衰，不能行之于经脉，故畏寒肢冷。命门火衰，故大便晨泻。腰为肾府，背为阳，肾阳虚故腰背酸痛。阳气虚，气不生血，故经血稀薄。

3. 血虚　是指肝脏血少，因肝为藏血之脏。血虚的原因，大都由于产多乳众，消耗营血，或因平素善怒多郁，郁怒则伤肝，肝伤则血不能藏，火郁则营血被灼，以上情况，都能酿成血虚。望诊每见面色苍白，头发干枯，舌质淡红有刺；切诊每见细濡弦脉；症状见头痛头晕，目眩目涩，月经淋漓不断，血色淡红等症。

苍为肝之色，白为血不足，故血虚则面色苍白。发为血之余，血少润泽，故发干枯。心开窍于舌，心血虚，故舌质淡红，血有虚热，故舌有刺。脉细为血少，濡脉亦谓之软脉，亦主血虚之病，故血虚每见濡脉；弦脉主肝旺之病，肝阳亢，肝气盛则每见弦脉；故血虚每见细濡而弦之脉。血虚则肝旺，故头痛头晕。肝开窍于目，目少血养，故目眩目涩。肝为藏血之脏，血虚肝旺，血不能藏，故月经淋漓不断，血色淡红。

4. 阴虚　是指肾脏真阴虚也，肾为封藏之本，精之处焉，精不足则肾阴虚。阴虚的原因，大都由于频频流产，或用脑过度，皆能使肾阴受损。望诊可见火升面赤，发无光泽，舌苔花剥、质红有刺；切诊脉象虚细，或细软数；症状见头晕耳鸣，内热咽干，手足心灼热，腰部酸痛，小便夜频，月经暴下量多，血色深红等症。

阴虚则阳易亢，阳亢则火升面赤，肾者其华在发，肾虚故发无光泽，阴损则舌苔花剥，阴虚生内热，故舌质红有刺，虚脉迟大而软，按之无力，细脉不独血虚，阴虚亦见，阴血虚损，每见此脉。肾虚不能养肝，水不函木，阳亢不能潜藏，故头晕耳鸣。阴虚则热自内生，故见内热，少阴之脉循喉咙，足少阴经属肾，肾阴虚故咽干，手足心皆属于阴，阴虚则内热，故手足心灼热。腰为肾之府，肾虚故腰部酸痛。肾司二便，夜属阴，肾阴虚，故小便夜频。阴虚则血少，血少则营热，故月经暴下量多，血色深红。

5. 血热　是指营血有热。根据中医理论，营之与血，基本上是一种物质，不过营有气化的功能，而血由于营气而成长，再从营与血的分布情况来说，营在经脉，血在脏腑，是有区别的。关于血热的原因，大都由于火邪入营，营热如沸，《内经》所谓天暑地热，则经血沸溢，或平素喜食辛辣，能使胃中积热，胃为足阳明经，冲脉隶属于阳明，冲为血海，阳明热盛，则血海不宁，故血妄行。望诊见面有红点，舌苔深黄、质绛有刺，唇部燥裂。切诊脉象洪数。症状见烦热，鼻衄齿血，渴喜冷饮，大便燥结，小便短赤，月经量多如崩，经色紫黑等证。

血热上行，故面发红点，胃气熏蒸，故舌苔深黄。阳明之脉环于唇部属于阳明，阳明蕴热，故唇燥而裂，洪脉，指下极大，按之有力，皆属阳脉，血分热盛，故脉见洪数。胃热上乘于心，故烦热，里热内燔，故渴喜冷饮，热血上冲，故见鼻衄齿血。手阳明属大肠，主津液，肠热则津液少而失润，故大便燥结，阳明移热于膀胱，故小便短赤。营分热甚，迫血妄行，故月经量多如崩，经血色紫。

6. 郁热　是指肝经郁热。郁热的原因，大都由于平素多忧善怒，肝气不舒，郁而化热，所谓气有余，便是火，火郁于内，扰动血海，血海失守，故血内溢。望诊见面呈忧愁，舌苔黄、质红有刺；切脉，弦数或细涩；症状可见头痛胸闷，腹部胀痛，胀甚于痛，胁胀胁痛，心烦恶热，口苦而渴，月经量少淋漓，色深红而凝块等症。

肝郁的患者，往往有忧愁的情绪，表现于面部，故面呈忧色。郁热熏蒸于里，故舌苔黄、质红有刺。弦为肝旺，数则为热，故脉见弦数，或血少气滞，则脉见细涩。肝郁则气火偏胜，故见头晕胸闷。肝主疏泄，肝郁则疏泄失常，气为之滞，故腹部胀痛，胀属气滞，故胀甚于痛，胁为肝之分野，郁则气失调达，故胁部胀痛。肝火上亢，心火亦随之而升，心藏神，神不宁，故心烦而恶热。肝与胆为表里，肝热则胆亦热，故口苦而渴。血热气滞，故月经量少淋漓，色深红而凝块。

7. 血瘀　是指经血凝结而为瘀。血瘀的原因不一，有因负重努伤，气与血并而为瘀，或经行感受风寒，血流不畅，或经行饮冷而血凝阻，或经多兜涩太早，均能血滞而为瘀。望诊舌边质紫，或尖有瘀点；切脉沉实；症状可见下腹疼痛拒按，月经淋漓不爽，血色紫黑有块，下多则快等症。

瘀积于内，阻于心脾，舌尖属心，舌边属脾，故舌边质紫，或尖有瘀点。沉脉主里，重按乃得实脉长大微弦，按之有力，积滞者为里实，故脉见沉实。瘀血为有形之物，停滞不化，阻塞气道，不通则痛，故下腹疼痛拒按，积瘀在里，血行不利，故月经淋漓不爽，血色紫黑成块，若疲血下行，则腹痛得减，通则不痛，故下多则快。

二、崩漏的治法

通过症状的分析，根据辨证的原则，由此得出治疗的方案。

1. 气虚　气虚是指中气虚弱，中气属于脾胃，因脾为生化之源，胃为水谷之海，化精微而主运输，在人体上也是占据重要的地位。故治法以补气健脾，使脾气旺盛，则水谷之精微化而为血。

2. 阳虚　阳虚是指脾阳虚和肾阳虚，但主要在肾阳，往往由于肾阳衰而脾阳亦衰，故治当温补阳气。

3. 血虚　血虚是指肝脏血少，在治疗方法上，首先要明了肝脏的本质和功能，根据《内经》谓肝为藏血之脏，在天为风，在地为木，在窍为目，在体为筋，在色为苍，在味为酸，在志为怒，主藏魂，又主疏泄，体阴而用阳，其性宜条达，不宜抑郁，又谓女子以肝为先天。故女子与肝有着密切的关系，因此多郁善怒，皆能伤肝，肝伤则血不能藏，故而为崩为漏，治当养血滋肝。

4. 阴虚　阴虚是指精血不足，以致肾阴虚弱。治疗的方法，以滋补肾阴为主，使精血得充，但养阴之药，性偏滋腻，如脾胃不健，中运失常，用药必须顾及，使中焦运行不致受到阻碍，才能达到补而不滞之目的。

5. 血热　根据内因和外因，内因由于平素喜吃辛辣，使胃中积热，外因由于感受风邪，侵犯营分，都能使血热妄行。治疗的方法：内因以清化胃热，外因以泻火凉血。如面发红点，由于血热于上，治当泻热，如舌苔深黄，由于胃热内蒸，治当苦寒清热，如见鼻血齿血，由于肝胃热甚，治当导热下行，如经血紫黑，由于血热，治当凉血清热。总之，这些都属实证，故用泻火清热凉血诸法，随证施治。

6. 郁热　根据肝郁生火的原因，在治疗方面，首先辨别肝气与肝火，孰轻孰重，如偏于气盛者，治当重于调气以开郁，气调则火亦平；如偏于火盛者，治当重于泻火以解郁，火降则气亦调。

7. 血瘀　根据原因的不同，在治疗方面，亦有所区别，如由于经行负重努伤，治法轻者以化瘀为主，重者以逐瘀为主；如经行感受风寒，血流不畅而为瘀，治法以祛风散寒以行瘀，如经行饮冷，血凝而成瘀，治法以温中而化瘀，如经行早涩，血滞为瘀，治法以祛瘀生新，如舌边质紫，或尖有瘀点，治当活血化瘀；如腹痛拒按，治当行气破瘀；如经血紫黑成块，治当调气行瘀。这是对一般瘀积的治法，但还必须考虑到瘀积的轻重和体质的强弱，然后分别对待，作出恰当的治疗。身体强实而积瘀重者，应用逐瘀破瘀之法，药力可以稍峻，如体质虚弱而积瘀重者，宜顾及其本，否则瘀虽祛而正已伤，于身体有损，应用扶正化瘀之法，如身体弱而瘀积轻，可以采用祛瘀生新之法，这样不致犯虚虚实实之戒。

三、方药的应用

通过症状的分析，定出治疗的方法，最后再选用适当的方剂，既不拘于成方，又不脱离实际，现将方药的具体应用介绍于下。

1. 气虚　用四君子汤为主，以补益中气。如胃纳呆钝，再加橘皮、半夏，以和胃气。如大便溏薄，腹中胀气，再加木香、砂仁，以行气和中。如腹胀较甚，再加香附，如有呕吐，再加藿香，用香附取其疏利气滞，用藿香取其祛秽和中。如气虚甚，可加黄芪，以大补元气。如崩漏不止，正气将脱，急用独参汤，以补气固脱。如阳气将亡，急用参附汤。如中气虚而下陷，方用补中益气汤，以补气升阳，如心脾两虚，方用归脾汤，以补益心脾。

2. 阳虚　用右归饮，以温阳滋肾，兼顾其精经。

3. 血虚　用四物汤以养血。如虚甚，可用当归补血汤，以补气生血。如兼有虚寒用胶艾汤，以补血温经。如有热象，用芩连四物汤，以养血之中，佐以清热。

4. 阴虚　用左归饮，以滋阴补肾，或用六味地黄汤合三甲煎，以补益肝肾。如兼有虚阳上亢，再加生龙齿骨，以潜亢阳。如兼肝阴虚，可加枸杞子、菊花，兼补肝阴。如相火盛，可加黄柏、知母，以泻相火。如津液不足，可加麦冬、五味子，以益气生津。

5. 血热　如胃火盛，用玉女煎泻火以清胃。如营热炽，病势急迫，用犀角地黄汤泻火以凉营。如三焦热甚，方用黄连解毒汤，苦寒以清热。

6. 郁热　用丹栀逍遥散，以疏肝清热。

7. 血瘀　如负重努伤，用四物汤合失笑散，以养血化瘀。如偏于气滞，用延胡索散，以行气化瘀。如经行感受风寒，而致瘀积，用桂枝汤合芎归汤，以养血祛邪。如经行饮冷而成瘀，用良附丸合芎归汤，以养血行气温中。如兜涩过早而凝瘀，用备金散，以调气化瘀。

与此同时，可再加辅助止血药：如气血两虚，可加赤石脂、禹余粮。如气虚，可加升麻炭、乌梅炭。如阳虚，可加姜炭、艾叶炭。如阴虚，可加侧柏炭、瓦松。如血虚，可加血余炭、棕炭。如气郁，可加藕节炭、莲房炭。如血热，可加地榆炭、槐花炭。如血瘀，可加蒲黄炭、茜草炭。如出血过多或淋漓不止，可加三七末或三七根，如腹痛，可加云南白药。如气血虚甚，可加河车粉或紫河车。

以上诸方，可以斟酌加减。方中人参，如病势不太严重，可以改用党参。如血量较多，方中当归、川芎酌用或不用。如有气滞现象，方中黄芪不用。如舌苔垢腻，消化不良，方中地黄、胶类不用。方中犀角，可用玳瑁片代之。如无鹿角胶，改用鹿角片，如无龟甲胶，改用龟甲。

总之，此证在临床上，往往有气血两虚，或气阴皆虚之象。再有就是虚中有实，实中有虚，虚实交错，如血虚气滞，或气虚血滞。大都崩证实多虚少，漏症虚多于实，通过详细辨证，然后确立治法，或两方并用，或一方加减，视具体病情，灵活掌握。

[中医杂志，1984(10)]

类中风案

钱伯煊撰　钱厚安整理

贝季翁

初诊(辛巳五月廿三日)

湿热痰滞中阻,蒙蔽清灵之府。神志时清时昧,面部微红,昨宵又复下遗,今日精神益疲,苔黄腻、中垢厚,脉软弦滑。腑气由泄转闭,病势严重,高年极易内闭外脱。

上肉桂1克　濂珠粉1克(另服)　真珠母、煅礞石各30克　瓜蒌实15克　陈胆星1.5克　枳壳、郁金各6克　远志、煨益智各10克　青皮、陈皮各6克　法半夏10克　六曲12克　生龙齿30克

1剂。

二诊

神志清少昧多,不时迷睡,腹冷拒按,腑气仍闭,小溲自遗,四肢时温时清,苔黄垢腻,脉软弦滑,面部带赤。阴虚于下,阳浮于上,湿热痰滞困结于中,高年类中之象,深恐骤起风波。

上濂珠粉1.5克　鲜竹沥60毫升　广橘皮10克(另煎汤,三味调化,分三次服)　枳壳、郁金各6克　远志10克　煅礞石30克　杏仁泥12克　法半夏10克　真珠母30克　六曲12克　瓜蒌实20克　玄参10克　指迷茯苓丸30克(包)

1剂。

三诊

神志清少昧多,竟日迷睡,四肢时冷时温,苔黄垢腻,脉软弦滑,痰浊蒙蔽,清阳不升,浊阴不降,病势仍在危途,谨防变端。

姜汁竹沥30毫升(冲)　胆南星2克　竹黄片3克　煅礞石30克　杏仁泥12克　象贝18克　陈皮6克　法半夏10克　枳壳、郁金各6克　远志10克　真珠母30克

1剂。

四诊

神志益形迷蒙,昨宵辗转反侧,未能获寐,呃逆频作,四肢不温,苔中黄垢,脉软弦滑,脘腹拒按,腑气6日未行。痰火困结,清灵之府失常,木阳升腾,浊阴不降,药不应手,骤变可危。

紫贝齿、真珠母、灵磁石各30克　全瓜蒌20克　玄明粉10克　杏仁泥12克　盐半夏10克　朱茯神15克　牛膝、远志各10克　干菖蒲3克　朱灯心1.5克　医门黑锡丹28粒(每日4次,每服7粒,淡盐汤送)

1剂。

五诊

神志较清，迷睡依然，四肢渐温，头痛间作，呃逆未作，苔中糙黄而垢，脉软弦滑，昨灌肠垢下甚微。痰热内蒸，肝木未平，病势仍在危途。

濂珠粉1克　鲜竹沥60毫升(二味另服)　礞石滚痰丸30克(包)　上川连3克　盐半夏10克　瓜蒌仁30克　旋覆花10克(包)　代赭石20克　杏仁泥12克　玄参、远志、牛膝各10克　生龙齿、石决明各30克(二味先煎)

1剂。

六诊

神志渐清，迷睡亦减，头痛偏左，时盛时衰，苔黄中垢，脉软弦滑，腑气自通不畅，小溲赤少。痰即有形之火，火即无形之痰，痰火仍蒸，风波未平也。

上川连3克　紫贝齿60克　真珠母、瓜蒌仁各30克　火麻仁15克　杏仁泥12克　陈皮6克　盐半夏、远志各10克　滑石20克　朱灯心1.5克　牛膝10克　礞石滚痰丸30克(包)　鲜竹沥60毫升(冲)

1剂。

七诊

神志已清，头痛亦减，腑气畅通，腹部按之微胀，舌苔黄腻，脉左软弦、右软滑。湿热痰浊交错，年近古稀，猛剂不可，拟再清之化之，以杜反复。

紫贝齿、真珠母各30克　黑栀子10克　全瓜蒌15克　陈皮6克　盐半夏10克　六曲12克　大腹皮10克　生薏苡仁12克　滑石15克　芦根60克　生牛膝10克

2剂。

【按】本案乃高年类中之重症，病因由于湿热痰滞四者交困。患者感受外邪，蕴生湿热，久而化火，灼伤津液而成痰，故见舌苔黄腻垢厚；痰火猖獗，蕴积成滞，因而腑气秘结；阳浮于上，阴虚于下，故见面红神昏。急以平肝潜阳，化火行痰为治，用清气化痰丸加减主之，益肉桂以引火归元，真珠以镇心制火，礞石以加重其豁痰作用。二诊用指迷茯苓丸以攻逐中脘停滞之痰，竹沥清热化痰，兼能润燥生津。三诊、四诊，见证呃逆，神志益形昏迷，大便6日未行，此乃痰热未能得解也，故施灌肠强下之，并以黑锡丹镇肾中上冲之浮阳。五诊，神志虽清，然痰火仍蕴蒸难解，再以礞石滚痰丸荡涤顽固壅塞不去之老痰，配黄连泻火燥湿，以加速通便之功。六诊，腑气自通，痰热得清，神昏迷睡悉减，证情转机。末以清化调治，杜其反复。

本例紧紧抓住了“痰火”这个病机的主要矛盾，以通腑泄浊为主，于内闭、外脱险象初露之际，成竹在胸，不过用猛剂急于求成，而是灵活地配合平肝潜阳、化火涤痰之法，挽舟于逆流之中，终于达到治愈之目的。

[江苏中医杂志，1984(2)]

医德并著的名医钱伯煊

魏子孝

一、生平简介

钱伯煊(1895—1987),苏州市人。钱家三世为医,以外科名著于江左。先生 7 岁起寄读于洪钧状元家塾内,寒窗十年,饱读经史,16 岁师从姑苏名医曹融甫(晚清御医曹沧洲之子),曹氏内、外、妇科皆精,尤长于外科,先生边穷研《金匮》《难经》等典籍,边悉心侍诊,勤临医务,如是 4 年,颇有所得,结业后又随其父益荪公之左右,秉承家学,至 22 岁悬壶于苏州大成坊巷,独立应诊。荫师、父之盛名,行医伊始,即不乏就诊者,然先生并不因此而自得,反更觉业医者必具博极之志、割股之心,故仍汲汲致力于医学,由是医术日益精进,屡起内、外、妇科沉疴,兼之怜贫济困,常为施助善举,先生之声名遂鹊然远播,成为苏垣一代名医。

20 世纪 30 年代先生与同道 20 余人建立“国医联合诊所”,并发放“送诊券”,开展社会慈善活动,并被苏州国医专科学校聘为讲师。

在国民党反动政府蓄意取缔中医,在中医备受歧视之际,先生毅然联合黄一峰、葛云彬、李畴人、奚凤霖等有志、有识之士,共组“同舟社”,互勉互助,取长补短,用显著的疗效取信于社会,以对抗消灭中医的政策,为祖国这一宝贵遗产得以延续而努力。

中华人民共和国成立后,中医事业获得新生,先生精神振奋,先后组织创办联合诊所及中医院(后因经费不足而中止),因医德、医术并著,1955 年被选为苏州市平江区人民代表及人民委员会委员,同年奉调赴京,进卫生部中医研究院,任妇科组副组长(组长蒲辅周),时已年届花甲。20 世纪 50 年代末,曾与协和、301 医院等协作,进行妊娠中毒症等妇科危重病种的临床研究,由于疗效卓著,深受西医妇产科专家们的尊重,使他们对“中医药学是一个伟大的宝库”,有了更深刻的认识,为推动“西学中”热潮做出了贡献。

在京工作期间,先生壮心未泯,以渊博的学识与丰富的经验,积极投身于医疗、科研、教学、著述等工作,并热心参加社会活动,为中医事业殚心竭虑,直至九十高龄。

先生桃李盈门,中华人民共和国成立前即有弟子 20 余人,进京后带、教学生甚众,确定其师、弟名分者数人,对先生治疗不孕、胎动、子痫、子宫肌瘤及月经病等独到之处,各有心得,近年已编入电脑,推广全国各地,颇有影响。由于先生在中国中医研究院致力于妇科,其内、外科之长未得发挥,殊为可惜,而繁忙的工作与社会活动,又使先生无暇多顾案头,故仅留给后学《妇科医案》《女科证治》《女科方萃》三部著述,其《女科证治》被日本翻译再版。

二、胎产病治疗经验点滴介绍

（一）恶阻

先生认为妊娠呕恶之证有虚、有实，但多为虚中夹实，而以肝胃不和者为最多见，治当以平肝和胃为主。因冲脉起于胞宫，是为血海，肝为藏血之脏，两者关系密切，胞宫受妊易引起冲脉之气扶肝气上逆，而胃气亦为之失降，故呕恶频频，拒食不纳，之所以怀妊 3 个月以后呕恶渐平，是因此时胚已成胎，冲、任脉气专注养胎，冲逆之气渐减之故。若症状绵绵不解者，又当责之脾胃气虚致升降失和，治宜健脾和胃。妊娠呃逆亦属恶阻，机制不二，治亦同法。先生主张治此症当轻剂缓投，选药宜精，气味宜淡，务以患者能受纳为前提，喜选用戊己丸、橘皮竹茹汤、半夏秫米汤，临证遣方少则二三味，剂不足两，多则七八味，亦不过二两许，常取显效。先生医案中载一妊，妊 58 日，呕恶不食，食入即吐，神倦、头晕、失眠、二便俱少，苔薄黄腻、尖刺，脉滑数。拟方：黄连 1.5 克，吴茱萸 1.5 克，白芍 9 克，清半夏 6 克，赭石 9 克，橘皮 3 克，竹茹 6 克，生姜 2 片。4 剂后，仅以秫米 15 克、清半夏 9 克二味，和胃降浊，渐次得安。

（二）妊娠水肿

子肿一般发生在妊娠 5 个月以后，先生认为此证系由脾虚气滞、水湿停积所致，治以温脾祛湿，但要注意治水不忘安胎，在选择利尿药时当慎重，滑利之品万不可用。小溲利者以调气为主，宜天仙藤散；小溲短少者可健脾利水，宜白术散；小溲不利者亦不过五苓散辈。若兼腰痛，可酌加山药、川断、桑寄生以养肾固胎。先生在协和医院治一妇，孕 3 个月时即有水肿，日益明显，其时已妊 36 周，肿甚，2 周内体重增加 4.4 千克，血压由 100/80 毫米汞柱升至 140/110 毫米汞柱，二便如常，稍劳腰痛即作，苔薄白中微淡黄，脉左沉弦微滑，右沉滑。为之拟方：党参 6 克，白术 9 克，连皮苓 12 克，炙甘草 3 克，橘皮 8 克，木香 6 克，砂仁 3 克，黄芩炭 6 克，五加皮 6 克，桑寄生 12 克。服 7 剂后，肿退、纳振，唯夜寐不安，继之养血平肝，方用钩藤汤加减，进二剂诸证皆平，产前未再水肿，血压亦趋正常，足月平安分娩。

（三）子痫

子痫属急重症，易发于妊娠 8 个月以后，先生强调在此期间，要密切注意孕妇血压，以防治于未然，其患者见头痛、头晕、目眩、惊躁、失眠，每发则抽搐、昏迷，对母体、胎儿危害甚大。其病机在于心肝风热，心藏君火而主神明，肝藏血而主筋，血虚阳越则内风暗旋，治宜清热宁心，平肝息风。先生为此病拟订羚角琥珀散（羚羊角、琥珀、天竹黄、天麻、蝉蜕、地龙，等分为细末，每服 1.5～3 克）及平肝散（黄芩、夏枯草、炒牛膝、白薇、当归、菊花，等分为细末，每服 6～9 克）二方，或作汤剂，常收良效。亦喜用加减钩藤汤（《妇人良方》），昏迷者合用至宝丹、安宫牛黄丸等。在 301 医院治一妇，妊娠 7 个月时开始水肿，8 个月以后水肿加重，头痛频频，今已孕 36 周，晨起头痛剧烈，骤然昏迷、抽搐、目吊、吐涎，日间发作 3 次，来院时血压 170/100 毫米汞柱，神志半清醒，即注射吗啡一支、服羚角琥珀散3克，神渐清，可答应，血压140/110毫米汞柱，述口干喜饮、大便干燥、尿少、全身水肿，苔黄腻微垢，脉左弦滑、右细弦。即拟钩藤汤加减：钩藤9克，桔梗6克，玄参9克，桑寄生12克，茯苓皮12克，桑白皮12克，猪苓9克，泽泻9克，石菖蒲6克，陈胆星3克，葛根6克，薏苡仁12克。1剂，并羚角琥珀散3克，每6小时一服。翌日，神志清醒，未再抽搐，仍头晕、嗜睡，血压170/120毫米汞柱，肢肿、尿赤便干，脉左弦数、右弦滑数，前方增息风豁痰之品，另以羚羊角3克(镑片，另煎)用水500毫升，煎至100毫升，分两次服。琥珀末3克，分两次服。经治血压虽仍偏高，然神志清楚、未再抽搐，即行引产，安然分娩，产后继之以养血平肝、健脾和中之法，10余剂后，水肿全消，血压稳定，平安出院。

（四）保胎

先生治疗胎动、胎漏、滑胎患者甚众，多能使足月而产，颇受病患者信赖。其治强调辨证、治本，辨证在于审其病因，除其所因；治本即益气养血、健脾强肾以固胎元。固胎元喜用十圣散(《大生要旨》)、千金保孕丸、四君子汤等。遇曾经流产者，必于上次流产时间(妊娠月次)前后格外精心治疗、护理。先生曾在协和医院治一妇，婚后21年，先后流产、早产11次，虽屡经积极治疗，仍不能免，尚无子女，又妊2个月，见腰酸、汗多、口干不喜饮、尿频数、胃纳尚佳，苔淡黄而腻，脉左寸关细滑尺弱、右沉细滑。先生拟方：熟地12克，山茱萸9克，山药9克，当归9克，生杜仲12克，川断12克，菟丝子9克，龙骨12克，生牡蛎15克，阿胶珠12克。4剂。继之以补中益气合千金保孕丸等方进退月余，诸症均安，暂出院。因患者前数胎均早产于6、7个月之间，故至28周，复入院保胎，其时无明显不适，以泰山磐石饮合千金保孕丸加减出入，竟安然维持至37周，估计胎儿可以存活，即行药物及剥膜引产，遂平安娩出一女。

（五）产后血晕

先生治产后血晕首辨虚实，虚者因血去阴伤，阴不潜阳，虚阳上越所致；实者因瘀血不尽，反逆而上扰所致。虚证治宜益气养血，育阴潜阳，宁心安神，喜用钩藤汤加龙齿、牡蛎；实证治宜养血祛瘀，常选用芎归汤、失笑散、生化汤等。先生曾介绍对于病情危急，神志不清者，用炭醋法(醋泼赤炭熏之)往往可使产妇神志得清。先生曾赴北京邮电医院会诊一早期破水、重度感染、中毒性休克患者，经引产、输血、用升压药后，血压略见回升至90/60毫米汞柱，其时体温38摄氏度，白细胞计数1.65×10^9/升，尿蛋白(＋＋＋＋)，并见红细胞、白细胞、颗粒管型，二氧化碳结合力14容积%、非蛋白氮133毫克%。患者烦躁不安、神志时清时昧，唇绀、肢肿、尿少、便干、舌尖麻木、颜面口唇抽搐、背见散在性出血点，苔腻、脉细滑数。先生认为产后血夺，阳气上逆、郁冒无汗，遂致肝风内动，先拟养血平肝，交通心肾之法：当归12克，川芎6克，生龙齿15克，远志6克，橘皮6克，法夏6克。1剂，另以肉桂末0.9克、琥珀末1.5克，开水调服。次日神志转清，大便溏薄，余证如前，继以通利三焦，温化膀胱，取“洁净府”之法：猪苓9克，茯苓9克，泽泻9克，车前子15克，制香附6克，郁金6克，白术6克，另以肉桂末0.9克、琥珀末1.8克，开水调服。于是小溲渐利，后以肃降肺气兼益脾肾之剂调理，先后仅 20 余剂，诸感渐愈而出院。

（六）产后癃闭

先生拟订之桂香琥珀散（肉桂 2 克、沉香 3 克、琥珀 3 克）药简而力专，功擅温经散寒，调气化瘀，用治痛经及产后癃闭，收效甚捷。在 301 医院治一患者，剖腹产术后，发热、烦躁，血压下降，尿少，中午至晚 200 毫升，晚 10 时至次日 8 时 50 毫升，腹胀拒按、头汗甚多、纳呆无便，手、足、口角微搐，舌苔中光边黄腻，脉左细数而弱、右弦数。先生认为病因血虚肝旺，风阳内动，膀胱气化不利。即以四物加龙骨、牡蛎、泽泻、茯苓等作汤，另予桂香琥珀散，每 4 小时服 1.6 克。第二日尿量增多（导尿），第四日小便通利，已能自解，第七日小便自解通畅，他证亦次第消失（按：文中所选病案出自先生之助手、学生李佩环、刘作贞、林育樵所整理的《钱伯煊妇科医案》，系 20 世纪 50 年代先生与北京几所西医医院搞科研中西医协作时所经治）。

［北京中医杂志，1988(3)］

钱伯煊医案

钱孟方　整理

家父伯煊，早岁从师苏城名医曹融甫氏，习内外科，在苏行医40年。兹摘录医案数则于下。

一、血崩

赵某

女，经冲如崩，反复不已，血室空虚，气无所依，腹部脐下尽痛，偏左按之硬，得矢气略松，昨今两日大便欲解不果，小溲尚利，时寒时热，头震耳鸣，颧赤色皖，脉来细数微弦，胃不思纳，舌苔清楚边尖碎，夜少熟寐，气血两亏，肝独偏亢，宜育阴潜阳柔肝退热。

大生地30克　大熟地30克　元武版30克　煅牡蛎30克　旋覆花9克　代赭石30克　酸枣仁9克　盐半夏6克　远志6克　茯神15克　柏子仁15克　郁李仁15克　车前子18克　炒谷芽18克

二、游风

亢某

女，温毒郁蒸营分，发为大头游风，焮红肿胀，表热头胀，脉数，舌糙灰黄少液，唇绛口渴不多饮，夜乏安寐，二便俱少，阴分受损，邪方鸱张。宜清泄解之，并防热甚昏陷。

鲜金斛30克　鲜生地30克　上川连3克　淡芩9克　桑叶9克　牡丹皮9克　天花粉12克　知母9克　金银花9克　连翘9克　黑栀子9克　滑石12克　芦根30克　板蓝根15克

三、哮喘

王某

男，哮喘愈发愈深，气弱痰堵频咳，痰不易咯，甚则头汗淋漓，喉中嘶声不绝，得食气壅喘急更甚，胸次痞闷，舌薄黄边质红，脉软弦数。能俯不能仰，便通溲浑，正虚病实，补则阻气凝痰，攻则伤气耗液，治之十分掣肘。

蜜炙麻黄根1.5克　白杏仁15克　桂枝12克　大白芍6克　甘草1.5克　甜葶苈1.5克　大黑枣3枚　旋覆花9克　川贝9克　黛蛤散15克　白前9克　浮石12克　抱木茯神15克　车前子18克　银杏肉7粒

［中医杂志，1960(2)］

钱伯煊医话

魏子孝整理

一、调经是治疗不孕症的关键之一

妇女结婚3年以上，配偶健康而不能受孕，或曾经怀孕，后经数年不再受孕者，均称为不孕症。临床所见不孕症，除器质性病变外，大多兼以月经不调，经过治疗，月经周期调整后，不孕的妇女多有受孕的可能，因此调理月经就是治疗不孕症的关键之一。

月经不调大体上有先期、后期、先后不定期、量多、量少等几种情况。月经量多或经行先期以气虚、血热者为多见；月经量少或经行后期以气滞、瘀积、寒凝者为多见，但三者往往互相影响，故兼见者多；先后不定期以气血不足、冲任不调者较多。

由于以上各种因素，都可以引起冲任失调，从而导致妇女生育功能障碍，所以治疗不孕症，也要通过辨证，针对这些病机进行治疗，一旦月经复常，则冲任协调，多可受孕。

临诊我常用以下几个方剂为基础，根据具体情况进行加减。气虚者用补中益气汤；血热者用加减玉女煎(去熟地、牛膝，加生地、丹皮、瓜蒌、白茅根、灯心、藕节等)；气滞者用逍遥散，若肝郁化火可用丹栀逍遥散；寒凝者用《金匮》大温经汤，若寒凝有风可用《证治准绳》吴茱萸汤；瘀积者用《普济方》琥珀散；气血不足用八珍汤；冲任不调多由肝肾不足、冲任失滋，用左归饮。

以上几个方剂都是古方，古为今用不能一成不变，应取古方方义，不可拘泥于它的药物组成和剂量，根据临床所见症状，用药应有所偏重，如以补中益气汤治疗由气虚而致的月经先期、量多，是取原方补中益气，以气摄血之义，我常不用当归，因其活血而不利于出血证，常加赤石脂，因取其重涩固下，有利于控制月经量。在剂量上，也是根据症状表现不同而异，除参、芪重用外，健脾的白术、调气的陈皮、升提的升、柴等用量都应灵活掌握，不一定非遵古方原剂量。若呆守古方，不视当时具体症状，绝不能发挥古方的效果。

二、妊娠恶阻与妊娠呃逆

妊娠呕吐，中医称之为恶阻，多见于妊娠两个月前后，是妊娠第一阶段常见的疾病，由于孕妇体质的不同，发生恶阻的病机也不同，但我认为肝胃不和是其主要的病机，在临床上最为多见。因冲为血海，起于胞宫，肝为藏血之胜，肝脏与冲脉关系非常密切，胞宫受妊最易引起冲脉之气挟肝气上逆而致胃气不降，脾胃虚弱者更易发生恶阻，而至怀妊3个月以后，胚已成胎，冲脉之气注重于养胎，因而冲逆之气得减，此时孕吐渐愈。

治疗恶阻在用药上，要注意患者胃逆不纳的特点，故药味要少，选药应取清、轻之品，厚腻之味则非所宜。我于此症，喜用橘皮竹茹汤、半夏秫米汤，前者方出《金匮》；后者载于

《内经》。但对孕妇用半夏的问题有很大争论，10多年前在一次妇科学术讨论会上，进行过这一问题的讨论。根据我的经验，若孕妇体健，且没有习惯性流产史，制半夏用至6～10克没有什么妨碍，而且止呕效果很好。在1959年与301医院、首都医院搞协作时，治疗恶阻，我常用半夏，收效甚捷，若孕妇的体质情况不宜用半夏，可重用生姜代替。

治疗恶阻，我常用散剂，胃气上逆的患者用散剂比汤剂易于受药，因而疗效也好。曾治一中虚胃寒的妊娠恶阻患者，我将《金匮》干姜人参半夏丸改为散剂，用干姜、人参、半夏各6克，共为细末，每日口服二三次，每次3克，收效很快。

有妊娠1～2个月呃逆不止者，称为妊娠呃逆，其病理机制与恶阻大同小异，也是由于肝气上逆而致。有一妇人怀孕则呃逆不止，全身都随之牵动，因此几次怀妊都在三四月间小产，后找我医治，我用旋覆代赭汤，以沉香末四分冲服代替赭石，呃逆即被控制，一直用至妊娠第五个月方停药(该患者每次流产均在三四个月，因此治疗必须坚持到原流产期以后，才能确保胎儿无恙)，后孕妇、胎儿安康无恙，足月顺利分娩。

三、子肿与羊水过多

妊娠水肿，中医称之为子肿，一般发生在妊娠5个月以后。古代医家将本病分为三种，即子肿、子气、子满。

治疗子肿，若其人小便多，则不可更用利水药，否则伤及肾脏会影响胎儿，一般只以健脾化湿为法，我常用《全生指迷》的白术散，即五皮饮去桑白皮，而加白术(或再加干姜，若兼有热象则干姜不用)。小便少的患者，可以用利水药，但不能通利太过，我常选用茯苓皮、泽泻等，以轻剂利水。子满厉害者可用《医宗金鉴》茯苓导水汤。气虚者用《金匮要略》防己黄芪汤。

有羊水过多者，每在妊娠四五月间，则易导致小产，其治疗方法也可以按子肿治法。沈阳医学院有一女同志，前几胎怀孕时均羊水过多，尤在妊娠三四月间更甚，来函索方，我以防己黄芪汤合茯苓导水汤加减回复，半年后接到感谢信，言本次妊娠母子安康无羊水过多之患云云。在首都医院，也曾治愈同一类型的患者，是以《千金方》鲤鱼汤去归、芍而取效，所以去归、芍者，因二药气味浓厚，不适于脾虚之故也。

四、子痫与先兆子痫

西医也称子痫、先兆子痫为妊娠中毒症。本病的发生对母体与胎儿危害甚大，应予足够的重视。故在妊娠8个月左右，应经常测量血压，因其多发于妊娠后期。

此二症在病机上仅程度不同，无甚差异。主要见证为头疼、头晕、目眩、失眠、烦躁，甚则抽搐、昏迷，其病机主要属于心肝风热，因心藏君火，为火脏而主神明；肝藏血而主筋，为风脏，故心肝风热往往导致以上诸证。

治疗方法，其轻者用《妇人大全良方》钩藤汤合桑菊饮加减，以清心火，平肝风；发作势急者，可用万氏牛黄清心丸或《局方》牛黄清心丸，后者清热平肝之力更强，与安宫牛黄丸相仿。若出现昏迷，可再用鲜菖蒲 30 克捣汁合牛黄清心丸同服；若咳中痰鸣者，再加鲜竹沥 30 克、珍珠粉 1.2 克。

因《局方》牛黄清心丸中有麝香、冰片等芳香开窍之品，对胎儿有一定的影响，故只应在临产前 1 个月之内才可用，否则慎用，除非孕妇性命已发生危险、胎儿已不可能顾及时，不得已而用之。

有些患者产后症状仍不减，治疗也同上法。我曾治过一严重的子痫患者，产后血压持续不降，后立法滋阴潜阳，以犀角地黄汤合三甲煎而收效。

[北京医学，1980 年，2(4)]

钱伯煊老中医妇科临证经验举隅

谈　勇(南京中医学院研究生班)

钱伯煊老中医,系江苏苏州人,年已九旬,从医近七十载。幼承家学,攻读医籍,谙熟方药,有丰富的内、妇科临床经验。1955年莅京,受北京中医研究院之聘,历任妇科主任医师、研究员。

余常得钱伯煊指点。尤其1980年在北京进修妇科,诊余常向其询问医理,聆听其分析病案,重要之处,他常以笔书钩玄提要。现据保存的其亲笔手稿,从诊断、辨证、治疗,略举一二。

一、重舌诊明辨标本虚实

钱伯煊常谓:"病证错综复杂,象现之于外,脏隐之在内,标之与本,孰主孰次,求之于舌必真。"察舌要点是:① 部位:如见舌边尖红刺,且有溲短赤少寐者,用降心火,清肺热,利小便之法;若见舌苔中黄垢属中焦有滞,滋腻之药有碍胃气;舌根黄腻属滞在下焦,若值经后期需养阴血,用生地、玉竹等,勿碍于胃。② 性质:主要指舌苔垢腻。如一崩漏中气下陷例,用补中益气汤为主,加阿胶养阴止血,河车粉温补气血,修复冲任二脉。余恐其舌苔黄腻,病不受药,其曰:"患者胃纳尚健,舌苔虽腻而不垢,则养阴之品可酌加。"又如舌苔白腻中垢,虽有肾阴不足之证,若夹痰滞,用药"只宜清补而不宜滋腻"。③ 颜色:色泽反映寒热。如痛经昏厥证,虽见口干便结等症,若舌苔薄白,辨属虚寒相搏,宜用肉桂、细辛、琥珀等药。如需用黄芩,若诊其舌苔白,常以黄芩炭易之以减其苦寒之性。

如产科危证子痫,发作时患者不能自述病情,诊舌尤为重要。先兆子痫时,若舌苔黄腻,四边白腻,常拟育阴潜阳、和胃安神法,舌苔中黄,用敛肝息风、宁心和胃法;子痫发作时,舌红少苔属阴虚阳亢,肝风内动;舌苔黄腻则为痰热交炽,蒙蔽心包;舌苔黄尖绛,属心肝阳亢,风火相煽;舌苔黄少津用平潜亢阳合养阴生津之品。

二、辨证着眼于脏腑

妇女一生,以血为本,赖气为用,气血旺盛,阴阳调燮,冲任血海充盛,月事适时而下。虽然气血与月经直接相关,但脏腑为生化血气之源,故无论气血强弱,关键在于脏腑阴阳之间的动态平衡。他常告诫道:"辨证分清主次,明辨脏腑标本,切忌舍本求末。"

1. 调治不孕,重三阴脏　不孕之因,有肾虚、肝郁、热涸、凝滞、痰湿等,临证常互错杂,治疗亦难应桴。钱伯煊对此先问月经情况,治亦从调经着手,然其宗旨却在:"从三阴脏虑之。""病在脾当健脾,病在肝宜调肝,病在肾又当益肾;或二脏同病,从二脏治之,若三者兼有，则合而论之。”其中又以“何脏为主，能分清者，当先治主病之脏，不致有顾此失彼之虞”。如治李某，结婚3年未孕，虽经各地求治罔效。详询病史，方知患者从未行经，从20岁时即用西药人工周期，继续5年，仍不能自行经，曾诊为输卵管子宫结核。钱伯煊从肝肾两亏，精血不足着手。此后知其情志怫郁，遂用河车大造丸、加味逍遥散、白凤丸等汤丸并进，前后调治两年，月经适时而至，终于受孕。

2. *固本止漏，治在心脾*　崩漏临床屡见不鲜，崩势急，每以“急则治标”奏效尚捷；漏证缓，虽多次投药，每每淋漓不净，他常从心脾立论。如王姓患者，患崩漏经治后，血量大减，但淋漓84日不净。诊其漏下色黯，伴夜寐多梦等症，此属心脾两虚之候。拟补心健脾法。用归脾汤加减调治。仅进6剂，在出血第一百〇八日时血止。本例漏证，钱伯煊云其因“常由七情或劳伤，使心脾受损，血不归经”。

3. *经行昏厥，潜上填下*　经行昏厥证，常见经行少腹作痛，突然昏倒，冷汗淋漓，全身下沉无力。钱伯煊指出：“少腹病乃阳气上逆，全身无力是阴虚于下，阳亢于上，并非气血不足。”所以发作时，他常用平肝合解郁并治。生龙牡、白芍、郁金、制香附、白薇、合欢皮等；若素体血虚，不能上承，髓海失养之昏厥，喜用六味地黄汤合三甲煎。

4. *妊娠恶阻，交通心肾*　一般恶阻多责之“胎气上逆，胃失和降”，常有兼夹痰、夹热等。是由于气机逆乱，升降失常所致。钱伯煊认为升降者，水火也，水火者，心肾也。肝胃之气常随心火以降，肾水上承，又常赖脾胃之中气。故临证他常详询病史是否有“烦躁不安、失眠”等症，治疗则交济心肾，兼以平肝和胃降逆，使恶阻得平。方药常选交泰丸、戊己丸合半夏秫米汤加减，方中黄芩、黄连既能泄心肝胃之火，又可安胎。

5. *危证子痫，重在肝心*　子痫治疗颇为棘手。他认为，镇肝清心是大法。由于阴虚阳亢，肝风内动，痰热交炽，蒙蔽清窍而大发作。治以镇肝息风，清心豁痰，泻火开窍。喜用羚羊角粉加竹沥水鼻饲灌服。若“强助产妇分娩后，病情仍未改善，则急投犀羚安宫牛黄丸、至宝丹，不效，再用大定风珠”，诸治不离肝心两脏。

三、选方广收博采

妇科有不少著名方剂，钱伯煊虽常用调经之四物，化瘀行血桃红四物，虚寒腹痛之温经，气血虚弱之十全大补，心脾两虚之归脾等，但仍广收博采其他各科方剂，总结自己验方，用治妇科疾患。现举例如下。

1. *旋覆花汤*　方载《金匮要略》多治内科之病。钱伯煊说它具有“行血脉之瘀”之功效。“苦辛能下气行水，咸能软坚，温能通血脉”，可用治经行时少腹疼痛，乳房作胀，或逆经，并治子宫肌瘤。谓“既可行气，又能软坚”，俾得其益。

2. *玉女煎*　本方滋阴降火，常用治阴虚牙痛证。他认为：逆经、胎漏常是阴虚有热，以致经血上涌或下漏。应用玉女煎，上清虚火，下滋肾水。逆经可重用牛膝，引火下行，使药力下趋；胎漏则去牛膝、生地易熟地。

3. *三甲煎合地黄汤*　《内经》云：阴虚阳搏谓之崩。原从脉学上诊崩漏。钱伯煊认为：此脉息见崩漏者，常伴面赤升火，心烦燥热，头晕目眩等，是阴虚阳亢失潜。当拟育阴潜阳固经止血法。方选三甲煎合六味地黄汤。主要取三甲潜阳固经止血，六味滋肾益阴。

4. 桂香琥珀散 本方系钱伯煊自拟方，由琥珀1.5～3克，肉桂0.9～1.8克，沉香0.9～1.8克，共研末调服。方中琥珀性平味甘，通行水道，散瘀安神；肉桂辛甘大热，补命门相火不足，温阳通经；沉香辛苦而温，调气降气下达肾经，是温通气化之剂。用治产后癃闭尤佳。

四、洞悉药性，运用灵活

钱伯煊临证组方，平正和缓，谙熟药性，佐使精当。

1. 配伍 如昆布不仅能软坚，且能泻热，常配贯众解毒，以治崩漏带下。白薇性苦咸而寒，阳明冲任之药，泻血热主治血厥又能平肝，他常用治血热而患高血压者甚效。北秫米，益阴利肺与大肠，故常用治恶阻。青木香较广木香力强，疏利三焦，止呕止腹痛，可用治痛经、产后癃闭。牛膝用治妊娠水肿，活血行水以降血压，且无损胎之弊。

2. 相须，配成对药 他常用丹参、益母草治瘀积之轻证；用莪术、三棱疗瘀积之重症，气滞生瘀重用莪术，瘀阻气滞多用三棱。产后关节痛喜用羌活祛风湿于上，五加皮利水湿于下。保胎治疗见气滞证用紫苏梗、木香，防其化燥，配麦冬以润之；热性痛经一般以香附与黄连或黄芩同用，清热而不致生瘀，理气止痛又无化燥之嫌。常用白芍配川芎，既抑其辛温升浮之性，又助养阴柔肝。

3. 重视炮制煎法 在炮制上，同一种药物因炮制法之不同，功效各殊。如灯心轻通利水，黛染者清心肝，朱砂拌赤又宁心安神。治习惯性流产喜用千金保孕丸，方中杜仲常用桑寄生代之，告余曰："现杜仲炒成炭已无白胶汁，失其补肾之效。"他注重煎法。如用钩藤清心热平肝风，"定要注明后下"。现代药理实验证明本品久煎影响药效。

4. 药量恰当 钱伯煊处方平正，只要起到药效，他主张用药"精""少"。如补中益气汤中升麻、柴胡各用3克。他云："若分量不当，适迁行经时，易致阳亢现象，可加黄芩以制之。"此外，对妊娠有气滞、气坠者，可轻用升麻。

5. 用药宜忌 他注意到病程、时间及体质诸因素。如妊娠期禁用石类重坠之品，产后不宜芳香之剂，以免耗伤气阴；经前忌用苦寒之味以免凝滞经血等。

6. 时季因素 如病在夏秋之交，方中喜加扁豆或扁豆衣，健脾和胃，清暑化湿；冬令进补，每合温润类药，以流通血脉，焕发生机。

7. 体质因素 临证需视患者体质之强弱，如体虚经闭，则用柏子仁丸。他强调治病服药必须脾胃健运，方能产生药效。每用麦冬、地黄、玄参、山萸、阿胶等药时，总不忘配木香、麦芽、谷麦芽、橘皮等，"使无碍胃气之弊"。

[辽宁中医杂志，1985(8)]

钱伯煊老中医诊治妇科病经验

中医研究院西苑医院　林育樵整理

钱伯煊老中医，年逾八旬，从事中医工作60余年，对中医学术有较深的造诣，尤长于妇科。他认为妇科经、带、胎、产均与肝、脾、肾三脏有密切关系，在治疗实践中采取调脾胃、补肝肾之法，多获显效。以下介绍钱伯煊治疗几种妇科常见病的经验。

一、子宫肌瘤

子宫肌瘤是妇科常见病之一，多发生于40岁以上妇女，其主要原因为气血凝聚，或痰气郁结而逐渐形成。中医理论认为："冲为血海，任主胞胎。"冲任两脉与子宫有密切的关系，因此子宫有病，一定要影响冲任二脉，导致月经的紊乱，所以患子宫肌瘤的患者，往往发生月经先期量多行经时间延长或月经量少，淋沥不断。根据临床表现可以归纳为气阴两虚证与气滞血瘀证。

1. 气阴两虚证　由于长期月经量多，以致气阴渐伤，气虚则不能摄血，阴虚则浮阳上越。症见面浮肢肿，头晕目眩，心慌气短，烦热自汗，腰腿酸软，月经超前量多或淋漓不断，舌苔中剥尖刺，脉象细软。治宜益气养阴软坚。方用生脉散加三甲煎加减（党参、麦冬、五味子、干地黄、白芍、生龙骨、生牡蛎、昆布、玉竹）。

2. 气滞血瘀证　由于情志怫逆，肝郁气滞，血行不得流畅，积而为瘀，瘀血内阻，于是新血不得归经。症见胸闷胁痛，下腹胀痛，月经量少，色紫有块，甚至淋漓不断，舌边质紫，脉象沉弦。治宜调气化瘀软坚。方用旋覆花汤合失笑散加减（旋覆花、青葱、红花、生蒲黄、五灵脂、海螵蛸、制香附）。

【病案举例】

苏某，51岁，已婚。

初诊（1971年8月24日）

患子宫肌瘤10余年，经常月经先期，15日行经1次，量多。近1年，月经周期紊乱，量多。末次月经1971年8月2日来潮，3日干净，头晕口苦，失眠便秘，舌苔薄黄腻，舌边有齿痕，脉细滑数。妇科检查：子宫如孕8周大。病由气阴两虚、痰气郁结所致。治以益气养阴，化痰软坚，方用生脉散加减。处方：

北沙参12克　麦冬9克　五味子6克　茯苓12克　夜交藤12克　女贞子12克　昆布12克　海藻12克　生牡蛎15克　土贝母12克　莲肉12克

上法治疗14个月后，绝经，宫体亦萎缩。

【按】用益气养阴软坚法治疗的优点是调理月经，控制肌瘤的生长，使接近更年期的妇女绝经后子宫肌瘤亦随之缩小，从而达到治疗的目的。药用：生牡蛎，龟甲，鳖甲，昆布，海藻，土贝母，海螵蛸，蛤壳，海浮石。不用攻伐药，这对于因子宫肌瘤引起出血过多，继发贫血，正气虚弱者，是较好的治疗措施。

二、产后癃闭

产后突然小便点滴不爽，甚则不通，少腹胀坠，甚则急痛，谓之产后癃闭。多由于寒凝瘀阻，膀胱气化失宜。治宜温经散寒，调气化瘀。方用桂香琥珀散(钱伯煊自订方)，药用：肉桂 3 克，沉香 3 克，琥珀 6 克。如有热象者，去肉桂，用车前子 12 克、泽泻 9 克煎汤，将琥珀末、沉香末调服。

【病案举例】

阚某，女，已婚。

初诊(1959 年 6 月 29 日)

初产妇，产后 9 日小便不利，腹胀腰痛，大便干结，眠差，舌白腻，脉细弦。乃气化失宜，水道不利。治以疏利三焦，温通膀胱。处方：

当归 9 克　柴胡 4.5 克　川芎 4.5 克　白术 9 克　茯苓 9 克　炙甘草 3 克　制香附 6 克　小茴香 3 克　橘皮 3 克

3 剂。另：肉桂末 2.7 克，沉香末 1.8 克，琥珀末 6 克。三味相合，分 6 包，每日 2 次，每次 1 包。

二诊(1959 年 7 月 1 日)。

服药后小便较通，下腹尚胀，腰酸，便干，恶露量多，色红，乳汁不多，舌苔薄白中微黄，脉象细弦。治以养血疏肝，通利膀胱。处方：

当归 9 克　川芎 6 克　炙甘草 3 克　制香附 6 克　小茴香 3 克　橘皮 3 克　茯苓 9 克　桃仁 6 克　姜黄 3 克　泽泻 9 克　木通 3 克　小麦 9 克

2 剂。

另：肉桂末 2.4 克、琥珀末 3.6 克。二味相合，分 4 包，早晚各服 1 包。服上药 2 剂后，小便畅通。

【按】此例由于三焦气化失宣，以致水道不利，故治法以疏利三焦，温通膀胱，药用琥珀、肉桂、沉香以温通膀胱。

三、经行腹痛

钱伯煊认为痛经首先要分虚实，如经后腹痛多属于虚，经前或行经腹痛多属于实。虚证：由于肾阳衰弱，冲任虚寒，阳气失宣，经血阻滞。其症面色㿠白，下腹冷痛，喜暖喜按，畏寒肢冷，经血色淡，苔薄白，脉沉软。治以温经通阳法，方用温经汤加减(吴茱萸、肉桂、当归、川芎、白芍、炙甘草、党参、生姜、熟地、续断)，使阳气振作，则虚寒自解，腹痛得止。

实证：多因忧虑恼怒，肝失条达，气机不畅，血行受阻，经血停止于胞宫而作痛。症见经前或经期少腹胀痛，拒按，血色紫黑有块，经量少，淋漓不畅，舌质正常或紫暗有瘀点，脉沉弦。偏于气滞用调气饮加减（当归、川芎、青皮、乌药、制香附、延胡索、郁金、生姜、楂炭），偏于血瘀用《普济方》琥珀散加减（三棱、莪术、当归、赤芍、川芎、延胡索、乌药、官桂）。

【病案举例】

赵某，成人，已婚。

初诊（1958 年 12 月 4 日）

痛经 3 年，17 岁月经初潮，即有轻度痛经，月经周期正常，量多，结婚后痛经加剧，曾流产一次，后未孕，经期腰痛，出冷汗，下腹凉且胀，喜按，得热则减，痛甚时不能坚持工作。末次月经 1958 年 11 月 16 日，舌苔薄白，脉象沉细。证属虚寒相搏，治以温经为法，温经汤加减。处方：

吴茱萸 3 克　牡丹皮 6 克　党参 9 克　当归 9 克　白芍 9 克　肉桂 3 克　川芎 3 克　炙甘草 3 克　麦冬 6 克　阿胶 9 克　干姜 6 克　小茴香 3 克　沉香末 1.8 克（冲）

5 剂。

二诊（1958 年 12 月 19 日）

月经 1958 年 12 月 11 日来潮，量不多，腰痛减，现左下腹痛，脉沉细。经后腹痛属虚，当补气血，佐以温经。处方：

党参 9 克　白术 9 克　炙甘草 3 克　当归 9 克　白芍 9 克　川芎 3 克　山药 9 克　干姜 3 克　艾叶 3 克　小茴香 3 克

4 剂。

三诊（1959 年 1 月 6 日）

左下腹痛，受凉加重，食如常，舌苔薄白，脉象沉细。现值经前，治以养血调气温经。处方：

温经丸 90 克，每晚服 9 克。另：肉桂末 9 克、沉香末 9 克。每日各 1.8 克，分 2 次服（经期服）。

四诊（1959 年 1 月 17 日）

左下腹已不痛，月经于 1959 年 1 月 15 日来潮，腹未痛，下腹仍凉，纳佳，便调，苔薄白，脉沉细，仍以养血温经为治。处方：

熟地 12 克　当归 9 克　白芍 9 克　川芎 3 克　肉桂 3 克　干姜 3 克　艾叶 3 克　制香附 6 克　小茴香 3 克

6 剂。

【按】此例属于虚寒证，方用温经汤治疗月余，痛经逐渐好转。钱伯煊治疗虚寒性痛经，常以温经汤为主，酌加肉桂末，沉香末、琥珀末，效果较好。

［中国农村医学，1985(2)］

钱伯煊老中医治疗不孕症二例

中医研究院西苑医院　邢洪君　魏子孝　周铭心整理

病案1　崔某，女，31岁。

初诊(1978年5月25日)

结婚4年多，迄今未孕，月经后期、量少、色褐、有块，经行则下腹痛，末次月经1978年5月7日，腰酸，纳少。舌苔糙黄微垢，脉细软。治法：疏肝，益肾，调经。处方：

地黄12克　白芍12克　当归12克　川芎6克　丹参12克　牡丹皮9克　川石斛12克　香附6克　川楝子9克　鸡血藤12克　牛膝9克　益母草12克

6～12剂。

二诊(1978年6月5日)

月经过期8日未至，纳仍差。舌苔黄腻根垢，脉细软。治法：养血调经，佐以和胃。处方：

当归12克　白芍9克　丹参12克　牡丹皮9克　橘皮6克　竹茹9克　香附6克　泽兰12克　牛膝9克　川断12克　稻芽15克

6～12剂。

三诊(1978年7月10日)

末次月经1978年6月22日。4日净、色褐，纳差、神倦。舌苔淡黄腻、边尖刺，脉细软。治法：养血调经，佐以和胃。处方：

当归12克　赤芍、白芍各9克　川芎4.5克　丹参12克　鸡血藤12克　橘皮6克　薏苡仁12克　制半夏6克　香附6克　泽兰12克　茺蔚子12克　牛膝9克

6～12剂。

四诊(1978年8月1日)

末次月经1978年7月20日，量少，色红，3日净，经前乳房胀、小腹有下坠感。舌苔黄、根垢，脉细软。治法：活血理气，兼调冲任。处方：

当归12克　白芍12克　川芎6克　丹参12克　香附6克　柴胡6克　黄芩6克　橘皮6克　泽兰12克　焦三仙12克　鸡血藤12克　牛膝9克

6～12剂。

五诊(1978年8月18日)

月经将至，腰痛，小便频数，日间多，头晕。舌苔薄黄、根微垢，脉细软。治法：活血理气，兼调冲任。处方：

地黄12克　当归12克　白芍9克　川芎6克　丹参12克　鸡血藤12克　覆盆子

9克　香附6克　佛手6克　川断12克　狗脊12克　牛膝9克

6～12剂。

六诊(1978年9月12日)

月经过期未至，舌苔前半光、根白垢，脉细软。治法：养血理气，兼调冲任。处方：

当归9克　白芍9克　川芎3克　橘皮6克　木香6克　佛手6克　丹参12克　川断12克　狗脊12克　谷芽15克

6～12剂。

七诊(1978年10月7日)

末次月经1978年9月30日，量仍少、色红、下腹痛，腰痛，4日净，气从下坠，纳一般，头晕，心悸，夜寐多梦，腰腹畏寒，尿频。舌苔淡黄腻、边尖刺，脉沉细软。治法：养血温经，理气调经。处方：

当归12克　白芍10克　川芎6克　生艾叶3克　香附6克　菟丝子12克　肉桂3克　覆盆子12克　泽兰12克　牛膝10克　柴胡6克　丹参12克

6～12剂。

八诊(1978年11月1日)

下腹隐痛而畏寒，头晕，夜寐多梦，最近有轻微感冒，咳嗽、有痰，恶寒。舌苔淡黄腻、根垢，脉沉细软。治法：养血疏肝，宣肺散寒。处方：

当归12克　赤芍10克　川芎6克　前胡6克　桂枝6克　炙甘草6克　桔梗6克　橘皮6克　香附6克　丹参12克　鸡血藤12克　紫苏梗6克

6～12剂。

1978年12月6日：妊娠试验阳性。

【按】患者初诊述证不多，但病机却颇为复杂，涉及气滞、血瘀、肝郁、肾虚、脾弱、胃呆等，思绪多端，似无从下手，但时间已进入月经后半周期，当顺水推舟，故立活血通经、疏肝益肾为法。然服药后月经仍来至，而纳差苔腻证显，此时应考虑到胃为受纳之腑，胃气不和，药亦难运，故二诊、三诊在活血调经的基础上，加橘皮、竹茹、半夏等兼以和胃化湿。四诊，患者食纳稍复，苔腻已减(根垢者，湿滞已不在中焦)，因而遣方活血理气，意在调经。以后复诊，逐渐加入补肾、温肾之品，以壮生殖之本，八诊，忽遭外感，仍在宗前法之前提下疏散表邪，邪去正安，故获愈而受孕。

病案2　楚某，女，35岁。

初诊(1979年1月13日)

1968年结婚后，11年未孕，末次月经1978年12月23日，来潮始多，后少、色紫红，下腹隐痛，月经常先期而至，宫颈中度糜烂，白带较多，大便稀，四肢不温。舌苔中黄腻、微剥，脉细软。治法：健脾益肾，兼化下焦湿热。处方：

党参15克　白茯苓12克　白术10克　生、炙甘草各6克　山药12克　菟丝子12克　五味子6克　萆薢12克　海螵蛸10克　贯众12克　黄柏炭6克　橘皮6克

6～12 剂。

二诊(1979 年 1 月 31 日)

末次月经 1979 年 1 月 18 日，7 日净，量先多后少色褐，大便不成形，白带时多时少，纳正常，四肢不温。舌苔白腻，脉细软。治法：补气血，调冲任。处方：

党参 15 克　白术 10 克　茯苓 12 克　炙甘草 6 克　熟地 12 克　当归 10 克　白芍 10 克　川芎 3 克　桂枝 6 克　橘皮 9 克　鸡血藤 12 克　菟丝子 12 克

6～12 剂。

三诊(1979 年 2 月 16 日)

末次月经 1979 年 2 月 15 日，量不多，色红，下腹气坠，腰酸，腿软，纳少，大便稀，少寐。舌苔微黄，脉左细弦，右细软。治法：健脾强肾。处方：

党参 15 克　白术 10 克　干姜 6 克　炙甘草 6 克　巴戟天 6 克　菟丝子 12 克　木香 6 克　白芍 10 克　丹参 12 克　川断 12 克　牛膝 10 克　桑寄生 15 克

6～12 剂。

四诊(1979 年 3 月 4 日)

末次月经 1979 年 2 月 15 日，量少，色正，6 日净，经前下腹痛，腰痛，纳少，大便稀，每日 1 次。舌苔薄黄，脉左细微数，右细软。治法：温补脾肾。处方：

党参 15 克　白术 12 克　姜炭 6 克　炙甘草 6 克　巴戟天 6 克　菟丝子 12 克　艾叶 3 克　香附 6 克　丹参 12 克　肉桂 3 克　狗脊 12 克　川断 12 克

6～12 剂。

五诊(1979 年 3 月 22 日)

末次月经 1979 年 3 月 13 日，量中等，色紫红，6 日净，大便较前好，腰痛亦减轻，口不干。舌苔薄黄，脉沉细软。治法：温补是三阴。处方：

党参 20 克　白术 12 克　干姜 6 克　炙甘草 6 克　山药 12 克　菟丝子 12 克　香附 6 克　艾叶 3 克　桂枝 6 克　白芍 10 克　狗脊 12 克　大枣 6 枚

6～12 剂。

六诊(1979 年 4 月 9 日)

末次月经 1979 年 4 月 7 日，量中等，色紫红，下腹气坠，大便偏稀，纳一般。舌苔薄白，脉左细，右细软。治法：温补是三阴。处方：

党参 20 克　白术 10 克　姜炭 6 克　炙甘草 6 克　菟丝子 12 克　巴戟天 6 克　香附 6 克　艾叶 3 克　熟地 12 克　白芍 10 克　狗脊 12 克　木香 6 克

6～12 剂。

七诊(1979 年 5 月 5 日)

末次月经 1979 年 5 月 4 日，量中等，色紫红，下腹稍觉气坠，大便偏稀，下腹遇凉即痛。舌苔薄白中微剥，脉左细右软。治法：补气养血佐以温经。处方：

党参 20 克　黄芪 12 克　白术 10 克　吴茱萸 3 克　肉桂 3 克　香附 6 克　艾叶 3

克　菟丝子12克　巴戟天6克　乌药6克　细辛3克　紫苏梗6克

6～12剂。

八诊(1979年5月21日)

末次月经1979年5月4日,6日净,夜寐多梦,纳较差,大便偏稀。舌苔薄白,脉细软。治法:补气养血,佐以温经。处方:

党参20克　白术10克　炮姜6克　炙甘草6克　菟丝子12克　山药12克　橘皮6克　木香6克　紫苏梗6克　肉桂3克　艾叶3克　鸡血藤15克

6～12剂。

1979年7月11日:尿妊娠试验阳性。

【按】患者结婚11年未孕,治疗不孕症多先从调经处着眼,初诊见证除经行先期外,还挟有湿热下注的证候,故在健脾益肾调经的基础上,兼化下焦湿热,以针对宫颈糜烂、带下较多、苔黄腻等症。二诊,舌苔稍化,带下已敛,于是以八珍专注于调经。钱伯煊抓住患者自始四肢不温的特点,已认定脾肾阳虚为本病主要病机,故在三诊时,见经事已调,脾弱肾虚症状已显,即随机立法以温脾强肾为主。四诊、五诊、六诊,加减出入未离原法。七诊,患者腰酸已减,诸虚寒证均有改善,而其时正值经期,下腹仍畏寒,稍觉气坠,遇寒即痛,因而,姑立温经之法,以黄芪、白术、紫苏梗升阳;以吴茱萸、肉桂、细辛等温通。八诊时仍用温脾强肾,愈月而妊娠。

［北京医学,1980,2(4)］

钱伯煊老中医对几种产后病的治疗经验

邢洪君整理

产后病亦为妇科临床所常见。钱伯煊对产后病的认识和治疗有其独到之处，下面仅就钱伯煊对几种常见产后病的治疗经验作一介绍。

一、产后痉病

产后痉病是产后常见病之一。如《金匮要略》说："问曰，新产妇人有三病，一者病痉，二者病郁冒，三者大便难，何谓也？师曰：新产血虚，多汗出，喜中风，故令病痉；亡血复汗，寒多，故令郁冒；亡津液，胃燥，故令大便难。"

产后痉病的病因病机是产后失血，血虚生风，再感受外风，内外合邪，外风引动内风而发病。其主要临床表现是角弓反张，身体强直，四肢抽搐。治法应以养血息风为主，方用桂枝汤与佛手散合方，再送服羚羊角粉1克。1959年与301医院合作，用此方治愈产后痉病数例。

二、产后血晕

产后突然发生头晕目眩，不能坐起，甚则神昏口噤，不省人事称为产后血晕。对于本病的辨证，应分为虚实两方面。

虚证为产后失血过多，气血两虚，虚阳上越，治法应补气养血，平肝潜阳，方用大定风珠加减。

实证为瘀血不下，反致上逆，其治法应活血祛瘀，引血下行，方用生化汤加生蒲黄、五灵脂、牛膝。

此外，《女科准绳》中，清魂散（人参、荆芥、泽兰叶、川芎、甘草）一方，因其方中有人参、甘草益气，泽兰、川芎活血祛瘀，所以对气虚血瘀的虚中夹实之证可以采用。

本病是产后急症，除内服药外，应配合醋熏法外治。即用米醋泼到燃红的木炭上，以熏产妇鼻孔，可以逐渐苏醒。

三、产后大便难

本病产后多见，其主要临床表现为产后数日不大便，或便时干燥难下，不易解出。其病因病机为产后伤血，血虚肠燥，或汗出过多，胃中津亏，津液不布。治当养血润燥，切不可苦寒攻下。可用《世医得效方》中的五仁丸加何首乌、胡桃肉。如阳虚者可加肉苁蓉。

四、产后自汗

产后自汗多属虚证。其因有二：一为产后气虚卫疏，其表不固，故自汗不止。治以补气固卫，方用玉屏风散。方中黄芪要生用，可以固表。一为脾虚生湿，湿家多汗。治以健脾化湿，方用四君汤合三仁汤。

五、产后关节痛

产后百脉空虚，易为风寒湿邪所乘。所以产后关节痛亦为临床常见之症。治法以补气血、利关节为主，方用《千金方》独活寄生汤加减，方中桂心改为桂枝。因桂心入心脾而温中，故去之，加桂枝调营卫而利关节。

六、产后癃闭

产后癃闭是指产后小便点滴而出，甚至闭而不出。对本病的治疗可用生化汤送服桂香琥珀散(肉桂 3 克、沉香 3 克、琥珀 6 克共为细面，分两次冲服)。在北京妇产医院曾治疗几例产后癃闭患者，当时均需导尿，服上方而治愈。

七、产后乳汁稀少

产后乳汁稀少，如属虚性者，可用当归补血汤加木通、赤小豆治疗。方中黄芪用量不得少于 15 克，可多至 30 克。木通因其味大苦，对胃有影响，故不可多用，3 克即可，在这里主要取其通窍下乳之功。

八、产后恶露不行

产后恶露不行，是指胎儿娩出后，胞室内遗留的瘀血和秽物，不能自然排出体外，或下亦很少。

本病在临床上以气滞血瘀的实证较为多见。其中小腹痛，按之痛甚者属血瘀；小腹胀甚于痛者为气滞。其治法应理气活血。如属血瘀的可用生化汤加生蒲黄、五灵脂；如属气滞的，亦可用生化汤加柴胡、香附等。

九、产后恶露不断

产后恶露在正常情况下，一般在 20 日以内，应完全排完，如果超过这段时间，仍淋漓不断，称为恶露不断。

本病虽可分虚、实二证，但在临床上以虚证较为多见。共病因病机为产后气血损伤，遂致气不摄血、血不归经所致。方用归脾汤加血余炭，陈棕炭。如恶露色暗或发黑，腹痛者为有瘀血停留，可加祛瘀生新的丹参或益母草。

[北京医学，1980，2(4)]

钱伯煊老中医治疗产后乳汁自溢一例介绍

中医研究院西苑医院　邢洪君　魏子孝　周铭心整理

戴某，女，29岁。

初诊(1978年7月20日)

患者产后两年余时流乳汁，久治不愈，四肢关节疼痛、麻木、畏风。末次月经1978年7月8日，量较多，色始红后褐，舌苔黄垢边尖刺，脉细软。治法：调补肝脾。处方：

党参12克　茯苓12克　柴胡3克　升麻3克　桂枝6克　白芍9克　生甘草6克　秦艽9克　木瓜9克　桑枝30克　橘皮6克　旋覆花6克(包)

12剂。

二诊(1978年8月26日)

溢乳减轻，四肢麻木疼痛亦减，末次月经1978年8月10日，色量如前，白带较多，左侧下腹隐痛，寐差有梦，头晕麻木，渴不思饮，舌苔黄腻边刺，脉细软。治法：调肝健脾，兼清下焦湿热。处方：

党参12克　白术9克　茯苓12克　生甘草6克　生白芍9克　柴胡6克　黄芩6克　薏苡仁12克　萆薢12克　木瓜9克　贯众12克　川楝子9克　女贞子12克

12剂。

三诊(1978年10月13日)

乳汁已无溢出，四肢麻痛基本消失，末次月经1978年9月28日，色量正常，白带仍多，下腹隐痛、腰痛，舌苔黄腻，脉细软。治法：仍宗前意。处方：

党参12克　山药12克　茯苓12克　白芍9克　萆薢12克　柴胡6克　黄芩6克　知母9克　川楝子12克　生甘草6克　贯众12克　牛膝9克

12剂。

【按】患者产后乳汁自出，迁延两年不愈，系气血两伤之候，治当补气养血，唯四肢关节疼痛、麻木畏风，为产时不慎，风冷袭入经络引起，治疗亦当兼施祛风通络之品。钱伯煊依据症状、参以舌脉，以调补肝脾为治，酌加祛风之品、药证契合，故服药12剂，便应手取效。二诊增下腹隐痛、白带较多症状，故在原治疗基础上加用清利下焦药物。三诊乳汁已不溢出，四肢麻痛消失，病已告愈，仅余白带尚多，下腹隐痛症状未除，乃湿热未得全清，故仍宗原法，善后而已。

产后乳汁自涌，采取益气养血，活血通经，是正治之法。考《医宗金鉴》谓："产后乳汁暴涌不止者，乃气血大虚，宜十全大补汤，倍用人参、黄芪。若食少乳多，欲回其乳者，宜免怀散，即红花、白尾、赤芍、牛膝也。"从病机分析，不外气血虚损或气血逆乱两端，一责之脾，一责之肝，治疗多从肝脾入手。钱伯煊治疗本患者，虽也不离肝脾两经，但其处方用药精练严谨、丝丝入扣的特色，却正寓于此常法之中。如该患者脉象细软、乳汁自溢，足见气虚之征，但已迁延两年，何以经治不愈？盖其尚有四肢关节麻痛畏风症状，非纯虚无实者比，设补其气，药多具缓涩之性，足以容留风邪；议祛其风，药每有辛散之力，又恐助乳汁溢出之势，然则兼顾祛邪扶正、两利之方药，诚属难施。钱伯煊接诊，能把握病机关键，选择适当的药物，因势利导，所以能迅速取效。钱伯煊用补气药，取党参、茯苓、甘草，平补而不腻，补中寓利；用祛风药，选桑枝、秦艽、木瓜温润而不燥，且用量稳当，与一般补气重用参、芪，祛风借重羌独之法不同，故能使祛邪扶正各尽其用而互不相伤。此外，钱伯煊又以桂枝、白芍调和营卫而养血，柴胡、橘皮疏解肝气而理脾，使肝脾协调，营卫和谐。并选用升麻、旋覆花二味，一升一降，通调上下，拨正气机，则乳汁自能随气而化，不致外溢。总之钱伯煊对药物性能功用积累了丰富的经验，故而对错综复杂的证候，亦能收到显著的疗效。

古人有“上为乳汁，下为月水”，乳汁与月经同源于血之说，故乳汁自出者，每经量少或经闭，是故通经常可回乳，但本例则不然，月经量反多，所以钱伯煊初诊用药不涉活血，及至末诊月经量正常时，始以牛膝引血走下，使血循正经而不旁化，则乳汁无以自出，正合“病在上，取之下”的经旨。

［北京医学，1980，2(4)］

钱伯煊治愈经行呕吐纪实

河北省辛集市一间房乡台家庄中医联诊所　张　熙　张文超　罗保进整理

我们遇到一例经行呕吐 11 年的顽固疑难病证，该患者曾经多处大小医院检查和治疗 10 余年，均无效果，我们治疗一年也不效。于 1981 年我们将患者的病案资料，函寄中医研究院西苑医院，请钱伯煊老大夫指导治疗。钱伯煊在百忙中很快复了信，指出此病的起因，又据中医理论分析了病机病理，提出了治疗原则，并具体疏方遣药，经服钱伯煊处方，多年痼疾，遂获痊愈。现特将钱伯煊治疗此病的经验介绍于下，供大家参考。

一、病情简介

台某，女，28 岁，农民。

患者 15 岁月经初潮，当时情况良好，月经周期、血量、颜色均正常。于 17 岁时，因在月经期生气恼怒而引起呕吐，从此每月行经时必出现呕吐现象，且逐年加重。每次行经时，两乳胀痛，自觉气逆上行，少则呕吐几十次，多则呕吐上百次，直至月经终止，其吐方止。在月经期间，米水不进，全靠输液维持，患者痛苦异常。吐时脉弦滑，舌淡、苔薄白。曾经多处医院检查均未见异常，服药约千剂，始终未见效果，乃于 1981 年 5 月由我们向钱伯煊请教，为患者索方。

二、钱伯煊复函

昨接来函，知你们治了一个患者，确实花了不少心血。我认为，此病起因是经行受气而得，根据中医理论，属于恼怒伤肝，肝失疏泄，肝木犯胃，胃气上逆，故呕吐不止。每在经行时病发，乃肝为藏血之脏，血从冲脉而下，则肝血不足，肝用独强；肝又为刚脏，体阴而用阳，肝血已亏，则肝用功能不能发挥。病始发于肝胃，病久则又伤及于肾。治法应养血疏肝，和胃强肾，用旋覆代赭汤和戊己丸加减。处方：旋覆花 6 克(包)，代赭石 30 克，人参 2 克(或用太子参 20 克)，姜半夏 10 克，黄连 6 克，吴茱萸 3 克，生白芍 12 克，香附 6 克，肉桂 3 克，沉香 3 克，生姜 3 片，大枣 4 枚。此方平时服。

待经行前，再服干姜人参半夏丸，改为散剂。

处方：干姜 3 克，人参 2 克，制半夏 6 克，三味共为末，早晚各服一半。

可以照此服 2 个月，以便观察。如有热象，可加麦冬 10 克、丹皮 10 克。是否妥当？还希酌夺。

三、治疗经过

我们接到钱伯煊复信，患者正值经期刚过，乃先服第一方 5 剂，接服第二方 10 日，当月行经时已无呕吐。不久患者怀孕，但于 1981 年 8 月流产。流产后屡次行经，亦无呕吐，仅感脘胀胸闷，我们据症处以疏肝和胃方：砂仁 6 克，紫苏梗 15 克，陈皮 10 克，佛手 10 克，大腹皮 9 克，白术 9 克，茯苓 12 克，甘草 6 克。服药 4 剂后，于 1982 年 1 月行经时，脘胀胸闷之症未作。

其后患者又受孕，为了防止流产，我们处以补脾肾、固冲任的方子：菟丝子 120 克，狗脊 60 克，续断 60 克，杜仲 60 克，巴戟天 40 克，当归 50 克，熟地 50 克，白芍 40 克，白术 60 克，山药 60 克，党参 60 克，薏苡仁 60 克，陈皮 20 克，桑寄生 60 克，黄芪 60 克。十药共为细末，每服 9 克，每日 3 次。于 1982 年末，患者顺产一男婴。1986 年 1 月随访，患者身体健康，旧疾从未复发。

［中医杂志，1986(5)］

钱伯煊老中医治疗月经病电子计算机诊疗程序获得成果

钱伯煊教授是著名中医妇科专家，年已九旬，幼承家学、潜心钻研，从事中医工作近70年。对妇科疾病的治疗，积累了丰富的临床经验。

在中国中医研究院西苑医院和中国科学院新技术开发中心H-电脑公司的共同努力下，经过4年多的时间，在TRS-80机及IBM-PC微机上研制成功《中医诊疗生成系统》和《钱伯煊月经病专家系统》。《中医诊疗生成系统》的突出特点是有一个中医大夫能使用的语言，叫SZZS语言。1983年已通过学术鉴定。鉴定意见认为：医理设计有较高的学术水平，程序语言为自行设计，目前尚无先例。两年多来，一直应用于临床和教学工作，经过3 000多人次月经病患者临床诊疗证实，该系统符合钱伯煊治疗这些疾病的规律和疗效。1984年曾参加全国微机成果应用展览会，并获一等奖。1985年已被推荐参加日本筑波召开的万国科技博览会。

为了普及使用SZZS语言及加速计算机中医诊疗专家系统的生成过程，使现有的专家系统有可能尽快地造福于广大患者，满足一些单位的要求，西苑医院和H-电脑公司负责推广该项技术的有关咨询服务业务。

为了比较系统地进行介绍，我们准备于1985年3月、9月举办两次计算机中医诊疗系统学习班，时间为10～14日。愿参加者请与中国中医研究院西苑医院妇科计算机室联系。

［中医杂志，1985(3)］